抗病毒药物研发原理

快速发现技术与应用实践

Principles of Antiviral Drug Development

Rapid Discovery Technologies and Practical Applications

刘艾林 主 编

清華大学出版社
北 京

内容简介

本书是一部关于抗病毒药物发现技术、方法和策略及其应用的著作，按照内容分为六个部分，前三部分为抗病毒药物发现过程中所涉及的主要实验技术方法与虚拟药物筛选技术方法，后三部分为基于实验技术方法和计算技术方法的抗病毒药物发现中的应用。每一部分又按章节进行介绍，自成体系。对于每一具体实验技术方法，首先介绍其目的和原理，操作步聚和结果评价，改进的关键内容及广泛的文献资料。计算技术方法涉及数据资源、不同维度的虚拟筛选方法及网络计算方法，基本反映了当前常用的和先进的计算方法，对于年轻的学者有一定的参考意义。

基于抗病毒新药发现实验技术方法和计算方法，我们选择了三个方面的研究成果，分别为靶向病毒蛋白的药物发现，靶向宿主关键蛋白的药物发现以及基于虚拟筛选与网络计算的药物发现，以期达到抛砖引玉的效果。

本书实验与计算相结合，开展药物发现的策略，不仅可以应用于抗病毒药物的理性发现，同样适用于其他疾病的理性药物发现。更重要的是，这种实验与计算相结合的模式，不仅可以加快药物发现的速度，提高药物发现的概率，还可以降低药物研发成本，缩短药物研发周期。

本书旨在为从事药理学、药物信息学、药物化学以及抗病毒药物研发相关工作者提供借鉴，同时也让读者通过本书了解抗病毒药理学实验的技术和方法、计算机辅助药物发现的方法和策略以及整合应用的成功案例。因此，本书不仅适合从事抗病毒药理学研究的专业人员，也为医药院校的研究生、从事药物研究与开发的专业人士提供参考与借鉴。

图书在版编目（CIP）数据

抗病毒药物研发原理：快速发现技术与应用实践 / 刘艾林主编. -- 北京：清华大学出版社，2024. 11.

ISBN 978-7-302-67623-2

Ⅰ. R978.7

中国国家版本馆 CIP 数据核字第 2024FR0408 号

责任编辑： 肖　军
封面设计： 钟　达
责任校对： 李建庄
责任印制： 宋　林

出版发行： 清华大学出版社

网　　址： https://www.tup.com.cn，https://www.wqxuetang.com
地　　址： 北京清华大学学研大厦 A 座　　**邮　　编：** 100084
社 总 机： 010-83470000　　**邮　　购：** 010-62786544
投稿与读者服务： 010-62776969，c-service@tup.tsinghua.edu.cn
质量反馈： 010-62772015，zhiliang@tup.tsinghua.edu.cn

印 装 者： 三河市龙大印装有限公司
经　　销： 全国新华书店
开　　本： 185mm×260mm　　**印　　张：** 24.5　　**字　　数：** 471 千字
版　　次： 2024 年 12 月第 1 版　　**印　　次：** 2024 年 12 月第 1 次印刷
定　　价： 198.00 元

产品编号：109424-01

编委名单

主　审　杜冠华　王一涛

主　编　刘艾林

副主编　方坚松　祖　勉　郑丽舒

编　委（按姓氏笔画为序）

王文佳（天津天士力数智中药发展有限公司）
王柯欣（广州国家实验室）
王海娣（北京协和医学院药物研究所）
方坚松（广州中医药大学科技创新中心）
刘艾林（北京协和医学院药物研究所）
许律捷（北京同仁医院）
李　超（北京协和医学院药物研究所 美国斯坦福大学）
李彤雷（美国普渡大学药学院）
李铭源（香港理工大学）
连雯雯（中日友好医院）
陈若芸（北京协和医学院药物研究所）
周伟玲（北京协和医学院药物研究所）
郑一夫（清华大学生命科学学院）
郑丽舒（中国疾病预防控制中心病毒病预防控制所）
赵　君（天津市人民医院）
胡蕴慧（天津天士力数智中药发展有限公司）
祖　勉（军事科学院军事医学研究院）
秦海林（北京协和医学院药物研究所）
高　丽（山西大学）
郭鹏飞（天津天士力数智中药发展有限公司）
蔡垂浦（汕头大学数学与计算机学院）
魏　宇（天津天士力数智中药发展有限公司）

主编简介

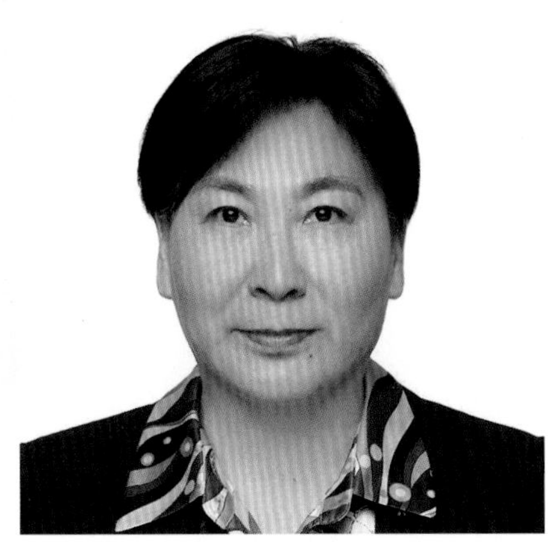

刘艾林

生物医学博士，中国医学科学院北京协和医学院药物研究所研究员，博士生导师。长期从事抗病毒感染新药发现、防治神经退行性疾病新药发现与机制研究，以及中药网络药理学和药物信息学研究。长期参加国家人口健康科学数据中心建设，主持完成了20余个药学数据库的建设。于2010年提出网络药理学应用于中医药理论的研究，将有助于中医药的现代化与国际化发展，并开展了系列中医药防治疾病的网络药理学研究，以及中医药信息与数智网络分析平台（TCM-DINA）的开发。基于机器学习等人工智能算法，开展了大量虚拟药物筛选与新药发现研究，取得了系列研究成果。主持开发了基于小分子3D形状的药物靶标高效预测系统（3DSTarPred），与同类网站相比，其预测成功率和可信度更高，为药物靶标预测、药物重定位等研究提供了有力工具。靶向宿主蛋白CLK1开展了抗病毒药物发现与机制研究，并深入开展了抗流感病毒天然产物的临床前研究，取得了系列重要成果。主持国家自然科学基金、“重大新药创制”国家科技重大专项等项目10余项，参与完成国家级项目多项。在此基础上，发表研究论文180余篇，申请发明专利50余项。研究成果曾获北京市科学技术奖2项，获中华医学科技奖3项。此外，曾获国家科技基础条件平台“优秀指导教师奖”、国家人口健康科学数据中心“优秀指导教师奖”和“突出贡献奖”等个人奖多项。

序

病毒是引起人类传染病的主要病原微生物，以其特殊的传播方式、治病机制和疾病表现，严重危害人类的生命健康。虽然人类认识到病毒的本质仅仅百余年时间，但对病毒引起的疾病却早有认识，西方疾病史记录了多次重要病毒性疾病的流行，我国有文字记载的瘟疫类疾病就更早，而且留下了关于病毒性流行病相关的医药学专著，为防治病毒性疾病发挥了重要作用。

现代抗病毒药物的研究历史并不长，迄今为止，针对不同致病的病毒，已经研发了抗病毒药物，如针对感冒，肝炎，艾滋病等多种病毒。这些药物的研发成功，不仅对特定的病毒性疾病治疗发挥了积极作用，而且对抗病毒药物研发提供了有价值的经验。但是，进入21世纪以来，非典型肺炎，甲型流行感冒，新冠病毒等等新型病毒性疾病连续出现，对抗病毒药物的研发提出了新的挑战。

长期以来，我国对新药研发非常重视，投入大量资金予以支持，并在新药研发的全链条进行了技术布局，尤其是在“1035工程”实施过程中，建立了以新药发现为核心的药物筛选技术平台“国家药物筛选中心”。《抗病毒药物研发原理》一书的主编和作者多数是在中国医学科学院药物研究所国家药物筛选中心工作的科技工作人员，他们以自己长期工作积累，总结工作中的经验体会和创新性研究成果，编撰了这部介绍抗病毒药物发现技术、方法和策略及其应用的专著，对于抗病毒新药的研究具有重要意义。

中国医学科学院药物研究所国家药物筛选中心于1998年在国内率先完成了高通量药物筛选技术体系建设，同时建立了抗病毒药物的高通量药物筛选模型，如神经氨酸酶抑制剂筛选模型等，应用这些创新的技术方法和模型，为国内新药研发机构提供了大量的样品筛选，为我国抗病毒药物的发现和研发提供了技术支撑。

《抗病毒药物研发原理》比较系统的介绍了抗病毒药物发现过程中所涉及的主要实验技术方法与虚拟药物筛选技术方法，并对这些技术方法的应用进行了比较详细的论述，对于从事抗病毒药物发现和研发的学者，具有重要的参考价值，对于研发防治其他疾病的新药研发，也具有重要的借鉴价值，对于年轻的学者有一定的参考意义。

抗病毒新药的发现和研发是人类与疾病斗争的重要手段，面对一些还没有治疗药物的病毒和新的病毒，发现和研发新的抗病毒药的工作任重而道远。提高新药研发过程中技术方法的创新和理论创新，对于新药研发具有重要意义。《抗病毒药物研发原

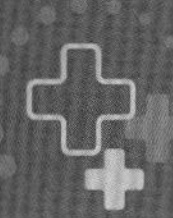

理》一书的出版，将会为抗病毒药物研发的研究人员提供重要参考。在该书即将出版之际，写以上寄语，并为序。

杜冠华 于北京先农坛

2024年10月16日

前　言

纵观历史，人类从未停止过与全球性流行病的抗争，18世纪之前，最突出的病毒感染是天花，不仅致命，而且可怕，死亡率大约30%，由于古代交通不便，病毒的传播并不像今天如此迅速。近百年来，最突出的全球性大流行是“西班牙流感”，死亡人数达5000万之多。2019年年底在全球暴发的新冠疫情，死亡人数达650多万。

千百年来，人们在与病毒的抗争中，不断总结经验，形成了诸多切实可行的防治措施，其中抗病毒药物是有效防治病毒感染和感染后康复的重要措施之一。书中涉及的病毒均为RNA病毒，由于RNA易于变异，因此易于产生耐药性或易于出现新的变种而导致大流行。以临床需求为导向，研发安全有效的抗病毒药物，是抗病毒药物研究者必须肩负的长期而艰巨的任务。

由于药物研发是一个漫长而艰辛的过程，而抗病毒药物，尤其是抗新型病毒感染性疾病的药物研发，需要引入新技术、新方法、新思想和新策略，才能在短时间内提供有效的治疗方案和治疗药物。

在当今新一轮科技革命和产业变革的大背景下，各学科相互渗透、相互补充，日益呈现交叉融合态势。以“互联网+”、大数据和人工智能为代表的新技术、新方法的整合应用，为抗病毒药物的研发增添了新的机遇和活力。

书中涉及的病毒为两种呼吸道感染病毒：流感病毒和冠状病毒，涉及的学科领域有病毒学、药理学、生物学、药物化学、计算机科学、生物信息学、药物信息学等，涉及的药物有上市药物、天然产物、中药复方及中成药。因此书中涉及的应用实践为多学科技术交叉融合形成的研究成果和典型案例，可供从事抗病毒药物研究及新药研发的年轻学者参考与借鉴。

此书基于病毒制备基础实验、药理学评价实验，借助新技术、新方法和新策略，开展药物重定位（即老药新用）、抗病毒中药天然产物的抗病毒药物快速发现与系统评价，为进一步研究和应用提供信息依据。药物重定位，将为临床防治病毒感染提供新的治疗方案。

此书幸蒙各方专家学者的大力支持，才得以顺利出版，在此表示最诚挚的感谢。若有疏漏不足之处，烦请诸位批评指正。不胜感激。

刘艾林

2024年7月

目 录

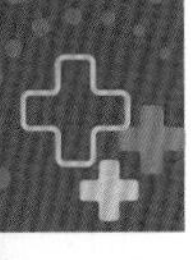

第二部分　新药发现与药理学评价

第三部分　虚拟筛选与网络计算方法

第四部分　靶向病毒蛋白的药物发现

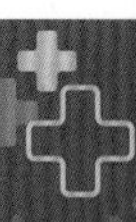

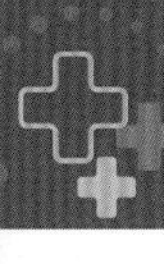

第五部分 靶向宿主蛋白的药物发现

第六部分 基于虚拟筛选与网络计算的药物发现

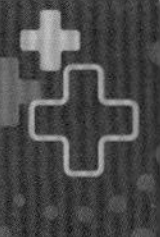

绪　论

由于RNA病毒易于变异，对现有药物易于产生耐药性，使得抗病毒新药研究成为一项长期而艰巨的任务。抗病毒药物发现涉及病毒制备和检测技术、药物筛选模型的建立与应用、体内外药效确证与机制研究，从而为临床应用提供依据。由于药物研发的周期长、成本高、风险大，在药物研发过程中常常需要引入一些新技术、新方法和新策略，以缩短周期，降低成本，减少风险，从而促进新药的研发。随着"互联网+"、大数据和人工智能时代的到来，专业计算软件的开发以及计算预测能力的提高，以机器学习为代表的虚拟筛选技术方法已成为新药发现中的重要手段；系统生物学、网络医学和网络药理学等新兴学科的发展，使得网络计算和预测成为新药发现的重要手段，在新药发现与机制研究方面发挥越来越重要的作用。

一、病毒与病毒性呼吸道感染

病毒性呼吸道感染是指由于病毒侵入呼吸道引起的一系列呼吸道疾病，甚至重症肺炎，同时可能导致心血管、骨骼肌、神经系统等相关疾病并发症。病毒性呼吸道感染在免疫力低下的人群中有较高的致死率。据统计，全球每年约有500万5岁以下的儿童因病毒性呼吸道感染而死亡。

呼吸道感染病毒主要有流感病毒、冠状病毒、呼吸道合胞病毒、腺病毒、副流感病毒、人偏肺病毒、鼻病毒和人博卡病毒等。在过去的20多年中，引起大规模流行的病毒有2002年的严重急性呼吸综合征冠状病毒（SARS-CoV）、2009年的甲型H1N1流感病毒、2012年的中东呼吸综合征冠状病毒（MERS-CoV）以及2019年年底的严重急性呼吸综合征冠状病毒2（SARS-CoV-2）等。

在所有的呼吸道感染病毒中，流感病毒和冠状病毒是典型的可引起下呼吸道感染的病毒，感染后可导致严重的肺炎、急性肺损伤、急性呼吸窘迫综合征或细菌性合并感染，对于肝脏、肠道和神经系统也存在不同程度的损伤。这些并发症对于婴幼儿、老年人或有免疫缺陷的人群可能是致命的。

1. 流感病毒的生物学特点与药物研究现状

流感病毒在病毒分类上属于正黏病毒科（orthomyxoviridae）流感病毒属，病毒颗粒呈球形或多形态。病毒颗粒结构分为三层，最外层为双层类脂膜，它来自病毒复制的宿主细胞，双层类脂膜上散布着形态不一的蛋白突起，包括呈柱状的能凝集红细胞的血凝素（hemagglutinin，HA）、蘑菇状的能水解神经氨酸糖苷键的神经氨酸

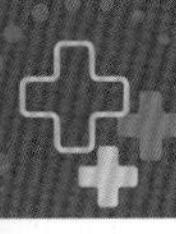

酶（neuraminidase，NA）和基质蛋白2（M2）；中间层为基质蛋白1（M1）形成的球形蛋白壳；最里层为裹在蛋白壳内的核壳体，含有核蛋白（nucleoprotein，NP）、三种多聚酶蛋白（PB1、PB2、PA），即依赖于RNA的RNA聚合酶（RNA-dependent RNA polymerase，RdRp），以及多个负链单链RNA片段。病毒颗粒直径为80～120 nm，总基因组大小约为1.35万个碱基。

根据病毒核蛋白（NP）和膜蛋白（MP）抗原性的不同，流感病毒分为A、B、C、D四型。A型流感病毒宿主范围广泛，危害程度最大，所有亚型均可在野生鸟类体内繁殖，并能在禽类和哺乳动物中引起流行并造成动物的大量死亡。A型流感病毒在人群中常以流行形式出现，甚至引起世界性流感大流行。B型流感病毒以感染老年人和儿童为主，引起流感局部暴发，不引起世界性流感大流行。C型流感病毒主要以散在形式出现，主要侵袭婴幼儿，一般不引起流感流行。D型流感病毒通常不感染人类。

A型流感病毒根据表面糖蛋白（HA和NA）的抗原性及其基因特性的不同又可分为许多亚型，到目前为止，从人和动物中分离到的A型流感病毒已有18种HA亚型、11种NA亚型。水禽是A型流感病毒的主要天然宿主，目前已有的亚型毒株均可在水禽中发现，并不引起水禽患病。但其中一些亚型感染家禽及哺乳动物如马、猪、人等，则可引起大规模流行。

20世纪人群中共发生了4次世界性流感大流行：1918年席卷全球的西班牙流感由H1N1亚型毒株引起，造成至少5000万人死亡；1957年的亚洲流感由H2N2亚型毒株引起，造成约200万人死亡；1968年的香港流感由H3N2亚型毒株引起，造成近5万人死亡；1977年的俄罗斯流感由H1N1亚型毒株引起。自1977年起，全球性流感流行第一次出现了H3N2和H1N1两种不同的流感亚型同时存在的局面。不同亚型毒株感染同一个细胞，易于基因重组，产生新的病毒，2009年春天出现的甲型H1N1流感病毒，是人、禽、猪三种不同来源流感病毒的杂合体。

目前用于临床治疗流感的药物，主要分为M2通道阻滞剂、NA抑制剂和RdRp抑制剂。M2通道阻滞剂的代表药物有金刚烷胺和金刚乙胺，其作用是阻断病毒在感染细胞内的脱壳，并通过破坏病毒M2蛋白的跨膜结构域的功能来防止其复制，但因其广泛耐药以及神经毒性已退出历史舞台；NA抑制剂的代表药物有奥司他韦和扎那米韦，以及在日本批准上市的帕拉米韦和拉尼米韦；RdRp抑制剂的代表药物有玛巴洛沙韦（baloxavir marboxil）和法匹拉韦（favipiravir）。尽管NA抑制剂和RdRp抑制剂可能是大流行性流感的第一道防线，但由于这些药物均靶向病毒蛋白，而流感病毒易于变异，易于产生耐药性，因此新型抗流感药物的研发仍然迫在眉睫。

2. 冠状病毒的生物学特点与药物研究现状

冠状病毒（CoV）属于冠状病毒科冠状病毒属，为正链单链RNA病毒，其全长2.7万～3.2万个碱基。“冠状病毒”因其表面存在大量刺突蛋白分子在电子显微镜下呈现的标志性冠状结构而得名。病毒表面有包膜，病毒颗粒呈圆形、椭圆形或轻度多形性，直径为100～200 nm。

全球第一例已知的冠状病毒为禽传染性支气管炎病毒，于1937年被分离出来，是引发鸡群重度感染的病原体；第一例感染人的冠状病毒于1965年从人鼻腔中分离出来，该病毒起源于蝙蝠。长期以来，冠状病毒作为重要的动物病原体，可引发哺乳动物和鸟类的呼吸道及肠道疾病。

根据不同的抗原交叉反应和遗传组成，CoV可分为α、β、γ和δ共4个属，其中α和β属可以感染包括人类在内的哺乳动物和鸟类。到目前为止，可以感染人类引发疾病的冠状病毒共有7种，α属的有HCoV-229E和HCoV-NL63，β属的有HCoV-OC43、HCoV-HKU1、SARS-CoV、MERS-CoV和SARS-CoV-2。其中，前4种可引发局部流行性疾病，主要是轻度自限性疾病，而后3种可引发重症。2002年和2012年发现的SARS-CoV和MERS-CoV，由于其对人类健康的高威胁性被列入世卫组织高威胁病原体清单中。由于SARS-CoV-2具有传播速度快、传染能力强等特点，使得病毒蔓延到全球188个国家和地区。据约翰斯·霍普金斯大学医学院统计，自从2020年年初到2022年10月，全球COVID-19患者达6亿人之多，死亡人数达650多万。

病毒复制依赖宿主细胞提供的环境和资源，病毒在细胞内合成大量遗传物质和相关蛋白质，然后在细胞质内装配成新病毒颗粒释放到细胞外。冠状病毒基因组正链单链RNA可直接被细胞核糖体识别并翻译出大分子多聚体蛋白，然后通过相关蛋白酶，大分子多聚体蛋白被切割为功能蛋白（RNA聚合酶等）和结构蛋白，基因组RNA在聚合酶作用下合成大批负链RNA，然后以负链RNA为模板复制下一代病毒RNA，以亚基因组正链RNA翻译晚期蛋白（衣壳蛋白、其他结构蛋白和非结构蛋白），进而进行组装与释放。

其中，糜蛋白酶样蛋白酶（$3CL^{pro}$）也称为主蛋白酶（M^{pro}），是冠状病毒复制所必需的酶，其在切割多聚体蛋白中具有重要作用，还可能干扰宿主的天然抗病毒免疫反应，通过抑制该酶的活性，可有效干扰病毒复制和增殖。另外，抑制RdRp可阻断病毒RNA合成，从而抑制病毒复制。

尽管对人类CoV的研究始于20世纪60年代，自2020年年初COVID-19暴发以来，尚无针对性的特效治疗药物上市，但药物研发工作者已经开发了一系列有效治疗药物，包括西药和传统中药。

西药治疗主要针对新冠病毒感染机制，包括病毒入侵的阶段（如阿比多尔、卡莫司他、恢复期血浆疗法）、病毒复制阶段［如奈玛特韦/利托那韦（Paxlovid）、莫诺拉韦（molnupiravir）、阿兹夫定（azvudine）、瑞德西韦（redemsivir）、VV116］，以及针对宿主防御的治疗，如预防细胞因子风暴的托珠单抗和刺激免疫系统的干扰素疗法。

而中医在辨证论治的治则下，针对病毒感染的不同阶段，提出了多种辨证施治方剂，如宣肺败毒方、清肺排毒汤、化湿败毒方等。应用现代药理学技术方法，揭示了其抗病毒和抗炎免疫作用和机制。尽管中药在西方社会通常不被接受，主要是因为人们对其生物学基础了解不足，但科学研究和临床试验结果表明，中药在防治新冠肺炎中发挥了至关重要的作用。

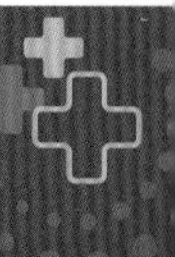

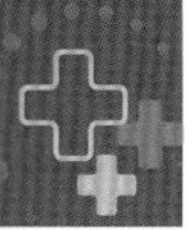

目前新冠病毒经过多次变异传代，毒性减弱，传染性变小，但病毒仍然传播，而且病毒疫苗的预防效果有限，现有的药物特别是西药随着病毒的不断变异，病毒产生了耐药性或药效降低。因此，研发新型抗病毒药物仍是全人类面临的艰巨任务。

3. 病毒的耐药性问题

流感病毒和冠状病毒均为RNA病毒，其RNA聚合酶RdRp缺乏校对功能，出错率为万分之一，即大约1万个核苷酸产生1个核苷酸插入错误。因此，几乎每个新生的病毒都是变异株，这种变异株被称为“抗原漂移”（antigenic drift）。产生的新病毒毒株可能无法被人体免疫系统所识别，因此可能发生再次感染，这就是人们常常不止一次感染流感病毒或冠状病毒的主要原因。如果病毒变异位点发生在某个药物靶标上，病毒对靶向该靶标的药物则会产生耐药性。

比“抗原漂移”变化大得多的基因变异被称为“抗原转移”（antigenic shift）。如果两个或两个以上的病毒感染了同一个细胞，其基因可以在细胞内混合或重组。不同病毒的vRNA的混合可以产生新型病毒，并产生抗原转移。当抗原转移发生后，新的病毒感染新的宿主物种，可以迅速克服保护性免疫系统。因此，抗原转移很容易导致病毒感染的大流行，已有的抗病毒药物很可能都是无效的。

此外，多个密切相关的病毒株之间的基因重排可以为RNA病毒提供某些选择性优势，如对目前开发的疫苗和抗病毒药物产生耐药性，使病毒能够逃脱宿主的适应性免疫，以及增强其传染性和毒力等。对现有药物产生耐药性的问题，使得研发新型抗病毒药物一直是亟待解决的问题。本书将从不同视角提出抗病毒新药发现的新技术和新方法，并付诸新药发现的应用实践，为读者特别是年轻学者提供参考与借鉴。

二、药物发现的新技术、新方法和新策略

书中的内容涉及病毒学、药理学、生物学、药物化学、计算机科学、生物信息学、药物信息学等多个学科领域，通过整合利用各学科的新技术、新方法和新策略，以期促进抗病毒药物的快速发现。书中涉及的新技术，如高通量筛选技术、虚拟筛选技术、网络药理学技术等；涉及的新方法，如机器学习算法，网络邻近法等；涉及的新策略，如药物重定位、靶向宿主蛋白的药物发现等，分述如下。

1. 高通量筛选技术

高通量药物筛选（high-throughput drug screening，HTS）是20世纪80年代国际上出现的新兴药物筛选技术。20世纪90年代，科技部“1035工程”项目的启动，使得高通量筛选技术体系在我国得以建立和发展，并取得了可喜的成绩，促进了我国医药事业的发展。高通量药物筛选技术已成为新药发现的重要技术手段。

高通量药物筛选涉及药物学、药理学、生物化学、分子生物学、细胞生物学、化学、计算机科学、自动化控制、数据统计等多学科理论和知识，集多种先进技术于一体，形成高效、灵敏、快速的药物筛选技术体系。高通量药物筛选技术体系包括高通

量筛选模型的建立、样品库的建立与自动化管理、高通量筛选的实施、数据处理与结果分析、先导化合物的发现等多个方面。书中涉及高通量筛选技术的内容主要有流感病毒神经氨酸酶抑制剂筛选模型的建立与新药发现（第二十章）、流感病毒RNA聚合酶的内切酶抑制剂筛选模型的建立与新药发现（第二十一章）等。

2. 虚拟药物筛选技术

随着化学合成技术、天然产物快速分离技术以及结构鉴定技术的发展，化合物的数量得以迅速增加，高通量筛选技术的应用仍然需要消耗大量的人力、物力和财力。因此，虚拟药物筛选技术应运而生。

虚拟药物筛选是药物设计方法的延伸与发展。所谓的延伸与发展是指在原有用于药物设计的化学计算理论方法的基础上，经过改进与完善，成为计算速度快、计算化合物数量多，用于辅助药物筛选与新药发现的新技术。

虚拟药物筛选基于化学和药理学理论，利用专业计算软件，对化合物数据库的小分子进行计算、过滤、打分和排序，从中选择与生物大分子活性位点相契合，分子结构符合药效团特征，符合预测模型和选择标准，或与已知活性结构具有相似性，并具有类药性特征的化合物，为生物活性评价提供信息依据。

根据研究对象，虚拟药物筛选方法可分为两大类，即基于受体结构的虚拟筛选和基于配体结构的虚拟筛选，其详细内容见第十六章和第十七章。

虚拟药物筛选技术与药物筛选技术的结合，极大地降低药物筛选成本，减少筛选盲目性，提高活性化合物发现的概率。在本书的应用实践中，多次应用虚拟筛选技术方法（第二十一章、第二十七章、第二十九章和第三十章），从化合物库中快速发现苗头化合物，从而为生物活性评价提供信息依据。

3. 网络药理学技术

网络药理学（network pharmacology）是英国邓迪大学药理学家Hopkins于2007年率先提出的新概念，为认识药物作用机制提供新的角度，为新药发现提供新的思想、理论及方法，在生物医药研究领域产生了深远的影响。

网络药理学是人工智能和大数据时代药物系统性研究的新兴前沿学科，也是融合系统生物学、生物信息学、网络科学、多向药理学、系统药理学等相关学科的新学科，强调从系统层次和生物网络的整体角度出发理解疾病，解析药物及其治疗对象之间的分子关联规律，揭示药物的系统性药理机制，指导新药研发和临床治疗。

在生物医药大数据、人工智能、生物信息学的时代背景下，网络药理学的出现为中药研究提供了新的视角和工具。通过构建药物基因疾病等多层次、多维度的网络模型，为揭示中药多成分、多靶标、多途径的协同作用机制，也为理解中药的系统性、整体作用特点及辨证施治原则提供科学依据。网络药理学为中药的现代化和国际化提供了新的研究技术和方法。

书中基于网络药理学技术和方法，探讨了复方一枝蒿抗流感的有效成分与网络机制（第三十四章），以及小柴胡汤抗冠状病毒感染的物质基础与网络机制（第三十五章）。

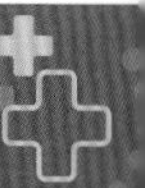

4. 机器学习算法

机器学习算法是现代科技尤其是数据科学领域中的重要工具，其应用广泛，包括但不限于新药发现、医疗诊断等多个领域。在机器学习领域，常见的算法可以分为几大类：有监督学习、无监督学习、半监督学习和增强学习，这些算法各有特点和应用场景。在新药发现初期，有监督学习算法应用较多，包括线性回归、逻辑回归、支持向量机、朴素贝叶斯、决策树、随机森林、神经网络、深度学习等。

机器学习算法在新药发现中的应用优势主要体现在：①提高效率。建立机器学习模型，可以从大量的化合物中快速预测出具有潜在活性的化合物，从而大大减少实验室工作量和工作时间。②减少成本。通过早期识别和排除风险较高的化合物，减少不必要的实验，从而大大减少研发成本。③提升创新能力。机器学习算法可以同时考虑多个参数和靶标，以优化药物设计。因此，机器学习算法为新药发现提供了一种强大的计算工具，在药物研发中将发挥越来越重要的作用。

书中通过搜集化合物信息，利用机器学习算法，构建活性预测模型，并对模型预测能力进行评价，选出较理想的预测模型，用于化合物库的虚拟筛选，以选择苗头化合物进行生物活性评价，从而发现活性化合物。书中涉及的机器学习算法在流感病毒神经氨酸酶抑制剂和新冠病毒3CL^{pro}蛋白酶抑制剂的预测模型构建与新药发现中均得到成功的应用（第二十九章和第三十章）。

5. 网络邻近法

网络邻近法（network proximity）也称为网络距离法，是一种基于网络的算法。网络邻近法的基本思想是在生物分子网络中如果两个节点（如药物靶标和疾病基因）之间的网络距离较近，那么它们之间可能存在直接或间接的相互作用或关联。网络邻近法特别适用于药物重定位，它可以揭示现有药物与未知疾病之间的潜在联系。

2016年哈佛医学院Barabasi AL等报道了利用网络邻近法预测药物重新定位的应用潜力，随后该方法在抗肿瘤、心血管疾病等多种疾病的药物重定位研究中得到成功的应用。近年来，本课题组基于病毒感染的组学数据，以及药物/天然产物-靶标网络，利用网络邻近法，在抗流感药物重定位以及抗COVID-19药物重定位研究中进行了应用实践（第三十一章和第三十二章）。

网络邻近法将网络分析的强大工具应用于生物学问题，为疾病和药物研究提供了一种新的视角。大量的病毒感染相关组学数据和基于网络方法的发展，为加速抗病毒药物发现和靶标识别提供了前所未有的机遇。

6. 药物重定位策略

药物重定位就是老药新用，是对曾经用于临床的药物包括正在使用、不再使用和被临床评价过的药物进行新适应证的发现与应用。到目前为止，计算预测和实验筛选是老药新用研究的两个主要方面。计算预测方法又分为三种主要的重定位方法：网络模型、基于配体结构的预测模型和基于靶标结构的预测模型，其中越来越受关注的模型是网络模型。疾病网络、药物网络和蛋白质相互作用网络是网络模型中的三大网络。

面对海量的生物信息和药物信息，基于计算机辅助技术的药物研发策略为“老药新用”研究提供了强有力的工具。

传统的药物研发需要经过临床前研究、新药临床试验申请和临床试验等过程才能批准上市。新药研发周期长，往往需要十余年或者更长时间，耗资大，且风险高，上市药物因严重的不良反应也会撤市。而药物重定位则只需3～12年，不仅降低了研发成本、缩短了研发时间，更重要的是降低了研发风险。因此，药物重定位成为目前药物研发中的重要策略。

新发、突发病毒性传染病难以预测，当传染病大流行，迫切需要治疗药物时，传统药物研发管线不能及时提供解决方案。大规模的“老药新用”研究，则可以快速从已上市药物中找到潜在抗病毒药物。

书中在抗流感和抗新冠肺炎的药物发现中均涉及药物重定位的探索性研究，沙美特罗的体内抗流感药效评价与机制研究（第三十三章），则是在抗流感和抗新冠肺炎药物重定位研究的基础上开展的深入研究，为药物扩大临床适应证提供科学实验依据。

7. 靶向宿主蛋白的药物发现策略

病毒复制过程中，除了病毒靶标参与病毒复制外，宿主蛋白也参与了病毒复制。由于病毒基因组的快速变异，靶向单一病毒蛋白易于产生耐药性。与靶向病毒蛋白相比，靶向关键宿主蛋白的药物则可以避免病毒变异造成的耐药性或无效。此外，靶向宿主蛋白的药物还可能为病毒感染提供持久、广谱、高效且低毒的治疗效果。因此，靶向关键宿主蛋白的药物发现将为抗病毒药物的开发提供更加有效的策略。

多组学技术的应用，发现了一些参与病毒复制的宿主来源的蛋白，使得人们对病毒-宿主相互作用机制的理解更加深入。基于宿主蛋白靶标的药物研究是在抗流感药物研究领域的新探索，有利于促进抗感染药理学学科的发展，为将来开发更广谱、更安全、耐受性更好的抗病毒药物奠定理论和实验基础。

书中以流感病毒复制相关的宿主蛋白CLK1为例，通过重组人源性蛋白CLK1体外原核的表达与纯化、CLK1抑制剂筛选模型的建立与应用、CLK1抑制剂体外抗流感病毒及抗耐药病毒的药效验证，以及候选药物体内抗流感药效评价与机制研究，为新型抗流感药物的深入研究奠定理论和实验基础（第二十七章和第二十八章）。

三、抗病毒新药快速发现技术的应用实践

利用上述新技术、新方法和新策略，我们开展了大量的对抗病毒新药发现的探索性研究。根据靶标来源和技术方法的特点，兼顾内容的系统性，书中将应用实践分成三部分，即靶向病毒靶标的药物发现、靶向宿主蛋白的药物发现，以及基于虚拟筛选与网络计算的药物发现。

1. 靶向病毒靶标的药物发现

针对不同于宿主蛋白的病毒特异性靶标，发现特效治疗药物，一直是抗病毒药物

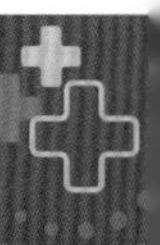

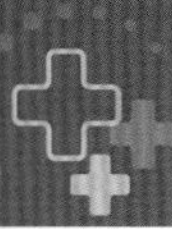

靶向的理想选择。这一部分主要介绍了流感病毒神经氨酸酶（NA）抑制剂高通量筛选模型的建立与应用，流感病毒内切酶抑制剂筛选模型的建立与新药发现，基于NA抑制活性导向的细皱香薷、猴耳环等植物药有效成分的分离与活性评价，黄酮类化合物作为NA抑制剂的构效关系分析，以及现有中成药抗流感病毒药效评价（第四部分：第二十章至第二十六章）。

2. 靶向宿主蛋白的药物发现

靶向宿主关键蛋白开展新药发现是针对现有抗病毒药物易于出现耐药性而开展的探索性研究，也是抗病毒药物发现的新途径和新策略。这一部分以宿主蛋白CLK1为例，介绍了CLK1抑制剂的发现、药效评价与机制研究。通过质粒构建、基因过表达、蛋白质分离和纯化，建立了CLK1抑制剂筛选模型，结合虚拟药物筛选，进行了CLK1抑制剂的理性筛选，发现了若干CLK1抑制剂。在此基础上，进行了体内外抗流感药效评价与机制研究。

研究发现，CLK1抑制剂围涎素对常见流感病毒和耐药毒株均具有显著药效，体内抗病毒药效与机制研究结果表明宿主蛋白CLK1是很有应用前景的抗流感药物靶标（第五部分：第二十七章和第二十八章）。

3. 基于虚拟筛选与网络计算的药物发现

这一部分重点介绍基于机器学习和基于网络计算的药物发现实践案例，包括基于预测模型的流感病毒NA抑制剂的发现和新型冠状病毒$3CL^{pro}$抑制剂的发现，基于人类蛋白质-蛋白质相互作用（protein-protein interaction，PPI）网络、药物-靶标网络和病毒-宿主网络，利用网络邻近法，从天然产物和上市药物中发现具有潜在抗病毒活性的化合物。在此基础上，对两种病毒均有药效作用的沙美特罗进行了体内外抗流感病毒的药效验证与机制研究，为沙美特罗的药物重定位提供实验依据。

此外，基于网络药理学技术和机器学习算法，还探索性地开展了复方一枝蒿抗流感有效成分的预测与网络机制研究，以及小柴胡汤抗人冠状病毒感染的物质基础与网络机制研究（第六部分）。

综上所述，本书基于病毒实验技术方法（第一部分），通过建立和应用抗病毒药理学评价方法（第二部分），利用药物发现的新技术、新方法和新策略（第三部分），开展了一系列药物发现与机制研究的应用实践，取得了阶段性的研究成果（第四部分至第五部分），为进一步研究奠定了实验基础和理论基础，为临床应用提供科学依据，为其他疾病的药物快速发现提供参考与借鉴。

（刘艾林）

第一部分

病毒制备实验技术方法

第一章 鸡胚培养法

第一节 概　　况

1911年Rose和Murphy首先应用鸡胚培养研究肉瘤病毒（Rous肉瘤）的繁殖，直到1938年Goodpasture和Burnet等应用鸡胚繁殖病毒、Cox应用卵黄囊培养立克次体后，鸡胚培养技术才广泛应用于病毒和立克次体的研究。

鸡胚胎是正在发育中的机体，许多病毒和立克次体都能在鸡胚上繁殖，至今它仍然是正黏病毒最敏感的宿主之一。

鸡胚培养法的优点：鸡胚组织分化程度低，可选择适当途径接种，病毒易复制，感染病毒的膜和液体含大量病毒；鸡胚是个整体，有神经血管的分布及脏器的构造；鸡胚来源充足，操作简单，通常是无菌的，对接种的病毒不产生抗体。

鸡胚培养法的缺点：除产生痘疱的病毒及能引起鸡胚死亡的病毒外，一般的病毒通常不使鸡胚产生特异性的感染指征，必须利用第二个指示系统来测定病毒的存在；卵黄中含有来自母体的抗家禽病原体抗体，某些细菌（如沙门菌和类胸膜肺炎菌）、衣原体和病毒（新城鸡瘟病毒、禽脑脊髓病毒和Rous肉瘤病毒）能够从感染的母鸡传递到鸡胚；普通鸡胚常有白血病病毒；在鸡食物中加入抗生素，特别是四环素，母鸡吃后会传递给鸡胚，鸡胚就会产生对立克次体和衣原体感染的抵抗。

第二节 接 种 技 术

鸡胚培养法是用来培养某些对鸡胚敏感的动物病毒的一种方法，此方法可用于进行多种病毒的分离培养，毒力滴定，中和试验，以及抗原和疫苗的制备等。

鸡胚培养技术比组织培养容易成功，也比动物接种来源容易，无饲养管理及隔离等的特殊要求，且鸡胚一般无病毒隐性感染，同时它的敏感范围很广，多种病毒均能适应，因此，是一种培养动物病毒的常用方法。

一、材料准备

9～11日龄鸡胚，孵卵箱，病毒储存液，无菌PBS液（pH 7.2），检卵灯，开卵器，

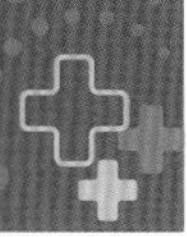

卵盘，70%～75%乙醇，2.5%碘酒，一次性注射器，蜡或胶水，10 ml试管和试管架，10 ml移液管，无菌镊子。

二、鸡胚的选择与孵化

1. 鸡胚的结构与功能

鸡胚是由三个胚层发育起来的，即外胚层、中胚层和内胚层，它们构成胚胎的组织与器官。约10日龄鸡胚的结构见图1.1。

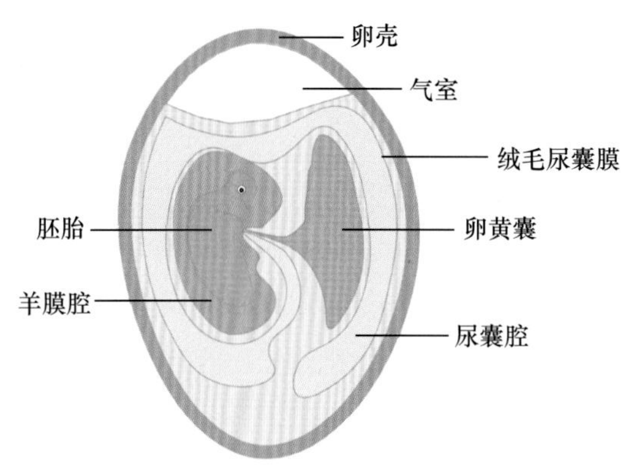

图1.1　约10日龄鸡胚的结构示意图

鸡胚最外层为石灰质之卵壳，上有气孔，以行气体交换。下层为壳膜，它的功能是使气体分子和液体分子在内外两个方面进行交换，因此在孵育鸡胚时需要一定的湿度和气流。气室的功能是呼吸和调节压力。

壳膜之下为血管丰富的绒毛尿囊膜，外为绒毛膜系，由外胚层形成，内为尿囊膜，由内胚层形成，两膜之间的血管和神经为中胚层。绒毛尿囊膜起着胚胎呼吸器官的功能，氧气的交换是经膜内血管通过卵壳孔进行的，尿囊腔是胚胎的排泄器官，内含有尿囊液，起初为透明液体，是单纯的生理盐水溶液，之后尿囊液中的尿素盐迅速增加，胚胎发育到第12天以后，尿囊液开始变得浑浊，主要是由尿酸盐类物质引起的。因此，在制备流感病毒尿囊液抗原时，通常用盐水透析后至4℃备用，以防沉淀发生。尿囊液量在鸡胚发育的第11～13天最高，平均为6.0 ml，在发育的第7～12天呈弱碱性，后随量减少和尿酸盐积聚变成酸性，其pH在6.0以下。

羊膜为胚胎最内层包被，是由外胚层组成的。羊膜腔盛有羊水，胎体浸泡于其中。羊水在起初是单纯的生理盐水，后来蛋白质含量增加，羊水量平均为1 ml。附着于胚胎的是卵黄囊，卵黄膜由内胚层细胞组成，囊中有卵黄，为胚胎之养料。卵白位于卵之锐端，为胚胎发育晚期之养料。

2. 活胚选择

（1）用照卵灯检测鸡胚，标记出鸡胚的气室与尿囊的界限、胚胎的位置。

（2）如果鸡胚是死胚、没有受精、有裂痕、发育不全或表面有好多渗水孔，应弃掉。

（3）如何判断鸡胚的状态。

1）血管：活胚血管清晰，死胚模糊、成淤血带或淤血块。

2）胎动：活胚有明显的自然运动，死胚无胎动。

3）绒毛尿囊膜发育界限：密布血管的绒毛尿囊膜与鸡胚胎的另一面形成明显的界限。

必须结合以上三个方面来观察鸡胚的状态，如果胚胎活动呆滞或不能主动运动、血管模糊扩张或折断沉落、绒毛尿囊界限模糊，则可判断胚胎濒死或已经死亡，应弃掉。

三、接种途径

对流感病毒常用的接种途径主要有4种，分别是尿囊腔接种、羊膜腔接种、卵黄囊接种和绒毛尿囊膜接种，具体步骤如下所示。

1. 尿囊腔接种

尿囊腔接种广泛应用于流感病毒、流行性腮腺炎病毒和新城疫病毒的适应和传代培养，这些病毒被注射到尿囊腔后，可在内皮细胞中复制，复制的病毒被释放到尿囊液中，因此在尿囊液中含有大量的病毒。接种方法如下：

（1）取9～11日龄鸡胚，在检卵灯上照视后，用铅笔划出气室与胚胎的位置，并在胚胎面与气室交界之边缘上约1 mm处避开血管做一标记，即为注射点。

（2）将鸡胚竖放在卵杯上，钝端向上。用2.5%碘酒及75%乙醇分别消毒气室部的蛋壳，并用开孔器钻开一直径约2 mm的小孔，此操作勿损伤壳膜。

（3）再次用2.5%碘酒消毒钻孔区，以擦去蛋壳碎粒，并用1 ml注射器吸取待接种的病毒液0.1～0.2 ml，将针头刺入孔内，经尿囊膜入尿囊腔，注入病毒液。

（4）用2.5%碘酒消毒后，再用石蜡熔化封孔，于33～35℃孵卵器孵育48～72小时（培育时间应根据病毒种类及收获的材料何时使用而定），每日用检卵灯照检，于接种后24小时内死亡者为非特异性死胚，应弃去。

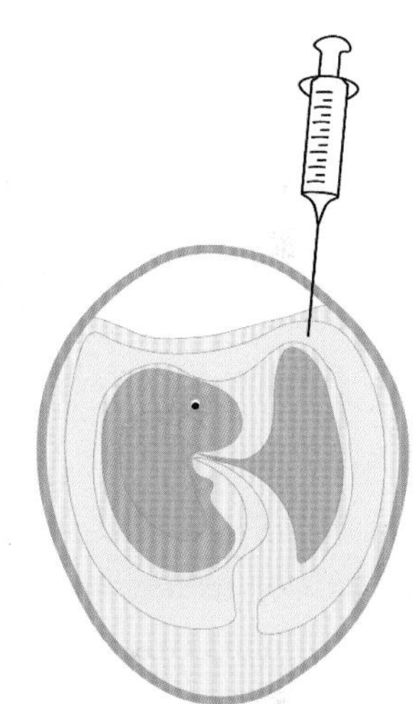

图1.2　鸡胚尿囊腔接种示意图

接种方法如图1.2所示。

2. 羊膜腔接种

羊膜腔接种主要应用于从临床材料（如患者咳嗽液等）中分离流感病毒等。这种接种途径可直接感染羊膜腔的内胚层，也可被鸡胚咽下或吸入，引起全胚胎感染。另外，病毒也可被排泄到尿囊腔中，使尿囊腔中含有大量的病毒。因此，在用羊膜腔接种分离病毒时，除可收获羊水以外，还可收获尿囊液。接种方法如下：

（1）将10～12日龄鸡胚在检卵灯上照视，划出气室范围，并在胚胎最靠近卵壳的一侧做记号。

（2）用2.5%碘酒及75%乙醇分别消毒气室部位的蛋壳，并用开孔器在气室顶端钻出一约10 mm×6 mm的长方形裂痕，注意勿钻破壳膜。

（3）用2.5%碘酒再次消毒钻孔区后，用灭菌的眼科小镊子除去长方形卵壳和外层壳膜，并滴加灭菌液体石蜡1滴于下层壳膜上，使其透明，以便观察胚胎的位置。

（4）将注射器刺向胚胎的腭下胸前，以针头拨动下颚及腿，当进入羊膜腔内时，可看到鸡胚随针头的拨动而动，此时可注入0.1～0.2 ml病毒液。

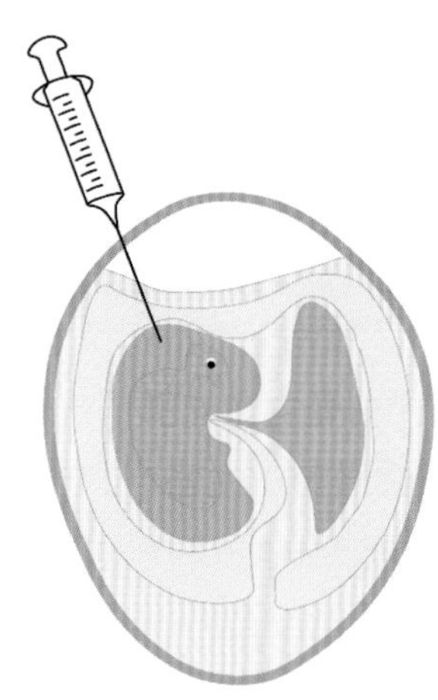
图1.3　鸡胚羊膜腔接种示意图

（5）拔出针头，孔区用2.5%碘酒消毒，然后用沾有碘酒通过火焰的小块胶布将卵壳的小窗口封住，并于33～35℃孵卵器内孵育48～72小时，此过程要保持鸡胚的钝端朝上。

接种方法如图1.3所示。

3. 卵黄囊接种

卵黄囊接种主要用于虫媒病毒、衣原体及立克次体等的分离和繁殖。这些大的病原体主要在卵黄囊的内皮细胞中生长，且生长速度很快，立克次体在染色后也可看到。接种方法如下：

（1）取5～8日龄鸡胚（此时卵黄囊大，易接种，且有较大的表面积供病原体繁殖），于检卵灯上划出气室和胚胎的位置，垂直放置在卵架上，钝端朝上，并用2.5%碘酒和75%乙醇消毒气室端。

（2）用开孔器在气室中央的卵壳上钻一小孔，勿损伤壳膜，用带有6号针头的1 ml注射器将样品从小孔处沿胚的纵轴迅速刺入约3 cm，注入0.2～0.5 ml待接种的病毒于卵黄囊内，随后用胶带或熔化的石蜡封孔。

（3）置孵化箱内继续孵育3～8天，时间长短应根据病毒或立克次体的种类而定，每日翻卵2次，弃掉24小时内死亡的鸡胚。

接种方法如图1.4所示。

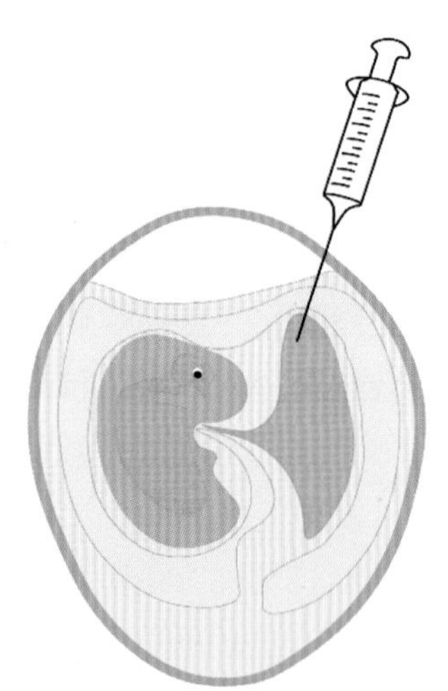
图1.4　鸡胚卵黄囊接种示意图

4. 绒毛尿囊膜接种

绒毛尿囊膜接种常用于牛痘病毒、天花病毒、单纯疱疹病毒的分离，因为这些病毒在绒毛尿囊膜上可形成肉眼可见的斑点状或痘疱状病灶。另外，病毒可在绒毛尿囊膜上进行滴定，因为感染性病毒颗粒的数目可以通过产生的斑和痘的数目来计算。该方法还可用于抗病毒血清的滴定试验，即在有抗体存在的情况下，痘疱形成受到抑制。接种方法如下：

（1）将孵育10～13日龄的鸡胚放在检卵灯上，用铅笔划出气室、胎位，并于与胚胎略近气室端的绒毛尿囊膜发育较好的卵壳上划一等边三角形，每边10 mm。

（2）用碘酒消毒气室顶端及绒毛尿囊膜记号处，并用开孔器在记号处的卵壳上开一三角形裂痕，不可弄破下面的壳膜，同时在气室顶端钻一小孔。

（3）用小镊子轻轻揭去所开小窗处的卵壳，露出壳下的壳膜，在壳膜上滴1滴生理盐水，用针尖循卵壳膜纤维方向小心地划破一隙，但注意切勿伤及紧贴在下面的绒毛尿囊膜。

（4）用针尖刺破气室小孔处的壳膜，再用橡皮乳头紧按气室小孔向外吸气，造成负压，此时盐水滴即可自裂隙流至绒毛尿囊膜上，从而使绒毛尿囊膜下陷而形成人工气室。

（5）用注射器通过卵壳的窗口滴0.05～0.1 ml病毒液于绒毛尿囊膜上，然后将鸡胚轻轻地旋转使接种物扩散到人工气室之下的整个绒毛膜尿囊膜上。

（6）在卵壳的窗口周围涂上半凝固的石蜡，使成堤状，立即用消毒胶布封口。也可用揭下的卵壳封口，即将卵壳盖上，接缝处涂以石蜡，但石蜡不能过热，以免流入卵内。将鸡胚始终保持人工气室在上方的位置，33～35℃继续培养48～72小时。

接种方法如图1.5所示。

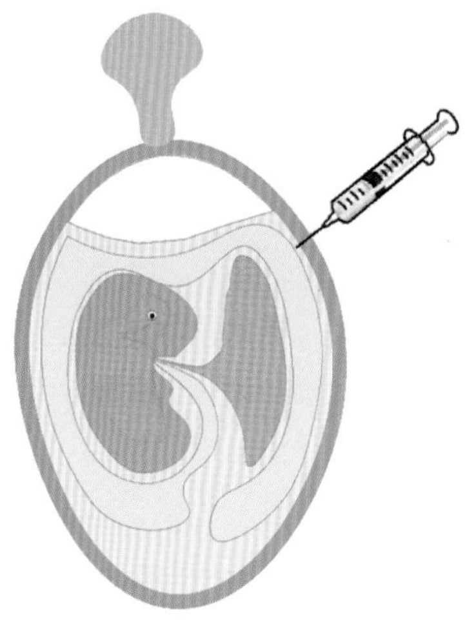

图1.5　鸡胚绒毛尿囊膜接种示意图

四、病毒收获

病毒的收获时间根据病毒不同而异，甲型流感病毒一般培养44～48小时即可进行收获，而乙型流感病毒培养72小时后进行收获。如果病毒是冷冻干燥标本进行传代，无论甲型还是乙型均培养72小时后才进行收获。

1. 具体操作步骤

（1）鸡胚在收获前应4℃过夜或至少放置6小时，但不能放置时间过长（过长会引起散黄）。如急于收获也可置−20℃冰箱1小时左右。预冷的目的是将鸡胚冻死，使血液凝固，避免收获时流出红细胞，同尿囊液的病毒发生凝集，造成病毒滴度下降。

（2）标记15 ml无菌离心管与相应的鸡胚编号一致。用70%～75%乙醇消毒鸡胚气室端。

（3）用无菌镊子撕破鸡胚气室蛋壳，在绒毛尿囊膜无大血管处穿破。用10 ml无菌移液管吸取鸡胚尿囊液置于相应的收集管中。用移液管刺破鸡胚羊膜，尽量吸取羊水放置于另外的管中。羊水较少时也可以将3个鸡胚的羊水合并。病毒通过胚胎机体后被排泄入尿囊腔，因此当羊水过少时，可用同胚少量尿囊液冲洗羊膜腔并吸取该洗液。

（4）收获病毒培养液后的鸡胚在生物安全柜内装入密封袋，然后进行高压处理。

（5）将鸡胚收获液3000 r/min离心5分钟去除血液和细胞后，可以立即进行后续试验，或冻于−80℃冰箱待以后试验使用。

2. 注意事项

（1）不要在−20℃条件下保存病毒分离物，因为该温度条件下流感病毒极不稳定。

（2）流感病毒分离操作严格按照生物安全规程的要求。禁止在同一实验室，同一时间接种未知临床标本和已知标准病毒。禁止在同一实验室，同一时间接种采自不同动物的标本。动物标本（如猪、禽等）必须与人的标本分别保存。

（郑丽舒）

第二章 动物接种法

第一节 概　　况

到目前为止，对人流感病毒最敏感的动物仍为雪貂（ferret），人流感病毒能通过呼吸道感染它，并能引起与人相似的流感症状，故必须隔离饲养。同时它是食肉动物，价钱比较昂贵，限制了其广泛应用。一些哺乳动物如猪等也能被人流感病毒感染，但通常不出现任何临床症状。一些禽流感病毒（H5、H7和H9亚型）能引起鸡发病和死亡，同样的马流感病毒（H7N7和H3N8亚型）也能引起马发病甚至死亡，同时也能引起小鼠发病和死亡，但它们毕竟均为动物流感病毒。

一些组织培养细胞对人流感病毒相当敏感，但细胞不是完整机体；鸡胚组织有更完整的组织结构，但分化程度低，和人的机体差异甚远，这给人流感病毒，尤其抗人流感病毒药物的研究带来了困难。小鼠为实验室最常用的一种动物，因此，人们就以小鼠为模式动物，建立流感病毒感染的动物模型。用人流感病毒在小鼠适应传代，使小鼠发病和死亡。

第二节 动 物 接 种

一、材料准备

1. 实验动物

BALB/c小鼠、C57BL/6J小鼠、昆明小鼠。

2. 实验器械和耗材

麻醉剂（三溴乙醇或异氟烷），眼科剪刀，眼科镊子，注射器，75%乙醇，消毒用碘酒，酒精棉球平皿，筛网（100目），研磨棒，离心管，冻存管。

二、接种途径

1. 滴鼻接种

（1）麻醉：用异氟烷将一团脱脂棉浸湿，放入200～300 ml烧杯中，将装有脱脂棉的烧杯倒扣过来，把小鼠放入麻醉，见小鼠极度兴奋后，明显呈无力样，马上取出。注意不能麻醉过度，一来小鼠有死亡的危险，二来在深度麻醉时小鼠反射缺失，过量的病毒液容易流进肺部，若溶液不太干净就容易引发肺部感染而死亡。

（2）滴鼻：一般小鼠一次性滴鼻以10 μl为宜，最多不要超过20 μl，尽量把病毒液浓缩，如果浓度太低，可以隔一段时间再滴，比如间隔1小时，要让小鼠有一定的吸收时间。

（3）观察：逐天观察，一般观察2周，感染后24小时内死亡的为非特异性死亡，症状出现日期与病毒感染量呈正相关。症状初期为毛发蓬松、不活泼、厌食、呼吸短促，接着可明显听到肺部水泡声，有时可见打喷嚏，到后期呈现极度消瘦、呼吸极度困难，为血管发紫、痴呆，最后死亡。

2. 皮下接种

一般选择尾根部或背部。用左手拇指与示指捏住动物颈部皮肤，翻转鼠体，使腹部向上，将鼠尾与后脚夹于小指与环指之间，然后用碘酒消毒皮肤，用23号针头水平方向挑起皮肤，刺入约1.5 cm，缓慢注射，注射量一般为200 μl。

3. 腹腔接种

固定动物的方法同上。抽取一定量（100～200 μl）的液体，于小鼠下腹部一侧呈45°角刺入小鼠腹腔，针头呈游离状态，回抽针拴，无血后注入液体。

4. 静脉注射

将小鼠固定，进针时操作者用左手示指和拇指固定住小鼠的尾巴，让小鼠的尾巴在经过拇指后向下弯曲，进针点靠近拇指指甲。针头和血管呈约30° 角，针尖斜面朝上，轻挑刺入皮肤后针头立即和血管平行，一般情况下一次就可以进入血管，可以将针头刺入血管一大半，左右轻轻晃动针头，确定针头在血管内，就可以推注液体，正常情况下推注的过程应该没有明显的阻力，血管也不会鼓起。推液时动作宜轻柔，若发现血管鼓起，则针头没有刺入血管，需立即拔出针头。

第三节　样本的收集与处理

一、小鼠血液的收集

1. 尾尖采血

麻醉小鼠后，用温水擦拭尾巴，引起轻微的血管扩张，但水温不要过高。用无菌手术刀、刀片或锋利的剪刀快速截断小鼠尾尖0.5～1 cm。如果需要多次采血，之后每次仅需截除2～3 mm。可以从尾部向尾尖方向按摩，以增加血流。但是这会降低血样的质量，增加溶血的风险。可以用毛细采血管收集血液，或直接滴入收集管中。采血结束后，按压伤口或使用止血剂（如硝酸银）来止血。每次采血量大约0.1 ml。

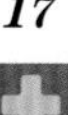

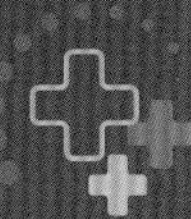

2. 眼眶静脉丛采血

小鼠经气体麻醉后，用左手拇指及示指压迫小鼠的颈部两侧，使眼球突出，眼眶后静脉丛充血。也可以将小鼠放置在侧卧位，拇指与示指分别置于小鼠头顶和下颌，将皮肤向后及向下拉。抓握时要避免对气管施压，否则可能会影响小鼠呼吸。将毛细采血管置于内侧眼角处，并且以与鼻翼平面呈30°～45°角刺入。在轻轻旋转采血管的同时施加压力，血液将通过毛细作用流入采血管。不能刺入过深，一般2～3 mm即可。采血结束后，立即松开手指对小鼠的压迫，使眼球复位，同时将采血器拔出。可用干棉球压住眼眶，确保止血。一般眼眶静脉丛采血量可以达到0.2～0.3 ml。

3. 颌下静脉采血

固定小鼠，可将小鼠侧卧，使小鼠头部尽量固定。在小鼠嘴角沿线与外眼角线相交处找到颌下静脉的大致位置，会发现一个无毛的小点，有点像酒窝，基本位于嘴角远端稍低于下巴线。针保持垂直于皮肤表面，刺入皮肤，深度不超过针头的斜面。拔出针头后，血液就会流出。为方便采血，可使小鼠头部低于心脏高度。可以直接使血液滴入采集管，也可以使用毛细采血管。采血结束后，按压以止血。一般采血量为0.2～0.5 ml。

4. 隐静脉采血

将小鼠置于固定管或架中，但保持后腿可自由活动，剃除跗部的毛。为使膝盖与踝关节之间的隐静脉更加明显，可以在后腿膝盖以上使用止血带。在近尾侧的皮肤表面可以找到隐静脉，针垂直于皮肤表面扎破血管，不要进针过深，以免刺穿肌肉或碰到骨头。血液会从入针处慢慢流出，用毛细采血管收集，并松开止血带。采血结束后，按压伤口或使用止血剂（如硝酸银）以止血，并将小鼠放回笼内。

5. 心脏采血

一般有3种心脏采血的姿势。

（1）托起小鼠躯干使身体垂直于地面，身体直立以防止心脏的偏转或胸部的扭曲。使用1 ml注射器和22 g针头，将针头从胸部中央向下5 mm处插入，深度为5～10 mm，将注射器与胸部保持25°～30°角。

（2）使小鼠仰卧，通过胸骨垂直插入针头。

（3）使小鼠侧卧，垂直于胸壁插入针头。

如果血液没有立刻进入注射器，可以轻轻抽空针管，产生一个真空区。当注射器中出现血液时，将针管保持静止并轻轻地抽拉活塞芯杆，以获得更多的血液。一般可以采到0.8～1.0 ml血液。

二、小鼠脾细胞的收集与保存

1. 脾细胞的收集

（1）将小鼠麻醉后颈椎脱位处死，置于75%乙醇中浸泡3～5分钟，取出后右侧卧位放置。

（2）无菌条件下取脾置于盛有RPMI1640培养基的平皿中，洗去血迹，剪去脂肪及筋膜组织，于100目金属筛上研压，收集细胞悬液，注入无菌离心管中，用RPMI1640培养基洗2次后重新悬浮，备用。

2. 脾细胞的保存

将脾细胞按每1×10^7个细胞中加入1 ml冻存液的比例，分装于冻存管中，放入冻存盒，−80℃冰箱过夜后转入液氮罐中长期保存。

三、小鼠肺的采集及其悬液的制备

将小鼠麻醉后颈椎脱位处死，置于75%乙醇中浸泡3～5分钟，无菌条件下取出肺，经PBS清洗后，用无菌纱布吸干表面水分后称重，加入PBS，放入组织研磨仪中，将肺组织磨碎，以1500 r/min离心10分钟，收集上清液，即为肺组织悬液。

（郑丽舒）

第三章　组织培养法

第一节　概　　况

由于病毒缺少本身的酶系统，必须依赖宿主细胞的酶和代谢系统才能达到病毒复制，因此组织培养技术的原理主要是供应及维持合适的细胞来支持病毒繁殖。病毒在敏感细胞中的复制常常引起细胞病变以及病毒释放到维持培养基中，可以此作为病毒实验诊断、抗原及疫苗的制备。虽然有的病毒不引起细胞病变，也不释放到维持液中，但也可以利用分子生物学技术来加以测定。组织培养技术在流感病毒以及新冠病毒的研究及监测方面的应用越来越引起人们的重视。

组织培养技术一般采用分散的单个细胞，在培养皿表面生长成单层细胞。单层细胞的建立不仅使组织培养技术趋向简单，而且促进了二倍体细胞和传代细胞的建立。维持液可使细胞停止繁殖但保持代谢，利用维持液使病毒的分离鉴定、抗原制备和疫苗生产变得完善。在生物医学研究中，经典细胞系的应用使得研究者在生理、病理和药物等领域的认知突飞猛进。常用于新冠病毒以及流感病毒的细胞系有非洲绿猴肾细胞（vero cell）、犬肾传代（Madin-Darby canine kidney，MDCK）细胞，以及它们的不同细胞克隆及优化，例如Vero E6细胞系或MDCK悬浮细胞系。

但一部分应用细胞和动物模型系统研究产生的结果无法直接应用至人类，一些人体特有的生物过程无法在其他模型重建，如大脑发育、新陈代谢和药物疗效测试等。因此，不同器官干细胞的人体外3D细胞培养类器官应运而出，其与实际人体的器官高度相似，甚至在一些情况下在组织学上难以区分。研究者通过对胚胎干细胞（ES）、多能干细胞（PSC）或成体干细胞（也称为组织干细胞）在体外模拟人类发育及器官分化过程得到类器官（organoid），部分研究也将患者来源的癌细胞三维培养也称为类器官。由于其形成过程的独特性，类器官在人类发育和器官再生研究方面具有丰富的价值。类器官的出现补充了现有的生物模型，成为了跨越动物模型到人体应用瓶颈的桥梁。类器官在感染领域的应用十分广泛，目前已经被应用于病毒、细菌及寄生虫感染导致的呼吸道、胃肠道和肝脏疾病发生与进展机制的研究中。

第二节　单层细胞培养

以流感病毒为例，MDCK细胞是流感病毒进行复制的细胞系之一，该细胞系用于对流感病毒分离培养的敏感性高于V_{ero}等其他细胞系，MDCK细胞的培养是进行流感病毒分离和培养的基本实验技术。

一、材料

（1）MDCK细胞。

（2）无菌的细胞培养瓶或细胞板。

（3）DMEM培养液（含有L-谷氨酰胺）。

（4）青霉素、链霉素母液（10 000 U/ml青霉素G、10 000 μg/ml硫酸链霉素），分装后保存于−20℃。

（5）HEPES缓冲液，1 mol/L母液。

（6）胎牛血清。

（7）EDTA-胰酶（0.25%胰酶、0.53 mmol/L EDTA-4Na），分装后保存于−20℃。

（8）7.5%牛血清白蛋白组分V。

（9）1 ml、10 ml无菌移液管。

（10）70%～75%乙醇。

（11）二甲基亚砜（DMSO）。

（12）37℃恒温水浴箱。

二、细胞传代

这里以T75细胞瓶的单层细胞培养为例，叙述MDCK细胞的培养程序。

（1）DMEM培养液的准备：500 ml DMEM液中加入青霉素、链霉素母液5 ml（终浓度100 U/ml青霉素、100 μg/ml链霉素），HEPES缓冲液12.5 ml（终浓度达25 mmol/L），7.5%牛血清白蛋白组分V 12.5 ml。

（2）细胞生长液的准备：胎牛血清10 ml加到90 ml上述（1）的液体中，使胎牛血清的终浓度为10%。

（3）首先将细胞培养瓶中的培养液弃去，加入5 ml PBS温和地摇动细胞瓶，然后弃去PBS，清洗细胞残留培养液，重复一遍。

（4）加入1 ml在37℃水浴中预热的EDTA-胰酶，使其均匀分布在整个细胞薄层，37℃孵育细胞瓶直至细胞从塑料细胞瓶的表面分离（约5～10 min）。必要时可以摇动或吹打来分离细胞。然后加入1 ml胎牛血清灭活残余的胰酶。

（5）加 9 ml已经配制好的含有L-谷氨酰胺的DMEM培养液，轻轻用移液管来吹散细胞团。

（6）取10 ml混合物加到90 ml细胞生长液（浓度大约为每毫升细胞悬液含10^5个细胞）。

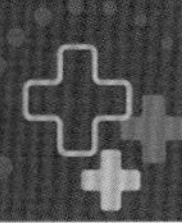

（7）每个T25细胞培养瓶加入6 ml（6×10^5/ml）细胞悬液，剩余的细胞悬液可以加到T75细胞瓶用于细胞传代。通常6 ml细胞悬液2～3日可生长成片（融合度达到80%～90%）的单层细胞。

（8）于37℃，5%CO_2培养箱里培养细胞，每天观察细胞状态。

三、细胞冻存及复苏

1. 细胞冻存

（1）冻存液的配制：9 ml胎牛血清，1 ml DMSO。

（2）细胞消化：用EDTA-胰酶消化细胞，具体步骤参见MDCK细胞培养中的细胞消化过程。

（3）细胞消化后，加入配制好的细胞冻存液，混匀后分装到细胞冻存管内。

（4）细胞冻存浓度为1×10^6/ml。

（5）细胞冻存过程：4℃ 0.5小时，−20℃ 2小时，−70℃过夜，放入液氮中长期保存。

2. 细胞复苏

冻存细胞复苏原则为快速解冻，以避免冰晶重新结晶对细胞造成伤害，从而导致细胞死亡。细胞活化后，需要数日或继续传1～2代，其细胞特性才会恢复正常。

（1）将细胞生长液放入37℃水浴预热，预热后以70%～75%乙醇擦拭外壁后放入生物安全柜内。

（2）佩戴防护面罩、防冻手套，从液氮中取出细胞冻存管，检查盖子是否旋紧。

（3）立即放入37℃水浴中快速解冻，轻轻摇动使其在1分钟内全部融化，用70%～75%乙醇擦拭冻存管外部，移入生物安全柜内。

（4）取出1.0 ml解冻的细胞冻存悬液，缓慢加入事先加好10 ml生长液的15 ml离心管中，1000 r/min离心10分钟，弃掉上清液，用10 ml新鲜的细胞生长液重悬细胞，接种于T25细胞培养瓶内，放入37℃培养箱中培养。

（5）次日观察细胞形态，并且更换细胞生长液。

四、病毒感染

1. 准备病毒生长液

（1）细胞维持液准备：500 ml DMEM液中加入青霉素、链霉素母液5 ml（终浓度100 U/ml青霉素、100 μg/ml链霉素），牛血清白蛋白组分Ⅴ 12.5 ml（终浓度达0.2%），HEPES缓冲液12.5 ml（终浓度达25 mmol/L）。

（2）病毒生长液：每500 ml细胞维持液中加入0.5 ml TPCK-胰酶（母液浓度为2 mg/ml）使TPCK-胰酶的终浓度为2 μg/ml。

2. 流感病毒MDCK细胞分离步骤

（1）75%～90%成片细胞的准备：以选取T25细胞瓶为例。

1）用40×物镜观察细胞生长状态。

2）轻轻倒出细胞生长液，用10 ml无菌移液管吸取6 ml PBS液分别清洗细胞3遍。

（2）细胞培养瓶的接种

1）用无菌移液管将清洗细胞的PBS液从细胞培养瓶中移出。

2）用无菌移液管吸取适量临床标本置于细胞培养瓶中，温和地摇动数次。

3）然后放于37℃ 5% CO_2培养箱中吸附1～2小时。

4）吸出接种物，用10 ml无菌移液管吸取6 ml PBS液分别清洗细胞2遍，然后加入6 ml病毒生长液于细胞培养瓶中。

5）放置于33～35℃培养箱中培养。

6）每日观察细胞病变情况（细胞病变的特征是细胞肿胀圆化，细胞间隙增大，细胞核固缩或破裂，严重时细胞部分或全部脱落）。

（3）流感病毒的收获：当75%～100%的细胞出现病变时进行收获，收获之前可以将细胞放于−70℃冰箱，冻融1～2次，以提高收获标本的病毒滴度。即使无细胞病变也应该于接种后第7天收获。收获病毒液时，先温和地摇动细胞瓶数次，然后用10 ml无菌移液管吸取病毒液置于15 ml无菌离心管中，混匀病毒。收获的病毒液可以立即进行后续试验，或冻于−80℃冰箱中待以后试验使用。

第三节　类器官培养

类器官主要是由干细胞或特异性祖细胞通过三维（3D）培养形成的一种能够更加真实地在体外条件下模拟组织的结构和功能的组织类似物，与人体组织具有较高的组织源性。类器官可以通过多种细胞获得，能够在体外条件下实现稳定的培养。与2D培养的细胞相比，3D培养的类器官与人体组织保持高度的相似性，包含多种细胞类型，能够表现出细胞与细胞、细胞与基质之间的相互作用，更能模拟人类真实的组织结构及功能，这一优势使得类器官受到越来越多的关注，可以用来模拟器官发育和疾病，在基础研究、药物发现和再生医学中有着广泛的应用。特别是新冠疫情流行期间，呼吸道/肺类器官在病毒学的研究中尤为突出。

随着类器官技术的蓬勃发展，其培养方案林立，但缺乏统一的标准。目前类器官根据来源主要分为三种：成体干细胞（adult stem cell，ASC）来源的类器官、多能干细胞（pluripotent stem cell，PSC）来源的类器官［包括诱导多能干细胞（iPSC）以及胚胎干细胞（ESC）等］，以及患者来源的癌症相关类器官。

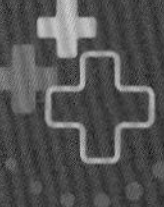

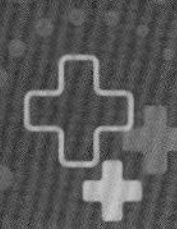

一、PSC来源的类器官

患者来源的体细胞首先被重新编程为iPSC，然后扩增并最终分化为特定的组织细胞类型（图3.1）。一旦细胞达到终末分化的时间点，PSC衍生的类器官通常会失去进一步扩展的能力。由于PSC的多能性，PSC衍生的类器官的细胞成分相对复杂，包括间充质成分、上皮成分，甚至内皮成分。因此，PSC衍生的类器官更适合研究人类发育生物学中的早期器官发生，因为它们的形成过程只与发生在胚胎发育期间的过程相对应，通常应用于神经及脑科学研究中，也可探索病毒感染神经组织的相互作用。

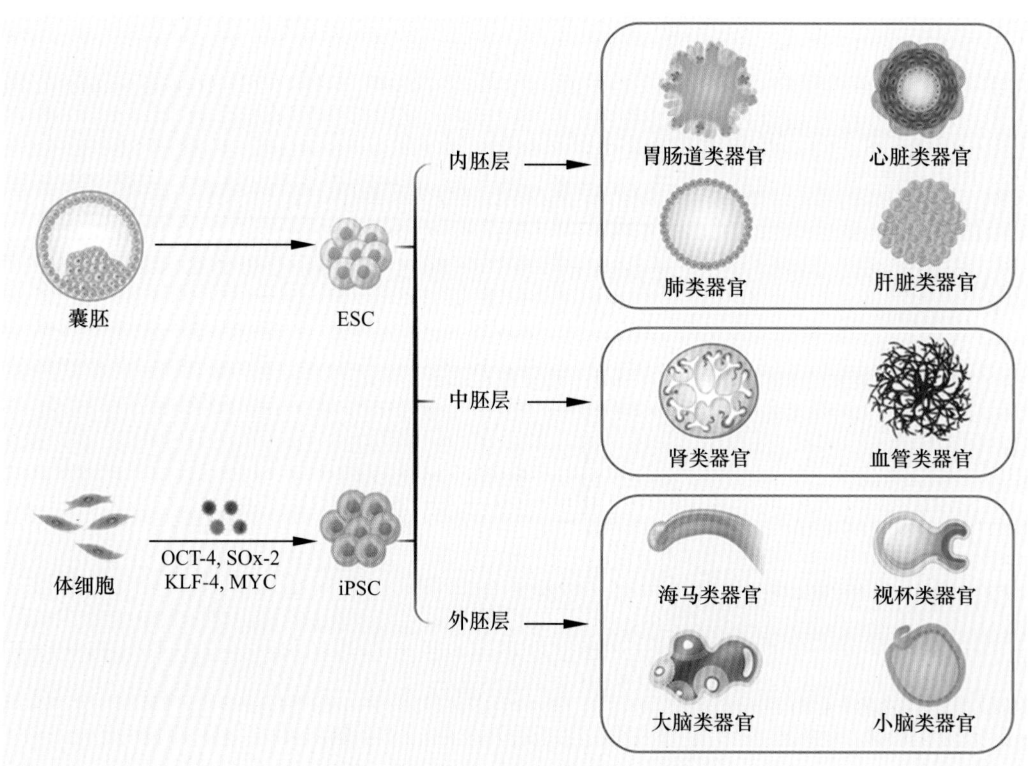

图3.1　不同的类器官生成方法示意图

通过引入四种转录因子，体细胞可以被重编程为iPSC。随着发育的进行，囊胚分化为ESC，并进一步形成三个胚层：内胚层、中胚层和外胚层。胚胎的内胚层随后产生胃肠系统、心脏、肺和肝脏；中胚层发育为肾脏和血管系统；外胚层发育为神经外胚层，神经外胚层最终发育为大脑及其不同区域，包括海马、视杯、小脑等。3D类器官技术可以在体外重现上述所有结构和功能特征。

PSC的获得相对于成熟肺上皮干细胞更加容易。由于PSC具有分化为人类体细胞的潜能，所以其生成的类器官能广泛用于多种病理和生理方面的研究。此外，还可以通过CRISPR/Cas9基因编辑等技术对hPSC进行处理，以实现定向改造类器官的目的。然而，hPSC生成类器官模型也具有一定的局限性，前期需要制定复杂的定向分化方案。迄今为止，许多研究人员已经建立了不同的从PSC生成类器官的分步方案；然而，这些方案通常需要几个月的时间，并且每一步都需要添加特定的生长因子鸡尾酒培养方法。hPSC诱导生成的3D类器官相比于2D细胞模型对病毒感染更加敏感，并且能重现一些在动物模型上不能重现的遗传疾病。

二、ASC来源的类器官

与PSC来源的类器官相应的是ASC来源的类器官，ASC的效力有限，导致所有ASC衍生的类器官中上皮细胞类型单一。值得注意的是，ASC衍生的类器官比PSC衍生的类器官更接近成人组织的成熟度，因此ASC衍生的类器官可以更好地模拟人体组织修复、病毒感染性疾病，缺点是有些人体器官并不能获得具有干性的组织，例如脑、心脏和胰岛等。从正常或病变上皮组织中获得的ASC可以在体外长时间扩增，同时保持基因稳定性，从而使其成为扩增个体患者和正常群体细胞的理想选择，并促进其在新治疗策略研究中的潜在应用（图3.2）。

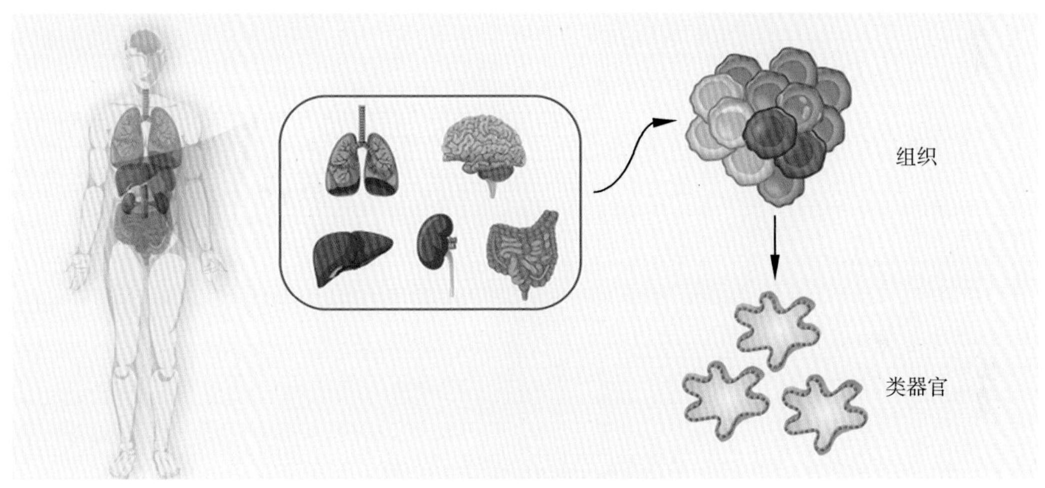

图3.2　从器官衍生出类器官

可以从器官中产生的干细胞衍生的类器官示意图。与胚胎干细胞不同，成体干细胞是位于成人器官（如肺、脑、肝、肠和肾）中的未分化细胞，经过适当的培养条件处理后，ASC能够在体外形成类器官。

呼吸道病毒常用的肺类器官通常由肺部ASC诱导分化而来，成熟肺上皮干细胞尽管在样品来源方面具有一定的局限性，但是其体外增殖能力较强，可通过体外增殖分化成不同类型的细胞，且该类型肺类器官能够在体外条件下模拟气道分泌细胞或纤毛细胞的结构和功能，在气道类疾病研究方面具有显著的优势。总的来说，证据表明PSC衍生的类器官和ASC衍生的类器官都可以作为未来科学研究和潜在个性化医疗的补充工具。

三、患者来源的肿瘤类器官

患者来源的肿瘤异种移植物（patient-derived tumor xenograft，PDTX）和患者来源

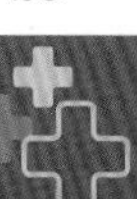

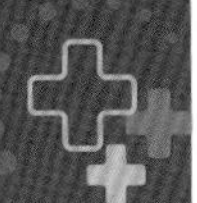

的肿瘤类器官（patient-derived tumor organoid，PDTO）已成为癌症研究的重要临床前模型系统。这些模型都保持了亲本肿瘤的关键特征，如遗传和表型异质性，这使得它们得到广泛的应用。与患者来源的异种移植物相比，类器官可以从原始患者材料中高效地建立和扩展。此外，异种移植物保留了肿瘤间质相互作用，这是已知的促进肿瘤发生的因素（图3.3）。

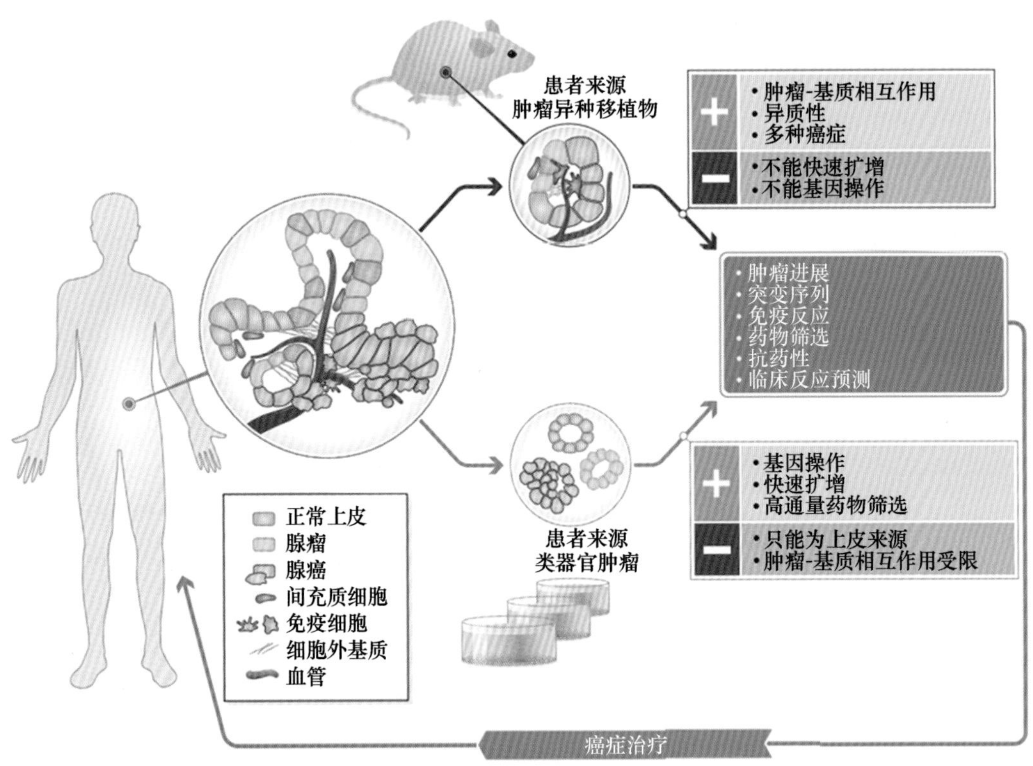

图3.3　患者来源的肿瘤异种移植物和类器官示意图

PDTX保持肿瘤异质性和肿瘤间质相互作用。PDTO在提供的基底膜提取物中生长，可以从上皮癌细胞和正常上皮组织中建立。这两种模型均有助于一些癌症治疗手段的转化应用。

由于人类肿瘤的复杂性，对临床癌症治疗的反应差异很大。此外，肿瘤进展的机制以及药物疗效和耐药性都不明确。虽然大量抗癌化合物从Ⅰ期临床安全性试验进展到Ⅱ期临床疗效试验，但大多数化合物在Ⅱ期和Ⅲ期研究中失败，这些研究检查了药理反应的作用。在临床试验中如此高的失败率，迫切需要临床前药效模型的改进以提升临床疗效的预测。目前使用了几种人类临床前药效评价模型，包括癌细胞系、PDTX和PDTO培养物。这些模型提高了我们对癌症进展机制的理解，并为开发新的癌症治疗方法提供了有价值的工具。此外，这些临床前模型用于预测临床试验中抗肿瘤药的作用。

（郑丽舒 撰写，刘艾林 审校）

第四章 空斑及空斑减少中和试验

第一节 概　　况

只有活的能进行新陈代谢的细胞才能被中性红或结晶紫染色，死亡的无新陈代谢的细胞则无法染色。病毒感染敏感细胞后，随着复制向四周细胞扩散，贴壁细胞中被感染病毒破坏的细胞无法染色，而周围未感染的细胞能被染色，于是呈现出空斑。不同病毒形成空斑的能力不同，不同亚型的流感病毒株间形成的空斑也有大小，以及界限清晰/模糊的差别。若病毒无法导致细胞死亡，例如呼吸道合胞病毒等，空斑滴定的检测也可利用病毒特异性抗体来标记被感染的细胞，从而计算空斑形成单位（plaque forming unit，PFU）。通过空斑的挑选可以纯化病毒群的不同病毒颗粒，可用来纯化变异株，加速弱毒株的驯化，挑选基因重配株，这在减毒活疫苗及基因与致病性之间的关系研究中是不可缺少的一种方法。用空斑技术滴定病毒更准确，常用于抗流感病毒药物的筛选及病毒耐药性的研究。

注意：根据病毒的生物安全等级来选择符合生物安全的实验室进行操作，H5、H7亚型高致病性禽流感病毒、H2N2亚型流感病毒及新型冠状病毒等的操作需要在BSL-3级实验室中进行，其余流感病毒的操作需要在BSL-2级实验室中进行。

第二节 材　　料

1．病毒储存液。

2．MDCK细胞和细胞培养液试剂。

（1）MDCK细胞：低代数的MDCK细胞（小于25代）。

（2）MDCK细胞培养液：DMEM+10%胎牛血清+抗生素；500 ml DMEM培养液；5.5 ml青霉素、链霉素母液（10 000 U/ml青霉素G、10 000 μg/ml硫酸链霉素）；51 ml胎牛血清。

（3）EDTA-胰酶。

3．病毒培养液：DMEM+1%牛血清白蛋白+抗生素，即配即用。429 ml DMEM；66 ml 7.5%牛血清白蛋白（BSA）；5 ml 100×抗生素。TPCK-胰酶（使用浓度为2 μg/ml）。

4．其他：平底24孔、12孔或6孔微量培养板，红细胞计数器，1.6%低熔点琼脂，无菌PBS液（pH 7.2），中性红溶液（浓度为3.3 mg/ml）。

5．2×DMEM。

第三节　空斑滴定试验

以6孔细胞板为例：

（1）第1天将T75细胞瓶中成片生长的MDCK用EDTA-胰酶消化后计数，铺6孔MDCK细胞板，细胞浓度为5×10^5/孔，37℃ 5% CO_2孵育24小时，1瓶T75细胞瓶通常可以分成5块6孔板，第2天使用。

（2）病毒的稀释：用PBS或者DMEM对病毒液进行10倍稀释。

（3）吸出细胞板上清液，用PBS或者无血清的培养基1 ml/孔，洗板2～3次。

（4）每孔加0.1 ml稀释的病毒液于细胞培养板中，每个稀释度要求设置2个平行孔，然后在每孔补加0.5 ml病毒培养液。

（5）将细胞板置37℃ 5% CO_2培养箱中，使病毒吸附1小时，每20分钟倾斜摇晃细胞板1次。

（6）吸附1小时后，吸去上清液，用PBS或者无血清的培养基1 ml/孔，洗板1次。

（7）微波熔化1.6%琼脂后置56℃水浴中，37℃温育2×DMEM液。

（8）混合1.6%琼脂和2×DMEM，使其室温冷却至40℃，加终浓度为1 μg/ml的TPCK-胰酶，然后将混合液3 ml/孔加于6孔板中。

（9）将细胞板置于安全柜内直至胶板凝固，颠倒放置于37℃ 5% CO_2细胞培养箱中2～3天。

（10）当白色斑点出现后可以用中性红染色，每孔加1 ml用PBS 20倍稀释的中性红溶液（储存液浓度为3.3 mg/ml）37℃作用4小时或者过夜，吸去染液后计数空斑。

（11）结果判定：空斑形成单位（PFU/ml）=（每一稀释度的平均空斑数×病毒稀释度的倒数）/病毒接种量（ml）。举例：如0.1 ml体积中，稀释度是10^{-6}，空斑平均数为40个，那么结果为40×10^6 PFU/0.1 ml，$10\times40\times10^6$ PFU/ml=4×10^8 PFU/ml。

第四节　空斑减少中和试验

空斑减少中和试验主要应用于抗流感病毒药物筛选及了解抗流感病毒神经氨酸酶抗体或药物在保护流感病毒感染中的作用。近年来发现流感病毒神经氨酸酶抗体虽然不具有中和流感病毒感染的能力，但能减少空斑数和减少空斑面积。

（1）先计算病毒的PFU：用病毒维持液配制成100 PFU。

（2）用维持培养基对倍稀释血清：1∶10～1∶1280。

（3）不同稀释度的血清与等体积的100 PFU病毒共孵育，4℃结合2小时。病毒对照组用维持液代替血清。

（4）将成片生长的MDCK用PBS或者无血清的培养基100 μl/孔，洗板2次。每孔加入病毒和血清的混合液，每个稀释度做3个平行组。同样病毒对照也做3个平行组。在33～35℃孵育2小时，移除混合物。用PBS或者无血清的培养基100 μl/孔，洗板2次。

（5）其余步骤与空斑测定相同。

（6）结果判定：与病毒对照组相比，空斑数减少50%的最高血清稀释度的倒数为检测血清的中和抗体滴度。

（郑丽舒）

第五章 红细胞凝集及凝集抑制试验

第一节 概 况

血凝试验及血凝抑制试验的基本原理是基于病毒引起的红细胞凝集是一种生物学现象，并不是抗原-抗体反应。不同的病毒引起红细胞凝集的机制并不相同，目前在这方面研究得比较清楚的是流感病毒。流感病毒主要由核衣壳和包膜组成，在其包膜上镶嵌着一种糖蛋白，因该糖蛋白可引起多种动物（如鸡、豚鼠）和人的红细胞凝集而得名血凝素。流感病毒能引起红细胞凝集主要是由于流感病毒表面的血凝素与红细胞表面的受体结合，病毒被吸附到红细胞上而产生的。但这一过程可被某些物质所抑制，如血清中的血凝素抗体能够与病毒血凝素分子的抗原位点特异性结合，干扰病毒血凝素与红细胞上受体的结合过程，从而抑制红细胞凝集。因此，用血凝试验可初步测定样品中是否有病毒的存在以及病毒滴度，用血凝抑制试验可鉴定样品中病毒的型和亚型。

红细胞凝集和凝集抑制现象的发现，大大推动了流感病毒研究、监测、教学和诊断工作的开展。至今红细胞凝集及其抑制试验仍为流感各方面工作中应用最广泛的一种技术，因敏感、特异性强，且操作简便、快速，现在已成为WHO全球流感监测的经典试验之一。

第二节 红细胞悬液制备

一、材料

（1）PBS pH 7.2～7.4：将1包PBS粉剂溶于1000 ml去离子水中，121℃ 20分钟高压灭菌。

（2）0.85% NaCl：0.85 g NaCl用蒸馏水配至100 ml，溶解，分装，121℃ 20分钟高压灭菌，置室温保存。

（3）Alsever's液：葡萄糖2.08 g，柠檬酸钠0.80 g，柠檬酸0.055 g，NaCl 0.42 g，加蒸馏水至100 ml，121℃ 20分钟高压灭菌，置4℃备用。

（4）其他：注射器（10 ml或20 ml或60 ml）、医用酒精棉签、2%～5%碘酒棉签、无菌棉签、15 ml离心管、标签。

二、实验步骤

1. 鸡红细胞

（1）鸡红细胞采集和保存

1）操作人员在实验前穿工作衣，戴手套、口罩。助手负责绑定动物，将鸡侧面朝上放于操作台上，分别固定鸡翼和鸡腿，将翅膀展开，露出鸡翼根部，将羽毛拔去，即可见到明显的翼根静脉，用碘酒或乙醇消毒皮肤。抽血时，左手拇指、示指压迫此静脉向心端，血管即怒张。

2）操作者取10 ml或20 ml注射器吸入约3 ml Alsever's液，针头由翼根向翅膀方向沿静脉平行刺入血管内，采血至10 ml。

3）若需要大量鸡红细胞，可采用心脏采血法。助手将鸡向右侧卧，左手扶鸡。找出从胸骨走向肩胛部的皮下大静脉，心脏约在该静脉分支下侧；或由肱骨头、股骨头、胸骨前端三点所形成三角形中心稍偏前方的部位。将采血部位用2%碘酒或75%酒精棉签消毒，将注射器针头垂直向鸡的左侧心脏位置刺入（在60 ml注射器中先吸入15～20 ml Alsever's液），如刺入心脏可感到心脏跳动，稍回抽针栓可见回血，否则应将针头稍拔出，再更换一个角度刺入，直至抽出血液。禁止在胸腔内将针头左右摆动，以防划破心、肺引起死亡。有回血时再将针栓向上提，采到50～60 ml。

4）采血部位以干棉球压迫数分钟止血。

5）迅速将血液注入大小适宜的无菌容器中，立即在采集后的鸡红细胞液中补加Alsever's液至采血量的4倍（如第二步采血至10 ml后，则应补加25 ml Alsever's液）。

6）在采血容器上贴标签（标签内容包括红细胞名称、采集时间、制备人），于冰箱4℃保存，采集的鸡红细胞置4℃能保存20天左右，一旦发生溶血应弃掉重新采集。静置后分层，鸡红细胞沉积于底部。

7）注射器弃入锐器盒中。

（2）1%鸡红细胞悬液制备

1）把保存于Alsever's液中的红细胞混匀，用刻度吸管吸出适量的红细胞悬液，转移到离心管中，每管不得超过总体积的1/3，1500 r/min离心5分钟，弃掉上清液。

2）加入至少2倍体积的无菌生理盐水或PBS洗涤3次，混匀。

3）前两次1500 r/min离心5分钟，弃掉上清液。最后一次1500 r/min离心10分钟，弃掉上清液。沉积的红细胞即为浓鸡红细胞。

4）按最终所需配制溶液体积的1/100吸出鸡红细胞，用无菌生理盐水或PBS反复吹打10次以上配成1%鸡红细胞悬液，写好标签置4℃待用。

5）1%鸡红细胞悬液置4℃能保存7天左右，一旦发生溶血应弃掉重新制备。最好新鲜配制，现用现配。

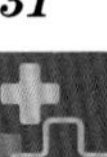

2. 豚鼠红细胞

（1）豚鼠红细胞采集和保存

1）操作者在实验前穿工作衣，戴手套、口罩。

2）助手抓住豚鼠四肢将其背位固定，胸腹部朝上，取血前应探明心脏搏动最强部位，通常在胸骨左缘的正中，于10 ml注射器中先吸入约3 ml Alsever's液，选心跳最明显的部位作穿刺，然后采血至10 ml。如果刺中心脏，注射器有搏动感，血液随心脏搏动进入注射器，迅速抽取血液。若抽不出血液，可把针慢慢进入或退出，直至血液抽出。如采血失败，应拔出针再操作。禁止在胸腔内将针头左右摆动，以防划破心、肺引起死亡。每次采血量为6～7 ml，成年豚鼠每周采血应以不超过10 ml为宜，间隔2～3周后可再次采血。

3）采血部位以干棉球压迫数分钟止血。

4）迅速将血液注入灭菌容器中，在采集后的红细胞液中补加Alsever's液至采血量的4倍（如第二步采血至10 ml后，则应补加25 ml Alsever's液）。静置于冰箱中4℃保存，采集的豚鼠红细胞置4℃能保存20天左右，一旦发生溶血应弃掉重新采集。静置后分层，豚鼠红细胞沉积于试管底部。

5）注射器弃入锐器盒中。

（2）1%豚鼠红细胞悬液制备

1）把保存于Alsever's液中的红细胞混匀，用刻度吸管吸出适量的红细胞悬液，转移到离心管中，每管不得超过总体积的1/3，1500 r/min离心5分钟，弃掉上清液。

2）加入至少2倍体积的无菌生理盐水或PBS洗涤3次，混匀。

3）前两次1500 r/min离心5分钟，弃掉上清液。最后一次1500 r/min离心10分钟，弃掉上清液。沉积的豚鼠红细胞即为浓豚鼠红细胞。

4）按最终所需配制溶液体积的1/100吸出浓豚鼠红细胞，用无菌生理盐水或PBS复吹打10次以上配成1%豚鼠红细胞悬液，写好标签置4℃待用。

5）1%豚鼠红细胞悬液置4℃能保存7天左右，一旦发生溶血应弃掉重新制备。最好新鲜配制，现用现配。

3. 马红细胞

（1）马红细胞采集和保存

1）操作者在实验前穿工作衣，戴手套、口罩。

2）采血时由助手面对马站立拉住缰绳，将其颈部绕过结实柱子，使其颈部暴露于采血者。采血者在其颈部下1/3处探明静脉，用碘酒或乙醇消毒，于60 ml注射器中先吸入约20 ml Alsever's液，左手压在静脉沟下部使静脉怒张，右手持针头猛力刺入皮肤，此时血液流入注射器，采血至50 ml。可隔天采血，每天可采50～100 ml血液。

3）采血部位以干棉球压迫数分钟止血。

4）迅速将血液注入灭菌容器中，在采集后的红细胞液中补加Alsever's液至采血量的4倍（如第二步采血至50 ml后，则应补加100 ml Alsever's液）。在采血容器上贴标签

（标签内容包括红细胞名称、采集时间、制备人），静置于冰箱中4℃保存，采集的马红细胞置4℃能保存20天左右，一旦发生溶血应弃掉重新采集。静置后分层，马红细胞沉积于试管底部。

5）注射器弃入锐器盒中。

（2）1%马红细胞悬液制备

1）把保存于Alsever's液中的红细胞混匀，用刻度吸管吸出适量的红细胞悬液，转移到离心管中，每管不得超过总体积的1/3，1500 r/min离心5分钟，弃掉上清液。

2）加入至少2倍体积的无菌生理盐水或PBS洗涤3次，混匀。

3）前两次1500 r/min离心5分钟，弃掉上清液。最后一次1500 r/min离心10分钟，弃掉上清液。沉积的马红细胞即为浓马红细胞。

4）按最终所需配制溶液体积的1/100吸出浓马红细胞，用无菌生理盐水或PBS反复吹打10次以上配成1%马红细胞悬液，写好标签置4℃待用。

5）1%马红细胞悬液置4℃能保存7天左右，一旦发生溶血应弃掉重新制备。最好新鲜配制，现用现配。

第三节　红细胞凝集试验

一、材料

（1）待测毒株。

（2）1%红细胞悬液（鸡、豚鼠，由于“O”相毒株不能凝集鸡红细胞，所以在对该类病毒进行鉴定时应使用豚鼠红细胞）。

（3）磷酸缓冲液（PBS），0.01 mol/L，pH 7.4。

（4）多道及单道可调加样器：单通道可调加样器量程为20～200 µl、200～1000 µl；8通道或12道可调加样器量程为20～200 µl。

（5）96孔微孔板：鸡红细胞选择“V”形或“U”形底微孔板；豚鼠红细胞选择“U”形底微孔板。

（6）其他耗材：200 µl、1000 µl滴头，试管，加样槽等。

二、实验步骤

（1）进入实验室前做好个人防护。

（2）试验前试剂准备。

1）PBS配制：将1包PBS粉剂溶于1000 ml的离子水中，121℃高压灭菌20分钟，分装，4℃储存。

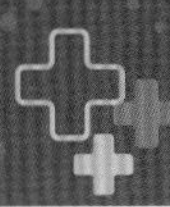

2）1%红细胞悬液：配制1%鸡红细胞悬液、1%豚鼠红细胞悬液。

（3）根据所用的红细胞种类选用适当的微孔板。将微孔板横向放置：垂直方向称为列，如孔A1～H1称为第1列；平行方向称为行，如A1～A12称为A行。标记好待检病毒的实验室编号及加样顺序（图5.1）。

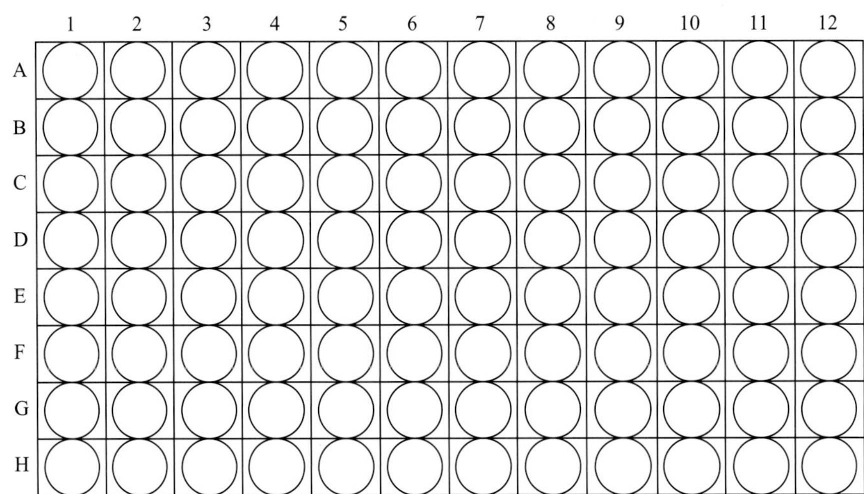

图5.1　微孔板

（4）加PBS，取8道加样器装好200 μl带滤芯滴头，于加样槽中吸取50 μl PBS加入微孔板的第2列，依次加入50 μl PBS直至最后一列。

（5）加入待检病毒，单道加样器装好200 μl带滤芯滴头，吸取100 μl待检病毒液，加入已标记好的微孔板的第1列相对应的孔内。最后的H1孔内加100 μl PBS作为红细胞对照。

（6）8道加样器装好200 μl带滤芯滴头，从第1列的各孔分别取50 μl病毒液，加入第2列的相应的各孔，混匀数次。依次从微孔板的第2～12列做2倍系列稀释。最后一列每孔弃去50 μl液体。

（7）8道加样器装好200 μl带滤芯滴头，于加样槽中吸取50 μl红细胞悬液。每孔加入50 μl 1%红细胞悬液，轻弹微孔板，使红细胞与病毒充分混合。

（8）室温孵育30～60分钟，观察红细胞凝集现象并记录结果。

三、结果判定

1. 红细胞凝集滴度的判定

以出现完全凝集的最高稀释度为终点，其稀释度的倒数即为病毒的红细胞凝集滴度。红细胞完全凝集以“+”记录；无凝集或部分凝集以“−”记录。以“++++，+++，++，+，±，−”表示之。

一层红细胞均匀地铺于孔上者为“++++”。

基本同上，但边缘不整齐，铺的面积稍小些者为“+++”。

红细胞形成一个环状，四周有小凝集块者为“++”。

红细胞形成一个小团，但边缘不光滑，四周有小凝块者为“+”。

红细胞于孔底形成一个小团，边缘光滑并有立体感，将板倾斜片刻，就可见红细胞滑动像人的眼泪样者为“-”。

“±”即为可疑，计算时以“-”（阴性）处理。

2．红细胞凝集滴度的计算

结果以“++”为终点，也即1个凝集单位。也就是说最高稀释度病毒能引起“++”号的红细胞凝集为终点，此稀释度的倒数为红细胞凝集滴度，简称血凝滴度。根据理论推断，出现++号的高一个稀释度应为阴性“-”，低一个稀释度应为“++++”，但常常不是这样，同时最高稀释度出现红细胞凝集的也不一定正好“++”号，故必须进行计算，往往计算之前必须先进行整理。以表5.1为例，计算红细胞的凝集滴度。

表5.1　红细胞凝集单位计算举例

标本号	病毒稀释度								滴度	备注
	1：10	1：20	1：40	1：80	1：160	1：320	1：640	1：1280		
1	++++	++++	++++	++++	++++	++++	-	-	480	取均数
2	++++	++++	++++	++++	++++	++++	+	-	560	小1/8
3	++++	++++	++++	++++	++++	++++	++	-	640	不必算
4	++++	++++	++++	++++	++++	++++	+++	-	800	大1/4
5	++++	++++	++++	++++	++++	++++	+++	-	640	先整后算
6	++++	++++	++++	++++	++++	++++	++++	++++	＞1280或≥1920	
7	-	-	-	-	-	-	-	-	＜10或≤7.5	

（1）先整理后算。在表5.1中，1～4、6和7号不必整理；5号必须将1：640处的一个加号挪到1：320处，使1：320处为“++++”，而1：640处变为“++”，然后再进行计算。

（2）两个加号不用算，例如3号，滴度为640。

（3）小，小本身的1/8。如表5.1中的2号，1：640处仅+一个加号，故血凝滴度一定少于640。计算：640-640/8＝560。

（4）大，大本身的1/4。同理4号的血凝滴度一定大于640。计算：640+640/4＝800。

（5）两个极端取中间（均数）。如1号，1：320时“++++”，而1：640时阴性。计算：（320+640）/2＝480。

（6）6号血凝滴度未抓住，必然大于1280，但更准确应写为≥1920，因为1：2560可能的结果应从“-”至“++++”，当“-”时，滴度为1920。7号是否有滴度不确定，同理1：5处出现“++++”时，血凝滴度应为7.5。

4个血凝单位的计算：将血凝单位除以4，如表5.1中的1号，它的4个血凝单位应为480/4＝120，即将标本进行1：120稀释时，其稀释液就是含4个血凝单位。

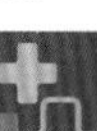

第四节 红细胞凝集抑制试验

一、材料

（1）流感病毒参比抗原及参比抗血清。

（2）待检病毒。

（3）1%红细胞悬液（鸡、豚鼠红细胞，由于“O”相毒株不能凝集鸡红细胞，所以在对该种病毒进行鉴定时应使用豚鼠红细胞）。

（4）磷酸缓冲液（PBS），0.01 mol/L，pH 7.4。将1包PBS粉剂溶于1000 ml去离子水中，121℃ 20分钟高压灭菌。

（5）多道及单道可调加样器：单通道可调加样器量程为20～200 μl、200～1000 μl；8通道或12道可调加样器量程为20～200 μl。

（6）96孔微孔板：鸡红细胞选择“V”形或“U”形底微孔板；豚鼠红细胞选择“U”形底微孔板。

（7）其他耗材：200 μl、1000 μl滴头，试管，加样槽等。

二、实验步骤

1. 试验前准备

（1）1%红细胞悬液：配制1%鸡红细胞悬液、1%豚鼠红细胞悬液。

（2）制备用于红细胞凝集抑制试验的4个红细胞凝集单位的抗原。

1）1个红细胞凝集单位是指能引起等量标准化的红细胞凝集时病毒的量。进行红细胞凝集抑制试验时一般用4个红细胞凝集单位（是指25 μl体积中含有4个红细胞凝集单位）的病毒量。

2）制备4个红细胞凝集抗原时，首先计算出红细胞凝集抑制试验所需的病毒抗原的总量。如每份血清作8孔稀释，每孔用抗原25 μl抗原，那么测定一份血清需0.2 ml抗原。根据参比血清的份数计算出试验所需的病毒抗原量，然后配制抗原。

3）计算出病毒稀释度。用病毒红细胞凝集滴度（HA滴度）除以8，即为4个红细胞凝集单位的稀释度。如某病毒的HA滴度为64，除以8等于8，按1：8（1 ml病毒液加7 ml PBS）稀释该病毒即可得到4个凝集单位/25 μl的抗原病毒量。

4）为了保证红细胞凝集抑制试验中的抗原用量一致并且准确无误，新配制的4个凝集单位抗原须复核滴定。取50 μl稀释好的抗原，用等量PBS作倍比稀释（同病毒滴定）后加入50 μl红细胞悬液，至室温孵育30～60分钟后观察凝集结果。如只有前4孔出现凝集，表明每50 μl病毒含有8个凝集单位（即25 μl中含有4个红细胞凝集），该病毒稀释准确，可以用于红细胞凝集抑制试验。如第5孔也出现凝集，说明每50 μl病毒含有16个凝集单位，该抗原必须等量稀释。如只有前3孔凝集，表明每50 μl病毒仅含有4个凝集单位，病毒量需要加倍。此外，4个凝集单位抗原必须每次用前新配制。

2. 红细胞凝集抑制试验（HI）鉴定未知病毒

（1）根据所用的红细胞选用适当的微孔板。标记好待检病毒的实验室编号及使用标准参照血清的名称。

（2）除A行外，每孔各加25 μl PBS，A5、A6各加50 μl PBS作为阴性对照（图5.2）。常用的4种抗血清为：①抗A（H1N1）亚型血清；②抗A（H3N2）亚型血清；③抗B型Yamagata系病毒血清；④抗B型Victoria系病毒血清。

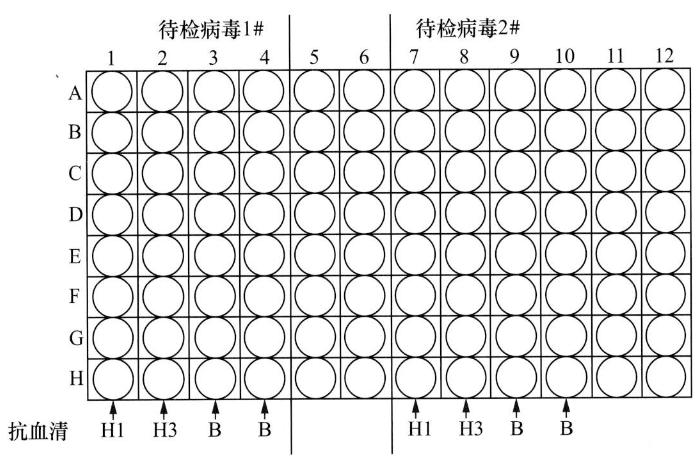

图5.2 微孔板加样顺序

（3）A1～A4及A7～A10分别加入上述处理好的参比抗血清，每孔加入50 μl；A5、A6各加50 μl PBS作为阴性对照。

（4）用多道加样器从A行分别取25 μl血清，由A～H行作倍比稀释血清，弃去H行25 μl。

（5）A1～H4每孔加入25 μl待检病毒液1（4个凝集单位的抗原）。

（6）A7～H10每孔加入25 μl待检病毒液2（4个凝集单位的抗原）。

（7）对照孔（A5、A6）不加抗原，用25 μl PBS代替。

（8）混匀，至室温孵育15～30分钟，然后每孔加入1%红细胞悬液50 μl混匀，至室温孵育30～60分钟，观察红细胞凝集抑制试验结果。

（9）取另一块微孔板，同样做参比抗原与参比血清对照。

（10）结果判定：当特定的抗体与相应的红细胞凝集素抗原结合后，可以抑制病毒引起的红细胞凝集现象。红细胞凝集抑制效价是指抑制红细胞凝集出现时血清的最高稀释度的倒数。如1：80稀释的血清孔不出现凝集（完全抑制），1：160稀释的血清孔出现凝集（无红细胞凝集抑制），该血清对测定病毒的红细胞凝集抑制效价为80。参比

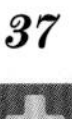

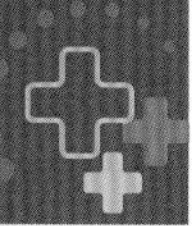

血清对待检抗原的抑制效价≥20才可以算为阳性。一个待检抗原不能同时被两种或两种以上的参比血清抑制。待检病毒与参比血清有交叉抑制，但与一种参比血清抑制效价大于其他参比血清4倍以上时，可以判定为此种流感病毒。

红细胞凝集抑制试验不仅可以用于鉴定待检病毒的型别及亚型，也常用于检测同型别病毒的抗原变异情况。

三、红细胞凝集抑制试验的注意事项

（1）红细胞凝集抑制试验必须用4个凝集单位/25 μl的抗原，抗原必须新鲜配制。

（2）孵育时间应准确，有些病毒引起的凝集现象因病毒游离而消失很快，可以将反应板放置于4℃或缩短孵育时间来解决此类问题。

（3）红细胞悬液的配制必须标准化。

（4）正确存放试剂，避免反复冻融及污染。

（5）冻干的试剂应按照说明溶解、保存。

（6）红细胞凝集抑制试验包括以下对照：①红细胞对照；②阴性对照血清，以防其他非特异性抗体的影响；③参比血清对照，以防止非特异性凝集素及抑制素的干扰；④详细记录试验过程。

四、红细胞凝集及红细胞凝集抑制试验的其他限制因素

1. 病毒在不同宿主中的生长能力

流感病毒的进化常常导致宿主范围改变。长期以来，分离培养流感病毒最常用的是鸡胚。但是近年来一些流行株很难用鸡胚分离成功，所以很多实验室改用MDCK细胞或原代猴肾细胞分离流感病毒。用细胞培养分离传代的病毒HA滴度一般较鸡胚传代病毒低。MDCK细胞传代数的高低影响其对病毒的敏感性，应尽量选用代数较低的细胞。

2. 病毒对各种红细胞的凝集能力

流感病毒能凝集禽类或一些哺乳动物的红细胞。但是位于红细胞凝集素上受体结合部位的氨基酸发生点突变，则可影响病毒对某些红细胞的凝集能力。鸡红细胞是较常用的一种红细胞，因其方便易得、孵育时间较短、红细胞凝集抑制结果清晰易读。但是近年来发现有些病毒，特别是新分离出的病毒或代数较低的病毒不能凝集鸡红细胞。如果遇到这种情况，应更换豚鼠红细胞。除此之外，火鸡红细胞也较常用。

3. 非特异性红细胞凝集抑制素

人和动物血清中都存在有非特异性抑制素。非特异性抑制素实质上是游离在血清中的类似于流感病毒受体的唾液酸残基。这些类似受体的多糖类物质能与病毒红细胞凝集素分子上的受体结合部位结合，因此用于红细胞凝集抑制或其他试验的血清必须彻底清除其中所含的非特异性红细胞凝集抑制素。人和动物血清中的非特异性红细胞凝集抑制

素分为α、β、γ三种，这三种抑制素对不同的病毒的抑制能力不同。常用的清除非特异性红细胞凝集抑制素的方法有霍乱滤液（受体破坏酶的一种）清除法、过碘酸钾清除法等。

第五节　红细胞凝集抑制试验抗体检测

一、材料

1. 抗原

（1）季节性流感病毒：人群中常见流行的流感病毒如A（H1N1）、A（H3N2）、B型流感病毒的标准参照抗原；抗原制备需要在BSL-2实验室中进行，操作人员穿工作服、工作鞋，戴手套、帽子、口罩。

（2）禽流感病毒：灭活的H5N1亚型流感病毒。抗原制备需要在BSL-3实验室中进行，操作人员穿双层工作服、工作鞋，戴双层手套、帽子、口罩、防护目镜。

2. 血清

（1）季节性流感参比血清：A（H1N1）亚型标准抗血清；A（H3N2）亚型标准抗血清；B型Yamagata系标准抗血清；B型Victoria系标准抗血清。血清取用需要在BSL-2实验室生物安全柜内进行。

（2）季节性流感待检血清：需急性期和恢复期双份血清，血清取用需要在BSL-2实验室生物安全柜内进行。

（3）禽流感参比血清：由H5N1毒株制备的鸡血清。

（4）疑似禽流感病例待检血清：需急性期和恢复期双份血清，血清取出需要在BSL-3实验室生物安全柜内进行。

3. 其他试剂

（1）红细胞悬液：常用鸡、豚鼠、马红细胞悬液。

（2）磷酸缓冲液（PBS），0.01 mol/L，pH 7. 2。将1包PBS粉剂溶于1000 ml去离子水中，121℃高压灭菌，至4℃保存，保存期为3周。

（3）生理盐水：0.85% NaCl。

（4）受体破坏酶（RDE）。

4. 其他

96孔微孔板："U"形底微孔板、"V"形底微孔板、37℃水浴锅、56℃水浴锅、台式离心机、多道可调加样器、离心管。

二、血清处理

用于HI试验的血清处理（以鸡红细胞为例）。

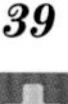
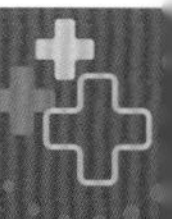

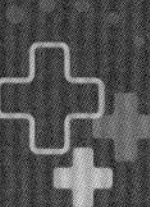

（1）用单道加样器吸出1体积血清置于无菌Eppendorf管内，换滴头加入4体积RDE，吹打混匀。

（2）置37℃水浴16～18小时过夜。

（3）从37℃水浴取出后置56℃水浴30分钟灭活。

（4）置4℃保存待用。

（5）检测处理后血清中有无残留的非特异性凝集素。

三、实验操作

1．按表5.2所列的条件选择红细胞凝集板和实验条件。

表5.2　流感病毒红细胞凝集试验的各项条件比较

红细胞	鸡	豚鼠	马
适用范围	流感和禽流感病毒	流感病毒	禽流感病毒
终浓度/%	0.5	0. 5	0.5
孔底部形状	U或V形	U形	U形
孵育时间/分钟	30	60	60
细胞对照	细胞沉积成圆点状，倾斜时细胞向下流成泪滴状	细胞沉积成环状	细胞沉积成环状

注：由于“O”相毒株不能凝集鸡红细胞，所以在对该种病毒进行鉴定时应使用豚鼠红细胞。

2．红细胞凝集试验（HA）检测参比抗原滴度，具体操作见红细胞凝集抑制试验。

3．制备用于红细胞凝集抑制试验的4个红细胞凝集单位的抗原，具体操作见红细胞凝集抑制试验。

4．红细胞凝集抑制试验（HI）检测血清抗体。

（1）流感鉴定常用的4种参比抗原：①A（H1N1）亚型代表毒株参比抗原；②A（H3N2）亚型代表毒株参比抗原；③B型Yamagata系代表毒株参比抗原；④B型Victoria系代表毒株参比抗原；禽流感鉴定抗原：采用国家流感中心提供的参比抗原。

（2）流感血清抗体鉴定：根据所用的红细胞选用适当的微孔板，须设立血清对照板。将微孔板横向放置：垂直方向称为列，如孔A1～H1称为第1列；平行方向称为行，如A1～A12称为A行。标记好待检病毒的实验室编号及加样顺序（图5.3）。

1）除A行外，每孔加入25 μl PBS缓冲液。

2）按以下顺序，在A行各孔加入处理过的血清50 μl。

A1：待检血清标本1，急性期血清。

A2：待检血清标本1，恢复期血清。

A3：待检血清标本2，急性期血清。

A4：待检血清标本2，恢复期血清。

A5：待检血清标本3，急性期血清。

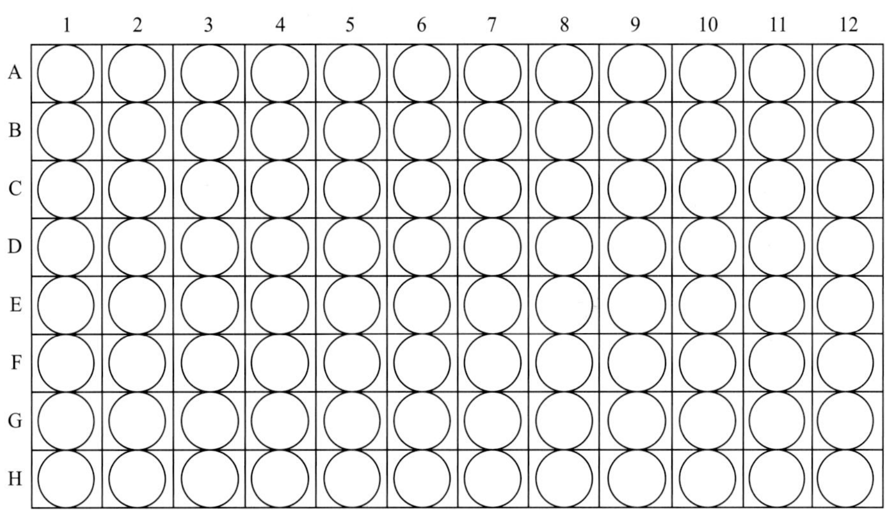

图5.3　微孔板

A6：待检血清标本3，恢复期血清。

A7：待检血清标本4，急性期血清。

A8：待检血清标本4，恢复期血清。

A9：A（H1N1）亚型标准抗血清。

A10：A（H3N2）亚型标准抗血清。

A11：B型Yamagata系标准抗血清。

A12：B型Victoria系标准抗血清。

3）用多道加样器从A行各孔分别吸取25 μl血清，由A～H行进行2倍稀释血清，弃去H行最后25 μl液体。

4）红细胞凝集抑制试验板每孔加入25 μl新配制的4个凝集单位的抗原。

5）血清对照板每孔加入25 μl PBS。

6）轻轻弹击微孔板，使抗原与抗体充分混合。

7）室温孵育20分钟。

8）每孔加入50 μl红细胞悬液，混匀。

9）室温孵育，时间参照表5.2。

10）观察红细胞凝集抑制试验结果，对照板应不出现凝集。

（3）禽流感血清抗体鉴定

1）每孔各加25 μl PBS。

2）A1加入标准诊断血清作为阳性对照；A2加入H5N1阴性血清作为阴性对照。

3）若未知血清来源省份为已有禽流感病例并分离到禽流感病毒的省份，用该省的抗原作为鉴定未知血清的检测抗原，自A3开始分别加入不同的待检血清25 μl；若未知血清来源省份为其他省份，则使用人禽流感代表株作为检测抗原，自A3开始每3孔加入同样的待检血清，各25 μl。采用急性期和恢复期血清作对照。

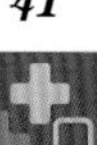

4）用多道加样器从A行分别取25 μl血清，由A～H行作2倍系列稀释血清，弃去H行25 μl。

5）A1、A2列加入代表株抗原25 μl，A3列开始加入待检血清对应的检测抗原25 μl（4个凝集单位的抗原）。

6）混匀，置室温孵育，时间见表5.2。

7）每孔加入50 μl鸡红细胞悬液，轻弹微孔板，使红细胞与病毒充分混合。

8）室温孵育30分钟，观察红细胞凝集抑制试验结果。

四、结果判定

（1）当特定的抗体与相应的红细胞凝集抗原结合后，可以抑制病毒引起的红细胞凝集现象。红细胞凝集抑制效价是指抑制红细胞凝集出现时血清的最高稀释度的倒数。如1∶80稀释的血清孔不出现凝集（红细胞凝集完全抑制），1∶160稀释的血清孔出现凝集（无红细胞凝集抑制），该血清对测定病毒的红细胞凝集抑制效价为80。

（2）流感结果判定标准：①待检血清对参比抗原的抑制效价≥40才认为有保护作用；②恢复期血清抗体效价比急性期血清4倍以上增高才可认为有保护作用。

禽流感结果判定标准：①待检血清对参比抗原的抑制效价≥1∶80才可以算为阳性；②恢复期血清抗体效价比急性期血清4倍以上增高才可算阳性。

同样结果需要整理，如表5.3中的6号，必须把1∶320处的一个加号挪到1∶640，使1∶320变为“−”，而1∶640变为“++++”，然后再进行计算。$x=y+y/4\times z$，x为需要求出的血清效价，y为能引起血凝全抑制最高血清稀释度的倒数，z为4减掉不能被抑制数（是指全抑制高一个稀释度）。

表5.3　红细胞凝集抑制试验测定结果

标本号	病毒稀释度								效价
	1∶10	1∶20	1∶40	1∶80	1∶160	1∶320	1∶640	1∶1280	
1	−	−	−	−	−	−	++++	++++	320
2	−	−	−	−	−	+	+++	++++	280
3	−	−	−	−	−	++	++++	++++	240
4	−	−	−	−	−	+++	++++	++++	200
5	−	−	−	−	−	++++	++++	++++	160
6	−	−	−	−	−	+	+++	++++	320
7	−	−	−		−	−	−	−	≥1280
8	++++	++++	++++	++++	++++	++++	++++	++++	<10或≤5

1号：$x=y+y/4\times z=320+320/4\times(4-4)=320$

2号：$x=y+y/4\times z=160+160/4\times(4-1)=280$

3号：$x=y+y/4\times z=160+160/4\times(4-2)=240$

4号：$x=y+y/4\times z=160+160/4\times(4-3)=200$

5号：$x=y+y/4\times z=160+160/4\times(4-4)=160$

6号：$x=y+y/4\times z=320+320/4\times(4-4)=320$

7号表明效价没抓住，可用≥1280表示，因1280高一个稀释度应该是2560，在此处结果应从“−”至“++++”，只有当出现“++++”时，结果为1280，其余均更大。同理8号血清效价一定小于10，但因1：5的稀释度，只有血凝全抑制时“−”，效价为5，其余情况均小于5。

（郑丽舒）

参考文献

BLEIJS M, VAN DE WETERING M, Clevers H, et al. Xenograft and organoid model systems in cancer research [J]. EMBO J, 2019, 38 (15): e101654.

ROSSI G, MANFRIN A, LUTOLF M P. Progress and potential in organoid research [J]. Nat Rev Genet, 2018, 19 (11): 671-687.

TANG X Y, WU S, WANG D, et al. Human organoids in basic research and clinical applications [J]. Signal Transduct Target Ther, 2022, 7 (1): 168.

VAN DER VAART J, CLEVERS H. Airway organoids as models of human disease [J]. J Intern Med, 2021, 289 (5): 604-613.

YU F, LIU F, LIANG X, et al. iPSC-derived airway epithelial cells: progress, promise, and challenges [J]. Stem Cells, 2023, 41 (1): 1-10.

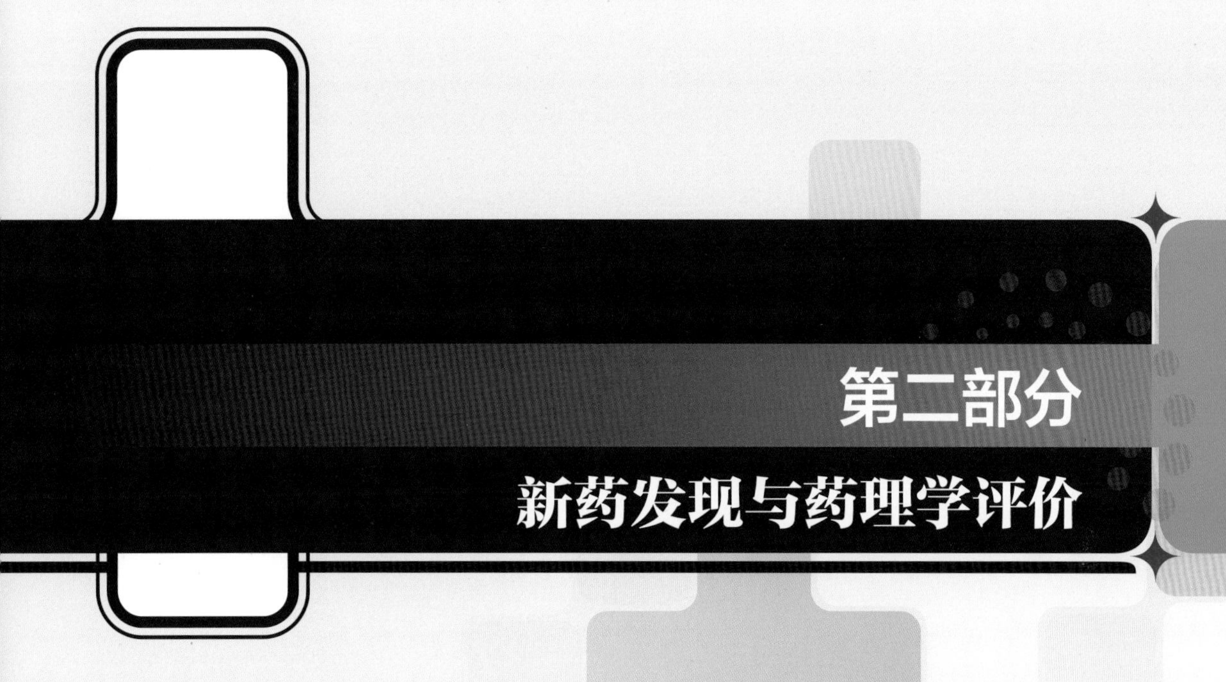

第二部分

新药发现与药理学评价

第六章 流感病毒神经氨酸酶抑制活性评价

一、引言

流感病毒神经氨酸酶（neuraminidase，NA）作为流感病毒表面的3种重要蛋白质之一，在成熟子代病毒脱离宿主细胞阶段发挥了重要作用，装配成熟的子代流感病毒通过病毒表面血凝素和宿主细胞表面的唾液酸受体连接。NA通过水解唾液酸受体，切断子代病毒与宿主细胞之间的连接，有助于子代病毒释放，形成新的感染；NA还可通过水解子代病毒表面的唾液酸残基，避免子代病毒因聚集而被人体免疫系统清除；还有研究表明，NA可在流感病毒生命周期的早期阶段发挥重要作用，包括病毒黏附和进入。目前已发现的流感病毒NA分为两大类，共10个亚型（N1～N10），尽管不同亚型NA的同源性不高，但位于其活性中心的19个氨基酸高度保守。NA是目前开发的较为成功的抗流感药物靶标，目前已批准上市的NA抑制剂包括扎那米韦（商品名为乐感清，Relenza）、拉尼米韦、奥司他韦（商品名为达菲，Tamiflu）和帕拉米韦，其均具有强效抗流感病毒作用，其劣势在于耐药株的出现在一定程度上限制了药物应用。

二、目的和原理

采用荧光法检测样品对流感病毒NA的抑制活性。MUNANA（4-methylumbelliferyl-α-D-*N*-acetylneuraminate）是流感病毒NA的特异性底物，在NA作用下产生的代谢产物（4-MU）在360 nm激发光照射下产生450 nm发射光，其荧光强度的变化可以灵敏地反映酶活性，荧光强度越高，酶活性越强。在反应体系中加入待测样品后，荧光强度越低，样品对NA的抑制活性越强。

三、操作步骤

反应体系包括待测样品、NA酶或病毒悬液、MUNANA（2 mmol/L）、MES缓冲液（终浓度为33 mmol/L）、$CaCl_2$（终浓度为4 mmol/L），将上述反应混合液置于37℃反应40分钟，反应结束后，加入NaOH（终浓度为34 mmol/L）终止反应。反应终止后，在E_x 360 nm和E_m 450 nm下检测体系的荧光强度，半数抑制浓度（IC_{50s}）定义为与酶对照组相比，将NA活性下调50%时对应的待测样品浓度。待测样品的NA抑制率（NA inhibition%）通过如下公式计算：

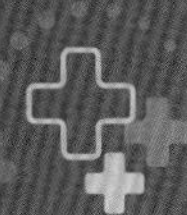

$$\text{NA inhibition\%}=\frac{(F_{\text{酶对照}}-F_{\text{空白对照}})-(F_{\text{待测样品}}-F_{\text{空白对照}})}{(F_{\text{酶对照}}-F_{\text{空白对照}})}\times 100\%$$

其中，$F_{\text{酶对照}}$、$F_{\text{空白对照}}$和$F_{\text{待测样品}}$分别表示酶对照孔、空白对照孔和样品孔的荧光值。

四、结果评价

检测样品的不同浓度梯度对应的NA抑制率，计算半数抑制浓度IC_{50s}，即NA抑制率为50%时对应的待测样品浓度。IC_{50s}越低，则待测样品的NA抑制活性越高。

五、方法评价

该方法可快速、准确地检测样品对流感病毒NA的抑制活性，但部分样品（如香豆素类）存在自发荧光，可能对实验结果造成一定程度的干扰。有研究采用改进型方法，即高效液相色谱+荧光检测（HPLC-FLD）的方法，将4-methylumbelliferone（4-MU）和中药提取物上ODS柱，使用55%甲醇在35℃无梯度洗脱，流速为1 ml/min，在E_x 320 nm和E_m 480 nm下检测洗脱组分的荧光信号，此法可避免样品自发荧光信号对结果的干扰。

（祖　勉 撰写，刘艾林 审校）

参考文献

陈考坛, 周伟玲, 刘嘉炜, 等. 虎杖抗H1N1流感病毒神经氨酸酶活性成分研究 [J]. 中国中药杂志, 2012, 37 (20): 3068-3073.

CHAMNI S, DE-EKNAMKUL W. Recent progress and challenges in the discovery of new neuraminidase inhibitors [J]. Expert Opin Ther Pat, 2013, 23 (4): 409-423.

CHEN A Y, LIANG Y D, YE J, et al. Synthesis of chalcone derivatives containing furan or/and pyran ring as neuraminidase inhibitors [J]. Chem Res Chinese U, 2019, 35 (3): 395-402.

CUI M Y, XIAO M W, XU L J, et al. Bioassay of ferulic acid derivatives as influenza neuraminidase inhibitors [J]. Arch Pharm, 2020, 353 (1): e1900174.

HAN X, ZHANG D K, GUO Y M, et al. Screening and evaluation of commonly-used anti-influenza Chinese herbal medicines based on anti-neuraminidase activity [J]. Chin J Nat Med, 2016, 14 (10): 794-800.

HE M, HE C F, LIU L, et al. Synthesis, crystal structure and neuraminidase inhibitory activity of 1, 2, 4-triazole-3-sulfide derivatives [J]. Chinese J Org Chem, 2020, 40 (8): 2402-2410.

KANG J, LIU C, WANG H, et al. Studies on the bioactive flavonoids isolated from Pithecellobium clypearia Benth [J]. Molecules, 2014, 19 (4): 4479-4490.

KIM C U, CHEN X W, MENDEL D B. Neuraminidase inhibitors as anti-influenza virus agents [J]. Antivir Chem Chemoth, 1999, 10 (4): 141-154.

LI C, LIU A L, DU G H. anti-influenza virus activity of stilbene derivatives [J]. Acta Pharmacol Sin, 2013,

34: 151-151.

LI W, HU A X, LIU A L, et al. Synthesis and biological activities of 4-alkyl-6-aryl-1, 3-thiazines [J]. Chinese J Org Chem, 2013, 33 (7): 1478-1482.

LI W, XIA L, HU A X, et al. Design and synthesis of 4-alkyl-2-amino(acetamino)-6-aryl-1, 3-thiazine derivatives as influenza neuraminidase inhibitors [J]. Arch Pharm, 2013, 346 (9): 635-644.

LIN D, YI Y J, XIAO M W, et al. Design, synthesis and biological evaluation of honokiol derivatives as influenza neuraminidase inhibitors [J]. J Asian Nat Prod Res, 2019, 21 (11): 1052-1067.

LIU A L, LIU B, QIN H L, et al. Anti-influenza virus activities of flavonoids from the medicinal plant Elsholtzia rugulosa [J]. Planta Med, 2008, 74 (8): 847-851.

LIU A L, SHU S H, QIN H L, et al. In vitro anti-influenza viral activities of constituents from Caesalpinia sappan [J]. Planta Med, 2009, 75 (4): 337-339.

LIU A L, YANG F, ZHU M, et al. In vitro anti-influenza viral activities of stilbenoids from the lianas of Gnetum pendulum [J]. Planta Med, 2010, 76 (16): 1874-1876.

LIU J W, ZU M, CHEN K T, et al. Screening of neuraminidase inhibitory activities of some medicinal plants traditionally used in Lingnan Chinese medicines [J]. Bmc Complem Altern M, 2018, 18 (1): 102.

LIU L, YE J, XIAO M W, et al. Synthesis of novel 1, 2, 4-triazole-3-thione derivatives as influenza neuraminidase inhibitors [J]. J Heterocyclic Chem, 2019, 56 (8): 2192-2201.

SHAN Y, MA Y, WANG M, et al. Recent advances in the structure-based design of neuraminidase inhibitors as antiinfluenza agents [J]. Curr Med Chem, 2012, 19 (34): 5885-5894.

XIAO M W, XU J J, LIN D, et al. Design, synthesis, and bioassay of 4-thiazolinone derivatives as influenza neuraminidase inhibitors [J]. Eur J Med Chem, 2021, 213: 113161.

XIAO M W, YE J, LIAN W W, et al. Microwave-assisted synthesis, characterization and bioassay of acylhydrazone derivatives as influenza neuraminidase inhibitors [J]. Med Chem Res, 2017, 26 (12): 3216-3227.

XU L J, JIANG W, JIA H, et al. Discovery of multitarget-directed ligands against influenza A virus from compound Yizhihao through a predictive system for compound-protein interactions [J]. Front Cell Infect Mi, 2020, 10: 16.

YANG J, LIU S W, DU L Y, et al. A new role of neuraminidase (NA) in the influenza virus life cycle: implication for developing NA inhibitors with novel mechanism of action [J]. Rev Med Virol, 2016, 26 (4): 242-250.

YANG X Y, LIU A L, LIU S J, et al. Screening for neuraminidase inhibitory activity in traditional Chinese medicines used to treat influenza [J]. Molecules, 2016, 21 (9): 1138.

YU G Y, FANG D. Evaluation of neuraminidase inhibitory activity of compounds and extracts from traditional medicines by HPLC-FLD [J]. Int J Anal Chem, 2021, 2021: 6694771.

YUAN K Y, XIAO M W, TAN Y, et al. Design and one-pot synthesis of 2-thiazolylhydrazone derivatives as influenza neuraminidase inhibitors [J]. Mol Divers, 2017, 21 (3): 565-576.

ZU M, YANG F, ZHOU W, et al. In vitro anti-influenza virus and anti-inflammatory activities of theaflavin derivatives [J]. Antiviral Res, 2012, 94 (3): 217-224.

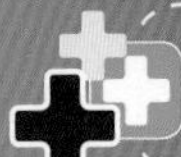

第七章 流感病毒内切酶抑制活性评价

一、引言

流感病毒颗粒包含8条负链单链RNA片段，每条RNA片段与病毒NP蛋白相连并最终连接至流感病毒RNA聚合酶复合物上。RNA聚合酶主要负责完成病毒基因组复制和转录，包含PB1、PB2和PA三个亚基，其中PB1作为合成病毒RNA的核心，PB2通过“cap-snatching”机制抓取并结合至宿主细胞pre-mRNA，PA亚基N端结构域（简称PA_N）发挥内切酶作用，对宿主细胞mRNA进行剪切，产生带帽子结构的寡聚核苷酸，用于流感病毒mRNA的生成和转录。此外，PA还作为致病因子调控宿主细胞的生物学过程，在感染相关病理过程中发挥重要作用，基于LC-MS/MS和免疫共沉淀研究与流感病毒H1N1和H3N2的PA蛋白相互作用的细胞因子，结果发现PA蛋白与宿主细胞线粒体基质蛋白PYCR2存在相互作用，PYCR2可在甲型流感病毒复制过程中发挥抗病毒作用。PA蛋白还可诱导自噬，破坏线粒体稳态，可影响宿主细胞线粒体功能和自噬活动。已有PA蛋白抑制剂获批上市，2018年10月美国FDA批准巴洛沙韦酯（商品名为Xofluza®）作为流感预防性治疗药物，用于12岁及以上、流感症状出现48小时以内、健康或有流感相关并发症高风险的急性流感患者，该药物可抑制流感病毒PA蛋白。目前，已有多项研究开展靶向流感病毒PA蛋白的药物发现，有研究团队利用疏水标记技术开发靶向PA蛋白的小分子降解剂，发现化合物19b-Boc2-(L)-Lys具有显著的抗流感病毒（A/WSN/33/H1N1）活性，其EC_{50}值为0.015 μmol/L。

二、目的和原理

PA_N以RNA或ssDNA为底物，在Mn^{2+}作用下可发挥较强的内切酶作用，其活性可以被2,4-二氧代-4-苯基丁酸（DPBA）有效抑制，通过诱导表达和纯化PA_N蛋白，其内切酶活性将底物环状ssDNA降解为线性ssDNA，加入外切酶将线性ssDNA转化为二磷酸脱氧核糖核苷，加入ssDNA特异性荧光染料对体系中剩余的环形ssDNA进行定量，体系的荧光强度用于计算内切酶活性。

三、操作步骤

1. 目的蛋白PA_N制备及含量检测

以重组质粒pET-28a/PAN转化感受态细胞BL21，将转化后的细胞接种至LB培养基

（含卡那霉素50 μg/L），37℃ 220 r/min，培养至OD_{600}为0.4，加入无菌IPTG（0.1 mmol/L），15℃ 220 r/min培养过夜。离心收集菌体，加入5倍体积的内切酶缓冲液（100 mmol/L This-HCl，0.5 mol/L NaCl，5 mmol/L $MnCl_2$，3.5 ml/L β-巯基乙醇，pH 9.0）重悬，超声破碎，20 000 g 4℃离心10分钟收集上清液。参照说明书，利用钴离子蛋白质纯化柱和10 KD孔径透析管纯化和浓缩上清液，以考马斯亮蓝法对浓缩液进行蛋白质定量。

2. 底物噬菌体DNA（ph-DNA）制备

以LB培养基（含四环素10 μg/L）扩增大肠埃希菌XL-Blue至OD值为0.2～0.3，以1∶100的稀释比例加入噬菌体母液，37℃ 220 r/min培养2小时，再加入新的LB培养基（含四环素10 μg/L、卡那霉素50 μg/L），37℃ 220 r/min培养12小时，离心收集上清液，利用噬菌体单链DNA提取试剂盒提取上清液中的环状单链DNA。检测提取产物的OD_{260}值，计算ph-DNA的含量。

3. 内切酶活性检测模型建立和优化

分别单因素考察PA_N酶浓度（0～120 ng/μl）、底物浓度（0.2～1.6 μmol/L）、反应时间（0～180分钟）、pH（5.0～11.0）、Mn^{2+}浓度（0～30 mmol/L）和反应温度（19～42℃）对反应体系的影响，反应结束后，检测荧光信号强度（激发波长为480 nm，发射波长为525 nm）以选择最佳反应条件，对模型进行优化。

4. 模型评价

将信噪比和Z'因子作为模型优劣的评价指标，分别基于下列公式计算信噪比和Z'因子：

$$信噪比=\frac{F_{S\max}}{F}-1$$

其中，$F_{S\max}$为底物的最大荧光值，F为体系的荧光值。

$$Z'因子=1-3\times\frac{SD_S-SD_E}{Mean_S-Mean_E}$$

其中，SD_S为底物对照孔荧光值的标准差，SD_E为酶对照孔荧光值的标准差，$Mean_S$为底物对照孔荧光值的平均值，$Mean_E$为酶对照孔荧光值的平均值。

5. 化合物内切酶抑制活性评价

设置底物对照孔、酶对照孔、样品测试孔和阳性对照孔，其中选择DPBA作为阳性对照化合物。待测样品先以DMSO溶解至10 mg/ml，再以去离子水稀释至100 μg/L，作为待测浓度。待测样品与酶室温孵育15分钟，而后加入底物启动反应，37℃反应60分钟，加入外切酶继续反应60分钟，加入荧光染料OliGreen（1∶80稀释），在激发波长480 nm、发射波长525 nm下检测荧光强度，根据下列公式计算待测样本对PA_N的抑制率。

$$PA_N抑制率（\%）=\frac{F_{样品}-F_{全酶对照}}{F_{底物样品}-F_{全酶对照}}\times 100\%$$

其中，$F_{样品}$、$F_{全酶对照}$和$F_{底物样品}$分别表示样品反应孔、全酶反应和底物对照孔的荧光值。

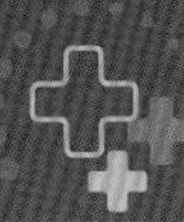

四、结果评价

检测样品的不同浓度梯度对应的PA_N抑制率，计算半数抑制浓度IC_{50s}，即PA_N抑制率为50%时对应的待测样品浓度。IC_{50s}越低，则待测样品的PA_N抑制活性越高。

五、方法评价

PA_N抑制剂筛选方法包括放射性同位素显影、丙烯酰胺电泳定性分析、配体结合的荧光偏振差异等，其中荧光偏振技术避免了放射性同位素的应用，同时可实现准确定量，但仍可能存在亲和力高而抑制活性低的假阳性结果等。基于ssDNA特异性荧光染料OliGreen建立内切酶活性检测方法，采用钴纯化柱用于PA_N蛋白亲和层析，与镍纯化柱相比，钴离子树脂与His-Tag具有更高的结合特异性，可获得高纯度的蛋白质。通过优化反应条件，建立以PA_N为靶标的高通量筛选模型，以信噪比和Z'因子作为模型评价指标，显示模型的稳定性好、灵敏度高。

（祖　勉 撰写，刘艾林 审校）

参考文献

周伟玲, 杨帆, 祖勉, 等. 流感病毒核酸内切酶抑制剂高通量筛选模型的建立 [J]. 中国新药杂志, 2013, 22 (10): 1137-1142.

HAYDEN F G, SHINDO N. Influenza virus polymerase inhibitors in clinical development [J]. Curr Opin Infect Dis, 2019, 32 (2): 176-186.

MA X, WANG X, CHEN F, et al. Novel acyl thiourea-based hydrophobic tagging degraders exert potent anti-influenza activity through two distinct endonuclease polymerase acidic-targeted eegradation pathways [J]. J Med Chem, 2024, 67 (11): 8791-8816.

MENG X, WANG Y. Drug repurposing for influenza virus polymerase acidic (PA) endonuclease inhibitor [J]. Molecules, 2021, 26 (23): 7326.

REN Y, CHEN Y, CAO S. Targeted inhibition of the endonuclease activity of influenza polymerase acidic proteins [J]. Future Med Chem, 2022, 14 (8): 571-586.

WU C C, TAM E H, SHIH Y Y, et al. Exploration of influenza A virus PA protein-associated cellular proteins discloses its impact on mitochondrial function [J]. Virus Res, 2024, 345: 199387.

YUAN S, CHU H, SINGH K, et al. A novel small-molecule inhibitor of influenza A virus acts by suppressing PA endonuclease activity of the viral polymerase [J]. Sci Rep, 2016, 6: 22880.

第八章 流感病毒血凝素抑制活性评价

一、引言

血凝素（hemagglutinin，HA）是流感病毒表面的膜蛋白之一，可介导病毒与受体结合以及膜融合过程，在流感病毒感染过程中扮演重要角色。流感病毒可识别宿主细胞表面含有唾液酸的糖复合物，将其作为受体，通过若干个HA与受体相互作用结合至宿主细胞。在pH为5～6.5时，HA介导的膜融合被激活，HA的构象发生重排，暴露出原来包埋的“融合肽”，其作为桥梁连接内体膜和病毒膜，先前与受体结合的流感病毒被转移进入内体中。血凝素的类型和亚型是流感病毒分类的重要依据，还具有免疫原性，可引发宿主免疫反应，成为流感疫苗作用的关键靶标。近年来，随着对HA结构和功能的认识不断深入，研究人员正开发以HA为靶标的抑制剂，已有一些基于HA的药物进入临床试验阶段，如硝唑尼特（nitazoxanide）和单克隆抗体等，还包括一种生物活性肽（酪蛋白糖巨肽），其作为竞争拮抗剂间接抑制流感病毒HA。

二、目的和原理

HA在体外可引起红细胞聚集，其活性检测通常包括血凝试验（hemagglutination test）和血凝抑制试验（hemagglutination inhibition test）。血凝试验的原理为基于流感病毒表面HA可与红细胞表面特定受体结合，导致红细胞凝集，可用于定性和定量检测流感病毒。将稀释的流感病毒样本加入含有红细胞的微量滴定板中，样本中的活性HA可与红细胞结合，导致红细胞凝集，通过观察红细胞凝集的模式和程度，评估病毒的HA活性和病毒滴度。

三、操作步骤

1. 1%豚鼠红细胞悬液制备

（1）材料：PBS pH 7.2～7.4，0.85% NaCl，Alsever's液（葡萄糖2.08 g，柠檬酸钠0.80 g，柠檬酸0.055 g，NaCl 0.42 g，加蒸馏水至100 ml，121℃ 20分钟高压灭菌，置4℃备用），10 ml注射器，15 ml离心管。

（2）豚鼠红细胞采集与保存：助手抓住豚鼠四肢将其背部固定，胸腹部朝上，探明心脏搏动最强部位，在胸骨左缘正中，将预先吸入3 ml Alsever's液的10 ml注射器

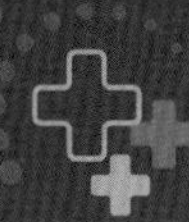

垂直刺入心跳最强部位，血液随心脏搏动进入注射器，迅速抽取血液，每次采血量为6～7 ml，迅速将血液注入灭菌容器中，在采集后的红细胞中补加Alsever's液至采血量的4倍，静置于冰箱中4℃保存，可保存20天左右。

（3）1%豚鼠红细胞悬液制备：将保存于Alsever's液中的红细胞混匀，用吸管吸出适量的红细胞悬液至离心管中，1500 r/min离心5分钟，弃掉上清液，加入2倍体积的无菌生理盐水或PBS洗涤3次，最终以PBS稀释至1%，备用。

2．流感病毒活力检测

在U型96孔板中选择10个孔，依次向其中加入0.9%生理盐水，每孔50 μl，取50 μl流感病毒鸡胚尿囊液加至第1孔，混匀后吸出50 μl加至第2孔，以后依次倍比稀释，直至将第9孔稀释完成后从中吸出50 μl弃去，将第10孔作为空白对照（表8.1）。从左到右依次向各孔加入50 μl 1%豚鼠红细胞悬液，轻轻混匀，室温静置30分钟，观察红细胞分布形态。当全部红细胞都出现凝集现象且呈网状平铺于孔底部时，即为100%凝集，记为"++++"；当红细胞虽均匀在孔底分布，但出现卷边现象时，则为不完全凝集，记为"+++"；在红细胞四周形成环形沉淀或者中心出现凝集，记为"++"；当不凝集的红细胞以小团的形态位于板底且边缘呈光滑状态时，以"−"表示。将出现100%血凝现象的流感病毒最小稀释浓度作为凝集效价［如出现100%血凝现象在第7孔，则流感病毒凝集效价为1∶2^7（1∶128）］，将4倍凝集效价用于血凝抑制试验。

表8.1　流感病毒稀释比例

孔编号	1	2	3	4	5	6	7	8	9	10
稀释比例	1/2	1/4	1/8	1/16	1/32	1/64	1/128	1/256	1/512	空白对照

3．流感病毒血凝抑制试验

将待测样本以0.9%生理盐水倍比稀释为6个浓度梯度，在U型96孔板做3列，每孔25 μl不同浓度的待测样品和25 μl 4倍凝集效价浓度的病毒溶液，混匀后在室温条件下孵育30分钟，再加入50 μl 1%豚鼠红细胞悬液，混匀，50～60分钟后观察结果，以"+"和"−"表示血凝抑制试验的结果。

四、结果评价

观察红细胞分布形态，考察梯度稀释的待测样品的血凝抑制活性，记录各个浓度待测样品的血凝抑制试验结果，得到样品对血凝抑制的最小有效浓度。最小有效浓度数值越低，则样品的血凝抑制活性越强。

五、方法评价

血凝试验和血凝抑制试验具有器材简单、操作便捷、结果直观等优点，被广泛用于新城疫、禽流感等疫病诊断、抗体效价和流行病学调查等，也用于评估部分药物的抗新冠病毒活性。实验操作看似简单，实则受到稀释液种类、pH、孵育温度、反应时间等多种因素影响。PBS稀释液可维持反应体系的pH，需将pH控制在合理区间内，pH过低时易出现红细胞自凝，pH过高时吸附于红细胞上的病毒易脱落，凝集现象不稳定，pH在4.5～7.8时病毒的血凝性质较为稳定，最适宜的pH范围为6.0～7.2，稀释液的pH为7.0时红细胞沉淀最充分、图片最清晰；室温25℃条件下孵育30分钟，红细胞沉淀最充分、图片最清晰。为提高检测结果的准确性，应严格按照试验操作流程，尽量减少人为因素对检测结果的干扰。

（祖 勉 撰写，刘艾林 审校）

参考文献

汪清美, 刘小雨, 陈庆森, 等. 离子交换树脂法规模化生产乳源酪蛋白糖巨肽及其对流感病毒的血凝抑制活性 [J]. 食品与机械, 2024, 40 (5): 194-202.

张蕾蕾. 不同因素对禽流感病毒H7亚型血凝——血凝抑制试验的影响 [J]. 中兽医学杂志, 2023 (10): 10-12.

BELARDO G, CENCIARELLI O, LA FRAZIA S, et al. Synergistic effect of nitazoxanide with neuraminidase inhibitors against influenza A viruses [J]. Antimicrob Agents Ch, 2015, 59 (2): 1061-1069.

GAMBLIN S J, VACHIERI S G, XIONG X L, et al. Hemagglutinin structure and activities [J]. Csh Perspect Med, 2021, 11 (10): a038638.

HAN A, CZAJKOWSKI L, ROSAS L A, et al. Safety and efficacy of CR6261 in an influenza A H1N1 healthy human challenge model [J]. Clin Infect Dis, 2021, 73 (11): e4260-e4268.

HERSHBERGER E, SLOAN S, NARAYAN K, et al. Safety and efficacy of monoclonal antibody VIS410 in adults with uncomplicated influenza A infection: Results from a randomized, double-blind, phase-2, placebo-controlled study [J]. EBioMedicine, 2019, 40: 574-582.

KHURANA S, HAHN M, KLENOW L, et al. Autoreactivity of broadly neutralizing influenza human antibodies to human tissues and human proteins [J]. Viruses, 2020, 12 (10): 1140.

LA FRAZIA S, PIACENTINI S, RICCIO A, et al. The second-generation thiazolide haloxanide is a potent inhibitor of avian influenza virus replication [J]. Antiviral Research, 2018, 157: 159-168.

LIM J J, DAR S, VENTER D, et al. A phase 2 randomized, double-blind, placebo-controlled trial of the monoclonal antibody MHAA4549A in patients with acute uncomplicated influenza A infection [J]. Open Forum Infect Di, 2022, 9 (2): ofab630.

ROSSIGNOL J F, LA FRAZIA S, CHIAPPA L, et al. Thiazolides, a new class of anti-influenza molecules targeting viral hemagglutinin at the post-translational level [J]. J Biol Chem, 2009, 284 (43): 29798-29808.

SLOAN S E, SZRETTER K J, SUNDARESH B, et al. Clinical and virological responses to a broad-spectrum human monoclonal antibody in an influenza virus challenge study [J]. Antiviral Res, 2020, 184: 104763.

ZU M, YANG F, ZHOU W L, et al. Anti-influenza virus and anti-inflammatory activities of theaflavin derivatives [J]. Antiviral Research, 2012, 94 (3): 217-224.

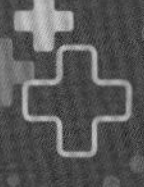

第九章 宿主关键蛋白CLK1抑制活性评价

一、引言

Cdc-like kinase 1（简称CLK1）通过磷酸化富含丝氨酸-精氨酸蛋白（SR），在基因可变剪接中扮演了重要角色。近年来，CLK1成为治疗多种疾病的重要作用靶标。在实体瘤中，可变剪接参与多种癌蛋白编码，可加速肿瘤生长，靶向CLK1的小分子已进入临床试验阶段。在神经系统疾病中，CLK1可介导Tau蛋白剪接产物的不均衡分布，进而加速阿尔茨海默病的进程。在病原体感染性疾病中，流感病毒、HIV和锥虫等利用宿主细胞的可变剪接机器完成自身复制。流感病毒拥有8条负链单链RNA，利用一系列剪接的mRNA合成自身多种功能蛋白。已有研究利用全基因组RNA干扰技术筛选与流感病毒复制密切相关的宿主因子，结果显示一系列宿主剪接及相关因子参与了流感病毒复制。在A549细胞模型中敲降CLK1，可降低流感病毒A/WSN/33在细胞中的复制。CLK1（$CLK1^{-/-}$）基因敲除小鼠模型与野生型小鼠同时感染流感病毒A/England/195/2009，$CLK1^{-/-}$小鼠体内的病毒载量较野生型小鼠显著降低。在流感病毒感染的A549细胞模型中，CLK抑制剂可作用于流感病毒M片段剪接，进而抑制流感病毒A/WSN/33的细胞内复制。因此，CLK1作为潜在的抗流感病毒药物靶标。

二、目的和原理

采用ADP-Glo™ Max Assay激酶活性检测试剂盒（Promega）测定CLK1激酶活性。激酶反应体系中消耗ATP，转化为ADP。ADP-Glo™ Max Assay通过测定激酶反应后体系中ADP的生成量，检测的相对发光单位（relative light unit，RLU）与激酶反应后生成ADP的量呈正相关，与激酶活性成正比关系。激酶活性越高，反应生成的ADP量越多，RLU值越大，激酶活性越高，反应生成的ADP量越少，RLU值越小。

三、操作步骤

1. CLK1激酶抑制剂筛选的活性检测方法

使用384孔不透光白底酶标板，ADP-Glo™ Max Assay总反应体系设定为20 μl，包括5 μl激酶反应体系、5 μl ADP-Glo™ Reagent和10 μl ADP-Glo™ Max Detection Reagent。设置酶对照（ezyme control）、底物对照（substrate control）和加药孔（sample），以已知的

CLK1特异性抑制剂TG003作为阳性对照。激酶反应结束后，向体系中加入5 μl ADP-Glo™ Reagent终止激酶反应并清除体系中残余的ATP，仅保留ADP。室温孵育40分钟后，向体系中加入10 μl ADP-Glo™ Max Detection Reagent将上步反应生成的ADP全部转化为ATP，ATP与luciferase和luciferin发生反应，室温孵育60分钟后，以体系中的RLU作为检测指标。通过如下公式计算样品的CLK1激酶抑制率（CLK1 inhibition%）：

$$\text{CLK1 inhibition\%}=\frac{R_{\text{酶对照}}-R_{\text{待测样品}}}{R_{\text{酶对照}}-R_{\text{底物对照}}}\times 100\%$$

其中，$R_{\text{酶对照}}$、$R_{\text{底物对照}}$和$R_{\text{待测样品}}$分别表示酶对照孔、底物对照孔和待测样品孔的发光值。

2. 方法学验证

Z'因子是高通量筛选实验评估和验证中使用最为广泛的参数，作为度量标准，该参数既反映了检测信号的动态范围，也反映了与信号测量相关的数据变化，是检测质量评估的有用工具。在任何高通量检测系统，Z'因子是小于或等于1的任何值，在$0.5\leqslant Z'<1$时，检测系统中的样品信号分布与参照信号分布的分离程度良好，表明分析方法非常好；在$0<Z'<0.5$时，认为中等程度的分布分离，可进行分析。Z'因子的计算公式如下：

$$Z'\text{因子}=1-\frac{3\text{SD}_{\text{positive control}}+3\text{SD}_{\text{negative control}}}{|\text{Mean}_{\text{positive control}}-\text{Mean}_{\text{negative control}}|}$$

四、结果评价

检测样品的不同浓度梯度对应的CLK1抑制率，计算半数抑制浓度IC_{50s}，即CLK1抑制率为50%时对应的待测样品浓度。IC_{50s}越低，则待测样品的CLK1抑制活性越高。

五、方法评价

ADP-Glo™ Max Assay通过检测激酶反应后体系中ADP的生成量，检测的发光值（RLU）与激酶反应后生成ADP的量呈正相关，与激酶活性成正比关系，酶活性时间动力学曲线的检测信号呈现“由无到有”的变化趋势。因此，此种检测激酶检测方法的灵敏度更高，反应需要的激酶量更少，反应产生的信噪比更高。通过此方法建立的高通量筛选模型的Z'因子可达到0.7以上。此外，发光法检测还具有通用性（适用于所有反应产生ADP的激酶活性检测）、发光法检测可降低荧光物质对反应体系的干扰，以及发光信号稳定（反应后3小时的发光信号强度变动值<20%，且信噪比基本不受影响）等优势，适宜进行激酶活性检测的高通量筛选。

（祖　勉 撰写，刘艾林 审校）

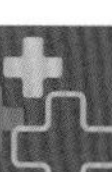

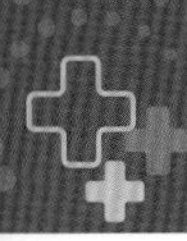

参考文献

ARTARINI A, MEYER M, SHIN Y J, et al. Regulation of influenza A virus mRNA splicing by CLK1 [J]. Antiviral Research, 2019, 168: 187-196.

AUBOL B E, WOZNIAK J M, FATTET L, et al. CLK1 reorganizes the splicing factor U1-70K for early spliceosomal protein assembly [J]. P Natl Acad Sci USA, 2021, 118 (14): e2018251118.

ELHADY A K, EL-GAMIL D S, ABADI A H, et al. An overview of CDC2-like kinase 1 (CLK1) inhibitors and their therapeutic indications [J]. Med Res Rev, 2023, 43 (2): 343-398.

JAIN P, KARTHIKEYAN C, MOORTHY N S H N, et al. Human CDC2-like kinase 1 (CLK1): a novel target for Alzheimer's disease [J]. Curr Drug Targets, 2014, 15 (5): 539-550.

LI C, XU L J, LIAN W W, et al. Anti-influenza effect and action mechanisms of the chemical constituent gallocatechin-7-gallate from Benth [J]. Acta Pharmacol Sin, 2018, 39 (12): 1913-1922.

LIU A L, DU G H. Drug discovery of CLK1 inhibitors and their activity evaluation as anti-influenza viral agents [J]. Faseb Journal, 2014, 28 (1). https: //doi.org/10.1096/fasebj.28.1 supplement.654.11.

LIU A L, ZU M, FANG J S, et al. A potential drug target CLK1 from host cell for anti-influenza drug discovery [J]. Acta Pharmacol Sin, 2013, 34: 45-45.

SALDIVIA M, FANG E, MA X L, et al. Targeting the trypanosome kinetochore with CLK1 protein kinase inhibitors [J]. Nat Microbiol, 2020, 5 (10): 1207-1216.

ZHANG L, YANG H, ZHANG W, et al. CLK1-regulated aerobic glycolysis is involved in glioma chemoresistance [J]. J Neurochem, 2017, 142 (4): 574-588.

ZU M, LI C, FANG J S, et al. Drug discovery of host CLK1 inhibitors for influenza treatment [J]. Molecules, 2015, 20 (11): 19735-19747.

第十章 新型冠状病毒3CL^{pro}抑制活性评价

一、引言

新型冠状病毒进入宿主细胞后在细胞内复制合成大量遗传物质和相关蛋白质，然后在细胞质内装配成成熟的病毒颗粒释放到细胞外。3C样蛋白酶（3CL^{pro}）也称为主蛋白酶（M^{pro}），是冠状病毒复制所必需的酶，其在切割多聚体蛋白中具有重要作用，还可能干扰宿主的天然抗病毒免疫反应，通过抑制该酶的活性，可有效干扰病毒复制和增殖。3CL^{pro}在不同的冠状病毒中高度保守，因此针对3Clpro的药物可显著降低突变介导的耐药性，并显示出广谱抗病毒活性，寻找或者设计针对该酶的抑制剂是一种潜在的治疗策略。

二、目的和原理

2019-nCoV M^{pro}/3CL^{pro} Inhibitor Screening Kit中的3CL^{pro}与天然新型冠状病毒3CL^{pro}的氨基酸序列相同，该实验采用荧光共振能量转移（fluorescence resonance energy transfer，FRET）的方法，荧光供体（Edans）和荧光受体（Dabcyl）被连接到2019-nCoV 3CL^{pro}的天然底物的两端，当该底物没有被切割时，两个基团比较接近，发生FRET，检测不到荧光；当该底物被2019-nCoV 3CL^{pro}切割后，两个基团分开，即可检测到荧光供体的荧光，从而间接检测酶活性。当在反应体系中加入3CL^{pro}抑制剂时，荧光生成会减少，荧光强度与抑制剂活性成反比。荧光供体的最大激发波长为340 nm，最大发射波长为490 nm。检测原理如图10.1所示。

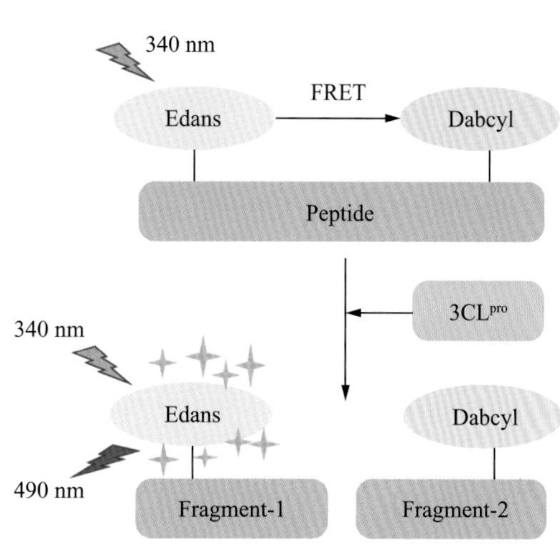

图10.1 SARS-CoV-2 3CL^{pro}的FRET检测原理

三、操作步骤

反应在96孔黑色板中进行，每个样品孔依次加入93 µl 3CL^{pro} Assay Reagent、5 µl样品，酶活性对照孔中加入93 µl 3CL^{pro} Assay Reagent和5 µl溶剂DMSO，空白对照加入93 µl Assay Buffer和5 µl

溶剂DMSO，使用振荡器振荡1分钟，充分混匀；各孔快速加入2 μl Substrate底物，使用振荡器振荡1分钟，充分混匀，37℃避光孵育15～20分钟后使用多功能酶标仪（SpectraMax M5，Molecular Devices）进行荧光检测，设置激发波长为340 nm、发射波长为490 nm，然后根据下列公式计算待测样品的抑制活性。

抑制率（%）=（$RFU_{酶活性对照}-RFU_{样品}$）/（$RFU_{酶活性对照}-RFU_{空白对照}$）×100%

其中，$RFU_{酶活性对照}$、$RFU_{样品}$和$RFU_{空白对照}$分别表示酶活性对照孔、样品孔和空白对照孔的相对荧光值。

四、结果评价

检测待测样品的不同浓度梯度对应的$3CL^{pro}$抑制率，计算半数抑制浓度IC_{50}，即$3CL^{pro}$抑制率为50%时对应的待测样品浓度。IC_{50}越低，则待测样品的$3CL^{pro}$抑制活性越高。

五、方法评价

该检测方法的筛选结果比较真实可信，使用与天然的SARS-CoV-2 $3CL^{pro}$蛋白序列完全相同的重组蛋白质，没有任何额外的标签和氨基酸，可确保筛选获得的抑制剂更加真实可信，避免因为存在的额外氨基酸而筛选出“假阳性”的抑制剂。该检测方法的兼容性强，常用的溶剂如DMSO、无水乙醇和去垢剂Triton X-100等对检测结果的影响较小。该检测方法的稳定性较好，孵育5分钟后，信号即趋于稳定并在20分钟内几乎没有变化。同时，100%酶活性信号约为背景信号的20倍，确保有足够的信号范围用于抑制剂的筛选。

（赵　君 撰写，刘艾林 审校）

参考文献

HELMY Y A, FAWZY M, ELASWAD A, et al. The COVID-19 pandemic: a comprehensive review of taxonomy, genetics, epidemiology, diagnosis, treatment, and control [J]. J Clin Med, 2020, 9 (4): 1225. DOI: 10.3390/jcm9041225.

TAHIR UL QAMAR M, ALQAHTANI S M, ALAMRI M A, et al. Structural basis of SARS-CoV-2 $3CL^{pro}$ and anti-COVID-19 drug discovery from medicinal plants [J]. J Pharm Anal, 2020, 10 (4): 313-319. DOI: 10.1016/j.jpha.2020.03.009.

LOHSE M J, NUBER S, HOFFMANN C. Fluorescence/bioluminescence resonance energy transfer techniques to study G-protein-coupled receptor activation and signaling [J]. Pharmacol Rev, 2012, 64 (2): 299-336. DOI: 10.1124/pr.110.004309.

ZHAO J, MA Q, ZHANG B, et al. Exploration of SARS-CoV-2 $3CL^{pro}$ inhibitors by virtual screening methods, FRET detection, and CPE assay [J]. J Chem Inf Model, 2021, 61 (12): 5763-5773. DOI: 10.1021/acs.jcim.1c01089.

第十一章　病毒诱导的细胞病变效应抑制活性评价

一、引言

病毒诱导的细胞病变效应（cytopathic effect，CPE）是一种基于病毒颗粒滴定法的定性+定量检测方法，通过观察单层细胞培养环境中病毒感染对宿主细胞造成的影响，估算感染病毒颗粒数量，是一种操作简单且低成本的病毒定量方法。该方法需要检测组织培养半数感染量（50% tissue culture infective dose，$TCID_{50}$），$TCID_{50}$是指半数组织或细胞培养物病变的病毒颗粒数量。$TCID_{50}$检测方法首先由Reed-Muench提出，随后由Spearman和Karber对方法进行改进。病毒诱导CPE抑制试验可在体外细胞培养环境中评价待测样品对病毒复制的抑制作用，该方法操作简单、结果易于观察，目前仍作为经典方法，用于体外筛选样品的抗病毒活性评价。这里以流感病毒为例进行介绍。

二、目的和原理

流感病毒感染MDCK细胞后，细胞可出现以下病变：细胞形态改变，如细胞肿胀、细胞边缘模糊不清、细胞膜起泡或细胞融合；细胞死亡引起细胞从培养板底部脱落，出现空缺区域。可通过观察打分法、结晶紫染色、MTT染色、MTS染色或CCK8法检测细胞活力，其中结晶紫染色用于检测生物膜的形成情况，通过使用酶标仪测量染色后的吸光度，可反映生物膜的量。

三、操作步骤

1. 流感病毒$TCID_{50}$滴定试验

（1）将处于生长对数期的MDCK细胞接种于平底96孔板中，每孔3×10^4，37℃ 5% CO_2培养过夜。将病毒贮备液置于冰上缓慢融化并上下反复吹打混匀，同时冰上解冻TPCK处理的胰酶（2000×），最终配制胰酶浓度为0.5 μmol/L的感染用细胞培养基。取出一块新的96孔板置于冰上，在第1～8列加入感染用细胞培养基135 μl，将病毒贮备液先稀释10倍，从10倍稀释液（10^{-1}）中吸取15 μl加至第1列中，混匀，即得到用于病毒滴定的100倍稀释液（10^{-2}）。从100倍稀释液中取出15 μl加至第2列中，混匀，后续各列均按照此方式进行倍比稀释，直至第8列，混匀后从其中取出15 μl直接弃去。第9列为不加病毒的阴性对照。

（2）当MDCK细胞生长至90%～95%的融合度时，使用多通道移液器移除细胞培养上清液，用PBS洗一遍细胞，分别从装有病毒稀释液的96孔板中对应吸取不同稀释度的流感病毒和阴性对照加至细胞培养板，每孔100 μl，进行列间切换吸液时应换新枪头。将细胞置于37℃ 5% CO_2继续培养2小时，吸除感染上清液，PBS洗两遍，更换空白维持培养基，继续培养72小时。基于结晶紫染色结果记录细胞病变情况：每孔加入100 μl结晶紫染色液，室温孵育10分钟，蒸馏水缓慢冲洗细胞培养板，除去未结合的染色液。记录每孔细胞的阴性和阳性结果，完全病变的细胞孔不能被染色，未感染细胞孔可被完全染成紫色。分别记录出现CPE的细胞孔数和未出现CPE的细胞孔数，计算每个稀释度出现CPE的百分比。

（3）$TCID_{50}$值计算。确定介于导致细胞50% CPE的两个病毒稀释度之间的相应距离比例（proportionate distance，PD）：

$$PD=\frac{\text{高于50\%的CPE百分比}-50\%}{\text{高于50\%的CPE百分比}-\text{低于50\%的CPE百分比}}$$

确定50%感染的高临界稀释度的对数；应用Reed-Muench公式计算$TCID_{50}$：

$$\lg(TCID_{50})=\lg(\text{高于50\%的CPE百分比对应的病毒稀释度})+PD\times\lg\text{稀释度间倍数}$$

病毒稀释度	攻毒孔数	出现CPE孔数（包括部分病变和完全病变）	未出现CPE孔数	出现CPE累计孔数（包括部分病变和完全病变）	未出现CPE累计孔数	总计	CPE比例	CPE百分数
10^{-4}	8	8	0	26	0	26	26/26	100%
10^{-5}	8	8	0	18	0	18	18/18	100%
10^{-6}	8	7	1	10	1	11	10/11	90%
10^{-7}	8	3	5	3	6	9	3/9	33.3%
10^{-8}	8	0	8	0	14	14	0/14	0%

根据上述PD和$TCID_{50}$计算公式：

$$PD=(90\%-50\%)/(90\%-33.3\%)=0.7$$

$$\lg(TCID_{50})=\lg10^{-6}+0.7\times\lg10^{-1}=-6.7$$

得到$TCID_{50}=10^{-6.7}/0.1$ ml，即每0.1 ml病毒原液含$10^{6.7}$ $TCID_{50}$。

2. 细胞攻毒和样品抑制活性评价

96孔细胞培养同前，设置正常对照组、模型对照组、模型+样品组和模型+阳性药组。在细胞攻毒阶段，除正常对照组使用不含流感病毒的空白培养基，其他均用含流感病毒100 $TCID_{50}$的培养基处理，37℃ 5% CO_2继续培养72小时，结晶紫室温染色10分钟，用蒸馏水洗除多余的染色液，加入95%乙醇溶解染色后的生物膜，使用酶标仪检测$OD_{595\,nm}$。

$$\text{待测样品的CPE抑制率（\%）}=\frac{OD_{\text{待测样品}}-OD_{\text{模型对照}}}{OD_{\text{正常对照}}-OD_{\text{模型对照}}}\times100\%$$

其中，$OD_{待测样品}$、$OD_{模型对照}$和$OD_{正常对照}$分别表示待测样品孔、模型对照孔和正常对照孔的吸光度。

四、结果评价

检测样品的不同浓度梯度对应的CPE抑制率%，计算半数抑制浓度IC_{50s}，即CPE抑制率为50%时对应的待测样品浓度。IC_{50s}越低，则待测样品的CPE抑制活性越高。

五、方法评价

基于病毒颗粒滴定法的CPE抑制试验操作简便、成本较低，可通过被病毒感染的细胞形态和细胞生物膜数量，间接地反映样品对感染性病毒颗粒的抑制作用。该方法虽然经典，但也存在耗时长、灵敏度低等局限性。研究人员对上述问题进行了一系列改进，为了提高检测灵敏度或检测不产生CPE的流感病毒（如缺乏NS1基因的流感病毒），使用免疫荧光法检测感染细胞中的流感病毒NP抗原。还有研究人员改进了感染方式，通过气溶胶化发生器将流感病毒悬浮液转化为蒸气，进入密闭的感染室，感染Transwell小室中培养的MDCK细胞，气溶胶化方式使得感染过程更接近于真实世界，是今后体外评价细胞模型的发展方向。

（祖　勉 撰写，刘艾林 审校）

参考文献

ENKHTAIVAN G, KIM D H, PARK G S, et al. Berberine-piperazine conjugates as potent influenza neuraminidase blocker [J]. Int J Biol Macromol, 2018, 119: 1204-1210.

FRIAS-DE-DIEGO A, CRISCI E. Use of crystal violet to improve visual cytopathic effect-based reading for viral titration using $TCID_{50}$ assays [J]. J Vis Exp, 2022 (180): 180-185.

KARAKUS U, CRAMERI M, LANZ C, et al. Propagation and titration of influenza viruses [J]. Methods Mol Biol, 2018, 1836: 59-88.

LI C, FANG J S, LIAN W W, et al. Antiviral effects and 3D QSAR study of resveratrol derivatives as potent inhibitors of influenza H1N1 neuraminidase [J]. Chem Biol Drug Des, 2015, 85 (4): 427-438.

LI C, LIU A L, DU G H. anti-influenza virus activity of stilbene derivatives [J]. Acta Pharmacol Sin, 2013, 34: 151-151.

LIU A L, LIU B, QIN H L, et al. Anti-influenza virus activities of flavonoids from the medicinal plant [J]. Planta Med, 2008, 74 (8): 847-851.

LIU A L, SHU S H, QIN H L, et al. Anti-influenza viral activities of constituents from Caesalpinia sappan [J]. Planta Med, 2009, 75 (4): 337-339.

LIU A L, WANG H D, LEE S M Y, et al. Structure-activity relationship of flavonoids as influenza virus neuraminidase inhibitors and their in vitro anti-viral activities [J]. Bioorgan Med Chem, 2008, 16 (15):

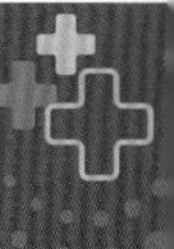

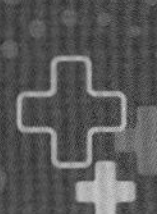

7141-7147.

LIU A L, YANG F, ZHU M A, et al. Anti-influenza viral activities of stilbenoids from the lianas of gnetum pendulum [J]. Planta Med, 2010, 76 (16): 1874-1876.

LIU J W, ZU M, CHEN K T, et al. Screening of neuraminidase inhibitory activities of some medicinal plants traditionally used in Lingnan Chinese medicines [J]. Bmc Complem Altern M, 2018, 18 (1): 102.

TANG L, YAN H, WU W, et al. Synthesis and anti-influenza virus effects of novel substituted polycyclic pyridone derivatives modified from baloxavir [J]. J Med Chem, 2021, 64 (19): 14465-14476.

WANG T E, CHAO T L, TSAI H T, et al. Chang SY. differentiation of cytopathic effects (CPE) induced by influenza virus infection using deep convolutional neural networks (CNN) [J]. PLoS Comput Biol, 2020, 16 (5): e1007883.

XIAO M W, XU J J, LIN D, et al. Design, synthesis, and bioassay of 4-thiazolinone derivatives as influenza neuraminidase inhibitors [J]. Eur J Med Chem, 2021, 213: 113161.

XU L J, JIANG W, JIA H, et al. Discovery of multitarget-directed ligands against influenza A virus from compound Yizhihao through a predictive system for compound-protein interactions [J]. Front Cell Infect Mi, 2020, 10: 16.

ZU M, LI C, FANG J S, et al. Drug discovery of host CLK1 inhibitors for influenza treatment [J]. Molecules, 2015, 20 (11): 19735-19747.

ZU M, YANG F, ZHOU W L, et al. Anti-influenza virus and anti-inflammatory activities of theaflavin derivatives [J]. Antiviral Research, 2012, 94 (3): 217-224.

第十二章 流感病毒感染小鼠模型及药效评价

一、引言

抗病毒药物在控制病毒传播过程中发挥了重要作用，基于动物模型的临床前评价结果可为抗病毒药物的研发提供数据支撑。病毒感染动物模型可模拟绝大部分病毒感染人体的相关症状，多种动物模型也用于抗流感药物研究，包括小鼠、雪貂、豚鼠、棉鼠、叙利亚金黄地鼠、马、鸡和非人灵长类，不同的动物模型在流感病毒易感性、病毒感染后相关临床症状的显现等方面存在差异，其中除叙利亚金黄地鼠和豚鼠之外，其他动物感染流感病毒均可表现临床症状。在实际研究中，应根据需要回答的科学问题和需要输出的结果类型选择合适的动物模型。

二、目的和原理

以流感病毒感染小鼠模型为例，小鼠广泛用于流感病毒研究，主要不足在于小鼠对流感病毒天然不敏感，多种流感病毒株需在小鼠体内适应性增殖后形成鼠肺适应株才易感染小鼠。小鼠通过鼻腔接种感染流感病毒后，病毒在体内快速增殖，同时小鼠可表现出一系列临床症状，包括体重降低、自动活动能力下降、外表改变（竖毛、皮肤苍白等）、存活能力下降、部分出现神经系统症状等。此外，小鼠感染流感病毒后会出现重症肺炎，表现为小鼠呼吸加快，肺充血、肺组织病理改变、肺泡灌洗液中的流感病毒滴度升高等，候选化合物一般通过口服、腹腔注射、肌内注射、鼻内、静脉注射等途径给药，通过评价上述临床症状指标，考察候选化合物的体内抗病毒活性。

三、操作步骤

1. 实验动物

无特定病原体的雄性BALB/c小鼠，体重为18～22 g，购于维通利华公司。造模前48小时环境适应性生长，自由摄食与饮水。动物实验方案需获得所在单位动物伦理委员会批准。

2. 动物攻毒与给药

小鼠分为正常对照组、模型组、给药组和阳性药组、药物安全性对照组，每组8～12只。小鼠经乙醚麻醉，除正常对照组和药物安全性对照组，其他组小鼠迅速经鼻

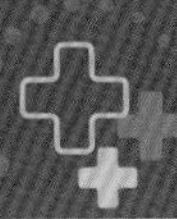

腔滴入100 μl 5LD_{50} μl（LD_{50}为病毒感染小鼠引起的半数致死量）流感病毒A/PR/8/34。阳性药选用奥司他韦（10 mg/kg），候选化合物一般设置低（10 mg/kg）、中（30 mg/kg）、高（100 mg/kg）3个给药剂量，每隔12小时给药1次，连续给药5天。

3. 观察指标

（1）观察病毒感染后21天的小鼠存活情况。记录小鼠的体重，绘制生存曲线。

（2）动脉血氧饱和度（SaO_2）检测。用Biox 3800脉搏血氧仪（Ohmeda，Louisville，OH）检测SaO_2。采用耳探头置于小鼠大腿上，每只动物稳定30秒后进行读数。小鼠攻毒后第3～11天，每天检测所有组的SaO_2。若实验过程中动物死亡，则将其SaO_2数值记为最低值75%。

（3）肺实变检测。主要包括肺质量和肺指数，感染后1天、3天、6天，每个时间点每组取3只小鼠，处死，取出肺组织，称重，以下列公式计算肺指数：

$$\text{肺指数}=\frac{\text{肺湿重}}{\text{体重}}\times 100\%$$

（4）肺组织病理切片HE染色。感染后1天、3天、6天，每个时间点每组取3只小鼠，处死，取出肺组织，立即用4%多聚甲醛固定，石蜡包埋，切片，HE染色和拍照。

（5）肺组织病毒载量检测。感染后1天、3天、6天，每个时间点每组取3只小鼠，处死，取出肺组织，立即冻存。利用病毒滴定法或RT-PCR法检测肺组织中的病毒载量，RT-PCR法需提取肺组织总RNA，并利用试剂盒逆转录为cDNA，基于流感病毒NA、HA、NP或M2基因设计引物，考察肺组织中流感病毒基因的相对表达水平。

四、结果评价

与正常对照组相比，模型组的摄食量下降，表示小鼠感染流感病毒后状态不佳；与模型组相比，给药组改善小鼠的摄食量，说明候选化合物具有一定的保护作用。平均生存时间越长，存活率越高，动脉血氧饱和度越高，说明药物对流感病毒感染的保护作用越强。肺指数越低，肺组织HE染色切片中出现充血、出血、水肿、炎症细胞募集和渗出等炎性病变的程度越轻，肺组织的病毒载量越低，说明药物对流感病毒感染的保护作用越强。

五、方法评价

流感病毒感染小鼠模型在研究流感病毒的发病机制、传播特性以及评价药物效果方面具有重要价值。小鼠作为流感病毒感染动物模型的优势在于成本较低，与其他动物模型相比，小鼠的购买、饲养和繁殖成本较低；体积小，易于实验操作和存储；BALB/c等近交系小鼠具有一致的遗传背景，便于观察流感病毒感染后的疾病进展和病理变化。局限性在于：①与人类感染后的症状不完全相同，例如小鼠不会出现明显的发热症状；②流感病毒在部分小鼠品系中的传播能力有限，需要特定的适应株才能有效传播；③病理损伤类型相对局限，与人类流感的广泛肺部病变有所不同；④某些研究需使用C57BL/6或BALB/c等特定的小鼠品系，这些品系对流感病毒的反应可能与其他小鼠品系不同；⑤病理反应受感染方式影响，不同的感染方式（如滴鼻和气溶胶）可能导致不同的感染特点和疾病症状。因此，研究人员需根据具体研究目的选择合适的动物模型。

（祖　勉 撰写，刘艾林 审校）

参考文献

CACERES C J, SEIBERT B, CARGNIN FACCIN F, et al. Influenza antivirals and animal models [J]. FEBS Open Bio, 2022, 12 (6): 1142-1165.

GAALOUL BEN HNIA N, KOMEN M K, WLASCHIN K F, et al. Intranasal antisepsis to reduce influenza virus transmission in an animal model [J]. Influenza Other Respir Viruses, 2023, 17 (1): e13035.

KIDO H, INDALAO I L, KIM H, et al. Energy metabolic disorder is a major risk factor in severe influenza virus infection: proposals for new therapeutic options based on animal model experiments [J]. Respir Investig, 2016, 54 (5): 312-319.

LI C, XU L J, LIAN W W, et al. Anti-influenza effect and action mechanisms of the chemical constituent gallocatechin-7-gallate from Benth [J]. Acta Pharmacol Sin, 2018, 39 (12): 1913-1922.

NGUYEN T Q, ROLLON R, CHOI Y K. Animal models for influenza research: strengths and seaknesses [J]. Viruses, 2021, 13 (6): 1011.

OSUNSANMI F O, YOTWANA L, MOSA R A, et al. antiviral, antioxidant and antipyretic activity of three South Africa medicinal plants crude extracts [J]. B Latinoam Caribe Pl, 2022, 21 (5): 620-630.

PIZZORNO A, ABED Y, RHÉAUME C, et al. Oseltamivir-zanamivir combination therapy is not superior to zanamivir monotherapy in mice infected with influenza A (H3N2) and A (H1N1) pdm09 viruses [J]. Antiviral Res, 2014, 105: 54-58.

SHIN W J, CHOI S, SEONG B L. What are the considerations when selecting a model for influenza drug discovery? [J]. Expert Opin Drug Discov, 2023, 18 (1): 1-3.

SIDWELL R W, BARNARD D L, DAY C W, et al. Efficacy of orally administered T-705 on lethal avian influenza A (H5N1) virus infections in mice [J]. Antimicrob Agents Chemother, 2007, 51 (3): 845-851.

THANGAVEL R R, BOUVIER N M. Animal models for influenza virus pathogenesis, transmission, and immunology [J]. J Immunol Methods, 2014, 410: 60-79.

ZHAO J, XU L, BAI Y, et al. The efficacy and mechanism of salmeterol against influenza A virus in vitro and in vivo [J]. Int Immunopharmacol, 2023, 119: 110226. DOI: 10.1016/j.intimp.2023.110226.

第十三章 RT-PCR检测技术

一、引言

基于病毒基因组扩增和定量的方法对于检查样本中的流感病毒非常重要，即使样本中不含感染性病毒颗粒，该方法依然有效。实时定量PCR（RT-PCR）作为常用方法，快速、特异性强且灵敏度高，常用于大批量样品，也称为qPCR。在鉴定流感病毒和对病毒基因组进行定量时，在流感病毒HA和NA具有抗原多样性的前提下，可检出不同亚型流感病毒的方法更具优势。流感病毒M基因片段更具保守性，因此设计并合成M基因的引物，利用RT-PCR，即可检测所有亚型流感病毒。在质控环节，应设置包含流感病毒的阳性对照。在定量方法中，系列浓度的标准品应与待测样品平行检测，以保证标准曲线的浓度范围适用于样品。实时PCR技术具有高灵敏度、高特异性、快速和自动化等优点，广泛应用于病原体检测、基因表达分析、遗传病筛查等领域。

二、目的和原理

实时聚合酶链反应（real-time polymerase chain reaction，qPCR）是一种用于定量分析目标核酸序列的实验技术，在传统PCR的基础上增加了荧光检测系统，可在PCR扩增过程中实时监测反应体系的荧光信号的强度变化，从而实现对目标RNA的定量分析。对于RNA样本，首先通过逆转录将其转换为cDNA，根据目标序列设计合成特异性上游和下游引物，向反应体系中加入荧光标记的探针或染料，其中探针法使用带有荧光标记的特异性寡核苷酸探针，该探针与目标序列互补，并在探针中央带有一个荧光标记和一个荧光淬灭剂；染料法使用SYBR Green荧光染料，可结合至所有双链DNA上，只有在双链形成后才发出荧光。在PCR反应的每个循环中，通过荧光检测系统实时监测荧光信号强度，荧光信号强度增加与PCR产物的量成正比。在数据分析环节，设定一个荧光信号强度的阈值，记录荧光信号超过该阈值的循环次数（cycle threshold，Ct），Ct值越小，表示起始模板量越多。可通过已知浓度的标准品制作标准曲线，用于计算未知样本中目标序列的绝对值。

三、操作步骤

1. 提取流感病毒RNA

利用Trizol试剂或试剂盒抽提组织或细胞样本的病毒RNA。以试剂盒为例，按照操作说明，从140 μl病毒样本混合物中抽提出60 μl RNA样本。

2. 合成流感病毒RNA的cDNA链

当处理多个样本时，依照表8.1中的加入比例，需准备两种反应混合物，第一种包括随机引物、dNTPs和提取的RNA样本；65℃ 5分钟，冰浴至少1分钟。准备第二种混合物，包括5×first-strand buffer、0.1mol/L DTT、核酸酶抑制剂以及SuperScript Ⅲ逆转录酶，混匀后与RNA-dNTP-primer混合物，吹打混匀。25℃ 5分钟；50℃ 60分钟；70℃ 15分钟以灭活逆转录酶（表13.1）。

表13.1 逆转录反应体系（20 μl）

反应组分	体积（μl）	终浓度
Viral RNA	11	Varied
Random hexamers（50 μmol/L）	1	2.5 μmol/L
dNTP mix（10 mmol/L each）	1	0.5 mmol/L
5× first-strand buffer	4	1×
0.1 mol/L DTT	1	5 mmol/L
Rnasin ribonuclease inhibitor（40 U/μl）	1	2 U/μl
SuperScript III reverse transcriptase（200 U/μl）	1	10 U/μl

3. 基于cDNA链启动qPCR反应

（1）为了明确每个样品中流感病毒基因拷贝的绝对值，包含流感病毒扩增子的质粒作为标准品，对其进行10倍倍比稀释，形成1×10^{1}～1×10^{7}共计7个流感病毒拷贝浓度梯度，将其作为系列标准品，与待测样品平行进行qPCR反应。

（2）每个cDNA待测样本或质粒标准品设置3个平行孔，依照表13.2配制qPCR反应混合物，将master mixes与引物混匀，加至MicroAmp®反应管中，最后加入cDNA样本或质粒标准品。

表13.2 qPCR反应体系（20 μl）

反应组分	体积（μl）	终浓度
2× FastPlus EvaGreen master mix	10	1×
Forward primer（10 μmol/L）	0.4	0.2 μmol/L
Forward primer（10 μmol/L）	0.4	0.2 μmol/L
H_2O	6.7	Not applicable
cDNA	2.5	Variable

以流感病毒M基因片段为例，引物序列参考如下：

M30F2/08：5′-ATGAGYCTTYTAACCGAGGTCGAAACG-3′

M264R3/08：5′-TGGACAAANCGTCTACGCTGCAG-3′

（3）将反应混合物置于荧光实时定量PCR仪中，启动qPCR反应，在下列反应条件下进行40个循环（表13.3）。

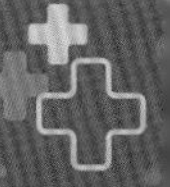

表13.3 qPCR反应程序

反应程序	温度（℃）	时间（s）	循环数
Enzyme activation	95	300	1
Denaturation	95	15	40
Denaturation	60	60	

4. 结果

反应结束后，观察每个样品和标准品的反应扩增曲线，根据系统返回的Ct值和标准曲线，计算每个样本中的流感病毒拷贝数量。若计算病毒基因的相对表达量，则不需要跑标准品，每个样本在扩增目的基因时，同时扩增内参基因actin，采用$2^{-\Delta\Delta Ct}$法计算目的基因的相对表达量。

四、结果评价

以流感病毒M基因序列片段的相对表达量计算为例，代入公式$2^{-\Delta\Delta Ct}$，通过两次Ct值作差，其中ΔCt值是目标基因的Ct值与内参基因的Ct值的差值，由于内参基因的表达通常被认为是稳定且不受实验条件影响的，因此ΔCt值可以消除样本之间的差异；ΔΔCt值是实验组的ΔCt值与对照组（或校准样本）的ΔCt值的差值，这个值反映了目的基因在实验组与对照组之间的表达差异。使用公式$2^{-\Delta\Delta Ct}$计算每个样本的相对表达量，这个值表示实验样本相对于参照样本的目标基因表达水平的变化倍数。在药物抗流感病毒活性评价试验中，将模型组样本作为参照样本，其他作为实验样本，值越低，表示实验样本中的病毒拷贝相对越低，若给药组中的M基因相对表达量越低，则表示药物对流感病毒复制的抑制作用越强。

五、方法评价

RT-PCR作为一种高度灵敏和特异性强的核酸检测技术，广泛用于病原体检测，该方法仅需极少量的流感病毒核酸，大大提高了检测下限；通过设计特异性引物和探针，qPCR可准确检测流感病毒的具体种和株，也设计通用型引物检测所有亚型；批内和批间差异小，具有较好的重复性；且qPCR操作简便快速，适于大规模样品筛选。

尽管如此，RT-PCR仍存在以下应用局限：①不同RNA样本的逆转录效率可能不同，影响结果的准确性；②在相对定量实验中，选择合适的内参基因是关键，有时难以找到不受实验条件影响的内参基因；③实验成本相对较高，限制了该技术在不发达地区的广泛应用。

总之，qPCR作为一种强大的病原体检测工具，其在未来的发展中将与其他新兴技术相结合，如qPCR与数字PCR、CRISPR/Cas技术等其他分子生物学技术的结合，将提供更全面的病原体检测方案。此外，通过不断改进qPCR仪的硬件性能，使其自动化和微型化程度不断提升，使其适用于现场快速检测和资源有限的环境，为病原体检测提供更为准确、快速和经济的解决方案。

（祖　勉 撰写，刘艾林 审校）

参考文献

BAO H, MA Y, SHI J, et al. Evaluation and application of a one-step duplex real-time reverse transcription polymerase chain reaction assay for the rapid detection of influenza A (H7N9) virus from poultry samples [J]. Arch Virol, 2015, 160 (10): 2471-2477.

HACKETT H, BIALASIEWICZ S, JACOB K, et al. Screening for H7N9 influenza A by matrix gene-based real-time reverse-transcription PCR [J]. J Virol Methods, 2014, 195: 123-125.

KANG X, WU W, ZHANG C, et al. Detection of avian influenza A/H7N9/2013 virus by real-time reverse transcription-polymerase chain reaction [J]. J Virol Methods, 2014, 206: 140-143.

LEBLANC J J, ELSHERIF M, MULPURU S, et al. Validation of the Seegene RV15 multiplex PCR for the detection of influenza A subtypes and influenza B lineages during national influenza surveillance in hospitalized adults [J]. J Med Microbiol, 2020, 69 (2): 256-264.

LEE H K, LOH T P, LEE C K, et al. A universal influenza A and B duplex real-time RT-PCR assay [J]. J Med Virol, 2012, 84 (10): 1646-1651.

LI Y, WU T, QI X, et al. Simultaneous detection of hemagglutinin and neuraminidase genes of novel influenza A (H7N9) by duplex real-time reverse transcription polymerase chain reaction [J]. J Virol Methods, 2013, 194 (1-2): 194-196.

LIU J W, ZU M, CHEN K T, et al. Screening of neuraminidase inhibitory activities of some medicinal plants traditionally used in Lingnan Chinese medicines [J]. Bmc Complem Altern M, 2018, 18 (1): 102.

PANNING M, EICKMANN M, LANDT O, et al. Detection of influenza A (H1N1) v virus by real-time RT-PCR [J]. Euro Surveill, 2009, 14 (36): 19329.

ZHANG Y, MAO H, YAN J, et al. Development of novel AllGlo-probe-based one-step multiplex qRT-PCR assay for rapid identification of avian influenza virus H7N9 [J]. Arch Virol, 2014, 159 (7): 1707-1713.

ZU M, YANG F, ZHOU W L, et al. anti-influenza virus and anti-inflammatory activities of theaflavin derivatives [J]. Antiviral Research, 2012, 94 (3): 217-224.

第十四章 炎症因子检测

一、引言

细胞因子是由细胞分泌的一种小蛋白质，是介导细胞间通信的必要组分，然而过多的细胞因子将引起严重的免疫病理损伤。重症流感引起的死亡病例多与细胞因子风暴相关，细胞因子处于细胞因子风暴的核心。流感病毒是一种负链单链RNA病毒，病毒复制需要病毒RNA聚合酶基于病毒基因组产生信使RNA。宿主细胞细胞质中的病毒RNA可激活3条免疫通路：维甲酸诱导基因1（Retinoic acid induced gene-1，RIG-I）蛋白、Toll样受体家族成员（TLR，主要包括TLR3和TLR7）和Nod样受体家族成员（NLR），上述免疫通路可启动针对流感病毒的内源性免疫应答。当病毒RNA结合至RIG-I解旋酶结构域，可诱导其与线粒体抗病毒信号蛋白（MAVS）发生相互作用，MAVS可进一步诱导产生Ⅰ型和Ⅲ型干扰素，并激活NF-κB，其中Ⅰ型干扰素由上皮细胞、内皮细胞和肺泡巨噬细胞产生，可上调多种干扰素刺激基因的表达，并启动下游抗病毒应答。病毒RNA可通过MAVS和NLR激活炎症小体，促进IL-1β和IL-18的释放。在适应性免疫应答阶段，不同类型的T淋巴细胞和2型内源性淋巴细胞（ILC2）被激活和调控。上述反应均可促进病毒清除，若上述反应过于强烈，前炎症细胞因子大量产生，导致不可控的细胞因子风暴形成，进而引发组织器官损伤、全身炎症反应，甚至死亡。以IL-6为例，IL-6是由树突状细胞、巨噬细胞、肥大细胞和其他内源性免疫细胞产生的炎症标志物，其在流感病毒介导的炎症因子风暴中发挥了重要作用。临床研究显示，过量的IL-6与流感重症患者的不良预后密切相关。因此，IL-6、IL-8、IL-1β等炎症因子可作为免疫治疗策略的新靶标。

二、目的和原理

以IL-6检测为例，基于酶联免疫吸附试验（ELISA）检测流感病毒感染细胞模型中细胞培养上清液中IL-6的量。常见ELISA方法包括直接法、间接法、双抗夹心法和竞争法，以双抗夹心法为例，反应原理为被检测的抗原包被在两个抗体之间，其中一个抗体（捕获抗体）将目标细胞因子固定于固相载体上，基于抗原-抗体反应使得样本中的目标细胞因子（抗原）与固相化的捕获抗体特异性结合，通过加入酶标记的抗体（检测抗体），可识别并结合到目标细胞因子的另一个抗原表位，最后加入酶底物，底物在酶催化作用下发生颜色反应，进一步级联放大抗原-抗体反应，可实现对体系中微量细胞因子的灵敏检测。

三、操作步骤

（1）A549细胞以3×10^4的密度接种于96孔细胞培养板，37℃ 5% CO_2培养过夜，待细胞生长至90%～95%融合。设置正常对照组、模型组、给药组和阳性药对照组。给药组设置高、中、低3个浓度，基于前期药物细胞毒性评价结果，选择3个不产生明显细胞毒性的浓度作为给药浓度。流感病毒A/PR/8/34以MOI 0.1感染A549细胞，24 h后，吸取细胞上清，以商品化ELISA试剂盒（购自四正柏生物科技有限公司）检测IL-6浓度。重复检测2次。

（2）试剂盒组成：包括预包被抗人源IL-6单克隆抗体的微孔板、生物素偶联抗人源IL-6检测抗体、链霉亲和素-HRP、冻干人源IL-6标准品等。

（3）预实验摸索样品稀释比例和绘制标准曲线。根据试剂盒操作说明，将冻干人源IL-6标准品配成系列浓度，制备标准曲线，考察线性区间范围。同时摸索模型组细胞培养孔上清液的稀释倍数，分别将原液、稀释5倍、稀释25倍和稀释125倍4个浓度加入固相反应孔中，考察使样品的检测结果位于标准曲线的线性范围。

（4）正式实验：根据预实验结果，对各组样品进行适当稀释，同时检测标准品，根据标准曲线返回待测样品的浓度，再将返回值乘以稀释倍数，即得到原始样品的IL-6的浓度。

四、结果评价

基于ELISA检测的IL-6浓度是绝对值，其数值可反映细胞的炎症状态。与正常对照组相比，模型组的IL-6浓度升高，说明病毒感染使细胞出现炎症反应；与模型组相比，给药组的IL-6浓度降低，说明待测样品可在一定程度上抑制流感病毒诱导的炎症反应，IL-6浓度越低，药物的抗炎效果越好。

五、方法评价

ELISA检测方法的优势包括结果准确客观，检测范围宽，利用酶放大信号的能力，从而提高灵敏度，以及可以选择多种检测方法，如比色法、荧光法和化学发光法，以适应不同的实验需求。该方法也存在交叉反应、背景信号偏高等不足，因此实验中需要认真进行样品制备和优化多种缓冲液，以及对特异性抗体选择的要求较为严苛，这些都是在进行ELISA时需要考虑的因素。

（祖　勉 撰写，刘艾林 审校）

参考文献

GU Y, ZUO X, ZHANG S, et al. The mechanism behind influenza virus cytokine storm [J]. Viruses, 2021, 13 (7): 1362.

GUO X J, THOMAS P G. New fronts emerge in the influenza cytokine storm [J]. Semin Immunopathol, 2017, 39 (5): 541-550.

KANG J, LIU C, WANG H Q, et al. Studies on the bioactive flavonoids isolated from benth [J]. Molecules, 2014, 19 (4): 4479-4490.

LIU Q, ZHOU Y H, YANG Z Q. The cytokine storm of severe influenza and development of immunomodulatory therapy [J]. Cell Mol Immunol, 2016, 13 (1): 3-10.

TEIJARO J R. The role of cytokine responses during influenza virus pathogenesis and potential therapeutic options [J]. Curr Top Microbiol Immunol, 2015, 386: 3-22.

WEI F, GAO C, Wang Y. The role of influenza A virus-induced hypercytokinemia [J]. Crit Rev Microbiol, 2022, 48 (2): 240-256.

XIE Y, YU Y, ZHAO L, et al. Specific cytokine profiles predict the severity of influenza A pneumonia: a prospectively multicenter pilot study [J]. Biomed Res Int, 2021, 2021: 9533044.

YANG F, ZHOU W L, LIU A L, et al. The protective effect of 3-deoxysappanchalcone on influenza virus-induced apoptosis and inflammation [J]. Planta Med, 2012, 78 (10): 968-973.

ZHANG L, CHENG Y X, LIU A L, et al. Antioxidant, anti-inflammatory and anti-influenza properties of components from chaenomeles [J]. Molecules, 2010, 15 (11): 8507-8517.

ZU M, YANG F, ZHOU W, et al. In vitro anti-influenza virus and anti-inflammatory activities of theaflavin derivatives [J]. Antiviral Res, 2012, 94 (3): 217-224.

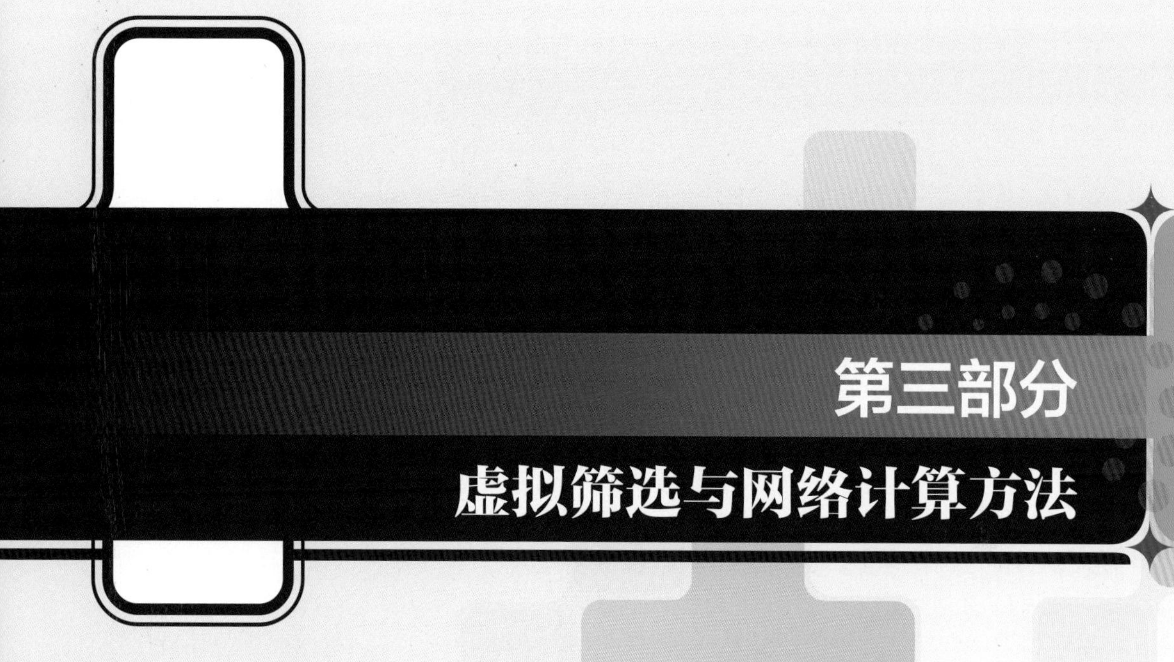

第三部分

虚拟筛选与网络计算方法

第十五章 虚拟筛选的计算资源介绍

第一节 引 言

在过去的1个世纪中，已有大约500个药物靶标被鉴定出来。从20世纪末的分子生物学革命到21世纪人类基因组的发展和应用，未来10年将有1000个以上的新靶标得到鉴定。当前，已知的有机小分子（主要包括中药中存在的天然产物和合成化合物）数量约为2000万个。如果基于表型对所有的小分子进行筛选，而不通过靶标的定向筛选，首创小分子药物（first-in-class drugs）发现过程需要更长的时间，耗费巨大的经费。

20世纪90年代的组合化学和大规模随机筛选技术是基于庞大的样品库来实现药物发现过程（IC_{50}<10 mmol/L），筛选出来的苗头化合物（hits）需要通过多种活性评价实验，确定为先导化合物（lead compound）。因此，先导化合物是通过高通量筛选（high-throughput screening，HTS）的方法得到的。而对于某些靶标而言，高通量筛选的结果不符合研究者的预期，因此针对每个特定的靶靶标结构，为了实现在短时间内获得活性化合物的线索，借助计算机技术，将研究目标从数百万个化合物集中缩减到数百个化合物，从而提高筛选化合物的速度和效率。虚拟筛选（virtual screening，VS）应运而生。

虚拟筛选分为基于结构的虚拟筛选（structure-based virtual screening，SBVS）和基于配体的虚拟筛选（ligand-based virtual screening，LBVS）。SBVS是基于现有计算机辅助的技术和算法，针对疾病特定靶标（生物大分子、激酶、受体、非编码RNA、蛋白质复合物和转运蛋白等）的三维结构，从现有天然产物库、小分子化学库中筛选与靶标结合的苗头化合物；LBVS是指基于配体的结构信息，发现先导化合物的方法。主要方法是定量构效关系（2D-QSAR和3D-QSAR）模型、相似性搜索（子结构搜索、分子指纹方法和形状相似性方法）和药效团模型（基于配体的药效团和基于受体的药效团）。虚拟筛选的目的是从千万级乃至更多的分子中发现有苗头的化合物，极大降低实验筛选化合物的数量，缩短开发周期，节省研发经费。

虚拟筛选不仅需要大数据和高性能计算（HPC）的支撑，同时还需要构建虚拟化学库和靶标库。同时，界面友好的web工具可用于辅助科学家进行虚拟筛选研究。本章节将对虚拟筛选常用的数据库进行详细介绍，主要从化合物库资源、靶标库资源以及虚拟筛选在线工具三个方面展开。

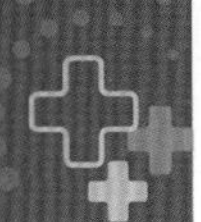

第二节　化合物库资源

一、小分子虚拟库

（1）DrugBank：DrugBank是药物研究的重要资源，提供全面可靠的药物数据，可自由访问或轻松进行软件集成。DrugBank提供有关药物分子及其机制的全面信息，包括药物作用的生物活性信息、药物靶标的相互作用信息等。第1版DrugBank于2006年发布，目前DrugBank 5.0中纳入的数据数量相较于先前版本已大幅增加。例如数据库中批准的（美国食品药品监督管理局、加拿大卫生部、欧洲药品管理局等）药物数量从1836种增加到2358种，报告的Ⅰ/Ⅱ/Ⅲ期研究药物数量从1219种增加到4501种，有质谱（MS）和核磁共振（NMR）谱的药物数量从690种增加到3620种，药物-药物相互作用的数量从14 150种增加到365 984种，药物基因组和单核苷酸多态性（SNP）相关药物效应的数量从201种增加到5993种。DrugBank的查询界面见图15.1。

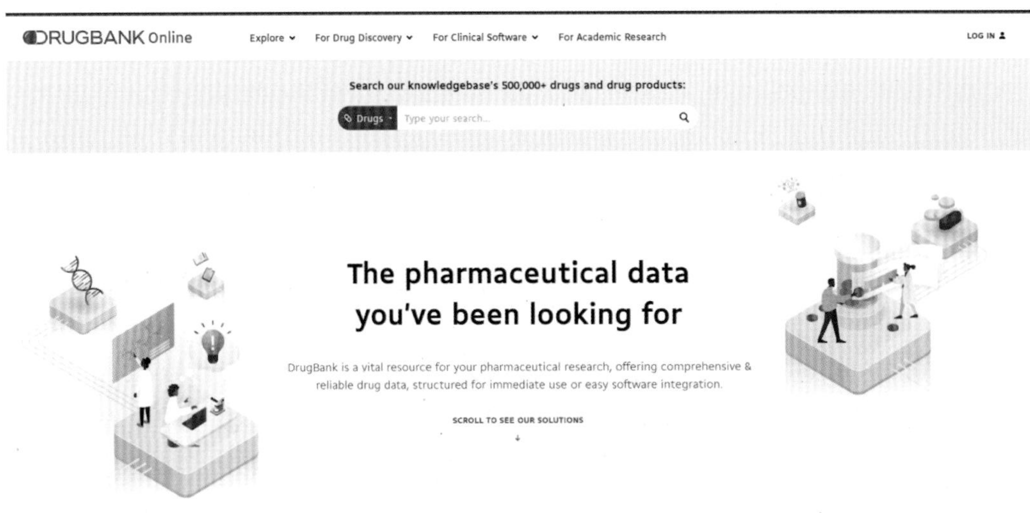

图15.1　DrugBank查询界面（https://go.drugbank.com/）

（2）ChEMBL：ChEMBL是一个高质量的、大规模的、开放的、FAIR（可查找性、可访问性、互操作性和可重用性）和全球核心的具有类药性质的生物活性分子的生物数据资源。自2019年更新以来，ChEMBL通过合并来自储户的多个新数据集，现在的生物活性数据略多于从文献中提取的数据。此外，最新发布的ChEMBL中添加了新的专利生物活性数据，并引入了各种新功能，包括天然产物相似性评分、天然产物的更新标志、化学探针的新标志，以及270 000多生物活性测量的作用类型的初始注释。ChEMBL数据库的数据量统计见图15.2，其查询界面见图15.3。

Current Release: ChEMBL 34
Provided under a Creative Commons Attribution-ShareAlike 3.0 Unported license
Last Update on 2024-03-28 | Release notes
Long-term data preservation

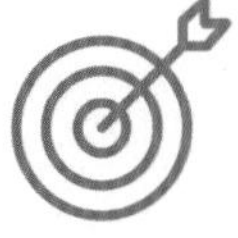
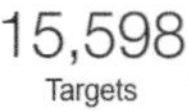

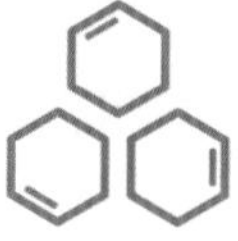
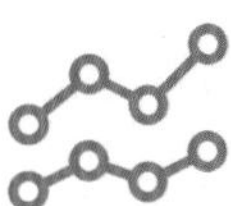
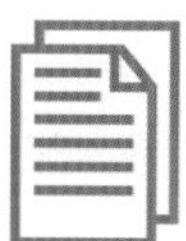
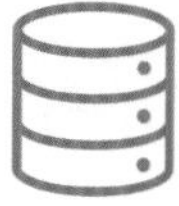

2,431,025 Distinct compounds | 20,772,701 Activities | 89,892 Publications | 262 Deposited Datasets

图 15.2 ChEMBL 数据量

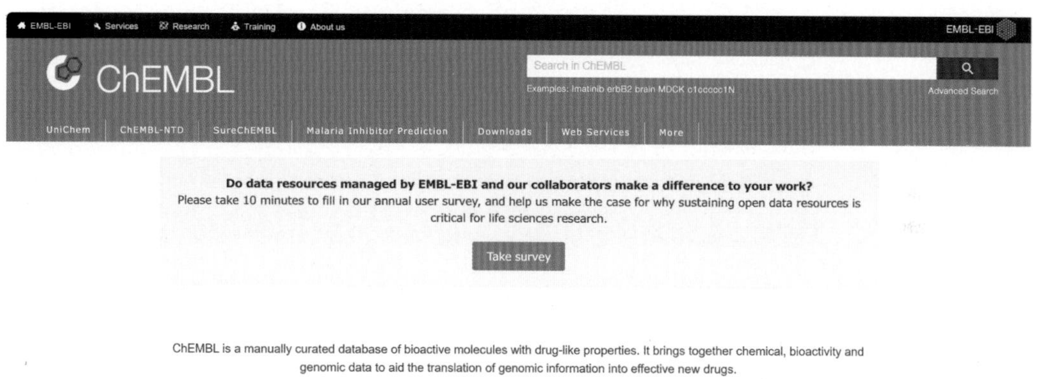

图 15.3 ChEMBL 查询界面（https://www.ebi.ac.uk/chembl/）

（3）BindingDB：BindingDB是一个可公开访问的实验性小分子-蛋白质相互作用数据数据库，其收集的100多万条数据主要来自文献和专利。BindingDB提供浏览和搜索感兴趣数据的高级搜索工具，它可以交叉搜索多种查询类型，包括文本、化学结构、蛋白质序列和数值亲和力等内容。BindingDB数据库可以提供化合物的ZINC目录，并为生物活性化合物结合的蛋白质靶标和已知序列的新蛋白质结合的化合物生成预测的工具，例如从BindingDB中提取的数百个同源配体系列的结合数据，这些数据被广泛用于验证药物设计方法学中。基于此，数据库支持通过最大化学相似性、二元核判别和支持向量机方法进行虚拟化合物筛选。同时，BindingDB数据库也支持药物发现、药理学及其相关领域的研究、教育和实践。截至2024年7月，BindingDB共有130万个化合物和9300个靶标，共290万条数据。其中，638 000个化合物和4500个靶标的1 372 000条数据由BindingDB人工收集。BindingDB是FAIR共享资源。BindingDB的查询界面见图15.4。

（4）PubChem：PubChem是被广泛使用的化学信息资源，为科学界和公众服务，每月拥有数百万的用户。在过去的2年中，PubChem进行了实质性改进。PubChem添加了来自100多个新数据源的数据，包括Thieme Chemistry的化学文献链接、

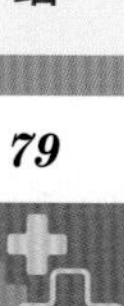

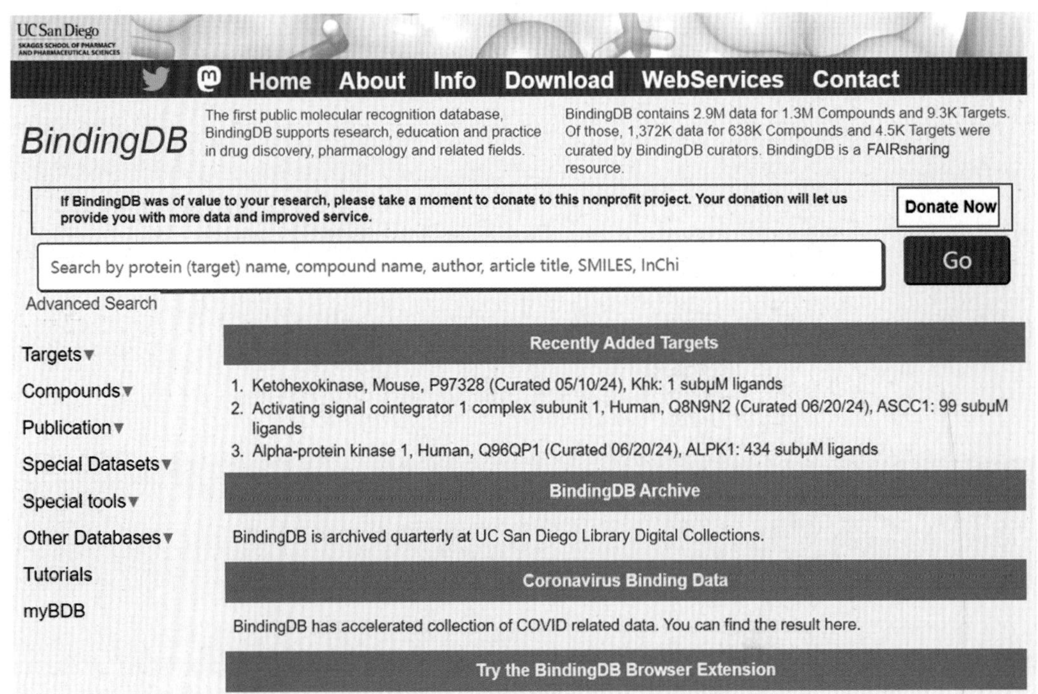

图15.4　BindingDB查询界面（https://www.bindingdb.org/bind/index.jsp）

SpringerMaterials的化学和物理特性链接以及世界知识产权组织（WIPO）的专利链接。PubChem对主页和个人记录页面也进行了更新，以帮助用户更快地找到所需的信息。同时引入了一些新服务，包括PubChem元素周期表和元素页面、路径页面和知识面板。此外，为了应对2019年新型冠状病毒肺炎（COVID-19）的暴发，PubChem创建了一个特殊的数据集，其中包含PubChem中与新冠肺炎和严重急性呼吸综合征冠状病毒2（SARS-CoV-2）相关的数据。目前，PubMed包含超过3.20亿个物质描述、1.18亿个经去重的化学结构和167万个生物测定实验中的2.95亿个生物活性数据（截至2024年7月）。PubChem的查询界面见图15.5。

（5）ZINC：ZINC是一个用于配体发现的免费公共资源。该数据库包含超过2000万个商业上可获得的生物相关分子，这些分子提供现成数据格式及子集下载。该网站还允许按结构、生物活性、物理特性、供应商、目录号、名称和CAS号进行搜索。可以创建、编辑、共享、下载小的自定义子集，并将其传送给供应商进行购买。该数据库是为提高购买成功率而维护和策划的，可在zinc.docking.org上免费获取。ZINC20含有超过2.3亿种可购买的3D结构化合物，供用户进行分子对接。ZINC还含有超过7.5亿种可购买的化合物信息，可以在1分钟内完成类似物搜索。ZINC的查询界面见图15.6。

（6）HMDB：人类代谢组数据库（HMDB）是一个免费使用的数据库，主要包含人体内发现的小分子代谢产物的详细信息。它旨在用于代谢组学、临床化学和生物标志物的发现。该数据库包含或链接3种数据，即化学数据、临床数据和分子生物学/生

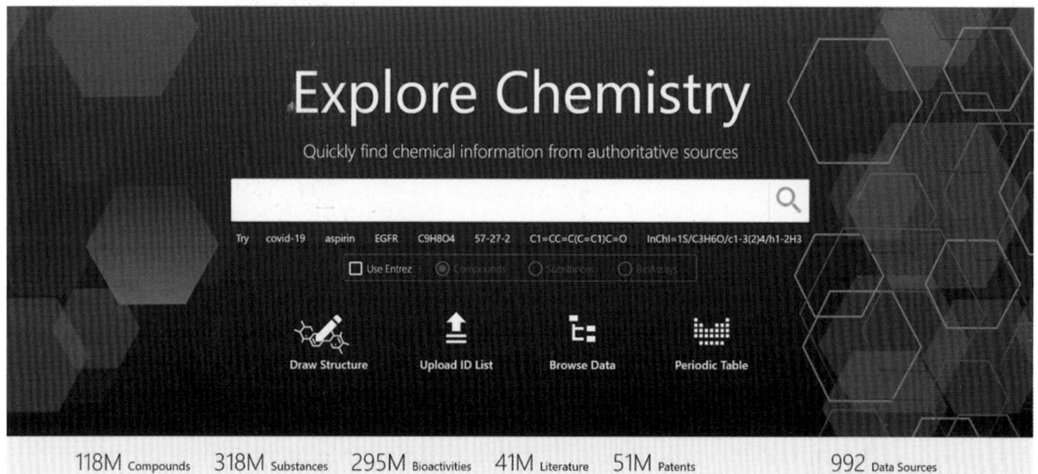

图 15.5　PubChem 查询界面和数据量（https://pubchem.ncbi.nlm.nih.gov/）

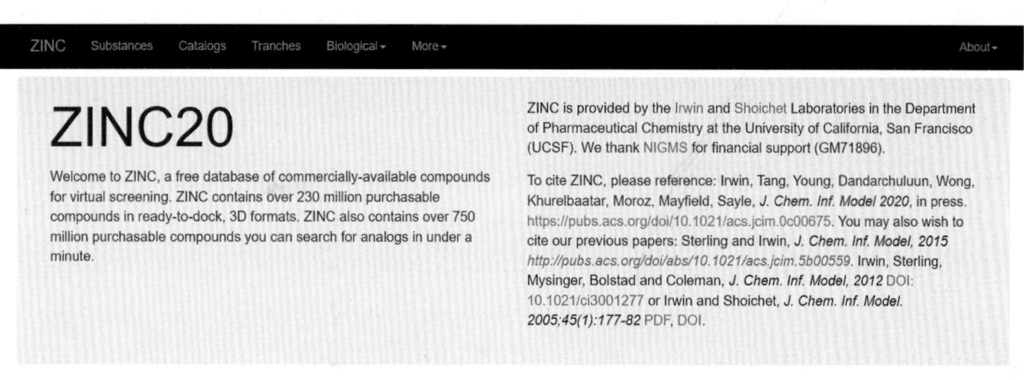

图 15.6　ZINC 查询界面（https://zinc20.docking.org/）

物化学数据，总计22 0945个代谢物条目（包括水溶性和脂溶性代谢物）和8610个蛋白质序列（酶和转运蛋白）。每个代谢卡片（MetaboCard）条目包含130个数据字段，其中2/3的信息属于化学及临床数据，剩余的1/3为酶或生化数据。许多数据字段超链接到其他数据库（KEGG、PubChem、MetaCyc、ChEBI、PDB、UniProt和GenBank）以及超链接各种结构和路径查看小程序。HMDB数据库支持广泛的搜索，包括文本、序列、

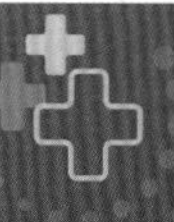

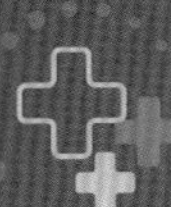

化学结构、MS和NMR光谱查询搜索。另外4个数据库DrugBank、T3DB、SMPDB和FooDB也是HMDB数据库套件的一部分。DrugBank包含约2832种药物和800种药物代谢物的等效信息，毒素及其生物靶标数据库（T3DB）包含约3670种常见毒素和环境污染物的信息，小分子通路数据库（SMPDB）包含约132 335种人类代谢物、药物和疾病途径以及约60 628种其他生物体途径的途径图，而食品科学数据库（FooDB）包含约70 000种食品成分和食品添加剂的等效信息。HMDB的查询界面见图15.7。

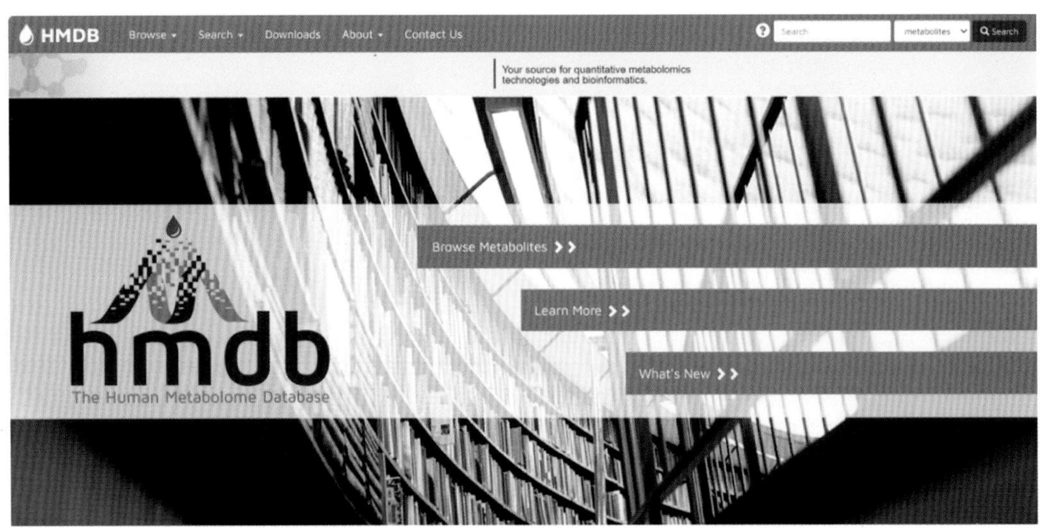

图15.7　HMDB查询界面（https://hmdb.ca/）

（7）SMPDB：小分子通路数据库（SMPDB）是一个交互式可视化数据库，包含仅在人类中发现的30 000多个小分子通路。大多数通路在其他通路数据库中是搜索不到的。SMPDB专门用于支持代谢组学、转录组学、蛋白质组学和系统生物学中的通路阐明和通路发现。它提供了人类代谢通路、代谢性疾病通路、代谢信号通路和药物作用通路的精细详细、完全可搜索的超链接图。所有SMPDB通路包括相关器官、亚细胞区室、蛋白质复合物辅因子、蛋白质复合区位置、代谢物位置、化学结构和蛋白质复合区四级结构的信息。每个小分子都与HMDB或DrugBank中包含的详细描述有超链接关联，每个蛋白质复合物或酶复合物都与UniProt超链接。所有SMPDB通路都附有详细的描述和参考文献，提供了每个图表中所描述的通路、条件或过程的概述。该数据库易于浏览，支持全文、序列和化学结构搜索。用户可以使用代谢物名称、药物名称、基因/蛋白质复合物名称、SwissProt ID、GenBank ID、Affymetrix ID或安捷伦微阵列ID的列表来查询SMPDB。这些查询将生成匹配路径的列表，并突出显示每个路径图上的匹配分子。基因、代谢物和蛋白质复合物浓度数据也可以通过SMPDB的绘图界面可视化。SMPDB的查询界面见图15.8。

小分子虚拟库有很多，除了上述介绍的常用数据库外，常用的品牌化合物库有Chemdiv、Enamine、Lifechemicals、Specs、Chembridge、Maybridge等。部分数据库的数据量和链接列于表15.1中。

SMPDB　Search　Browse SMPDB▾　Search▾　About▾　PathWhiz　Downloads　Contact Us

Wishart Node TMIC　Quantitative metabolomics services for biomarker discovery and validation.

Welcome to the

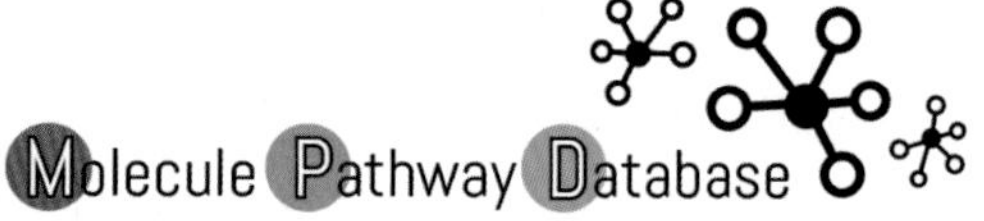

Version 2.0

Brought to you by the creators of the Human Metabolome Database (HMDB) and DrugBank

SMPDB (The Small Molecule Pathway Database) is an interactive, visual database containing more than 30 000 small molecule pathways found in humans only. The majority of these pathways are not found in any other pathway database. SMPDB is designed specifically to support pathway elucidation and pathway discovery in metabolomics, transcriptomics, proteomics and systems biology. It is able to do so, in part, by providing exquisitely detailed, fully searchable, hyperlinked diagrams of human metabolic pathways, metabolic disease pathways, metabolite signaling pathways and drug-action pathways. All SMPDB pathways include information on the relevant organs, subcellular compartments, protein_complex cofactors, protein_complex locations, metabolite locations, chemical structures and protein_complex quaternary structures. Each small molecule is hyperlinked to detailed descriptions contained in the HMDB or DrugBank and each protein_complex or enzyme complex is hyperlinked to UniProt. All SMPDB pathways are accompanied with detailed descriptions and references, providing an overview of the pathway, condition or processes depicted in each diagram. The database is easily browsed and supports full text, sequence and chemical structure searching. Users may query SMPDB with lists of metabolite names, drug names, genes/protein_complex names, SwissProt IDs, GenBank IDs, Affymetrix IDs or Agilent microarray IDs. These queries will produce lists of matching pathways and highlight the matching molecules on each of the pathway diagrams. Gene, metabolite and protein_complex concentration data can also be visualized through SMPDB's mapping interface. All of SMPDB's images, image maps, descriptions and tables are downloadable.

Get started now: ★ Browse Pathways ★

If you like this site, please follow us on Twitter and Facebook.

图 15.8　SMPDB查询界面（https://smpdb.ca/）

表 15.1　小分子虚拟库

小分子虚拟库	类别	数据量	链接
ChemDB	公共	5 million	http://cdb.ics.uci.edu
eMolecules	商业	7 million	http://www.emolecules.com
ChemSpider	公共	26 million	http://www.chemspider.com
ChemBank	公共	1.2 million	http://chembank.broadinstitute.org
NCI Open Database	公共	265 000	http://cactus.nci.nih.gov/ncidb2.2/
SuperDRUG2	公共	4587	http://cheminfo.charite.de/superdrug2
SureChEMBL	公共	17 million	https://www.surechembl.org/
Chimiothèque Nationale	商业	48 370	http://chimiotheque-nationale.enscm.fr/?lang=fr
Drug Discovery Center Collection	商业	340 000	http://www.drugdiscovery.uc.edu/
WOMBAT	商业	263 000	http://www.sunsetmolecular.com
ChemBridge	商业	700 000	http://www.chembridge.com
Specs	商业	240 000	http://www.specs.net
CoCoCo	商业	7 million	http://cococo.unimore.it/tiki-index.php
Asinex	商业	550 000	http://www.asinex.com
Enamine	商业	1.7 million	http://www.enammine.net
Maybridge	商业	56 000	http://www.maybridge.com
ChemDiv	商业	1.5 million	http://www.chemdiv.com
ACD	商业	3.9 million	http://accelrys.com/products/databases/sourcing/avaible-chemicals-directory.html
MDDR	商业	150 000	http://accelrys.com/products/databases/bioactivity/mddr.html

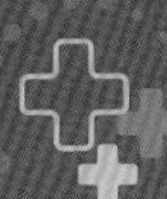

二、天然产物虚拟库

（1）TCMSP：中药系统药理学数据库与分析平台（TCMSP）由《中国药典》注册的499种中草药组成，包含中药化学成分29 384种、靶标3311个、相关疾病837种。TCMSP为药物筛选和评估提供了12个重要的ADME相关信息，如人体口服生物利用度、半衰期、药物相似性、Caco-2渗透性、血脑屏障和*Lipinski's*五规则。TCMSP还提供每种活性化合物的药物靶标和疾病，可以自动建立化合物靶标和靶标疾病网络，让用户查看和分析药物作用机制。平台旨在促进草药的发展，并促进现代医学和传统医学在药物发现和开发中的融合。TCMSP的查询界面见图15.9。

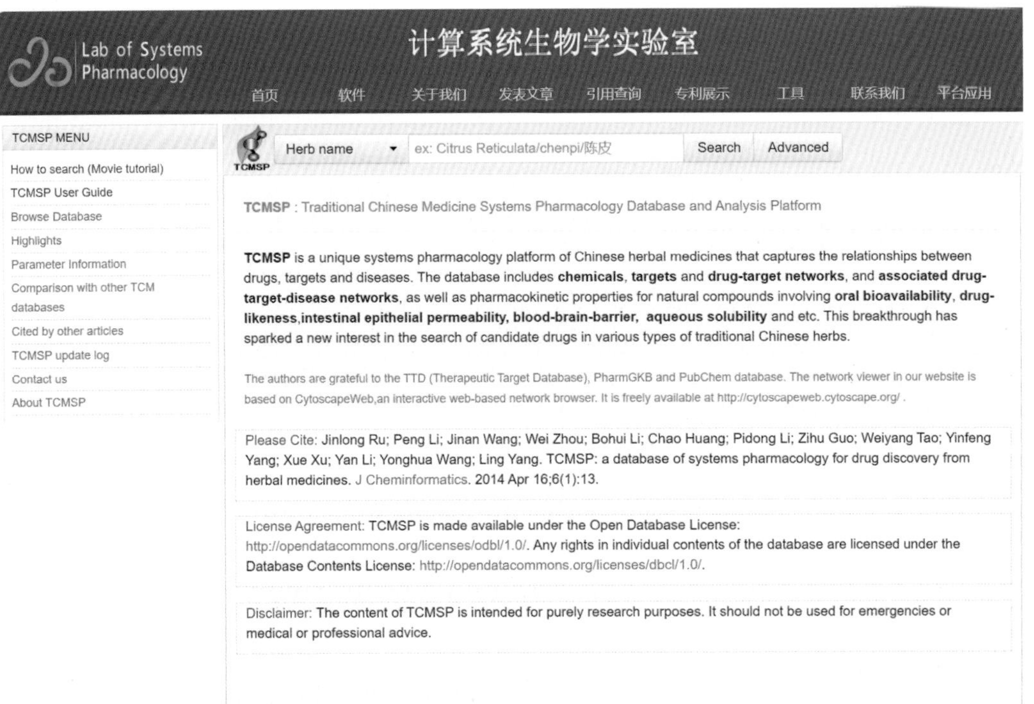

图15.9　TCMSP查询界面（https://old.tcmsp-e.com/tcmsp.php）

（2）TCMIO：肿瘤免疫学（IO）的发展使免疫治疗成为癌症治疗的有力工具。随着越来越多IO靶标的发现，促进了许多中药或成分抗肿瘤作用的免疫调节机制的揭示。然而，由于中药的复杂性，对其潜在机制的了解非常有限。为了揭示中药有效成分抗肿瘤作用靶标及免疫调节机制，TCMIO提供了研究中医药调节癌症免疫微环境的分子机制的有力工具。从公共数据库和文献中提取了超过120 000个针对400个IO靶标的小分子。这些配体被进一步映射到中药的化学成分，以鉴定与IO靶标相互作用的草药。此外，开发者应用了一种基于网络推理的方法来识别中药中天然产物的潜在IO靶标。TCMIO可以在线生成中草药成分-靶标网络，并提供中药或处方的通路富集分析。该数据库具有中药化学成分结构挖掘和网络分析的功能，为进一步探索中医药在肿瘤免疫中的作用机制和TCM启发的肿瘤免疫治疗提供全面的资源。TCMIO的查询界面见图15.10。

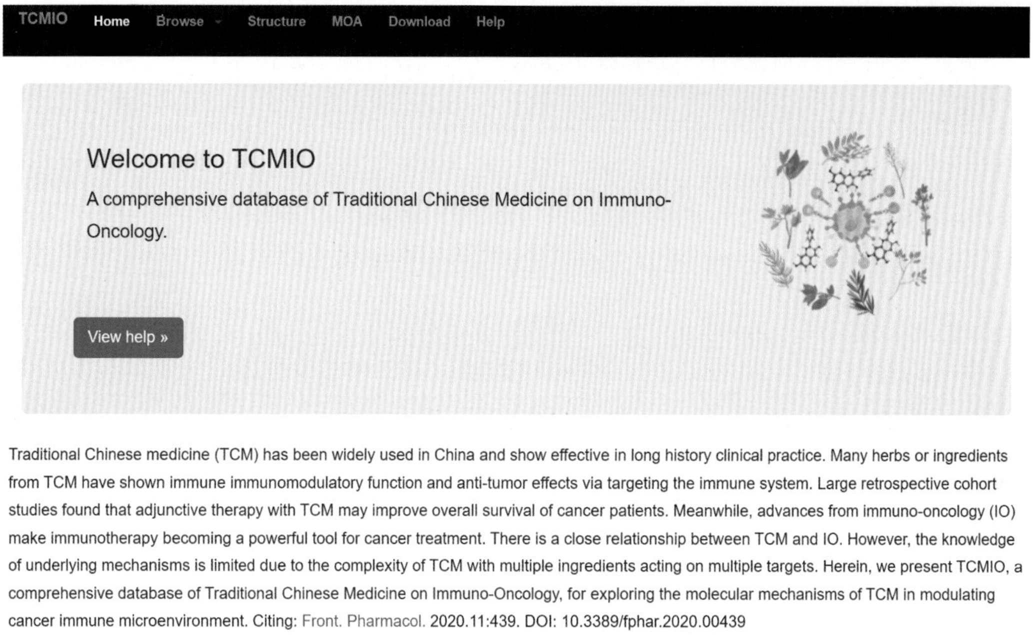

TCMIO Home Browse Structure MOA Download Help

Welcome to TCMIO

A comprehensive database of Traditional Chinese Medicine on Immuno-Oncology.

View help »

Traditional Chinese medicine (TCM) has been widely used in China and show effective in long history clinical practice. Many herbs or ingredients from TCM have shown immune immunomodulatory function and anti-tumor effects via targeting the immune system. Large retrospective cohort studies found that adjunctive therapy with TCM may improve overall survival of cancer patients. Meanwhile, advances from immuno-oncology (IO) make immunotherapy becoming a powerful tool for cancer treatment. There is a close relationship between TCM and IO. However, the knowledge of underlying mechanisms is limited due to the complexity of TCM with multiple ingredients acting on multiple targets. Herein, we present TCMIO, a comprehensive database of Traditional Chinese Medicine on Immuno-Oncology, for exploring the molecular mechanisms of TCM in modulating cancer immune microenvironment. Citing: Front. Pharmacol. 2020.11:439. DOI: 10.3389/fphar.2020.00439

图15.10　TCMIO查询界面（http://tcmio.xielab.net/index）

（3）HERB：药物转录组学已成为评估药物疗效和研究药物作用机制的有效方法。近年来，越来越多的中药研究开始关注高通量转录组学筛选草药/成分的分子效应。许多研究检测了草药/成分的基因靶标，并将草药/成分与各种现代疾病联系起来。然而，目前还没有系统的数据库来整合中医药的这些数据。HERB是一个高通量的实验和参考文献导向的中药数据库，中文名为本草组鉴。开发团队重新分析了1037个评估中药/成分的高通量实验中的6164个基因表达谱，并通过将HERB中的综合药物转录组学数据集映射到药物表达谱数据库CMap，建立了中药/成分与2837种现代药物之间的联系。此外，开发团队从已发表的1966篇参考文献中手工筛选了473种草药/成分的1241个基因靶标和494种现代疾病，并将这些新信息交叉引用到包含此类药物数据的数据库中。结合数据库挖掘和统计推断，将12 933个靶标和28 212种疾病与7263种草药和49 258种成分联系起来，并在HERB中提供了它们之间的6种成对关系。总之，HERB将大力支持中医药现代化，并指导合理的现代药物发现工作。HERB的查询界面见图15.11。

（4）ETCM：现有的中医药相关数据库在数据标准化、完整性和准确性方面还不够，亟待更新。中药百科全书2.0版（ETCM v2.0，http://www.tcmip.cn/ETCM2/front/#/）数据库收录了48 442种中医典籍记载的中药方剂、9872种中成药、2079种中药材和38

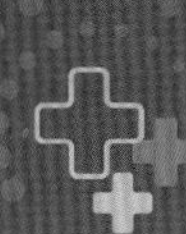

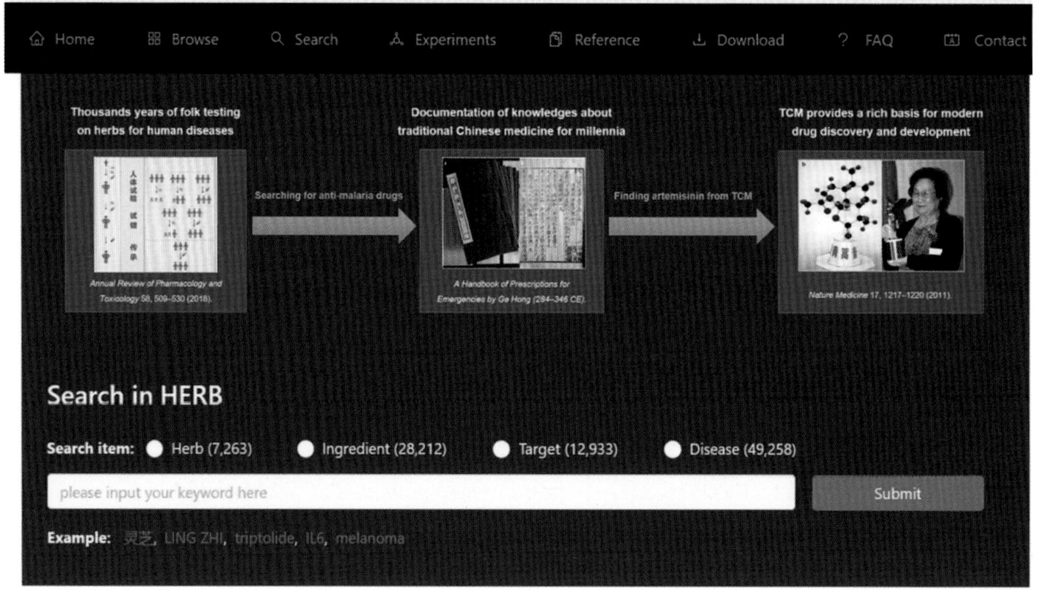

图15.11　HERB查询界面（http://herb.ac.cn/）

298种成分。为了促进中医药机制研究和新药发现，开发团队改进了基于二维配体相似性搜索模块的靶标识别方法，该模块提供了每种成分的已确认靶标或潜在靶标及其结合活性。重要的是，ETCM v2.0提供了与提交药物Jaccard相似性得分最高的5种中药配方/中成药/草药/成分，这可能对识别具有相似临床疗效的处方/草药/配料、总结处方使用规则以及寻找濒危中药材的替代药物具有重要意义。此外，ETCM v2.0提供了一个增强的基于JavaScript的网络可视化工具，用于创建、修改和探索多尺度生物网络。ETCM v2.0可能是中药质量标志物鉴定、中药衍生药物发现和再利用以及中药对抗各种人类疾病的药理机制研究的主要数据仓库。ETCM v2.0的查询界面见图15.12。

（5）HIT：通过整合文献报道的中草药成分作用靶标，将极大地促进中草药的机制研究以及新药的发现。尽管已有几个数据库提供了类似的信息，但大多数数据库仅收集2010年之前的文献。HIT 2.0重点关注中草药成分的靶标，涵盖PubMed 2000—2020年的文献。目前，HIT 2.0整合了覆盖2208个靶标和1237种成分之间拥有10 031个化合物-靶标对，这些成分来自1250多种已知中草药。分子靶标涵盖那些被直接/间接激活/抑制的基因/蛋白质、蛋白质结合剂和酶底物或产物，还包括在单独成分的处理下调节的那些基因。同时对TTD、DrugBank、KEGG、PDB、UniProt、Pfam、NCBI、TCM-ID等数据库进行了交叉链接。更重要的是，HIT能够从每日发布的PubMed文献中自动挖掘靶标。因此，用户可以检索和下载最新的摘要，其中包含感兴趣的化合物的潜在靶标，即使是那些尚未涵盖于HIT中的化合物。HIT的查询界面见图15.13。

除了上述几个天然产物虚拟库之外，还有一些相似的数据库，它们的信息各有特色，相关信息见表15.2。

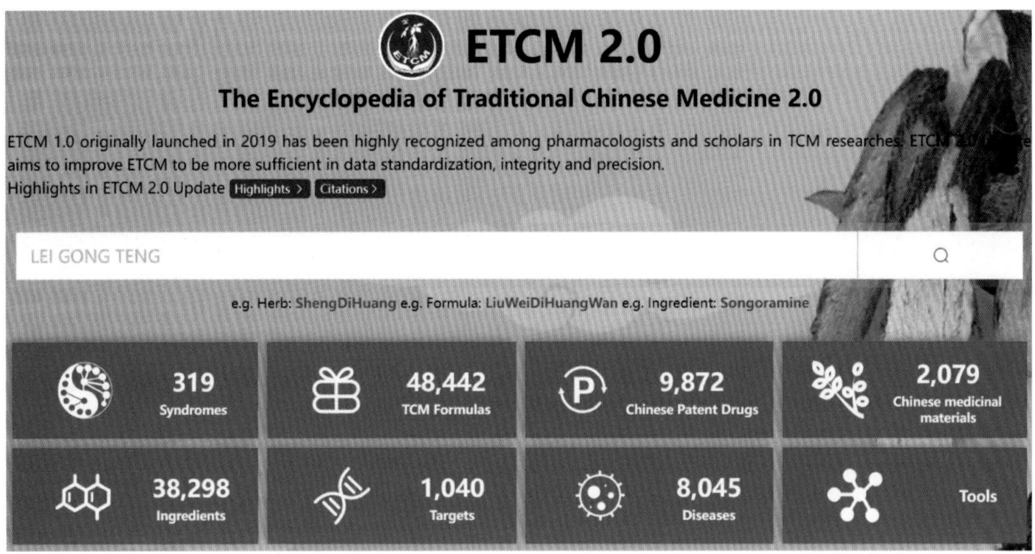

图 15.12　ETCM查询界面（http://www.tcmip.cn/ETCM2/front/#/）

Home　Search　Target-mining　My-Target curation　Browse　Help

HIT 2.0

Herbal Ingredients' Targets Platform

HIT2.0 is a comprehensive searching and curation platform for herbal ingredients and target information based on literature evidences. The molecular target information involves those proteins being directly/indirectly activated or inhibited, protein binders, and enzymes whose substrates or products are interested compounds. Those up or down regulated genes are also included under the treatment of individual ingredient.

More importantly, HIT2.0 provides an online target-suggesting and curation platform via text-mining technology. The latest PubMed abstracts involving potential targets will be auto-retrieved for the queried compounds. Users can download abstracts for local use. Alternatively, uses can enter My-target curation system to check the detailed compound-target relationship and create the latest personal targeting profiles.

Search　Browse

图 15.13　HIT查询界面（http://hit2.badd-cao.net/）

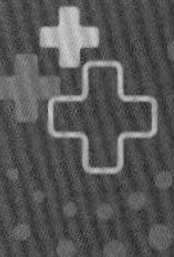

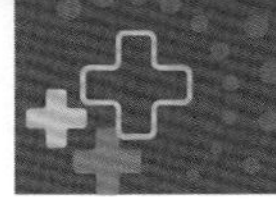

表15.2　天然产物虚拟库

中药数据库	概述	复方	中药	化合物	靶标	疾病	症状	链接
TCM@Taiwan	库中包含从453种中药成分中分离出的20 000多种纯化合物		453	20 000				http://tcm.cmu.edu.tw/
NPACT	库中包含1574个化合物，提供了它们的结构信息、人工整理的体外和体内试验的公开数据，以及推荐给用户的参考、抑制值［IC（50）/ED（50）/EC（50）/GI（50）］、性质（物理、元素和拓扑）、癌症类型、细胞系、蛋白质靶标、商业供应商和化合物的药物相似性			1574				http://crdd.osdd.net/raghava/npact/
YaTCM	库中包含47 696种天然化合物、6220种草药、18 697个靶标（包括3461个治疗靶标）、1907个预测靶标、390个通路和1813个处方	1813	6220	47 696	18 697			http://cadd.pharmacy.nankai.edu.cn/yatcm/home
Symmol/Lap	库中包括1717种中医症状、499种草药（和其中的961种症状相关联）、5235种疾病、19 595种草药成分和4302个靶基因，并构建了一个包含所有这些成分的大型异质网络		499	19 595	4302	5235	1717	http://www.symmap.org/
TCMID	库中约4700个复方、8159种草药、25 210种化合物、6828种药物、3791种疾病和17 521个相关靶标	4700	8159	25 210	17 521			https://bidd.group/TCMID/about.html
TCMSID	库中包括499种在《中国药典》注册的草药、20 015种成分、3270个靶标以及相应的详细信息		499	20 015	3270			https://tcm.scbdd.com
DCABM-TCM	库中收集了192个处方和194种草药的1816种化学结构的血液成分，并整合了它们的相关注释，包括理化、吸收、分布、代谢、排泄和毒性特性，以及相关的靶标、通路和疾病	192	194	1816				http://bionet.ncpsb.org.cn/dcabm-tcm/#/Home
ITCM	ITCM收集和分析最大的统一高通量测序数据集，库中包括496种中药活性成分的1488个高质量药理学转录谱，获得了424种中药成分的图谱			496				http://itcm.biotcm.net

续表

中药数据库	概述	复方	中药	化合物	靶标	疾病	症状	链接
TCMBank	库中包含9192种草药、61 966种成分（非重复）、15 179个靶标、32 529种疾病及其配对关系		9192	61 966	15 179	32 529		https://TCMBank.cn/
TCMSTD	库中约22个复方、252种草药、4361种化合物（226是有毒成分）、2425个相关靶标	22	252	4361	2425			http://www.bic.ac.cn/TCMSTD/
BATMAN-TCM 2.0	库中收集了17 068个已知中药成分-靶蛋白相互作用和2 319 272个高置信度预测中药成分-靶蛋白相互作用，以及54 832个方剂、8404种草药和39 171种成分	54 832	8404	39 171				http://bionet.ncpsb.org.cn/batman-tcm/#/home
TCM-Suite	库中包括方剂6692种、草药信息7322个、化合物704 321个、蛋白质19 319个、疾病15 437种	6692	7322	704 321	19 319	15 437		http://tcm-suite.aimicrobiome.cn/
INPUT 2.0	库中包括常见病130种、常见药材490种、有效成分2158种、相关基因10 424个		490	2158	10 424	130		http://cbcb.cdutcm.edu.cn/INPUT/Home/
ETCM 2.0	库中包括方剂48 442种、疾病8045种、常见药材2079种、成分38 298种、靶标1040个	48 442	2079	38 298	1040	8045	319	http://www.tcmip.cn/ETCM2/front/#/
HERB	库中包括12 933个靶标和28 212种疾病与7263种草药和49 258种成分相关联		7263	49 258	12 933	28 212		http://herb.ac.cn/
HIT 2.0	库中包含来自1250多种知名草药的2208个靶标和1237种成分、10031个化合物-靶标活性对。分子靶标包括直接/间接激活/抑制的基因/蛋白质、蛋白质结合剂和酶底物或产物		1250	1237	2208			http://hit2.badd-cao.net

第三节　靶标库资源

一、PDB

RCSB PDB（RCSB.org）是全球蛋白质数据库（PDB）的数据中心，该数据库存储生物大分子（蛋白质、DNA和RNA）的3D结构数据，对基础生物学、健康、能源和生物技术的研究和教育至关重要。蛋白质数据库（PDB）是生物学和医学领域第一个开放获取的数字数据资源。如今，它仍是全球领先的实验数据资源。通过互联网信息门户和可下载的数据档案，PDB中存储了地球上所有生物体中发现的生命分子3D结构数据，并提供访问服务。了解生物大分子的3D结构对于理解其在人类和动物健康和疾病中的作用，其在植物、食品和能源生产中的作用，以及对其他与全球繁荣和可持续性相关的主题的重要性至关重要。PDB中存储的大量3D结构数据支撑了我们对蛋白质结构理解的重大进展，借助人工智能和深度学习方法加速蛋白质结构预测的最新突破。PDB的查询界面见图15.14。

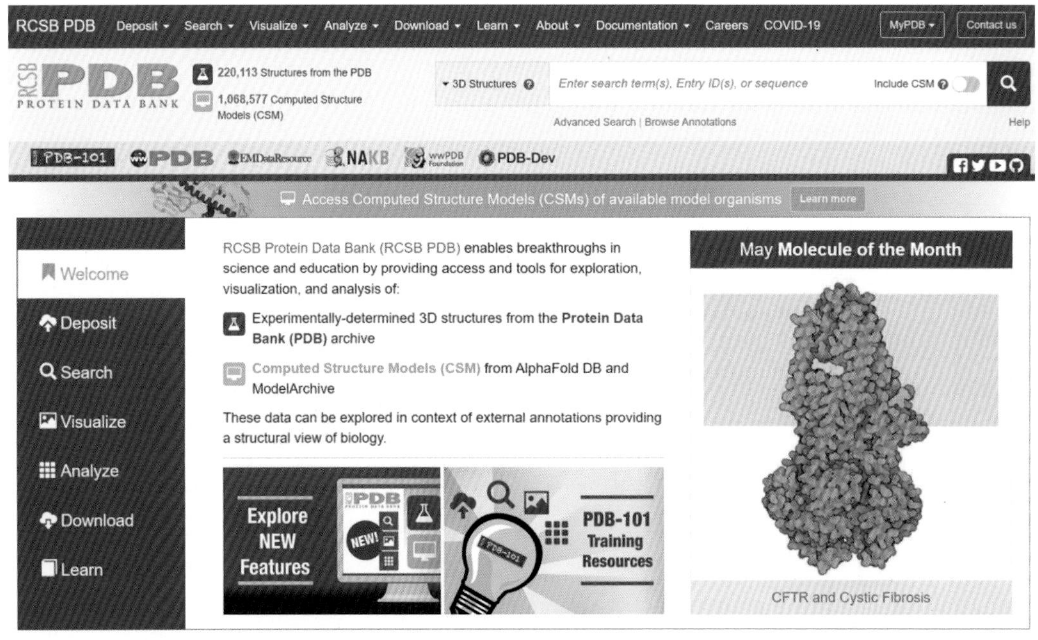

图15.14　PDB查询界面（https://www.rcsb.org/）

二、UniProt

UniProt知识库旨在为用户提供一套全面、高质量、可自由访问的蛋白质序列，并进行功能信息的注释。UniProt Knowledgebase（UniProtKB）中的序列数量已超过

2.27亿个，每个分类组包括一个参考蛋白质组。数据库从文献中提取详细的注释，以更新或创建已审查的条目，而未审查的条目则由使用各种机器学习技术的自动化系统提供的注释进行补充。此外，科学界继续为他们感兴趣的UniProt条目提供出版文献和注释。新网站旨在增强用户体验，并使数据易于被研究社区访问。该界面包括85%以上的条目可访问AlphaFold预测的结构，以及改进蛋白质亚细胞定位的可视化。UniProt的查询界面见图15.15。

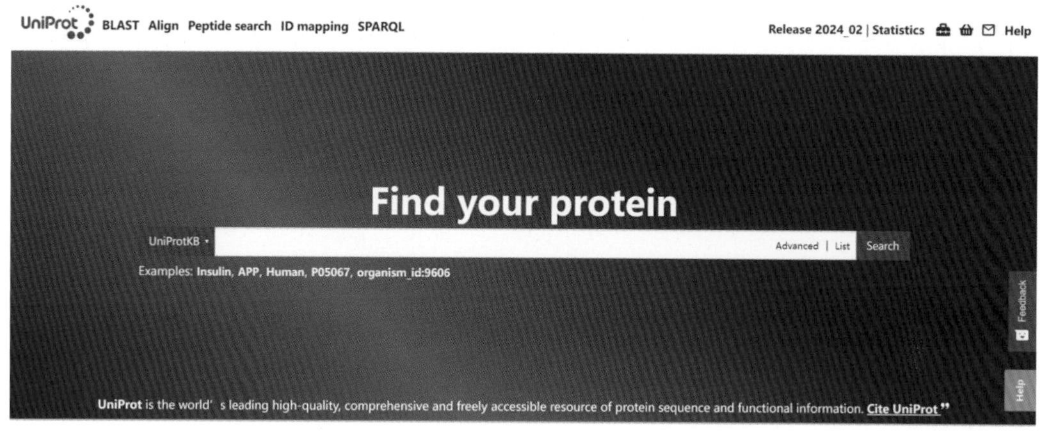

图15.15　UniProt查询界面（https://www.uniprot.org/）

三、TTD

靶标发现是现代药物开发的重要步骤之一，而确定有前景的靶标是开发创新药物的基础。可药性（druggability）是指靶标被类药化合物有效调节的可能性，基于可药性分析的靶标评估方法多种多样。因此，在治疗靶标数据库（TTD）中，通过系统综述，收集了426个成功上市药物、1014个临床试验药物、212个临床前/专利药物和1479个靶标明确的9类可药性特征。这些特征类别分为3个不同的类别：分子相互作用/调节、人类系统概况和基于细胞的表达变化。随着技术的快速发展，TTD和其他数据库将为探索创新药物靶标的可药性特征提供便利。TTD的查询界面见图15.16。

四、STITCH

过去的几年，关于小分子和蛋白质之间相互作用的公开知识信息稳步增加。为了创建一个小分子和蛋白质之间的相互作用网络，STITCH旨在整合分散在文献和各种生物通路、药物靶标关系和结合亲和力数据库中的数据。在STITCH 2中，通过整合BindingDB、PharmGKB和比较毒素基因组学数据库，相互作用的数量剧增。由此产生的网络可以交互检索，也可以用作大规模分析的基础。为了方便与其他化学数据库的

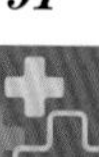

Therapeutic Target Database
POWERED BY:
BIDD
Home
Advance Search
Target Group
Drug Group
Patient Data
Download
Search Whole Database
Search for Targets:
Search
Reset
Examples: EGFR; Vascular endothelial growth factor; Peramivir; Renal cell carcinoma; EGFR_HUMAN ...
Therapeutic Target & Drug Data for Coronavirus (COVID-19, MERS-CoV, SARS-CoV)
A comprehensive collection of anti-coronavirus drugs (small molecular drugs, monoclonal antibodies, protein/peptide drugs, combination drugs, vaccines, etc.) together with their corresponding therapeutic targets data from previous and recent coronavirus researches (Click to Explore All Data)
Jump to the Star Target & Star Drug for COVID-19 of This Week
Search for Drugs:
Search
Reset
Examples: Cabozantinib; Ebola virus infection; Oseltamivir ...
Search Drugs and Targets by Disease or ICD Identifier:
Search
Reset

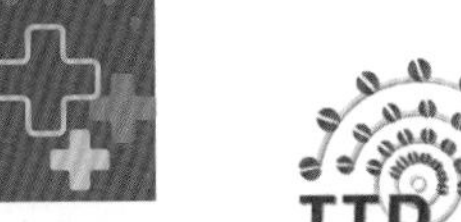

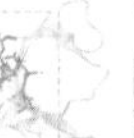

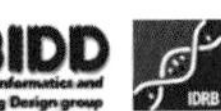

图15.16 TTD查询界面（https://db.idrblab.net/ttd/）

链接，STITCH 2采用了化学结构InChIKeys格式，可以用一个类似校验和短字符串来识别化学物质。STITCH 2.0将630种生物体的蛋白质与74 000多种不同的化学物质连接起来，其中包括2200种药物。STITCH的查询界面见图15.17。

五、GeneCards

GeneCards是人类基因简编，使研究人员能够有效地导航和关联人类基因、疾病、变体、蛋白质、细胞和生物通路。数据统一包括通过MalaCards的基因-疾病链接和通过PathCards的合并生物通路，以及药物信息和蛋白质组表达。VarElect是另一个套件成员，利用GeneCards和MalaCards知识库，是下一代测序的表型优先考虑者。它自动推断出数百个甚至数千个含有变体的基因与疾病表型术语之间的直接和间接评分关联。VarElect的能力，无论是独立还是在我们的综合变体分析管道TGex内，都有助于为涉及数千个外显子组/基因组NGS分析的临床项目的挑战做好准备。GeneCards的查询界面见图15.18。

Version: 5.0 LOGIN REGISTER

STITCH

Search Download Help My Data

Item by name
Multiple names
Chemical structure(s)
Protein sequence(s)
Examples
Random entry

SEARCH

Single Item by Name / Identifier

Item Name: (examples: #1 #2 #3)

Organism:

auto-detect

SEARCH

图 15.17 STITCH 查询界面（http://stitch.embl.de/）

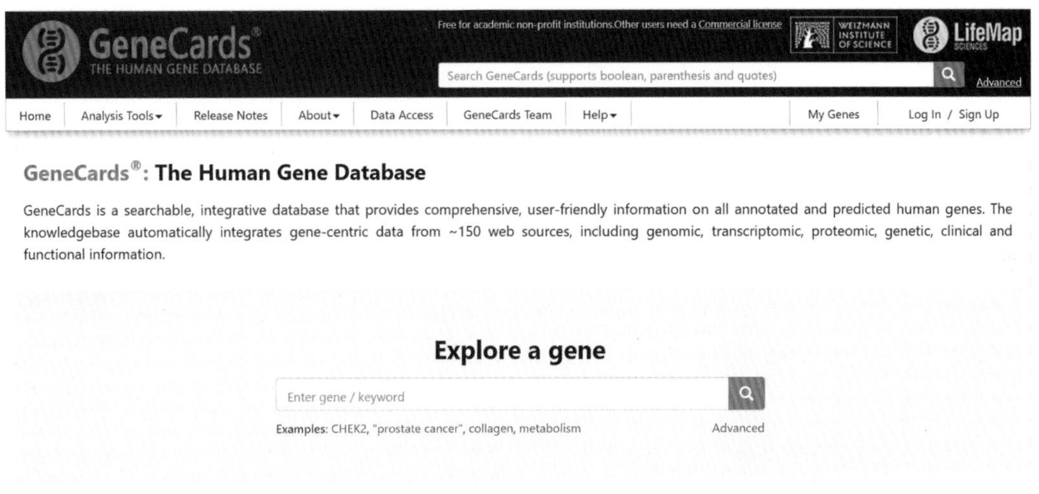

图 15.18 GeneCards 查询界面（https://www.genecards.org/）

六、AI-DrugIP/3DSTarPred

AI-DrugIP是由中国医学科学院北京协和医学院药物研究所联合广州中医药大学开发的人工智能赋能的新药创新平台。目前，该平台包含3DSTarPred以及ADMETPred两个工具。

3DSTarPred（http://3dstarpred.pumc.wecomput.com）是一个基于三维形状相似度的靶点预测系统，可以实现单个小分子或批量小分子潜在蛋白质靶标的预测，并生成预

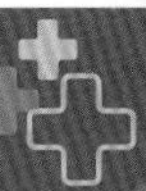

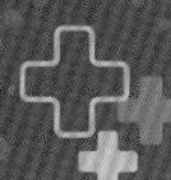

测报告。该预测基于ChEMBL 29的1 221 364个活性分子、PDBbind2020的12 745个活性分子、ChEMBL29的5298个蛋白质以及PDBsbind2020的3121个蛋白质，利用构象生成人工智能算法AlphaConf生成活性分子构象库，得到配体构象库，利用AlphaShape进行3D形状比较和相似性计算。3DSTarPred以友好的用户体验为小分子提供可靠、准确、全面、高通量的靶标预测，在很大程度上弥补了目前靶标预测web服务的不足，并在参考数据库、算法、计算能力和web界面方面显示出显著优势。3DSTarPred的查询界面见图15.19。

提交运行
模块信息
介绍文档
3DSTarPred (Target Prediction)
3DSTarPred (Target Prediction)是基于三维形状相似度的小分子靶点预测模块，活性分子及靶点数据来源于ChEMBL数据库及PDBbind数据库。
The target prediction module is based on the similar property principle. 3D similarities were calculated against the ChEMBL database, which contains over 2 million act
related target information.
SDF File
Smiles
最近运行历史
名称
初级参数
高级参数
*SDF File
请上传小分子的结构文件，SDF格式Please upload small molecule structure file in SDF forr
Draw Structure
*Reference Database
pdb
chembl29
*Query Conformations
16
*Similarity Threshold
0.5
*Activity Threshold
10000
*Ranking
similarity
overall

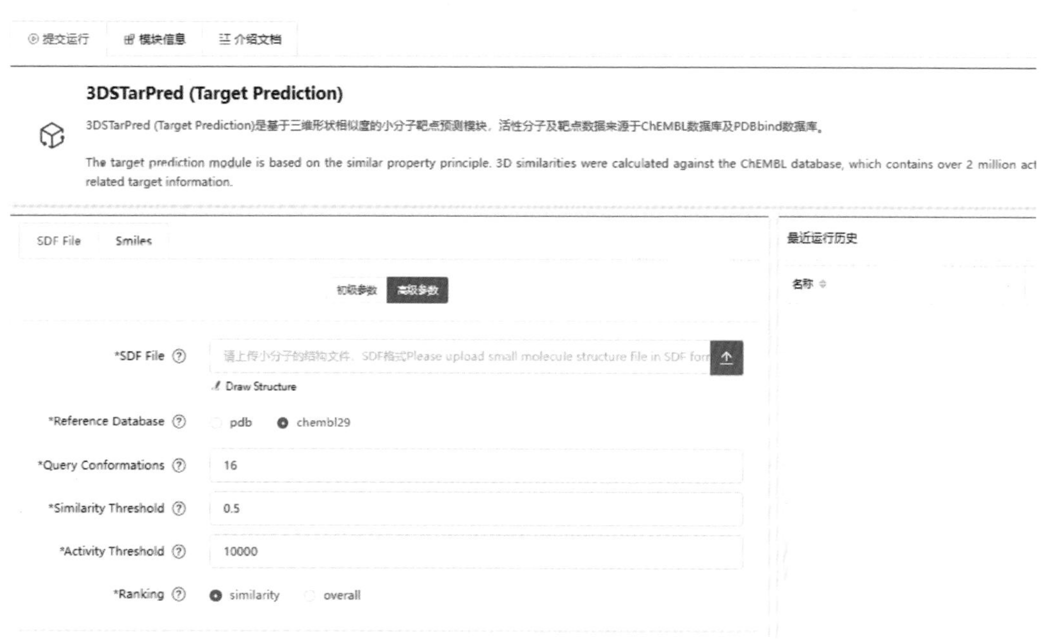

图15.19　3DSTarPred查询界面

此外，一些常用疾病靶标数据库的概述和链接见表15.3，一些常用药物靶标预测平台的概述和链接见表15.4。

表15.3　疾病靶标数据库

数据库	概述	链接
NCBI	NCBI是美国国家生物技术信息中心（National Center for Biotechnology Information）的缩写。NCBI开发有Genbank等公共数据库，提供Pubmed、BLAST、Entres、OMIM、Taxonomy、Structure等工具，可对国际分子数据库和生物医学文献进行检索和分析，并开发用于分析基因组数据和传播生物医学信息的软件工具	https://www.ncbi.nlm.nih.gov/
MalaCards	人类疾病数据库（MalaCards）是从68个数据源中挖掘的注释疾病的综合简编。MalaCards为全球六大类约20 000种疾病条目提供了一张网络卡。它在15个部分中描绘了一系列广泛的注释主题，包括摘要、症状、解剖学背景、药物、遗传测试、变体和出版物	https://www.malacards.org/
OMIM	OMIM是一个全面、权威的人类基因和遗传表型数据库。OMIM中的全文参考综述包含所有已知孟德尔病和16 000多个基因的信息。OMIM关注表型和基因型之间的关系	http://www.omim.org/

续表

数据库	概述	链接
PharmGKB	PharmGKB（药物基因组学知识库）是全球重要的pharmacogenomics（PGx）知识资源之一。PharmGKB网站提供了多种PGx信息，从原始文献的注释到基于遗传信息调整药物治疗的指南。从研究人员到临床医生再到普通民众，每个人都可以免费获得信息	http://www.pharmgkb.org/
KEGG	KEGG（京都基因和基因组百科全书）是一个系统分析基因功能的知识库，将基因组信息与更高阶的功能信息联系起来。基因组信息存储在GENES数据库中，该数据库是所有完全测序的基因组和一些部分基因组的基因目录的集合，具有最新的基因功能注释。高级功能信息存储在PATHWAY数据库中，该数据库包含细胞过程的图形表示，如代谢、膜转运、信号转导和细胞周期。KEGG的第三个数据库是LIGAND，用于获取有关化合物、酶分子和酶反应的信息。KEGG提供了用于浏览基因组图、比较两个基因组图和操纵表达图的Java图形工具，以及用于序列比对、图形比较和通路计算的计算工具	https://www.genome.jp/kegg/
CTD	CTD将化学品、基因、表型、疾病和暴露的毒理学信息联系起来，以促进对人类健康的理解。基于文献的、手动策划的相互作用被整合在一起，以创建一个知识库，协调化学暴露及其生物影响的跨物种异质数据。现在有600个物种比较的16 300多种化学品、51 300个基因、5500种表型、7200种疾病和163 000次暴露事件提供了4500万个毒代基因组关系。CTD允许用户从解剖学的角度独特地探索和分析化学表型相互作用。最后，用新的基于文献的化学同义词增强了CTD Chemical页面（以改进查询），并添加了1600种基于氨基酸的化合物（以增加化学景观）	https://ctdbase.org
DisGeNET	DisGeNET集成了来自专家策划的存储库、GWAS目录、动物模型和科学文献的数据。DisGeNET数据使用受控词表和社区驱动的本体进行统一注释。此外，提供了几个原始指标来帮助确定基因型-表型关系的优先级。可以通过web界面、Cytoscape应用程序、RDF SPARQL端点、几种编程语言的脚本和R包访问这些信息。DisGeNET是一个多功能平台，可用于不同的研究目的，包括研究特定人类疾病及其并发症的分子基础、分析疾病基因的特性、生成药物治疗作用和药物不良反应的假设、验证计算预测的疾病基因、以及评估文本挖掘方法的性能	https://www.disgenet.org/home/

表 15.4　药物靶标数据库

药物靶标数据库	概述	链接
SwissTargetPrediction	基于与已知化合物的二维和三维结构的相似性来预测化合物的靶标	http://swisstargetprediction.ch/
SuperPred	包含了约341 000个化合物、1800个靶标和665 000个化合物-靶标相互作用。SuperPred采取ECFP分子指纹计算结构相似性，支持化合物名称、SMILES以及用户自定义结构的查询	https://prediction.charite.de/subpages/target_prediction.php
TargetHunter	基于小分子二维结构相似性的靶标预测	https://www.cbligand.org/TargetHunter/login.php
LigandScout	反向药效团匹配的靶标预测	http://www.inteligand.com/pharmdb/
bSDTNBI	基于网络的药物靶标预测	http://lmmd.ecust.edu.cn/netinfer
3DSTarPred	基于三维形状匹配的靶标靶标预测	https://3dstarpred.pumc.wecomput.com
CMap	药物诱导基因表达谱数据库	http://portals.broadinstitute.org/cmap/
Lincscloud	基于网络的细胞表达谱数据库	http://linscloud.org/
GalaxySagittarius	基于配体结构的相似性，以及预测的结合位点与可用配体信息的蛋白质靶标的相容性	https://galaxy.seoklab.org/cgi-bin/submit.cgi?type=SAGITTARIUS

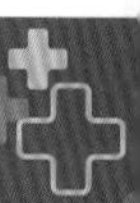

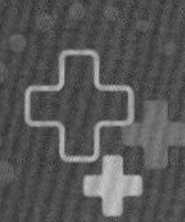

第四节　虚拟筛选在线工具

随着生命科学技术的快速发展，化学数据量急剧增加，这些数据通常存储在开放或部分开放的数据库中。在处理这些与化学物质相关的生物活性数据时，多种算法被广泛应用。在药物研究领域，虚拟筛选是最受欢迎的计算策略之一，主要分为基于结构的虚拟筛选（SBVS）和基于配体的虚拟筛选（LBVS）。LBVS是一种在至少已知一个活性小分子配体的情况下进行虚拟筛选的技术，它不依赖于靶蛋白的三维结构信息，而是通过分析已知活性配体的化学特性来识别具有相似性质的候选化合物。LBVS主要包括3种方法：相似性搜索、定量结构-活性关系（QSAR）建模和药效团模型（pharmacophore modeling）搜索。这种技术特别适用于那些难以获得精确蛋白质三维结构靶标的活性化合物筛选。

由于LBVS不依赖于蛋白质结构，它能够在靶标结构未知的情况下，利用已知活性分子的数据进行筛选。此外，与SBVS相比，LBVS通常更为快速和简便，尤其适合在药物发现的初期阶段使用，以快速缩小候选化合物的范围。然而，LBVS的准确性和全面性受限于已知活性配体的质量和数量，这可能导致错过那些结构与已知配体差异较大但可能具有活性的新化合物。

SBVS是一种利用已知生物靶标（通常是蛋白质）的三维结构来识别和优化能与靶标相互作用的小分子化合物的方法。这种方法的核心在于理解靶蛋白与潜在配体之间的相互作用，尤其是那些能够模拟或阻断生物学过程的分子。SBVS的关键在于应用计算化学技术来模拟小分子与蛋白质靶标之间的相互作用，并评估它们的结合亲和力。SBVS的流程通常包括以下几个步骤：首先获取靶蛋白的结构，然后识别其活性口袋，接着进行分子对接（包括刚性对接、柔性对接以及基于不同算法的亲和力计算等），最后进行虚拟筛选。这种方法能够在没有实验数据的情况下预测未知化合物对特定蛋白质的结合能力。通过高通量虚拟筛选，SBVS能够快速从数百万个化合物中筛选出少数候选化合物，从而降低传统药物筛选的成本和时间。

目前，一些用户友好的在线工具可以帮助科学家进行虚拟筛选实践。本节将重点介绍专门用于虚拟筛选相关的网络服务器。这些基于网络的工具不仅有助于生物活性分子的设计和药物重定位，同时也促进了药物开发领域的教学和研究。

一、ChemDes

分子描述符和指纹在QSAR/SAR分析、虚拟药物筛选、化合物搜索与排序、药物ADME/T预测以及其他药物发现过程中扮演着常规而重要的角色。尽管计算这些分子的描述符和指纹对药物发现至关重要，但这一过程往往需要大量的计算技能和努力。

为了简化这一过程，已经开发了多种工具。然而，要充分利用这些工具，用户需要克服几个障碍。首先，大多数工具作为独立软件包分发，要求用户进行配置或编程。其次，许多工具仅能计算分子描述符的子集，用户需要手动合并来自不同工具的结果以获得全面的描述符集合。最后，一些工具仅提供应用程序编程接口（API），并以不同的计算机语言实现，为这些工具的集成带来了额外的挑战。

ChemDes是一个集成了多个先进软件包的工具，包括Pybel、CDK、RDKit、BlueDesc、Chemopy、PaDEL和jCompoundMapper，用于计算分子描述符和指纹。ChemDes的优势在于为用户提供了一个友好的web界面，减轻了用户在编程方面的负担。此外，ChemDes还提供了3种辅助工具，用于格式转换、MOPAC优化和指纹相似性计算，这些工具都非常有用且易于使用。目前，ChemDes能够计算3679个分子描述符和59种分子指纹。总的来说，ChemDes为用户提供了一个集成的、友好的平台，用于计算各种分子描述符和指纹，有力地促进了药物发现过程中的数据分析和决策制定。

二、MTiOpenScreen

虚拟筛选工作在促进新生物活性化合物的鉴定方面发挥着至关重要的作用，它有助于推动创新并提高化学生物学和药物发现过程的有效性。MTiOpenScreen是一个专门用于小分子对接和虚拟筛选的平台，它提供了两项服务：MTiAutoDock和MTiOpenScreen。MTiAutoDock允许用户利用AutoDock 4.2进行对接，既可以针对用户定义的结合位点进行对接，也可以进行盲对接。而MTiOpenScreen则使用AutoDock-Vina来执行自动的虚拟筛选。MTiOpenScreen配备了两个内制的化合物库，专门用于筛选Diverse库和iPPI库。Diverse库包含150 000种来自PubChem的多样性化合物，而iPPI库则富含可能抑制蛋白质-蛋白质相互作用的分子。此外，MTiOpenScreen还允许用户筛选最多5000个小分子，并且可以下载多达1000个顶级配体的预测结合姿态和能量。通过这种方式，MTiOpenScreen为研究人员提供了一个强大的工具，使他们能够利用不同的化学文库对传统或更具挑战性的蛋白质靶标进行虚拟筛选，包括那些涉及蛋白质-蛋白质相互作用的目标。这不仅提高了筛选的效率，也为发现新的生物活性化合物提供了更多可能性。

三、DeepPurpose

准确预测药物-靶标相互作用（DTI）对于药物发现至关重要。近期，深度学习（DL）模型在DTI预测方面展现出了卓越的性能。尽管如此，这些模型对于刚进入生物医学领域的计算机科学家以及那些在深度学习方面经验有限的生物信息学家来说，可能难以应用。DeepPurpose是一个全面且易于使用的深度学习库，专门用于DTI预测。它通过实现15种化合物和蛋白质的编码器以及50多种神经网络架构，为用户提供了强大的支持。此外，DeepPurpose还提供了一系列其他功能，包括定制DTI预测模型的训

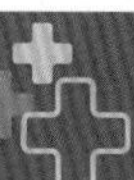

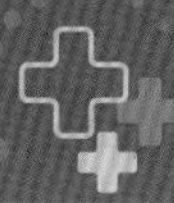

练和批量虚拟筛选。通过这些功能，DeepPurpose不仅简化了DTI预测的过程，还使得即使是没有深度学习背景的用户也能够轻松地训练和应用DTI预测模型。这极大地扩展了深度学习技术在药物发现领域的应用范围，为研究人员提供了一个强大的工具，以加速药物-靶标相互作用的预测和分析。

四、OCHEM

QSAR建模的典型步骤包括实验测试和数据库的建立，以及建模框架的构建。OCHEM是一个基于wiki原则的数据库，它特别强调数据的质量和可靠性。这个数据库与建模框架紧密结合，支持QSAR建模所需的所有关键步骤：从数据搜索开始，到分子描述符的计算和选择，再到机器学习方法的应用，以及模型的验证、分析和适用性领域的评估。与其他类似系统不同，OCHEM不重复实现现有的工具或模型，而是鼓励原始作者贡献他们的结果，使其公开化，与其他用户共享，从而成为不断增长的研究社区的一部分。作为一个广泛使用的平台，OCHEM能够在线执行QSPR/QSAR研究，并且允许用户在网络上分享他们的研究成果。OCHEM的最终目标是创建一个简单、可靠且用户友好的资源，汇集所有可能的化学信息学工具。通过这种方式，OCHEM旨在为化学信息学领域的研究者提供一个全面的平台，以促进知识的共享和科学的进步。

此外，还有一些基于LBVS的在线工具，其原理和网址见表15.5，一些基于SBVS的在线工具列于表15.6中，供读者参考。

表15.5　基于LBVS的在线工具

工具	原理	网址
ChemDes	计算分子描述符和指纹	http://www.scbdd.com/chemdes/
ChemMine Tools	小分子相似性计算与聚类及物理与化学性质计算	http://chemmine.ucr.edu/
BRUSELAS	具有三维形状和药效团配体相似性搜索实用程序的数据库	http://bio-hpc.eu/software/Bruselas/
pepMMsMIMIC	具有药效团和形状拟肽配体相似性搜索实用性的数据库	http://mms.dsfarm.unipd.it/pepMMsMIMIC/
PharmaGist	药效团发生器	https://bioinfo3d.cs.tau.ac.il/PharmaGist/
Rchempp	ChEMBL、Drugbank和连通图数据库中的配体相似性搜索实用程序	http://shiny.bioinf.jku.a t/Analoging/
SwissSimilarity	具有2D和3D配体相似性搜索实用程序的化合物数据库	http://www.swisssimila rity.ch/
USR-VS	具有分子形状配体相似性搜索实用程序的数据库	http://usr.marseille.inse rm.fr/
ZINCPharmer	具有药效团配体相似性搜索实用程序的数据库	http://zincpharmer.csb.pitt.edu/
ChemSAR	利用机器学习建立SAR模型	http://chemsar.scbdd.com/
DPubChem/	机器学习/QSAR	https://www.cbrc.kaust.edu.sa/
DeepScreening	深度学习模型	http://deepscreening.xielab.net/
MLViS	机器学习/QSAR	http://www.biosoft.hacettepe.edu.tr/MLViS/
OCHEM	机器学习/QSAR	http://www.ochem.eu

表15.6　基于SBVS的在线工具

工具	原理	网址
MTiOpenScreen	虚拟筛选使用AutoDock/AutoDock vina	https://bioserv.rpbs.univparisdiderot.fr/services/MTiopenScreen/
DOCK Blaster	分子对接DOCK 3.6	http://blaster.docking.org/
DockThor	基于MMFF94S力场的虚拟筛选	https://dockthor.lncc.br/v2/
e-LEA3D	基于遗传算法的虚拟筛选	https://chemoinfo.ipmc.cnrs.fr/LEA3D/index.html
Pharmit	基于受体的数据库药效团搜索	http://pharmit.csb.pitt.edu
PRODIGY-LIG	结合能计算	http://milou.science.uu.nl/services/PRODIGY-LIG
DOCKovalent	空腔对接	http://covalent.docking.org/
ezCADD	基于Vina/ Smina对接	http://dxulab.org/software
AMMOS2	对接后能量优化和存储	http://drugmod.rpbs.univ-paris-diderot.fr/ammosHome.php
MedusaDock	柔性对接	https://dokhlab.med.psu.edu/medusadock/
SwissDock	蛋白质-配体对接和高级结合亲和力预测	http://www.swissdock.ch
AnchorQuery	基于受体的药效团筛选	http://anchorquery.csb.pitt.edu
CRDS	反向对接	http://pbil.kaist.ac.kr/CRDS
DIA-DB	反向对接	http://bio-hpc.eu/software/dia-db/
HDOCK	蛋白质-蛋白质对接	http://hdock.phys.hust.edu.cn/
Cluspro	蛋白质-蛋白质对接	https://cluspro.bu.edu/
DeepPurpose	深度学习预测蛋白质-配体亲和力/虚拟筛选	https://github.com/kexinhuang12345/DeepPurpose
DeepDTA	深度学习预测蛋白质-配体亲和力/虚拟筛选	https://github.com/hkmztrk/DeepDTA

五、中医药大模型

随着自然语言处理（natural language processing，NLP）、BERT（bidirectional encoder representations from transformers）和GPT（generative pre-trained transformer）等训练模型的快速发展，中医药领域迎来了一场数字化和智能化的革命。中医药大语言模型（TCM GPT）作为这场革命的代表，旨在整合和分析大量的中医文献、草药数据库、临床研究和医案等数据，训练大语言模型并将其应用于中医药现代化的研发和辅助医疗中。目前，TCM GPT主要包括中医诊疗GPT（神农TCM-LM、TCMLLM-PR、CMLM仲景、岐黄问道GPT和华佗GPT等）和中药研发GPT（数智本草GPT、本草智库GPT和数智岐黄GPT等）。其中，中药研发GPT可以应用于中药方剂筛选、方剂优化、靶标确证和虚拟筛选等多种生态场景，实现证据提炼、辅助决策与效能提升。中药研发GPT见表15.7。例如“数智本草”GPT大模型基于中医药守正（超1000本古籍及翻译，超8万个方剂，超3万个医案等）、创新（超4千万个文献摘要，超3百万种天然产物，超2万个靶基因通路信息等）、产业化（超40万个临床方案，超4万种中成药，超40万个中药专利以及药典政策指南等）三大类海量数据，通过智能问答、交互计算与文档

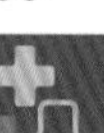

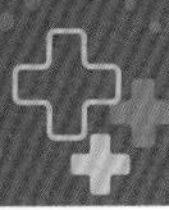

生成和智能应用4种模式，为用户打造从中药机制解析到中药复方及组分创新开发的筛选、立项、临床等全链条研发辅助，促使“从病到方”和“从方到病”两条研发路径的实现。神农TCM-LM预先训练了大量的中医文献，构建了一个能够理解中医术语和概念的语言模型。该模型可以捕捉中医方剂、疾病症状和治疗方法之间的复杂关系，还集成了中医知识图谱，其能够执行复杂的推理任务，如方剂推荐、方剂筛选、处方分析和疗效预测。

“本草智库·中药大模型”是由成都中医药大学、北京百度网讯科技有限公司和国药太极集团等单位联合开发的全球首个中药全产业链大模型。该模型汇集1500万条中药材基原物种的基因信息，3000余万条中药成分与靶点的互作信息，400余万个化合物等中药研究底层核心数据，同时融合了团队主编的一系列中药领域权威专著的知识精华，形成了覆盖中药全产业链的2000余万个实体和超20亿个关系对的知识图谱，让中药材有了专属“基因身份证”。“本草智库·中药大模型”具备中药知识的提取与生成、中药垂直领域解决方案输出、中药产业一站式数字化服务三大功能，实现中药研究底层核心数据与中药全产业链关键环节的有机结合，对中药材种植、质量控制、药物研发等中药全产业链关键环节有重要意义，有助于提升中药基础研究和产业的整体效率和质量水平，为中药全产业链的关键环节提供精准的决策支持，从而优化生产流程，提高产品质量，确保药品安全。其他中医药大模型见表15.7。

表15.7　中医药大模型

模型名称	联合开发单位	模型简介	主要功能	网址
“数智本草”大模型	天士力、华为云	大模型同时集成守正（超1000古籍及翻译，超8万方剂，超3万医案等）、创新（超4千万文献摘要，超3百万天然产物，超2万靶基因通路信息等）、产业化（超40万临床方案，超4万中成药，超40万中药专利以及药典政策指南等）三大类海量数据	方剂机制解析、药物重定位、组方优化、创新方剂生成、天然产物筛选、分子优化、智能诊疗等场景	https://tcmaidd.tasly.com/
岐黄·问道大模型	大经中医	大模型集合1100万条中医知识图谱数据、1500本中医古籍和文献数据、10万份真实中医专家医案数据、10万条脉象、舌象、经络、穴位数据以及200万条真实的中医临床诊疗数据	辅助诊疗、方剂推荐、健康养生等场景	http://www.dajingtcm.com/dajinggpt/
神农中医药大模型	华东师范大学计算机科学与技术学院智能知识管理与服务团队	大模型集合超过1000万条农业知识图谱数据及超过5000万条现代农业生产数据和2万本农业类图书	中医药知识问答、中医诊断辅助、个性化保健指导、中药处方推荐以及中医药研究支持等场景	https://github.com/michael-wzhu/ShenNong-TCM-LLM
本草智库·中药大模型	成都中医药大学、百度、太极集团、天府中药城等	大模型汇集了1500万条中药材基原物种的基因信息、3000余万条中药成分与靶点的互作信息、400余万个化合物等中药研究底层核心数据，形成了覆盖中药全产业链的2000余万个实体和超20亿个关系对的知识图谱	中药材种植、质量控制、药物研发等中药全产业链等关键环节	https://mp.weixin.qq.com/s/TllHx0-rqVyIldA EQo4L-GHA

续表

模型名称	联合开发单位	模型简介	主要功能	网址
“数智岐黄”中医药大模型	华东师范大学、上海中医药大学、华东理工大学等	大模型分为“灵丹”和“妙药”两个部分，前者为中医药大模型、后者为西医药大模型。其中，“灵丹”参数规模140亿，包含8万多个中药方剂、4万多个中药成分、9000余种中药材、2000多个中医证候、1000余本古籍等；“妙药”参数规模130亿，包含18000多个靶点、2000多种疾病、240万个化合物及200多万篇文献	中医药的创新研究、人才培养、临床辅助诊疗以及中医养生保健，同时也促进了中医药文化的传承和创新发展等	NA
“海河·岐伯”大模型	天大智图、天津中医药大学、现代中医药海河实验室等	大模型以《黄帝内经》等中医典籍为核心，结合了四库全书医家类资料、传统中医文献以及权威中医药学资源的文本素材。该模型通过中医药领域的基本概念、知识、理论、疾病、药物、方剂等作为节点，以及节点之间的关系作为边，构建了一个完整的知识图谱	智能问诊、生成电子病历、提供治疗建议等场景	http://221.238.213.190:9100/#/
神农中医药大模型	华东师范大学计算机科学与技术学院智能知识管理与服务团队	大模型涵盖了超过8万种方剂，超过2000种证候，超过9000种中药材，超过4万种中药成分，以及超过1.8万种靶点，超过2000种疾病	中医药领域知识智能问答、健康咨询、中医药知识图谱动态交互等场景	https://github.com/ywjawmw/TCMBench/blob/main/README.md
“轩岐问对”大模型	浙江中医药大学、甘草医生	大模型涵盖了包括中医四大经典《黄帝内经》《伤寒论》《金匮要略》《神农本草经》，以及后世中医名家的著作、医案等共计10万余条内容	病案整理、提取信息、辅助诊断及问答等场景	NA
“天河灵枢”大模型	国家超级计算天津中心、天津中医药大学等	大模型不仅学习了上百本中医经典，还经过了上万篇循证证据训练，具备深厚的中医理论知识，能够作为中医智慧助手为用户提供精准且专业的解答	为用户量身定制最为适宜的针灸治疗方案	NA
讯飞星火中医大模型	科大讯飞	大模型涵盖了400多种中医病症知识、400多种穴位知识、300多种常用中草药、6200多份古代医案、600多份传统方剂以及5000多份现代医案，为中医诊疗和健康咨询提供了强有力的支持	症状自查、药物查询、中医辨证、报告解读等场景	NA
TCMLLM-PR（中医药大语言模型项目）	北京交通大学计算机与信息技术学院医学智能团队	大模型整合了8个数据来源，涵盖4本中医经典教科书《中医内科学》《中医外科学》《中医妇科学》和《中医儿科学》、2020版中国药典、中医临床经典医案数据、以及多个三甲医院的涵盖肺病、中风病、糖尿病、肝病、脾胃病等多病种的临床病历数据，构建了包含68k数据条目的处方推荐指令微调数据集	中医临床辅助诊疗，包括病证诊断、处方推荐等任务	https://github.com/2020MEAI/TCMLLM
扁仓中医大模型	齐鲁工业大学计算机科学与技术学部、山东中医药大学附属医院临床研究中心	大模型整合了多个数据来源，包括中医经典教科书、中国药典、中医临床经典医案数据以及多家三甲医院的临床病历数据，构建了一个包含68k数据条目的处方推荐指令微调数据集	辅助诊疗、智能开方、中医病案信息化管理等场景	http://10.185.243.219

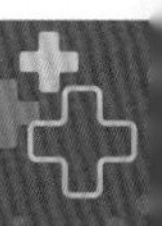

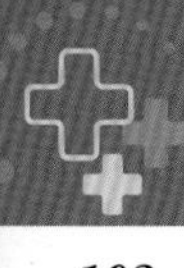

中医药研发中的物质基础不明、机制复杂、质量标准不规范、毒副作用不明确、缺少足够的循证医学证据等问题制约了现代中医药产业的发展，也是世界范围内不被接受的主要原因。然而，中医药大模型与生物医药大健康行业的结合有望革新药物研发范式，通过构建中医药AI大模型，通过分析和处理大量中医药数据，能够辅助医生进行疾病诊断、治疗方案推荐、药物研发、临床试验以及个性化的健康管理，实现现代医学和传统中医药的完美结合。但是，也要清楚的认识到中医药大模型可能存在的问题：①高质量的中医药数据是训练有效模型的关键，但目前公开的高质量数据相对有限；②技术挑战：中医药的复杂性和个体差异性给算力、模型的训练和应用带来了挑战；③用户接受度：部分患者和医生可能对人工智能辅助的诊断和治疗持保留态度。

总之，通过实验筛选大型化合物库发现活性合物是一个既耗时又昂贵的过程。然而，虚拟筛选技术通过简化这一过程，避免了对所有分子进行实验评估的需求，从而减少了对成千上万甚至数百万种化合物的实验工作量。本节总结了一些化合物库、靶标库以及在线虚拟筛选服务器的列表，旨在帮助湿实验室（wetlab）的研究人员在药物筛选、药物重新定位以及新靶标的发现方面取得进展。

尽管目前有许多在线工具可用于促进生物活性化合物的搜索，但执行虚拟筛选计算仍然面临一些挑战，例如分子对接算法的局限性、评分函数的不准确性，以及对动态生物过程的忽视等。尽管存在这些挑战，随着计算技术的进步和算法的持续优化，虚拟筛选的准确性不断提高和应用范围不断扩大，已经成为推动创新药物研发的重要工具。

（郭鹏飞 撰写，方坚松、刘艾林 审校）

第十六章　基于受体结构的虚拟筛选

第一节　引　　言

基于结构的虚拟筛选（structure-based virtual screening，SBVS）是现代药物发现中的一项关键技术，通过利用计算机模拟技术来预测和评估小分子与生物大分子（如蛋白质）的相互作用。SBVS依赖于靶蛋白的精确三维结构，这通常通过X射线晶体学、核磁共振（NMR）或冷冻电镜技术获得。这些结构信息为理解小分子与蛋白质的结合模式提供了基础，通过模拟小分子与蛋白质的结合过程，筛选出可能具有生物活性的候选化合物。

SBVS的核心优势在于其高效性和成本效益，能够在短时间内从数以万计的化合物中筛选出潜在的活性分子，大大加快了药物的初步发现阶段。此外，这种技术还可以提供关于药物与靶标相互作用的详细分子层面信息，有助于优化药物分子的设计。许多成功的案例研究证明了SBVS在药物发现中的有效性。例如通过SBVS发现的候选药物已经进入临床试验阶段，展示了SBVS在实际应用中的潜力。

随着计算机硬件的发展和计算方法的进步，基于受体结构的虚拟筛选已经成为药物研发中不可或缺的一部分，不仅应用于新药的发现，还广泛应用于现有药物的再利用、药物副作用的预测和药物作用机制的研究。

在接下来的章节中，我们将详细探讨SBVS的3个关键技术环节：分子对接、分子动力学模拟和全新药物设计，每一个环节都是理解和应用SBVS不可或缺的一部分。

第二节　分 子 对 接

分子对接是基于受体结构的虚拟筛选中的一项关键技术，通过计算方式模拟配体（如小分子）与大分子（如蛋白质）之间的相互作用，以预测小分子在蛋白质活性位点中的最佳结合模式。这一过程不仅用于新药发现，也对药物设计和功能预测具有重要意义。

分子对接技术始于Kuntz等在1982年设计的一套算法，该算法用于探索配体和靶标的几何空间上可行的对接方式，直到20世纪90年代，在技术改进、计算能力增强以及对靶分子结构数据更广泛的获取之后，该算法才开始广泛使用。

分子对接的主要目标是理解和预测分子识别，包括结构上（即寻找可能的结合模式）和能量上（即预测结合亲和力）。分子对接最初是为小分子（配体）与目标大分子（蛋白质）之间的相互作用而设计的，然而，在过去的十年中，人们对蛋白质-蛋白质对接、核酸（DNA和RNA）-配体对接以及核酸-蛋白质对接的兴趣日益增长。

在药物发现中，分子对接的应用范围很广，包括结构-活性研究、先导化合物优化、通过虚拟筛选寻找潜在先导化合物、提供结合假设以便突变研究的预测，以及在辅助X射线和低温电子显微镜（cryo-EM）晶体学中帮助拟合底物和抑制剂到电子密度图中。对接技术在基于结构药物设计（SBDD）的应用中是极为成功的，因此多年来一直在不断发展和改进。在过去的30年中，已经在学术和商业环境中开发了60多种不同的对接工具。

1. 分子对接技术的基本原理

分子对接技术基于物理化学原理，通过模拟分子间的相互作用力（如氢键、疏水作用、范德瓦耳斯力等），来预测配体与受体之间的最佳结合姿态。分子对接过程包括两个基本步骤：预测配体的构象及其在受体结合位点内的位置和方向（通常称为姿态），并使用评分函数评估姿态的质量。理想情况下，采样算法应能够再现实验结合模式，评分函数也应将其在所有生成的姿态中排名最高。

对接程序的另一个任务是期望活性配体的评分高于已知的非活性配体。然而，达到这种精度水平是困难的，通常受到受体外部多种因素的影响。因此，对接算法主要旨在正确预测配体姿态和评估姿态的质量，尽管许多评分函数在开发时也考虑了活性/非活性的排名。

2. 分子对接过程中的搜索算法

搜索算法是分子对接中的关键组成部分，它决定了能否在可能的结合方式中找到最佳解。构象空间涉及许多自由度，包括一个分子相对于另一个分子的旋转和平移、配体和受体的构象自由度，甚至还包括与溶剂相关的自由度。在实践中，通过枚举所有可能的构象以及单个分子相对于受体的所有可能旋转和平移方向来彻底探索搜索空间。因此，有效地采样构象空间仍然是分子对接中的一个挑战。

（1）系统搜索方法：系统搜索方法以预定义的、确定性的间隔采样配体搜索空间，可以被分类为穷尽搜索、片段化或构象集合方法，方法之间的主要区别在于处理配体柔性的方法。例如在穷尽搜索方法中，对接是通过在给定间隔内系统性地旋转配体中所有可能的可旋转键来执行的。尽管其采样是完整的，但可能的组合数量是巨大的，并且随着配体中可旋转键的数量增加而增加。因此，这种方法限于小型、相对柔性的配体，而且在大多数情况下，为了使对接“实用”，有必要对配体姿态的初始筛选应用几何或化学约束。使用穷尽采样方法的程序中，一个被广泛引用的例子是Glide。

片段化方法是一种增量式方法，其中配体被分成模块化的部分。其中一个片段被锚定到蛋白质结合位点，然后通过一次放置一个额外的片段，逐步增加配体的结合构象。锚点通常被选择为与受体表面显示出最大相互作用互补性、具有最少替代构象，并且相当刚性的片段（例如一个环系统）。使用片段化采样方法的一个对接程序是

FlexX。这种方法的一个变体是将所有片段对接到结合位点，然后通过共价键将它们连接起来。

与穷尽方法一样，片段化方法的应用仅限于中等大小和更小的配体，对于大配体来说并不可行，因为片段的数量会太大。在构象集合方法中，配体的柔性通过刚性对接一系列预先生成的配体构象来表示。使用这种方法消除了由于探索配体构象空间而产生的计算成本，然而，该方法需要额外的工具来生成所需的配体构象集合。这种方法的一个限制是，生成的构象集合可能不包括配体的生物活性构象。

（2）随机搜索方法：在随机算法中，配体的结合方向和构象是通过在每一步根据随机生成的一个或多个值对配体进行改变来采样的，然后根据算法依赖的标准接受或拒绝这些改变。随机算法的优势在于能够生成大量的分子构象集合，并探索广泛的能量景观，从而增加找到全局能量最小值的概率。然而，这也意味着与这一过程相关的计算成本是一个重要的限制。随机算法包括遗传算法、蒙特卡罗方法、ant colony优化（ACO）和tabu搜索方法，它们在生成给定移动和接受概率标准的方式上有所不同。

在遗传算法方法中，随机设置了一个潜在解决方案的种群。种群中的每个成员都被编码为一个“染色体”，其中包含有关配体拟合点（例如氢键原子）映射到互补蛋白质拟合点的信息。每个染色体根据其预测的结合亲和力被赋予一个适应度分数，并且种群中的染色体根据适应度分数进行排名。在每一步中，染色体可能会发生点突变，而交叉操作符在种群中的两个染色体之间交换信息。GOLD是使用遗传算法探索配体构象空间的一个被广泛引用的对接程序。DockVision是一个使用蒙特卡罗随机方法的对接程序的例子，接受随机变化的概率是通过使用玻尔兹曼概率函数计算的。PLANTS则是一个基于ant colony优化（ACO）的对接程序的例子。

tabu搜索方法是蒙特卡罗方法的一种变体，它保持了已访问的结合位点搜索空间的记录，从而确保结合位点被最大限度地探索。PSI-DOCK是使用tabu搜索的对接工具的一个例子。

3. 评分函数的作用和类型

评分函数用于评估配体与受体结合的相互作用强度（或结合亲和力）的快速近似数学方法，是判断对接成功与否的关键。在评估一个评分函数的可靠性时，应考虑以下四个方面：①评分能力，即产生与实验结合亲和力数据线性相关的分数的能力；②排名能力，即在已知配体的结合姿态时，正确按其结合亲和力对一组结合到同一目标配体进行排名的能力；③对接能力，即识别配体的天然结合姿态为最佳分数的能力；④筛选能力，即在随机分子库中识别给定目标受体的真实结合者的能力。理想情况下，一个准确的评分函数在所有这4项任务上都能同样表现良好；然而，现有的评分函数同时只能在其中1～2项上表现良好。

评分函数可以分为四类主要类型：基于力场的、基于经验的、基于知识的以及基于机器学习的评分函数。前三类通常被称为“经典”评分函数，基于这样的假设：配体与其靶标结合时自由能的变化可以分解为各个单独能量贡献的总和，并且所有这些

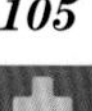

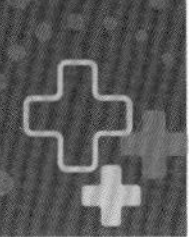

能量贡献都是线性组合的。实际上，这种线性相关可能并不总是存在，经典评分函数的两个主要限制是对受体柔性的最全面描述和对溶剂的隐式处理。

基于力场的评分函数通过将受体-配体复合物内的键合相互作用（键伸缩、角弯曲和扭转角）和非键合相互作用（范德瓦耳斯力和静电相互作用）的贡献相加来计算结合能量，这代表了焓对能量的贡献。氢键通常通过在结合能量中添加一个额外的项来考虑，或者可以隐含地包含在静电能量项中。

这类评分函数的参数通常来源于实验数据和从头量子力学计算。基于力场的评分函数面临的主要挑战是配体结合中溶剂的处理。为了克服这一限制，已经广泛使用了隐式溶剂方法，如泊松-玻尔兹曼（PB）或广义-玻尔兹曼（GB）连续溶剂模型。然而，也有计算成本更高的方法可供选择，这些方法明确地处理水分子［式（16.1）］，如自由能微扰（FEP）和热力学积分（TI）技术。

$$E_{\text{bind}}=E_{\text{bond}}+E_{\text{no-bond}}+[E_{\text{H-bond}}]+E_{\text{solv}} \qquad \text{式（16.1）}$$

基于力场的评分函数通常计算成本较高。基于力场的评分函数的例子包括GoldScore、AutoDock和广义-玻尔兹曼体积积分/加权表面积（GBVI/WSA）。

基于经验评分函数通过将受体-配体结合中涉及的不同能量因素（如氢键、疏水效应、蛋白质-配体冲突等）相加来估计受体-配体复合物的结合亲和力。每个因素都乘以一个系数，该系数通过拟合已知结合亲和力的受体-配体复合物训练集的多重线性回归分析获得。与基于力场的评分函数相比，由于对能量项的简单处理，经验评分函数在结合分数计算中要快得多。然而，经验评分函数的准确性直接与用于开发模型的受体-配体训练集的准确性和覆盖范围相关。经验评分函数的例子包括ChemScore、GlideScore和ChemPLP。

基于知识的评分函数使用统计分析来推导大量受体-配体复合物晶体结构数据库中观察到的原子间接触频率和/或距离，并且运用玻尔兹曼定律将原子对的偏好转化为距离依赖的成对势能。与基于力场和经验的评分函数相比，基于知识的评分函数在准确性和速度之间提供了良好的平衡，因为它们不依赖于从头算计算（基于力场方法）或再现结合亲和力（基于经验方法）。此外，由于训练用的受体-配体数据集可以很大且多样化，它们对训练集不敏感。知识评分的例子包括DrugScore和GOLD/ASP。

多项研究已经评估并比较了不同的评分函数，每个评分函数都有其优点和缺点。没有一种现有的评分函数在所有任务中都优于其他评分函数，但每种评分函数在特定任务中可能比其他评分函数表现得更好。为了弥补单个评分函数的不足，同时使用不同的评分函数，甚至多个评分函数中的个别项，已被广泛用来获得共识得分。执行共识评分的一种方法是用其他评分函数重新评估配体的最佳对接姿态，只有被每个评分函数共同评为高分的配体才会被确定为生物检测的候选对象。共识排名被认为通过减少假阳性的数量，或者通过统计学上减少分数/排名中的错误，可以提高命中率。

基于机器学习（ML）的评分函数能够自动从训练数据中学习广义的非线性函数形式和特征信息。因此，与经验评分函数一样，基于ML的评分函数也需要一组已知结构和结合数据的受体-配体复合物训练集来推导出最终模型。给定一组用于训练的活性和非活性配体，ML评分函数可以被训练以高准确度区分已知配体的效力，已逐渐成为传统评分函数的潜在替代方法。在基于ML的评分方面取得了显著进展，一系列ML算法如随机森林（RF）、支持向量机（SVM）、人工神经网络（ANN）、梯度提升决策树（GBDT）和卷积神经网络（CNN），已被应用于新评分函数的开发。机器学习评分函数在排名和筛选等任务中的表现优于传统评分函数，然而很少直接将机器学习评分函数集成到对接软件中，通常用于重评分。机器学习评分函数的例子包括RF-Score和SVM-Score。

4. 分子对接虚拟筛选的应用

分子对接技术在药物发现和设计中有广泛应用，总结为以下几类。

（1）蛋白质-小分子对接：分子对接技术广泛应用于药物筛选过程，通过虚拟筛选，可以从大量配体库中快速识别出潜在的活性分子，加速药物发现的早期阶段。此外，还可以用于新药设计和药物优化，通过药物-靶标相互作用的详细分析，帮助理解药物作用机制和耐药性机制。

（2）蛋白质-蛋白质对接：在生物学和药物开发领域，通过模拟蛋白质之间的结合过程，揭示蛋白质复合物的形成机制和功能，帮助理解细胞信号传导、代谢途径和疾病发生的分子基础。

（3）蛋白质-多肽对接：在疫苗设计和免疫疗法中，蛋白质-多肽对接技术可以用于预测和设计能够激活免疫系统的多肽序列。此外，还可以应用于蛋白质工程，通过对接分析来设计具有特定功能的多肽或蛋白质突变体。

（4）核酸-小分子对接：在基因治疗和RNA干扰技术中，核酸-小分子对接有助于识别能够特异性结合并调控基因表达的小分子，为开发调控基因表达的新型药物提供了可能。

5. 小结

对接技术目前已处于成熟阶段的发展中，但仍远未完美。现有的大多数对接程序通常能够以1.5～2 Å的平均精度预测已知的结合姿态，报告的成功率在70%～80%。然而，精确计算结合能是分子对接中的一个主要限制，这直接与对接运行期间所做的所有近似处理（例如溶剂的处理和大分子系统的灵活性）有关。缺乏合适的评分函数和搜索算法，不能有效结合精度和速度可能是对接的最大弱点。

因此，尽管对接在理解靶标-配体相互作用以支持药物发现项目方面做出了突出贡献，对接计算的结果不应被视为最终结果，而应视为一个良好的起点或作为更深入、更精确分析工作流程的一部分。

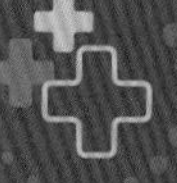

第三节　分子动力学模拟

分子动力学模拟（molecular dynamics simulation，MD模拟）是一种基于计算的方

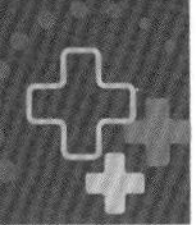

法，它利用数学模型和物理定律来重现原子和分子在特定时间段内的动态行为和相互影响。分子动力学模拟是对分子对接结果的深化分析，它进一步评估配体与受体结合的稳定性。这种模拟以更为生动的方式再现了生物体内的复杂环境，综合考虑了温度、压力、电荷等环境因素对受体与配体结合能力的影响。MD模拟基于牛顿的运动定律，通过计算分子体系内各个原子所受的力以及它们位置的演变，能够预测分子在各种环境条件下的响应和特性。

分子动力学模拟在药物的虚拟筛选领域发挥着多种作用，不仅可以揭示分子层面的动态变化和热力学特性，还能协助药物的设计与优化，从而提升药物开发的效率和成功率。分子动力学模拟作为一种模拟手段，为实验手段难以捕捉的纳米级微观变化提供了有效的补充，已成为当代药物设计和虚拟筛选中不可替代的重要工具。

分子动力学模拟的核心特性包括：

（1）物理基础模型：MD模拟以经典力学法则为基础，利用力场参数来描绘原子间的相互作用，涵盖了键合能、角能、静电力以及范德瓦耳斯力等多种类型。

（2）动态时间演化：通过连续的迭代计算过程，MD模拟能够实时更新系统中每个原子的位置和速度，以此展现系统随时间进展的动态变化。

（3）系统微观状态的深入洞察：MD模拟能够揭示系统的微观状态，包括但不限于温度、压力和能量分布等热力学参数。

（4）多尺度、多粒度模拟：MD模拟不仅适用于单个分子层面的分析，也能够应用于更大规模的生物分子体系，例如蛋白质与药物形成的复合物。

1. 分子动力学模拟的基本原理

分子动力学模拟方法的核心思想是根据牛顿运动定律来模拟原子的运动，将一个由N个粒子构成的系统视为N个有相互作用的质点，通过势能函数定义这些质点之间的相互作用，然后利用经典力学方程来计算每个质点的运动路径。在生物学领域，能够预测蛋白质或其他分子系统中每个原子随时间的变化情况。这些模拟能够捕捉到关键的生物分子过程，如构象转变、配体结合和蛋白质折叠，以飞秒级的时间分辨率展现所有原子的位置变化。此外，MD模拟还能够预测生物分子在原子层面对突变、磷酸化、质子化或配体的添加/去除等干扰因素的反应。

具体来说，即给定一个生物分子系统中所有原子的位置（例如被水和可能的脂质双层包围的蛋白质），可以计算出每个原子受到的所有其他原子施加的力。因此，使用牛顿运动定律来预测每个原子的空间位置随时间的函数关系。通过时间推移，反复计算每个原子上的力，然后使用这些力更新每个原子的位置和速度。得到的轨迹本质上是一个三维电影，描述了在模拟时间间隔内系统的原子级配置。

MD模拟提供了对分子系统动态行为的深入洞察。首先，MD模拟捕捉到了每个时间点上每个原子的位置和运动，这是任何实验技术都很难做到的。其次，模拟条件是精确已知的，并且可以仔细控制，例如蛋白质的初始构象、哪些配体与其结合、是否有任何突变或翻译后修饰、其环境中存在哪些其他分子、其质子化状态、温度等。通过比较在不同条件下进行的模拟，可以识别出各种分子扰动的效果。因此，分子动力学模拟在生物学、药学、化学和材料科学的研究中扮演着日益重要的角色。

2. 分子动力学力场

在分子动力学模拟中，分子被视为由一系列带电粒子（即原子）组成的集合，这些粒子通过化学键相互连接。为了捕捉键长、键角和扭转角随时间的变化，以及原子间的非键相互作用，如范德瓦耳斯力和静电力，采用力场模型来量化这些相互作用。力场通过数学公式和参数化的能量项来表达原子间的力和能量关系，这些参数的获取可以通过实验观测、量子化学的计算或经验性拟合等手段。

利用力场，可以计算分子系统中原子间的相互作用力，进而模拟分子的结构、动态行为和热力学特性。在分子模拟和计算化学领域，力场扮演着至关重要的角色，帮助预测分子的形态、热力学特性和反应路径等关键信息。不同的力场可能更适用于不同类型的分子系统和研究需求，因此选择一个合适的力场对于确保模拟结果的准确性和可靠性极为关键。

分子动力学力场的构成包括参数文件（提供原子质量、电荷等参数）、拓扑文件（定义分子系统的结构和连接方式）、势能函数文件（描述势能函数的形式和参数，用于计算键能等能量），以及输入文件（包含系统结构、模拟参数，指定模拟的具体设置如起始结构、步长和温度），这些文件共同支持模拟的执行和精确性。

分子动力学力场中的势能函数用于描述和计算分子系统中各种能量形式的相互作用，由几个关键部分组成：键能（基于共价键长度和弹性常数计算，模拟共价键振动），角能（基于角度大小和弹性常数计算，模拟键角变化），二面角能（基于二面角大小和周期性函数计算，模拟原子间的扭转和旋转），以及非键相互作用能（描述非共价相互作用，包括静电相互作用和范德瓦耳斯力，通常由库仑势和范德瓦耳斯势表示，模拟原子间的静电吸引和排斥及范德瓦耳斯力作用）。库仑势能描述带电粒子间的静电相互作用，与电荷间距离成反比，通过库仑常数和电荷值计算；范德瓦耳斯势能描述非极性相互作用，如范德瓦耳斯力，基于原子间距离和范德瓦耳斯力常数计算，通常使用Lennard-Jones势函数或其修正形式。这些组成部分共同定义了分子系统内部及其组件之间的能量状态和动态行为。

3. 分子动力学模拟在药物设计中的应用

分子动力学模拟在药物设计中的应用非常广泛，包括但不限于：

（1）配体结合动态分析：通过MD模拟能够观察药物分子与目标蛋白结合时的动态过程，并分析药物分子如何进入其结合位点以及结合后的动态稳定性。

（2）提升药物效能与选择性：通过模拟多种药物分子与目标蛋白或其他相关蛋白质的相互作用，MD模拟有助于筛选出具有更强亲和力和专一性的药物分子，这对于药物的改良至关重要。

（3）复合体稳定性评估：利用MD模拟可以预测药物分子与蛋白质形成的复合体的稳定性，通过研究复合体的动态特性，评估药物的持久效果。

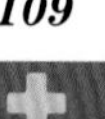

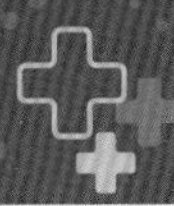

（4）发掘新的药靶：MD模拟通过监测蛋白质的动态变化，识别可能暴露的新的活性区域，有助于新的药物靶标的发现。

（5）毒性与副作用评估：通过模拟药物分子与非目标蛋白的相互作用，MD模拟有助于预测潜在的副作用和毒性风险，能够在药物开发的早期阶段排除风险较高的候选药物。

4. 小结

分子动力学模拟在药物筛选和药物设计领域展现出巨大的潜力，主要用于预测药物分子与靶蛋白的相互作用，从而优化药物分子的结构以提高其效能和选择性。这种技术能够在原子层面上提供动态的生物分子过程的详细视图，帮助科学家更好地理解药物和靶标之间的结合机制，从而指导合成更有效的药物。

然而，分子动力学模拟在药物设计中也面临着一系列挑战。首先，准确性是一个主要挑战，因为传统的力场可能无法完全准确地描述复杂的化学和生物相互作用。此外，高精度的量子力学方法虽然可以提供更准确的预测，但其计算成本极高，不适合大规模的药物筛选。其次，模拟的时间尺度和系统大小通常受到计算资源的限制，这限制了模拟的范围和深度。尽管使用高性能计算和图形处理单元可以部分缓解这一问题，但计算资源的需求仍然很高。

为了克服这些挑战，研究人员正在开发更高效的算法和更精确的力场模型，同时也在探索混合量子力学/分子力学（QM/MM）方法来平衡计算成本和模拟准确性。此外，增强采样技术和机器学习方法的引入也为提高模拟效率和预测能力提供了新的可能性。

总之，分子动力学模拟作为药物设计和筛选的一个重要工具，其前景广阔，但要充分发挥其潜力，还需要解决众多技术和计算上的挑战。

第四节　全新药物设计

全新药物设计也称为从头药物设计或基于结构的药物设计，是一种创新的药物研发技术，它依赖于对生物靶标分子结构和功能深入理解的基础上，通过计算化学和分子建模的方法，设计出具有治疗潜力的新化学实体。

基于结构的全新药物设计涵盖了从传统的基于片段方法（fragment-based drug design, FBDD）方法、进化算法（evolution algorithm, EA）和蒙特卡洛Metropolis（MCM）方法和机器学习（ML）方法。传统的基于片段的采样方法采用3种主要策略：替换、生长和连接，以将结合片段发展成完整的药物分子。进化算法是一类在全新药物设计中广泛使用的方法，其应用了受生物进化启发的机制，通过一代又一代优化配体群体的生成。蒙特卡洛Metropolis（MCM）是另一种用于高维空间采样的复杂启发式方法，已被应用于药物发现，以逐步在化学空间中搜索药物候选物。机器学习（ML）的最新进展带来了许多深度生成模型进入药物发现领域，并重新定义了全新药物设计工作流程中的任务。

1. 基于片段的药物设计（fragment-based drug design，FBDD）方法

（1）骨架跃迁（scaffold hopping）策略：该策略涉及将已知具有生物活性的化合物的核心结构或骨架进行替换，以期发现新的活性分子。由Gisbert Schneider在1999年提出，是一种在学术界和工业界普遍采用的药物改进技术。该策略着眼于对分子的核心骨架进行调整，目的是改善化合物的物理与化学特性、药效学特性以及药代动力学特性。得益于近年来在有机合成和计算机科学技术的飞速进展，骨架跃迁类似物的合成与合理化设计变得更为高效和精准，对药物开发至关重要。至今，众多以市场上的药物、临床阶段候选物、临床前化合物及天然产物为基础，通过骨架跃迁策略设计的衍生物已经获得了美国食品药品监督管理局（FDA）的认证，并正在进行临床阶段的试验。

骨架跃迁策略主要分为分四类：①杂环替换（heterocycle replacement）；②开环闭环（ring opening and closure）；③肽类模拟（pseudopeptides and peptidomimetics）；④拓扑跃迁（topology or shape-based scaffold hopping）。

（2）片段生长策略：该策略从一个小的分子片段出发，通过逐步添加功能性基团来增强其与生物靶标的相互作用，从而形成全新的、更大的活性分子。这种策略通常基于对分子片段与靶标结合位点的详细了解，利用计算化学和结构生物学的方法精确地预测添加哪些基团能有效提升分子的亲和力和选择性。

在分子片段生长的过程中，首先通过高通量筛选或结构导向的方法识别出能够与目标蛋白结合的小分子核心结构。随后，通过计算模拟和实验验证，逐步在这个核心结构上添加不同的官能团，每一步添加都旨在改善分子的药效、增加分子的稳定性或优化其药代动力学等属性。这种策略允许有目的地设计分子，以最大限度地利用分子与靶标的相互作用。

分子片段生长策略的关键在于精确控制分子设计过程，确保每一步修改都基于对分子与靶标相互作用的深入理解。这不仅需要综合运用化学、生物学和计算技术，还需要充分预见分子在生物体内的行为。成功的分子片段生长不仅能够发现新的药物候选分子，还能深化对疾病本质和药物作用机制的理解。

（3）片段连接策略：该策略通过将较小的分子片段组合连接成全新的、更大的分子结构，以探索和发现新的药物候选物。在实施分子片段连接策略时，首先需要通过高通量筛选、X射线晶体学或NMR等技术，识别出能够与目标蛋白有效结合的小分子片段。这些片段通常具有较高的亲和力和特异性，但药效可能不足。通过分析这些片段与靶标的结合模式，设计出新的连接点和连接方式，以生成更大的分子，这些分子不仅保留了原始片段的活性，还可能因结构的优化而具有更好的药理特性。

片段生长策略和片段连接策略的优势在于筛选起始点是较小的分子片段，与受体的结合具有较高的自由度和多样性。然而，缺点是这些小分子片段仅与受体的部分位点相互作用，因此其展现的生物活性通常低于更大、更复杂的分子。对于活性较低的分子片段，可以利用其与受体结合时的结构特性，有目的地引入或连接能够增强其生

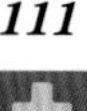

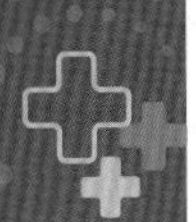

物活性的官能团或分子片段，同时控制分子的尺寸，以期开发出具有药物潜力的化合物。生成新分子过程的目标是在增强其生物活性的同时，尽可能地控制分子的体积和脂溶性的显著增加。因此，需要在整个设计过程中通过特定的参数来描述或监控分子活性与分子尺寸之间的关联。这些参数包括：

① 配体效率（ligand efficiency，LE）：用以评估每个配体原子对提高与受体结合能力的贡献大小，其计算如式（16.2）所示。

$$LE = 1.4\ (-\log IC_{50})/N \qquad 式（16.2）$$

② 配体-亲脂性效率（ligand-lipophilicity efficiency，LLE）：用来表征先导化合物和优化的质量，高LLE值为结构优化的标志，则LLE值越高，化合物的品质越好。

$$LLE = pIC_{50} - C\lg P \qquad 式（16.3）$$

2. 进化算法（evolutionary algorithm，EA）

进化算法（EA）是解决涉及多个相互冲突目标的搜索和优化问题的方法，模仿达尔文进化的概念，即最适宜的分子会被一代代地选择出来。遗传算法（GA）是EA中最常用的类型。

EA从初始父代种群开始（通常随机选择）。在药物设计的情况下，初始种群通常是一组化学化合物。随机的、受生物进化启发的操作，如复制、变异、选择和交叉被应用于父代种群中的个体以产生“子代”。变异向种群引入新信息，而交叉则结合现有个体的信息来生成新的种群。GA还采用复制操作，将最适宜的分子带入下一代。新种群中所有“子代”结构不仅会用适应度函数进行评估，通常以某种形式的结合亲和力表示，还可能涉及诸如类药性、毒性以及与已知活性分子的相似性等属性。

子代的迭代生成、评估和选择将持续进行，直到达到用户设定的终止标准为止，此时分子将收敛到一组局部优化的“最适合”的化合物，这些化合物明显优于初始库。通过从不同的初始种群集开始独立运行进化算法（EA），可以有效地探索广阔的化学空间。在过去的20年中，进化算法已被广泛用于全新药物设计，例如Dock_GA、SECSE、EMGA、AutoGrow4、MoleGear。

3. 蒙特卡罗Metropolis（MCM）方法

蒙特卡罗方法是一类通过迭代随机抽样来解决分子优化问题的计算算法，已被广泛用于许多优化问题和概率分布的抽样。Metropolis准则用于决定每次迭代的新状态是被接受还是被拒绝，通常与抽样相结合使用。在计算机辅助药物设计（CADD）中，蒙特卡罗Metropolis（MCM）方法并不少见，其应用领域从分子对接到小分子药物发现等都有涉及。例如RosettaLigand就是一个将MCM应用于灵活配体对接的非常成功的例子。自1991年在LEGEND中首次使用MC方法进行全新药物设计以来，MCM概念被多次纳入药物设计工作流程中。

4. 机器学习（ML）方法

深度学习（DL）是机器学习（ML）的一个子类，它包含多层人工神经网络（ANNs）在一个相对复杂的潜在空间中表示数据。与其他全新药物设计方法一样，深度学习方法需要解决分子生成、属性预测和分子优化的问题，这些也是不同深度学习方法之间的关键差异。在自然语言处理和计算机视觉等其他领域深度生成模型的成功，已经激发了在全新药物设计中这些复杂模型的应用。

基于深度学习的从头药物设计包括基于配体和基于结构的方法。最近几年发展起来的基于结构的全新药物设计中的深度学习方法包括DiffSBDD、RELATION、DeepLigBuilder、SBMolGen、MolAICal、DEVELOP、LiGANN、cMolGPT等。分子表示是DL全新药物设计方法的一个重要方面，其决定了分子如何被生成模型解释。分子SMILES和分子图是在全新药物设计中使用的深度生成模型中最常见的二维（2D）表示形式。然而，将受体-配体相互作用与2D表示结合起来是具有挑战性的，过去大多数是学习基于已知活性分子的信息。最近，已经发布了几种基于结构的计算辅助药物设计（SB-CADD）深度学习方法，这些方法利用蛋白质结构并构建模型，这些模型训练于通用或特定靶标的数据库中，以学习受体-配体相互作用的内在规律。尽管这些SB-CADD方法中的一些仍然使用2D表示和构象生成过程在三维（3D）空间中进行样本采集，但其他方法采用了3D生成模型，在蛋白质口袋中同时采样分子的配置和构象。这些3D生成模型通常需要对配体和受体进行3D特征化，这种特征化方法包括基于立方网格、基于欧几里得距离矩阵（EDM）和基于笛卡儿坐标。

5. 小结

自从20世纪90年代基于计算的全新药物设计兴起以来，该领域的方法快速发展，全新药物设计通过计算启发式方法来加速在广阔的化学空间中搜索，从而革命性地推动了药物发现。尽管该领域取得了显著进展，但仍存在尚未解决的挑战。评分准确性仍然是限制基于受体结构的全新药物设计的一个重要因素。传统的评分方法在筛选中表现不佳，命中率低，假阳性多。机器学习的评分函数受其训练集范围的限制，使得对少数已知结合剂的新靶标的评分不可靠。准确且快速地定量评估受体-配体相互作用对这些方法的成功至关重要。在庞大的库中进行迭代搜索、评分和优化需要在准确性和计算时间之间找到平衡。因此，可以预见未来评分函数的进步将有效提高基于受体结构的全新药物设计方法的性能。

合成可行性（SA）是另一个常见的问题。基于片段的方法尝试通过使用类药片段和基于反应规则的分子生成来克服这个问题，但在迭代优化过程中SA会减弱。采用某种形式的SA分数，有时作为优化的指标，大多数时候作为过滤器。SA分数衡量分子复杂性，通常是基于一组固定分子计算的，或与药物化学家的预期很难达成一致。尽管深度学习（DL）方法很受欢迎，但训练数据集的SA限制了从生成模型输出分子的SA。这也呼吁在DL方法的下一阶段进行多目标优化，其中结合亲和力不是唯一需要优化的指标，更多的属性使分子生成倾向于更类似药物且合成可行性更高的分子。

（魏　宇、王文佳 撰写　方坚松、刘艾林 审校）

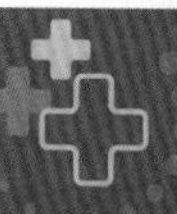

第十七章　基于配体结构的虚拟筛选

第一节　引　　言

在药物设计和药物发现中，配体通常是指与药物靶标（如受体、酶或离子通道）具有特定相互作用的小分子化合物。这些配体可以是已知具有生物活性的药物分子，也可以是潜在的药物候选分子。通过研究已知活性配体的结构特征和生物活性，可以更好地理解它们与靶标的相互作用机制，从而指导新药的设计和优化。基于配体的虚拟筛选（ligand-based virtual screening，LBVS）正是利用已知活性配体的结构信息来识别新的潜在药物候选分子，其核心在于借助计算机模拟技术在大规模化合物库中进行筛选，以预测和发现具有治疗潜力的新化学实体和药物候选分子。

相较于基于结构的虚拟筛选（structure-based virtual screening，SBVS）方法，LBVS方法允许在生物靶标结构未知的情况下，通过研究与靶标具有特异性结合的配体的结构信息来发现先导化合物。同时，与需要高分辨率三维结构的SBVS策略相比，LBVS通常所需的计算成本更低，并适用于应用在大规模化学库的虚拟筛选中，从数以万计的化合物中快速识别潜在的活性分子。

经典的LBVS方法主要包括2D/3D相似度搜索和药效团搜索。相似度搜索侧重于分子的化学结构特征和分子的空间构型，而药效团搜索则通过识别配体中与靶标相互作用的关键化学特征来预测化合物的生物活性。随着人工智能技术的发展，基于机器学习与深度学习的LBVS方法不断发展，日益成为新兴主流策略。基于这些先进的算法构建药物虚拟筛选模型，能够从大量的化合物数据中学习并识别出潜在的药物候选分子，大大提高了筛选的准确性和效率。本章将详细介绍当前LBVS的3种主流技术，包括2D/3D相似度搜索、药效团搜索以及机器学习与深度学习在药物发现中的原理、方法和应用，并展望这一领域的未来发展趋势。

第二节　2D/3D相似度搜索

相似度搜索（similarity search）是一种利用已知活性分子的化学结构信息来识别具有相似结构和可能相似生物活性的化合物的方法。2D相似度搜索是一种基于二维化学结构信息的筛选方法，它通过比较化合物的分子指纹来识别具有相似化学性质的分子。

这种方法简单、快速，适用于大规模化合物库的初步筛选。然而，2D相似度搜索忽略了分子的空间结构信息，这可能导致筛选出的化合物在三维结构上与现有的活性化合物相似。为了克服这一局限性，3D相似度搜索应运而生。3D相似度搜索考虑了分子的空间构型，通过比较分子的三维形状和电性特征来识别相似分子。这种方法能够更准确地预测分子的生物活性，但计算成本较高，且需要高质量的三维结构数据。

1. 相似度搜索的基本原理

基于分子相似性的虚拟筛选核心是“相似性假设”，该假设首先由Johnson和Maggiora于1990年提出，即结构相似的化合物具有相似的物化性质和生物活性。相似度搜索的基本原理是通过量化分子结构的相似性来识别与参考分子（通常是已知活性的配体）在化学结构上相似的化合物，以发现可能具有与参考分子相似或增强的生物活性，或者能够与同一生物靶标相互作用。

分子相似度搜索的主要过程包括：①分子表示，即将分子结构特征（共享子结构、环系统、拓扑等）转换为可比较的数值形式。②相似性度量，即定义一种度量方法来评估两个分子表征之间的相似度。③搜索算法，即在化合物库中对每个分子进行分子指纹的计算，并与参考分子的指纹进行相似度比较。根据定义的相似度阈值或排名，筛选出相似度不低于阈值或排名最高的化合物。④结果验证，即筛选出的化合物需要通过实验方法进行验证，以确定它们是否真的具有预期的生物活性。

2. 分子表征方法

对化学分子的结构特征进行有效的数理表征是进行相似度搜索的首要步骤。以下是几种常用的分子表示方法。

（1）分子指纹（molecular fingerprint）：分子指纹是一种将分子的化学结构转换为数字形式的编码方式，不同的指纹技术有不同的编码规则。常见的分子指纹包括：

MACCS键指纹（MACCS keys fingerprint）：基于166种特定的子结构键模式，这些模式是预先定义的，如果分子中存在这些模式，则对应的位串为1，否则为0。

Daylight指纹（daylight fingerprint）：一种更为复杂的指纹，使用多达1024位的二进制编码，包含多种不同的化学特征，如环、链、官能团等。

ECFP（extended-connectivity fingerprint）：基于分子的原子环境，考虑原子之间的连接性。ECFP有不同的半径长度，从ECFP2（考虑两个化学键的距离）到ECFP6或更高，以定义环境的范围。

（2）分子3D形状描述符（shape descriptor）：形状描述符专注于分子的几何形状，用来量化和描述分子在三维空间中的几何形状的特征，可应用于3D相似度搜索。相比2D描述符或分子指纹，可更全面地考虑与分子空间排列相关的特性。以下是一些常见的分子3D形状描述符：

溶剂可及表面积（solvent accessible surface area，SASA）：描述分子中可以被溶剂分子接触的表面积，通常用于评估分子的溶解性和药物的生物利用度。

溶剂化能（solvation energy）：描述分子在溶剂化过程中的能量变化，与分子的亲水性和疏水性有关。

分子凸包（molecular convex hull）：使用最小的凸多面体来包围分子的原子，反映分子的整体形状。

形状特征（shape feature）：如分子的直径、深度、体积和表面积等，用于描述分子的几何形状。

分子表面场（molecular surface field）：包括静电场、范德瓦耳斯力场等，用于描述分子表面的物理与化学特性。

分子表面网（molecular surface mesh）：一种用于生成分子表面网格的方法，可以用于计算表面积和体积。

球体表示（spheroid representation）：通过将分子原子表示为球体，并根据原子的范德瓦耳斯半径来确定球体的大小和位置，以构建分子的表面。

这些分子表示方法可以单独使用，也可以组合使用，以提高相似度搜索的准确性和效率。选择合适的表示方法取决于筛选任务的具体需求、可用数据的类型以及计算资源的限制。

3. 相似性度量计算方法

相似性度量计算的目的在于评估两个分子表征（如分子指纹）之间的相似度。常见的分子相似性度量计算方法如下：

杰卡德距离（Jaccard Distance）：用来衡量两个集合差异性的一种指标，它是杰卡德相似系数的补集，被定义为1减去Jaccard相似系数。适用于集合相似性度量、字符串相似性度量。

$$Jaccard\ Distance(A,B)=1-\frac{|A\cap B|}{|A\cup B|}=\frac{|A\cup B|-|A\cap B|}{|A\cup B|}$$

谷本相似度（Tanimoto similarity）：Tanimoto相似度是广义Jaccard相似系数，是化学信息学中常用的一种相似性度量方法。Tanimoto系数是一个介于0～1之间的数值，数值越大表示分子之间的相似性越高。当集合中每个元素（表示为箱梁中的一个维度）的取值为二值向量0或1时，等同于Jaccard系数。其公式如下：

$$Tanimoto\ similarity(A,B)=\frac{A\cdot B}{||A||^2+||B||^2-A\cdot B}$$

余弦相似度（Cosine similarity）：余弦相似度是通过计算两个向量的点积和它们各自模的乘积的比值来度量相似性，常用于评估分子的线性相似性。其相似性范围为[−1:1]，−1意味着两个向量指向的方向正好截然相反，1表示它们的指向是完全相同的，0通常表示它们之间是独立的。其公式如下：

$$Cosine\ similarity(A,B)=\frac{A\cdot B}{||A||\,||B||}$$

欧几里得距离（Euclidean distance）：欧几里得距离是度量两个点在多维空间中的直线距离，虽然它更多用于距离度量而非相似性度量，但在某些情况下也可以通过欧几里得距离的倒数来评估相似性。其公式如下：

$$Euclidean\ distance(A,B)=\sqrt{\sum_{i=1}^{n}(a_i-b_i)^2}$$

曼哈顿距离（Manhattan distance）：曼哈顿距离或城市街区距离是度量两个点在标准坐标轴上的绝对轴距总和，有时也被应用于分子相似性分析。其公式如下：

$$Manhattan\ distance(A,B)=\sum_{i=1}^{n}|a_i-b_i|$$

请注意，上述公式中的集合A和B在分子指纹的上下文中代表分子的位串，而在向量和的上下文中代表分子的特征向量。在实际应用中，这些度量方法可能需要根据具体的分子指纹表示或特征向量进行调整。

4．2D/3D 相似度搜索在药物设计中的应用

相似度搜索在药物发现和化学信息学中的应用非常广泛，其常见的应用方向如下。

（1）苗头化合物发现：通过分子相似度搜索，可以从大型化合物库中快速识别出与已知活性化合物在结构上相似的苗头化合物，为进一步的实验验证和优化提供候选化合物。

（2）药物重定位：药物重定位或药物再利用是指发现已知药物或化合物的新适应证或新用途。通过比较已知药物与数据库中其他化合物的相似性，利用相似度搜索，可助力于药物重定位研究。

（3）先导化合物优化：一旦确定了具有生物活性的先导化合物，相似度搜索可以用来找到结构相似的衍生物，这些衍生物可能具有改进的活性或更好的药代动力学特性。

（4）骨架跃迁（scaffold hopping）：通过识别与活性化合物相似但具有不同化学骨架的分子，相似度搜索有助于探索新的化学空间，促进新化学实体的发现。

（5）结构-活性关系（structure-activity relationship，SAR）研究：相似度搜索有助于分析化合物结构的变化如何影响其生物活性，从而帮助建立 SAR 模型。

（6）药物靶标预测：相似度搜索的核心理论依据是结构或性质相似的分子往往作用于相似的生物靶标。通过分析待测分子与已知活性分子的结构和物理与化学特性，我们可以预测其潜在的生物活性靶标。

（7）数据集扩充：在机器学习和深度学习模型的训练中，相似度搜索可以用来扩充训练数据集，通过识别相似化合物来增强模型的泛化能力。

（8）化合物库的多样性分析：利用相似度搜索评估化合物库的多样性，确保库中的化合物广泛覆盖不同的化学空间。

（9）逆合成路径预测：分子相似度搜索可以辅助逆合成路径预测，通过识别具有相似结构的已知合成路线的化合物来推测目标化合物的可能合成步骤。

（10）毒理学评估：通过比较化合物与已知毒性化合物的相似性，相似度搜索有助于预测新化合物的潜在毒性，从而在药物设计阶段进行风险评估。

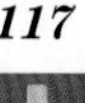

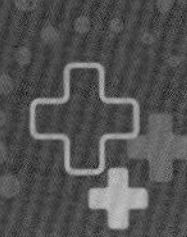

5. 小结

2D/3D相似度搜索是药物虚拟筛选中的重要方法，通过利用分子的结构信息来识别潜在的药物候选分子。2D相似度搜索侧重于分子的二维结构，主要使用分子指纹技术，通过比较分子的原子组成和化学键连接模式来识别相似分子。2D相似度搜索的计算效率高，适用于大规模化合物库的初步筛选，但它不包含分子的空间构型信息，可能无法完全捕捉分子的生物活性相关特征。3D相似度搜索则进一步考虑了分子的空间构型，通过比对分子的三维形状来评估相似性。这种方法能够更全面地反映分子与生物靶标结合的可能性，尤其适用于需要考虑立体选择性的先导化合物优化，但计算成本相对较高。

在实际应用中，2D和3D相似度搜索可以联合使用，在同一工作流程中应用互补，以提高筛选的准确性和效率。例如可在早期阶段进行2D相似度搜索初筛，然后通过常见的类药性方法（如Lipinski五规则等）进行过滤，最后再结合更精确的3D相似度搜索方法进行排序，获得打分最高的化合物。总的来说，2D和3D相似度搜索为药物设计提供了强有力的工具，它们通过结合分子的不同维度信息，可以显著降低实际筛选化合物的数量，同时提高先导化合物的发现效率，帮助研究者在药物发现的早期阶段快速识别出有潜力的药物候选分子。

第三节　药效团搜索

药效团搜索（pharmacophore search）是一种在药物设计中用于识别和分析药物分子与受体靶标之间相互作用特征的技术。它基于药效团的概念，药效团是指在分子中能够识别受体并形成相互作用的原子和官能团，通常是一系列生物活性分子所共有的、对活性起决定性作用的结构特征。药效团搜索依据构建的药效团模型，从小分子数据库中搜索能与药效团模型相匹配的化合物。药效团搜索已广泛应用于先导化合物发现，通过虚拟筛选化合物数据库来识别可能的活性分子。此外，它可以用于辅助分子的结构改造，简化复杂分子的同时保持生物活性，也可以用于判断分子是否具有某一类的药效特征。当前，药效团搜索已成为药物虚拟筛选、指导新化合物设计的重要手段。

1. 药效团搜索的基本原理

药效团的概念最早可追溯于德国科学家Paul Ehrlich于1909年提出的结合基团（haptophore）和毒性基团（toxophore）的概念，即“在分子中对生物活性有重要影响的化学基团”。现代药物设计学对药效团定义为一组特定的化学特征（如氢键供体，氢键受体，疏水基团，亲水基团，正、负电荷中心等）或具体的官能团（如羧基、羰基氧等）及其在空间上的排列方式，这些特征对于药物分子与生物靶标（如受体、酶等）的相互作用至关重要。药效团的识别可以通过两种方法进行：一种是基于受体的结构信息，通过探针在受体的结构中的结合口袋寻找可能的相互作用位点；另一种是在受体结构未知的情况下，通过对一系列配体进行构象分析和分子叠合来归纳其共同的关键作用基团的信息。

2. 药效团搜索的主要步骤

药效团搜索是重要的LBVS方法，核心原理是依据构建的药效团模型，从化合物库中搜索能匹配药效团模型的配体结构，以识别和发现具有特定生物活性的分子。在这一过程中，关键在于构建可靠准确的药效团模型。其主要步骤包括：

（1）选择活性化合物：收集相关的生物活性数据和化学结构信息，包括已知活性的配体分子和受体的三维结构（如果可用），从具有相似生物活性的化合物中选择具有代表性的分子，保证活性数据间存在一定的梯度差别，这些分子将用于药效团模型的训练集。

（2）小分子三维构象生成与分析：对选定的配体分子进行3D结构生成，并进行能量最小化处理。通常认为，小分子的生物活性构象并非是能量最低的构象，因此还需进行小分子构象分析，以得到一组能量优势构象，扩充构象空间。

（3）构建药效团模型：HipHop算法和HypoGen算法是两种在基于配体的药物设计中用于构建药效团模型的常用方法。HipHop算法是一种基于共同特性结构的比对叠合自动生成药效团模型的算法。它适用于发现分子共有的特征药效团，并且可以利用这些共有的特征去搜索化合物数据库，寻找可能的先导分子。而HypoGen算法可以基于一系列针对特定生物靶标具有明确活性数值（如IC_{50}、EC_{50}）的化合物构建出具有活性预测能力的药效团模型。该算法首先构建得到活性分子能共享的初始药效团模型，然后通过模拟退火进行模型的进一步优化。最终构建的模型不仅可以预测化合物的活性，还可以指导化合物的优化以提高其活性。

（4）模型的评价与优化：根据实际应用中的小分子的结构特征、匹配程度和人工经验，对生成的药效团假设进行评价，确定最优模型，并可通过测试集来进一步验证其准确性和可靠性。根据验证结果，对药效团模型进行必要的调整和优化，以提高模型的预测能力。

（5）药效团模型搜索应用：使用构建并验证好的药效团模型进行虚拟筛选，在数据库中搜索匹配的小分子结构，以识别可能具有所需生物活性的化合物。

3. 药效团搜索在药物虚拟筛选中的应用

药效团搜索在药物设计中具有广泛应用，它通过识别和利用小分子与药物靶标之间的关键化学特征来预测和改善分子的生物活性。以下是药效团搜索在药物虚拟筛选中的几个关键应用。

（1）虚拟筛选：药效团模型能够用于虚拟筛选，从大量化合物库中快速识别出可能与特定靶标有相互作用的结构新颖的配体。

（2）骨架跃迁：药效团模型识别出与生物靶标相互作用的关键化学特征和空间排列，这些信息可以作为骨架跃迁的起点，帮助化学家设计出具有相同药效团特征但骨架结构不同的新分子。

（3）多靶标药物发现：药效团模型可以用于设计能够同时作用于多个靶标的分子，以助力于开发针对复杂性疾病（如神经退行性病变、癌症等）的多靶标治疗药物。

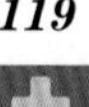

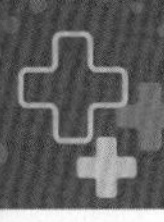

（4）基于片段的药物发现：药效团模型适用于基于片段的药物发现，可以大幅减少体外测试的片段数量，理性地从片段母核进行片段生长。

（5）分子结合模式分析：3D药效团模型提供了一种直观、有力的描述配体与大分子靶标分子之间相互作用的方式，其由有限的化学定义的相互作用特征组成，因此在分析分子结合模式时更为直观且易于理解。

（6）配体引导的同源建模：在已知配体-受体片段的情况下，可以利用药效团模型进行基于结构的建模，以发现新型配体。

（7）反向找靶：药效团模型可以用于反向找靶，即通过药效团特征来预测分子可能的靶蛋白。

（8）ADME/tox预测：药效团模型可用于预测分子的药代动力学和毒理学特性，从而在药物发现早期阶段对潜在的候选分子的ADME/tox性质进行评价。

（9）多阶段虚拟筛选流程：虚拟筛选可以结合药效团搜索和其他计算方法（如分子对接）进行多阶段筛选，以提高筛选的准确性和效率。

药效团搜索作为重要的药物虚拟筛选方法，其应用不仅提高了筛选的效率和准确性，而且有助于发现新的生物活性分子，推动了药物发现领域的发展。

4. 小结

药效团搜索方法是一种在药物设计和药物发现中广泛应用的技术，能够在无须实验合成和测试的情况下，快速从大量化合物中识别出潜在的活性分子。相比分子对接等方法，通常其计算效率更高，能够应用于高效筛选大型化合物库；同时，药效团模型提供了一种直观的方式来描述和理解分子与靶标之间的相互作用，有助于研究和可视化类药分子的结合模式，为药物设计提供直观的化学信息。然而，药效团搜索方法仍存在一些局限性。首先，药效团筛选的结果可能过度依赖于药效团模型的准确性，而模型可能无法完全捕捉所有相关的生物活性特征；其次，药效团筛选可能无法充分考虑分子的构象柔性，导致对某些活性分子的识别不足。

当前，药效团方法也不断提出前沿的研究方向与创新应用领域。例如发展能够考虑靶标-配体相互作用动态性的药效团模型；结合分子动力学等多尺度模拟方法，提供更全面的相互作用信息；在人工智能药物设计中，药效团信息可以高效地集成到机器学习模型中，用于提高药物发现的预测准确性。

药效团筛选方法在药物设计中持续发挥着重要作用，其不断的技术进步和创新将为药物发现领域带来新的机遇。

第四节　机器学习与深度学习

随着计算能力的提高和数据量的增加，机器学习和深度学习作为人工智能的子领域，在处理大规模化合物数据集和预测分子活性方面展现出巨大潜力。机器学习算法如支持向量机（SVM）、随机森林（RF）和梯度提升机（GBM）等能够处理高维数据，识别复杂的非线性关系，并在一定程度上解释模型的预测结果。而深度学习作为机器学习的新兴分支，因其更接近于生物神经网络，能对更复杂的信息进行处理，通常能够自动提取分子的特征，这大大提高了筛选的效率和准确性。这些方法通过分析大量的化合物结构和活性数据，学习分子的生物活性模式，并预测未知化合物的活性，在药物虚拟筛选中的应用越来越广泛。本节将介绍主流的机器学习与深度学习在药物虚拟筛选中的方法和应用，并探讨它们的优势、挑战和未来发展方向。

1. 机器学习方法

机器学习（machine learning）是人工智能的一个分支，它使计算机系统能够从数据中学习并做出决策或预测，而无须进行明确的编程。简单来说，机器学习通过学习算法，利用给定的数据集训练出模型，这些模型能够对新的数据进行分析以预测结果。机器学习根据训练数据是否给定标签，可以分为几种类型，包括：①监督学习（supervised learning），即算法从标记的训练数据中学习，以便进行预测，通常应用于解决分类（classification）和回归（regression）问题；②无监督学习（unsupervised learning），即算法处理未标记的数据，尝试找出数据中的结构和模式，例如聚类（clustering）以及降维（dimensionality reduction）分析；③半监督学习（semi-supervised learning），其结合了监督学习和无监督学习的特点，使用少量标记数据和大量未标记数据进行训练。在LBVS领域，面对不同的问题及需求，需要选择合适的机器学习方法类型，其中构建分类模型是最常见的一个方向。

（1）支持向量机：支持向量机（support vector machine，SVM）是一种在机器学习领域广泛使用的监督学习模型，主要用于分类和回归问题。它最早由Vapnik和Cortes于1995年提出，最初用于二分类模型，现在可应用于多分类模型及定量回归模型。其核心思想是通过找到数据集中的最优超平面（hyperplane）来区分不同的类别，同时最大化两类数据点之间的间隔，即使得几何间隔（geometric margin）最大化。在二维空间中，这个超平面可以视为一条线；在更高维空间中，则是一个超平面。SVM模型可以表示为：

$$w^T x + b = 0$$

其中，$w=(w_1, w_2, \cdots, w_m)$ 为超平面的法向量，决定了超平面的方向；x是数据点；b是超平面的偏移量，决定了超平面与原点之间的距离。

理想状态下我们期待样本是线性可分的，即通过一个超平面就能将样本正确分类。然而，在现实世界中，绝大部分问题都是非线性的。因此，依据数学定理：如果原始空间是有限维的，则存在一个高维空间使样本线性可分。非线性SVM通常采用升维策略，将样本从原始空间中投射到高维空间中，使线性不可分的问题在高维特征空间内变成了线性可分问题。SVM通过核函数（kernel function）在原始样本空间中计算向量的内积，避免了直接在高维空间中进行的高计算开销。常用的核函数包括：

线性核，表达式如下：

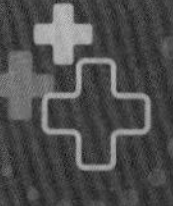

$$k(x_i, x_j) = x_i^T x_j$$

多项式核，表达式如下，其中$d \geqslant 1$为多项式次数：

$$k(x_i, x_j) = (x_i^T x_j)^d$$

高斯核，表达式如下，其中$\sigma > 1$为高斯核的宽度（width）：

$$k(x_i, x_j) = exp\left(-\frac{||x_i - x_j||^2}{2\sigma^2}\right)$$

拉普拉斯核，表达式如下，其中$\sigma > 1$：

$$k(x_i, x_j) = exp\left(-\frac{||x_i - x_j||}{\sigma}\right)$$

Sigmoid核，表示式如下，其中$tanh$为双曲正切函数，$\beta > 0$，$\theta < 0$：

$$k(x_i, x_j) = tanh(\beta x_i^T x_j + \theta)$$

（2）朴素贝叶斯：朴素贝叶斯（naive Bayes，NB）分类器是基于独立假设的贝叶斯定理的简单概率分类器，与SVM算法相比，NB分类器主要输出具体数值的概率结果。NB由于拥有坚实的数学基础和稳定的分类效率，是机器学习中应用非常广泛的分类方法。贝叶斯定理的描述如下：

假定有事件A和事件B，事件B发生的条件下A发生的概率为条件概率，可描述为：

$$P(A|B) = \frac{P(AB)}{P(B)}$$

则全概率公式为：

$$P(A) = \sum_k P(A|B_k)\ P(B_k)$$

其中：

$$\sum_k P(B_k) = 1$$

根据条件概率计算公式和全概率公式可以得到贝叶斯公式，如下所示：

$$P(B_k|A) = \frac{P(A|B_k)P(B_k)}{\sum_k P(A|B_k)P(B_k)}$$

NB算法之所以被称为“朴素”，是因为它假设所有特征在给定类别时都是相互独立的，这个假设简化了概率模型的计算，但并不总是完全符合现实情况。因此，在构建朴素贝叶斯分类器时需要进行特征筛选，尤其是将内部相关性很高的描述符予以剔除。尽管存在一些限制，朴素贝叶斯分类器由于其简单性、高效率和在许多实际应用中的有效性，仍然是机器学习中一个非常流行的方法。

（3）决策树与随机森林：决策树（decision tree）是一种非参数的监督学习算法，它通过递归地将数据集分割成越来越小的子集，并在每个子集上进行决策，从而构建一个树形结构。每个内部节点代表一个特征属性（描述符）上的测试，每个分支代表测试的结果，每个叶节点代表一个决策结果。决策树的树形结构直观，易于可视化和解释，且具有计算量很小的优势。然而，决策树方法容易构建过于复杂的树，导致过拟合，且具有不稳定性，对数据中的小波动或噪声敏感。通过采取剪枝、限制树的深度和设置最小叶节点数目等策略，可在一定程度上缓解过拟合现象。

随机森林（randon forest，RF）算法是基于递归分类树的监督学习方法，是决策树算法的集成形式。其核心思想是构建多个决策树来进行分类或回归预测，并以这些树的投票或平均结果作为最终预测。随机森林的主要优势在于其高准确性和对过拟合的抵抗力。

随机森林在构建过程中需要进行自助采样（bootstrap sampling），即每棵决策树的训练数据都是采用bootstrap法从原始训练集中有放回的抽样，也就是说，每当选中一个样本，它可能再次被选中并被再次添加到训练集中，而每次未被抽到的样本组成了袋外数据OOB（out-of-bag），用于构建测试集。在决策树的每个分支点，执行一次详尽的搜索遍历所有可能的特征，以挑选出一个特征。该特征的选取旨在在节点处对数据进行分割，从而在最大程度上减少该节点的类内杂质。采用基尼不纯度（Gini impurity）指标作为衡量节点t杂质的函数：

$$E(t)=1-\sum_{k=1}^{K}P^2(w_k|t), P(w_k|t)=p_k=\frac{n_k}{n}, \quad k=1, 2, \cdots, K$$

其中，p表示节点t中某一样本属于第k类的频率。这个过程通过递归方式不断迭代，直至达到设定的树增长终止条件。每一棵独立的树都会尽可能地扩展，其间不进行任何形式的修剪。使用测试集（即袋外数据）来评估树的分类性能。接着，将这些独立生成的分类树集合起来，形成一个RF模型。在分类任务中，通过投票的方式确定最终的分类结果；在回归任务中，通过对所有决策树的输出进行平均，得到最终的预测值。由于RF集成了多个决策树的预测结果，与单个决策树相比，不容易过拟合，对噪声和异常值具有较高的鲁棒性，具有良好的准确度；此外，RF拥有快速的训练能力，能够高效地处理包含大量特征的数据集，无须进行复杂的特征筛选过程，能迅速适应新的数据集，展现出良好的泛化能力。

（4）k最近邻域法：k最近邻域（k-nearest neighbor，k-NN）法的提出者是Evelyn Fix和Joseph Hodges，他们在1951年为美国军方开展研究时首次提出了这一概念。随后，Thomas Cover和Peter Hart在1967年对k-NN算法进行了扩展，进一步推动了k-NN算法的发展。k-NN算法基于一个基本假设，即相似的数据点在特征空间中彼此接近。给定一个新的样本，k-NN算法会在训练数据集中寻找与其距离最近的k个相邻样本，然后根据这些最近邻的多数类别来预测新数据点的类别（分类问题），或者计算它们的平均值或加权平均值来预测新数据点的数值（回归问题）。k-NN算法是典型的"懒惰学习"（lazy learning）算法，其接收训练集后没有显式的训练过程，因其易于理解和实现的特性，在机器学习建模领域有广泛应用。然而，随着数据集的增大，计算每个待分类样本的最近邻可能变得非常耗时。

（5）遗传算法：遗传算法（genetic algorithm，GA）由John H. Holland于20世纪70年代提出，是一种模拟自然选择和遗传学原理的搜索算法，用于解决优化和搜索问题。

GA的基本思想是利用生物进化中的自然选择、遗传和变异等机制来优化问题的解。算法从一组随机生成的候选解（称为种群）开始，并通过迭代过程不断改进这些解。GA的首要步骤为随机生成初始种群，每个个体代表问题的潜在解决方案。随后进行适应度评估，即计算每个个体的适应度，适应度是衡量个体解决问题能力的指标。根据适应度从当前种群中选择个体，以用于繁殖下一代。在随后的繁殖过程中，通过交叉（crossover）和变异（mutation）两种算子，对挑选后的样本进行交换。交叉算子在随机选定的个体（编码）之间交换遗传信息（位），产生新的后代；而变异算子以一定的概率对后代个体（编码）的某些遗传信息（位）进行随机改变，以引入新的遗传多样性。根据交叉和变异产生的后代，形成新一代种群。如果满足终止条件（如达到最大迭代次数或解的质量达到预定标准），则算法结束。GA能够在解空间中进行全局搜索，减少陷入局部最优解的风险，对问题的数学模型要求不高，适用于各种类型的优化问题，具有较高的鲁棒性。但其算法性能可能依赖于交叉率、变异率等参数的选择，需要根据具体问题进行调整。对于大规模问题，可能需要大量的迭代和评估，导致较高的计算成本，在某些情况下，算法的收敛速度可能较慢。

2. 深度学习方法

深度学习（deep learning）也称为深度神经网络（deep neural network，DNN），是机器学习的一个子领域。DNN是指含有多个隐含层的神经网络，“深度”就是指隐含层数多，由于深度学习更接近于生物神经网络，因而能学习数据的复杂模式和表示，对更复杂的信息进行处理。“深度学习”这个术语最早于1986年在机器学习领域被提出，随后在2000年前后开始被应用于人工神经网络的描述中。然而，普遍观点认为，现代深度学习技术的快速发展实际上是始于2006年。近年来，已经涌现出多种不同类型的深度学习架构，包括卷积神经网络（convolutional neural network，CNN）、循环神经网络（recurrent neural network，RNN）、自动编码器（autoencoder）等，它们在药物发现等众多领域展现出日益增长的影响力。

（1）神经网络模型：神经网络模型通常由多个层次组成，包括输入层、多个隐藏层和输出层。每一层由多个神经元组成，这些神经元（neuron）通过权重连接。神经元也称为节点（node），是神经网络的基本结构单元。每个神经元接收一个或多个输入信号，用x_1，x_2，…，x_n表示。这些输入通常与前一层神经元的输出相连。每个输入都有一个与之关联的权重（Weights），权重决定了输入信号对神经元输出的影响程度，用ω_1，ω_2，…，ω_n表示。神经元通常包含一个偏差（bias），它可以调整神经元激活的阈值（threshold）。将神经元接收的总输入与偏差θ进行比较，然后通过激活函数（activation function）处理，产生神经元的最终输出，可表示为：

$$y=f\left(\sum_{i=1}^{n}\omega_i x_i-\theta\right)$$

通常采用非线性函数作为激活函数，Sigmoid函数是常用的激活函数之一，如下所示：

$$\text{Sigmoid}(x)=\frac{1}{1+e^{-x}}$$

将神经元按照一定的层次结构连接起来，就构成了神经网络。通过多个隐藏层构成的全连接DNN是最常见的深度学习模型结构，其每个隐含层中包含数百个非线性神经元。学习过程本质上是利用训练数据来不断优化网络参数，主要是权重值，以构建一个权重固定的模型，并通过测试集验证模型的准确性和可靠性。

（2）卷积神经网络：卷积神经网络（convolutional neural network，CNN）是一种具有深度结构的反向传播神经网络，它通过卷积计算来提取图像特征，特别适用于处理具有明显网格状拓扑结构的数据，如图像（2D网格）和视频（3D网格）。近年来，CNN也被广泛应用于药物设计领域。CNN的构成包括输入层、卷积层（convolutional layer）、池化层（pooling layer）、激活层（activation layer）、全连接层（fully connected layer）等。卷积层是CNN的核心，负责提取图像的局部特征。通过使用可学习的卷积核（或滤波器）在输入图像上滑动，计算卷积核与图像的局部区域的点积，生成特征图（feature map）；激活层通常使用非线性激活函数，如ReLU（rectified linear unit），为网络引入非线性，使得网络能够学习复杂的模式；池化层用于降低特征图的空间尺寸，减少参数数量和计算量，同时使特征检测更加鲁棒，最常见的池化操作是最大池化，它提取区域内的最大值。在多个卷积和池化层之后，特征图会被展平并通过一个或多个全连接层，这些层负责分类或回归任务。有的CNN架构中会引入归一化层（normalization layer），用于加速训练过程，通过规范化层的输入来减少内部协变量偏移。

（3）循环神经网络：循环神经网络（recurrent neural network，RNN）设计了“记忆”机制，使网络能够利用之前的时间步或序列信息来处理任务。“循环”是指网络中的每个神经元重复执行相同的操作，但其输出依赖于当前的输入和之前的记忆状态。RNN特别适合处理序列数据，因为它可以利用先前的输出来预测序列中的下一个元素。RNN的基本组成包括循环连接（recurrent connection），即网络的当前输入和之前的时间步的输出都会被送入当前的隐藏状态；隐藏层（hidden layer），负责存储和处理时间序列的信息，在每个时间步，隐藏层会更新其状态，以反映到目前为止处理的所有输入；权重和偏置（weight and bias），用于调整信息的流动和隐藏状态的更新；激活函数（activation function），通常使用非线性激活函数，如tanh或ReLU，来增加网络的表达能力。近年来，RNN也逐渐发展出长短期记忆网络（long short-term memory，LSTM）、门控循环单元（gated recurrent unit，GRU）、双向循环神经网络（bidirectional RNN，Bi-RNN）等变体。

递归神经网络（recurrent neural network）是具有树状阶层结构且网络节点按其连接顺序对输入信息进行递归的一种深度学习算法，被视为循环神经网络的推广。当递归神经网络的每个父节点都仅与一个子节点连接时，其结构就等价于全连接的循环神经网络。

（4）递归神经网络：递归神经网络（recurrent neural network，RNN）是具有树状阶层结构且网络节点按其顺序对输入信息进行递归的一种深度学习算法，一种特殊类型

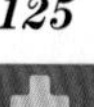

的循环神经网络，它特别适用于处理具有层次结构的数据，如树状数据。与标准循环神经网络（RNN）处理序列数据的方式不同，递归神经网络通过树状结构来表示数据，每个节点的输出依赖于其子节点的输出。当每个父节点只与一个子节点相连时，递归神经网络的结构与全连接的RNN结构相同。与标准RNN相比，递归神经网络的训练可能更加复杂，因为它们需要处理树状结构而不是线性序列。此外，递归神经网络的性能在很大程度上取决于树的深度和结构的复杂性。尽管如此，递归神经网络在需要考虑数据层次性的任务中展现出了巨大的潜力。

3. 模型评价

对于机器学习或者深度学习构建的模型，可进一步通过内部验证（internal validation）和外部验证（external validation）进行评价。

内部验证中，留一法（leave-one-out，LOO）和K折交叉验证法（K-fold cross-validation）是两种常用的评价方法。留一法是一种简单的交叉验证形式，它特别适用于数据集较小的情况。在留一法中，每个样本都依次作为测试集，而剩余的所有其他样本组成训练集。这个过程重复进行，直到每个样本都作为测试集一次，最后计算所有性能指标的平均值以得到模型的整体性能评估。K折交叉验证法中，将数据集随机分成K个大小相等（或尽可能相等）的子集。对于每个子集，轮流将其作为测试集，而将剩余的K-1个子集合并作为训练集。训练模型K次，每次使用不同的训练集和测试集组合。每次训练后，评估模型在测试集上的性能，并记录性能指标。计算所有K次迭代的性能指标的平均值，以得到模型的整体性能评估。

在内部验证的基础上，可进一步进行外部验证以综合评估机器学习模型的泛化能力。外部验证通常是指选择未用于模型构建的样本数据集进行验证，这种数据集被称为“外部测试集”，该数据集中需剔除与训练集和测试集中重复的样本。外部测试集可选择不同来源的数据集或实际需要测试的样本数据集，但需经过数据空间分布的相似性分析。

机器学习评价指标是用来衡量模型性能的一系列标准。混淆矩阵（confusion matrix）是用于描述模型预测和实际标签之间的关系的矩阵，通常包含以下4个主要元素。

（1）真阳性（true positive，TP）：模型预测为阳性，且实际为阳性的样本数量。

（2）假阳性（false positive，FP）：模型预测为阳性，但实际为阴性的样本数量。

（3）真阴性（true negative，TN）：模型预测为阴性，且实际为阴性的样本数量。

（4）假阴性（false negative，FN）：模型预测为阴性，但实际为阳性的样本数量。

基于上述4个统计值，可进一步计算灵敏度（sensitive）、特异性（specificity）、准确率（accuracy）、精确度（precision）、召回率（recall）、F1分数（F1 score）、马修斯相关系数（Matthews correlation coefficient，MCC）等模型评价指标，其具体计算公式分别如下。

$$\text{sensitive} = \frac{\text{TP}}{\text{TP} + \text{FN}}$$

$$\text{specificity}=\frac{TN}{TP+FP}$$

$$\text{accuracy}=\frac{TP+TN}{TP+TN+FP+FN}$$

$$\text{precision}=\frac{TP}{TP+FP}$$

$$\text{recall}=\frac{TP}{TP+FN}$$

$$\text{F1 score}=2\times\frac{\text{precision}\times\text{recall}}{\text{precision}+\text{recall}}$$

$$MCC=\frac{TP\times TN-FP\times FN}{\sqrt{(TP+FP)\times(TP+FN)\times(TN+FP)\times(TN+FN)}}$$

此外，受试者操作特征曲线（receiver operating characteristic curve，ROC curve）是常用来评估分类模型性能的图形工具，它通过将不同阈值的真阳性率（true positive rate，TPR）和假阳性率（false positive rate，FPR）可视化来展示模型的性能。ROC曲线下面积（area under the curve，AUC）是机器学习领域重要的评价指标。若一个分类器的AUC值是1，那么它是一个完美分类器，能够完美区分两个类别；若其AUC是0.5，那么它的表现等同于随机猜测；若其AUC<0.5，那么它的表现比随机猜测还差。AUC是评估概率预测模型非常有用的指标，尤其是在需要平衡假正例和假负例影响的场景中。然而，AUC也有局限性，比如它不能直接告诉我们关于正、负样本的不平衡程度，也不能反映模型在特定阈值下的性能。因此，在实际应用中，可能需要结合其他指标来全面评估模型的性能。

4. 小结

机器学习，特别是深度学习在药物发现领域的应用正日益成为推动生物医药发展的关键力量。通过模拟人脑处理信息的方式，机器学习算法能够从大量的化合物数据中学习和提取特征，加速新药的发现和开发过程，在化合物的筛选、药物分子的生成、药物与靶标之间的相互作用预测等方向均有广泛应用。然而，机器学习在药物发现中的应用也面临一些挑战。首先是数据质量问题，药物数据往往具有高度的复杂性和不确定性，且拥有可靠质量的数据量可能不足；其次，机器学习模型的“黑盒子”特性使得其在生物学可解释性上较为欠缺；此外，在实际应用中，单一的筛选方法往往难以满足药物发现的复杂需求。随着计算化学、生物信息学和人工智能等领域的快速发展，新的技术和方法不断涌现，为药物虚拟筛选提供了更多的可能性。当前，结合多种方法优势的多目标优化逐渐成为新的趋势，如将机器学习模型与2D/3D相似度搜索或药效团模型相结合，以提高筛选的准确性和效率。尽管存在挑战，机器学习和深度学习在药物发现中的应用前景仍将十分广阔。

（蔡垂浦 撰写，方坚松、刘艾林、李彤雷 审校）

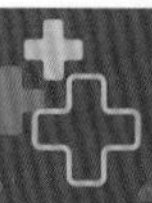

第十八章 基于网络方法的虚拟筛选

第一节 引 言

传统的药物发现通常遵循“一药→一靶→一病”的范式，这在简单疾病中被验证是有效的。然而，在复杂疾病中，这一范式很难取得成功。随着后基因组时代的到来和系统生物学的快速发展，一种新的药物发现范式已经出现，即为“多药→多靶→多病”。这一新范式强调药物的多重药理学特性，表明单一药物可能同时与多个靶标相互作用，导致包括治疗效果和非靶标效应在内的各种效应。网络药理学已经成为一种强大的工具，用于系统地研究药物与生物网络之间的相互作用。因此，基于网络的方法在药物发现中显示出巨大的潜力，从化合物筛选到药物机制解析，具有计算方便和不依赖靶标或负样本的三维结构的优势。

网络通常被描述为一个包含两种元素的图，即节点和边［也称为链接（link）］。在不同的场景中，节点通常是被研究单元的抽象表示，而边用来描述节点之间的连接。例如在生物系统中，节点代表生物实体（分子、细胞、蛋白质、表型等），而边代表这些生物实体之间的关系（相互作用、代谢通路等）。

网络可以根据其应用被划分为不同的类型。根据节点的类型，网络可以分为两大类：同质网络和异质网络；同质网络如蛋白质-蛋白质相互作用（PPI）网络，只包含1种类型的节点和边；异质网络如药物-靶标相互作用（DTI）网络，可以包含多种类型的节点和边。根据边的类型，网络可以分为两类：加权网络（考虑节点之间关系强度的边，如加权基因共表达网络）和非加权网络（不考虑节点之间关系强度的边，如PPI网络和DTI网络）。根据网络效应，网络可以分为两组：有向网络（从节点A到节点B的距离ιAB与从节点B到节点A的距离ιBA不同，如基因调控网络）和无向网络（距离ιAB等于距离ιBA，如PPI网络）。

迄今为止，多种基于网络的方法被提出，专注于分子、通路、细胞和蛋白质之间的相互作用。例如在复杂网络中，链接预测用于预测网络中尚未生成边的两个节点之间连接的可能性。基于网络的方法可以分为网络推理法（network-based inference，NBI）、随机游走法（random walk-based）、基于路径法（path-based）、局部社区发现算法（local community-based）和网络富集法（network enrichment）。

第二节　网络近邻法

网络邻近法（network proximity）是一种用于量化和评估网络中的不同节点之间接近程度的方法。在生物信息学和系统生物学中，这种方法常用于研究药物靶标与疾病相关蛋白质之间的相互作用和联系。通过计算和分析节点之间的距离指标，如最短路径、最近距离等，可以判断哪些药物靶标与特定疾病状态更为接近，从而预测药物的潜在疗效和副作用。这种方法有助于在复杂的生物网络中识别关键的生物标志物和治疗靶标。

网络邻近法的计算原理，即给定疾病蛋白集S，药物靶标集T，计算两者最近距离d（S，T），即在人类蛋白-蛋白相互作用组中，计算疾病蛋白集中所有节点s与药物靶标t之间的平均最短路径距离［式（18.1）］：

$$d(S,T)=\frac{1}{||T||}\sum_{t\in T}\min_{s\in S}d(s,t) \qquad \text{式（18.1）}$$

为了评估两个网络模块之间的邻近度，通常从人类蛋白相互作用组中随机提取两组蛋白集，其大小和度数分布与原始网络模块相同，计算它们之间的平均最短距离。重复该过程一定次数后（如1000次），计算值：

$$z_d=\frac{d-\bar{d}}{\sigma_d} \qquad \text{式（18.2）}$$

其中，d和$\bar{d}$分别为d（s，t）和平均值，σ_d为参考分布的标准偏差。

在本书抗病毒药物筛选案例中，对于给定的宿主蛋白集，如果药物靶标满足条件：$Z<-1.5$和$P<0.05$，则被认为显著邻近。

网络近邻法已被广泛应用于多种疾病的药物筛选，如癌症、心血管疾病和COVID-19。

第三节　其他网络方法

1. 网络推理法

早在2007年就提出了一种名为网络推理法（network-based inference，NBI）的推荐算法，也称为概率传播，用于根据用户过去的偏好预测可能的对象。2012年，该推荐算法被应用到药物-靶标相互作用（DTI）预测领域。在药物发现领域，二分网络如DTI网络可以被视为用户-对象网络，其中用户是指药物，而对象可以是生物实体如靶标、通路和疾病。NBI方法可以轻松地应用于这些网络，以预测药物和生物实体之间潜在的相互作用或关联。

假设一个药物-靶标相互作用（DTI）网络包含3种药物和5个靶标，为了预测药物（记为Di）的潜在靶标，将执行以下3个步骤：首先，将初始资源分配给与药物节

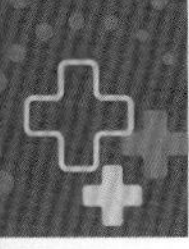

点Di连接的靶标节点，而不分配资源给其他靶标节点。接着，执行NBI方法的核心部分，即资源传播过程。在第一次资源传播过程中，每个靶标节点将其资源平均分配给连接的药物节点。在第二次资源传播过程中，每个药物节点将其资源平均分配给连接的靶标节点。类似地，资源传播过程可以持续进行。经过两次资源传播后，每个靶标节点（记为Tj）中的资源数量可以被视为药物Di与靶标Tj之间相互作用的预测分数。分数越高，表示Di与Tj相互作用的可能性越大，执行两次资源传播过程可能更有利于模型评估。NBI只需要一个已知的DTI网络作为输入，这一特点使得NBI非常快速，但也限制了应用范围。具体来说，NBI只能预测已知DTI网络中药物的潜在靶标，而无法预测没有已知靶标的新化合物，如新发现的天然产物和合成化合物。这一限制主要是因为新化合物与已知的DTI网络是隔离的。

为了克服NBI方法的局限性，例如在DTI预测任务中，子结构-药物-靶标网络生物信息学方法如SDTNBI方法（substructure-drug-target NBI）、平衡SDTNBI方法（balanced SDTNBI，bSDTNBI）、加权SDTNBI方法（weighted SDTNBI，wSDTNBI）相继被提出。尽管上述4种NBI方法可以为大多数具有子结构特征的化合物优先预测可能的靶标，并提供DTI的结合亲和力强度，但仍然不能预测DTI的相互作用类型。此外，为没有已知配体的靶标预测潜在配体也是一个具有挑战性的目标任务。因此，继续改进NBI方法至关重要。

2. 随机游走法

随机游走（random walk-based）的概念最初是为了通过模拟粒子从节点到随机选择的邻近节点的迭代移动来探索网络的全局拓扑结构而设计的。在过去的10年中，基于随机游走的方法已被应用于药物发现的各个研究领域，如药物-疾病关联、基因-疾病关联以及药物-靶标相互作用预测。最常见的方法是重启随机游走（RWR）算法，它引入了重启的概念，并涉及在粒子移动过程中强制它们在同一节点或一组节点上重启。这种方法用于测量种子节点与网络中的所有其他节点之间的接近程度。目前，RWR应用于药物发现领域的3种类型的图，包括多重图、异构图和多重异构图。

3. 网络富集法

网络富集法（network enrichment）也称为模块检测方法，以数据驱动的方式提取特定条件下的子网络。在药物发现领域，网络富集法主要用于识别人类互作网络中的疾病模块。疾病模块是指由倾向于彼此相互作用的疾病蛋白质组成的1个或多个子图，这种相互作用是由于蛋白质在互作网络中共享表型的潜在因果关系。基于网络富集法，不仅可以识别疾病模块，还可以揭示新的疾病基因和药物或药物组合的潜在效应。在疾病基因识别方面，最具代表性的网络富集法是疾病模块检测（DIAMOnD）。基于对多种不同疾病的蛋白质网络属性的系统分析研究表明，连接显著性是表征蛋白质交互模式的最有效度量。DIAMOnD计算每个蛋白质的连接显著性，并将排名最高的这些蛋白质视为疾病模块，这有助于识别潜在的疾病蛋白质候选者。在药物效应预测方面，基于网络的方法可用来识别特定疾病的药物组合效应。通过识别药物靶标模块和疾病模块，筛选药物－药物－疾病组合，即如果两个药物靶标模块都与疾病模块重叠，但两个药物靶标模块是分开的，该药物组合可能具有治疗效果，这可以帮助研究人员识别新的药物组合。

4. 局部社区发现算法

局部社区发现算法（local community-based）最初被提出并应用于单一部分网络的链接预测，例如蛋白质－蛋白质相互作用（PPI）网络。由于缺乏双部分网络中基于局部的链接预测框架，局部社区方法被改进以适应双部分网络，并在药物－靶标相互作用（DTI）预测中得到验证。此外，Cannistraci-Alanis-Ravasi（CAR）、Cannistraci-Jaccard（CJC）、Cannistraci preferential attachment（CPA）、Cannistraci-Adamic-Adar（CAA）和Cannistraci resource allocation（CRA）5种基于局部社区的方法被应用于DTI预测，并显示出高性能。

5. 基于路径法

基于路径法（path-based）使用节点之间的路径来推断节点的关系，并应用于药物发现。Guney等开发了一种相对邻近度测量方法，该方法依据5种距离指标来确定，包括最短距离、最近距离、核心距离、中心距离和分离距离。研究发现，采用最近距离测量的网络邻近度表现最为优异。此外，利用前述的模块检测方法，识别药物和疾病的相关模块，整合模块检测与接近度测量的方法，有效地量化了药物靶标与疾病蛋白质之间的网络关系，并且证实了与疾病蛋白质更接近的药物靶标更可能展现出治疗效果。

6. 小结

基于网络的方法由于其系统性和多样性，显示出了独特的优势。与深度学习的“黑箱”模型相比，基于网络的方法提供了清晰的机制原理，并且不依赖于负样本。因此，基于网络的方法已被广泛应用于各种类型的生物分子领域的研究中，包括批准上市的药物、天然产物、合成化学实体、中药复方以及肽类。

为进一步增强基于网络的方法，可采用以下几种策略：首先，引入新的链接预测算法，如层次结构、随机块和可能性分析，以提升模型的性能和可解释性。其次，通过深度神经网络从药物、疾病或靶标等生物实体中提取关键特征，并利用网络分析方法评估这些特征的重要性。最后，整合多尺度生物医学数据，如药物－不良反应关联、药物－适应证关联、基因表达谱、蛋白质相互作用、ADMET属性及临床数据，有助于连接孤立节点与已知网络，推动更大异质网络和多模态模型的构建。此外，结合多组学数据（如转录组学和代谢组学）与网络方法，用于加速新药开发。未来基于网络的方法在药物发现中将扮演越来越关键的角色。

（胡蕴慧 撰写，方坚松、刘艾林 审校）

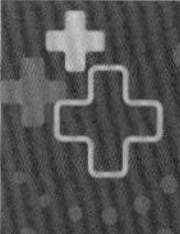

第十九章 网络药理学的技术方法

第一节 引 言

网络药理学是随着组学技术的发展及系统生物学与多向药理学方法的兴起，将计算分析与体内外实验相结合，整合大量信息，形成的新药发现、新药创制及药理、毒理机制研究的新学科。网络药理学的概念由Andrew L. Hopkins于2007年首次系统阐述，是一种建立在高通量组学数据分析、计算机虚拟计算及网络数据库检索基础上的新药发现、药物药效及作用机制研究的方法。计算方法主要包括网络拓扑信息计算、随机网络生成与比较、网络分层与聚类、网络可视化技术。实验方法包括各种高通量组学技术以及体内体外生物学和药理学实验。随着网络药理学技术的提出，单靶标、单成分研究思路开始向整体探究、系统调节转变。

中药具有多成分、多靶标、多途径的特点，蕴含了极大的信息量。采用西医单靶标、单成分的研究思路来研究中药，很难体现中药的系统性，不能科学解释中药的药效物质基础及作用机制等问题。网络药理学从相互联系的角度研究问题，恰恰与中药的核心思想不谋而合。网络药理学用于中医药研究的方法包括基于网络的疾病基因预测药物靶标、针对特定疾病的药物功能预测、中草药网络构建、药物-基因-疾病网络的构建与分析。因此，网络药理学在预测和辨识中药作用靶标及活性成分群、阐明作用机制、科学解释组方规律、发现新的适应证、发现新的活性化合物及与组学技术结合应用等方面均取得较好的成就。利用网络药理学技术构建多层次网络模型，从整体角度对中药进行研究，已成为解释中药有效性和科学性的新策略，在多个方面的中药研究中已具备了成功应用的经验。

本章对网络药理学相关理论、数据库及软件进行归纳总结，以期为网络药理学在中药及其它方面的应用提供参考。

第二节 网络药理学相关理论

网络药理学是一个多学科的研究领域，结合计算和实验方法来整合大量信息以获得新的发现。网络药理学是以系统生物学理论、生物系统网络分析和多靶标药物分子设计的特定信号节点选择为基础的一门新学科。其中，计算方法主要包括图论、统计方法、数据挖掘、建模和信息可视化方法。实验方法包括各种高通量组学技术以及生物学和药理学实验。网络药理学强调信号通路的多途径调控，提高药物的治疗效果，降低毒副作用，从而提高新药临床试验的成功率，节省药物研发成本。网络中药物靶标与疾病关键因素之间的距离与药物不良反应密切相关，利用网络药理学可以全面、深入、系统地研究药物、疾病、靶标等关键因素的关联，从而减少药物不良反应，提高新药研发的成功率。此外，通过网络药理学可以构建和分析药物作用的网络模型，从而寻找更有效的靶标，为优化药物提供有针对性的信息。

中药药效物质基础是指中药发挥药效的有效成分体系。中药及其复方成分众多且复杂，其有效成分很难归结为某一特定物质，也并非只作用于某一特定靶标。药效是多成分、多靶标、多种生物调节功能协同作用的结果。目前，中药药效物质基础的研究方法通常是对某一类化合物的研究，而对基于协同作用发挥药效的药物研究则较为困难。利用网络药理学，可以根据药物的结构和功效构建药物-药物网络，从而有效地预测中药的有效成分。

2021年2月，世界中医药学会联合会通过了《网络药理学评价方法指南》，该指南指出，网络药理学评价的技术内容可分为数据收集、网络分析和结果验证。网络药理学评价过程包括总体评价和可扩展性评价。总体评价网络药理学研究需要对各种分析对象（疾病和药物）和分析目的（数据库开发、算法开发、机制研究、诊断和治疗发现、药物开发等）进行评估，以确保分析结果的真实性。可扩展性评价是指针对不同的分析对象和分析目的进行一定的深入、客观的评价，以提高网络药理学分析结果的可靠性。

预测和识别药物靶标是药物发现的重要步骤。近年来，各种药物-靶标相互作用预测算法和软件相继问世，如Randomwalk算法、PRINCE算法、Cytoscape软件等。药物-靶标相互作用和疾病-基因关联的药物重新定位可用于确定药物的适应证并为药物重新定位提供指导。基于网络的方法可以量化人类蛋白质相互作用组中疾病相关蛋白质与药物靶标之间的关系，也有助于药物重定位。此外，中药网络药理学还可用于研究不同中医证候之间的差异和联系。这些算法、软件和数据库共同推动了网络药理学的蓬勃发展。

湿实验是验证网络药理学研究结果的重要途径，湿实验可验证网络药理学分析获得的关键靶标、模块、化合物和生物途径。目前，基于体内外实验方法的网络药理学正逐渐成为主流，通过在分子水平上探索和建立特征基因的表达谱或功能基因的调控网络，从而识别关键基因和功能蛋白，进而阐明疾病和证候发生与发展的机制，寻找特异性基因和蛋白质标志物，并通过高通量筛选、单细胞测序、基因编辑等新兴实验技术进行实验验证。以此方式，研究者可以探究中药组方配伍规律的科学内涵，阐释组方的传统功效机制。

第三节　网络药理学常见数据库、软件及分析方法

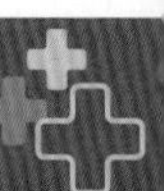

1. 疾病网络数据分析

疾病的发生与发展并不是一个基因和一个蛋白质所决定的，而是由一系列基因和

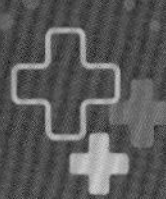

蛋白质通过调控和互作形式形成的级联网络异常引起的，这些异常主要包括甲基化修饰、组蛋白修饰、转录调控、转录后修饰及翻译后修饰等多种生物学事件。在这些异常生物学事件发生的过程中，我们可以用各种高通量技术来捕获这些异常事件产生的数据，如TCGA数据库利用Agilent、Illumina、RNAseq等平台捕获了肿瘤样本基因组中的基因突变（插入/缺失）、DNA拷贝数、mRNA表达、microRNA表达、蛋白质表达和DNA甲基化的数据。这些分布在DNA、RNA、蛋白质组、代谢组层面的数据为我们理解生命活动尤其是复杂疾病的发生与发展提供了立体的数据仓库。在这个立体的数据仓库中包含了不同的调节因子和功能基因，它们构成了多维立体的分子调控网络。本节总结了网络药理学疾病相关数据库（表19.1）。

表19.1　疾病分子网络相关数据库

名称	描述	网址
Drugbank	Drugbank具有独特的生物信息学和化学信息学资源，将药物数据与药物靶标信息全面结合	https://www.drugbank.ca/
OMIM	OMIM是一个免费、开放的数据库，汇编了人类基因和遗传表型信息，数据信息全面且权威	http://www.omim.org/
DisGeNET	DisGeNet数据库整合了人类基因疾病协会（GDA）和变异疾病协会（VDA）的信息，汇集了基因组学、遗传性和医学文献等多种来源的数据，数据全面、可靠	http://www.disgenet.org/
TTD	TTD提供关于已知和正在研究的蛋白质和核酸靶标、疾病、通路信息以及靶向这些靶标的药物信息	http://bidd.nus.edu.sg/group/cjttd/
GEO	GEO是一个公共功能基因组学数据库，支持MIAME-compliant数据提交，该工具用于帮助用户查询和下载不同实验条件下的基因表达谱	https://www.ncbi.nlm.nih.gov/geo/
GeneCards	GeneCards数据库集成了来自约150个网络资源的基因中心数据，包括基因组、转录组、蛋白质组、遗传、临床和功能信息，信息全面、界面友好	https://www.genecards.org/
TCGA	癌症基因组图谱（TCGA）帮助确立了癌症基因组学的重要性，为这些疾病的治疗提供了新方式	http://cancergenome.nih.gov
COSMIC	癌症体细胞突变目录（COSMIC）是世界上最大的与人类癌症相关的体细胞突变信息数据库	http://cancer.sanger.ac.uk/cosmic
CCLE	CCLE覆盖了30多种组织来源的947种人类癌细胞系的大规模深度测序信息，整合了DNA突变、基因表达和染色体拷贝数等遗传信息，是癌症基因组学的标准参考数据库之一	https://portals.broadinstitute.org/ccle/
cBioPortal	cBioPortal for Cancer Genomics用于交互式探索多维癌症基因组学数据信息	http://www.cbioportal.org
ICGC	ICGC可分析多种癌症类型相关的数据，如简单的体细胞突变、拷贝数改变、结构重排、基因表达、microRNA、DNA甲基化和外显子连接	https://icgc.org
BioGPS	BioGPS是一个免费、可扩展和可定制的基因注释门户网站，用于检索基因和蛋白质的功能	http://biogps.org/
NCG	NCG汇集了与癌症相关的基因信息，包括这些基因的功能、突变、基因-基因相互作用、基因-疾病之间的关联信息	http://ncg.kcl.ac.uk/

2. 中药成分数据的筛选

中药作为传统医学的重要组成部分，其历史悠久且疗效独特。中药的药效物质基础主要来源于其有效化学成分，但这些成分往往非常复杂，包括了多种生物活性分子。这些分子可能具有协同作用，也可能相互影响，使得有效成分与非有效成分的区分变得非常困难。构建中药化学成分数据库对于中药的现代化研究具有重要意义。这些数据库不仅记录了中药中已知的化学成分，还提供了这些成分的物理与化学性质、生物活性、药理作用等详细信息。通过数据库的建设，研究人员可以更加方便地查询、比较和分析中药成分，并广泛应用于中药及方剂的网络药理学研究，为中药的药效机制研究、药物开发以及临床应用提供数据支持。表19.2对目前常用的中药、天然化学成分数据库进行了整理。

表19.2 中药成分数据库

名称	描述	网址
TCMSP	一个获取化学成分、靶标和疾病关系的中医药系统药理学研究平台	http://tcmspw.com/tcmsp.php
TCMID	一个获取单味药、中药复方成分信息的数据库，整合动物药成分、文献中的化学成分信息	http://119.3.41.228:8000/tcmid/
TCM@TAIWAN	对数据库内的中草药化合物提供多样的查询和免费下载	http://tcm.cmu.edu.tw/zh-tw
HIT	数据库中每个草药的成分和靶标信息都有文献证据，确保数据的可靠性和准确性	http://hit2.badd-cao.net/
TCMGeneDIT	通过基因名称、疾病名称、中药名称搜索数据信息，并建立中药-基因-疾病的关联	http://tcm.lifescience.ntu.edu.tw

3. 中药靶标数据的收集及预测

预测中药及其药效成分的潜在靶标是中药网络药理学研究中的关键挑战。随着药物-靶标预测技术的进步，一些旧的靶标预测服务器和工具已经停止服务，但同时许多新的预测工具应运而生，并开始被广泛应用于网络药理学研究。靶标预测方法多样，包括但不限于数据挖掘、知识发现工具、配体-受体相互作用网络的构建、药效团模型匹配、正反分子对接技术以及药物-靶标相似性算法等。每种方法都有其优势和局限性，因此在实际应用中需要根据具体情况选择利用其中1种或多种方法。在靶标数据挖掘方面，数据库如TCMSP和TCMID在提供中药成分信息的同时，也提供了部分潜在靶标信息。然而，这些数据库在靶标完整性方面仍有待提高。因此，在研究化合物的靶标信息时，研究者需要综合利用多种数据库和数据挖掘工具来全面收集潜在靶标。正反分子对接技术、药效团模型匹配、化学相似性分析是中药化合物靶标预测中不可或缺的工具。例如PharmMapper和DRAR-CPI两款服务器在药效团匹配和反向分子对接方面表现出较好的综合性能。除了现有的技术服务器和分析平台外，研究者还可以利用靶标数据库和疾病基因组数据库，挖掘与特定疾病相关的靶标和基因，构建疾病相关的靶标库，并使用分子对接软件进行靶标预测。化学相似性分析预测靶标的原理是结构相似的化合物作用于相同的靶标。表19.3对目前常用的靶标预测工具进行了详细的整理，为研究者提供了宝贵的参考资源。这些工具的选择和应用，将有助于提高

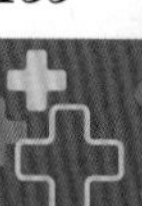

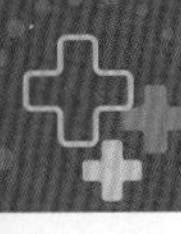

中药靶标预测的准确性和效率，进一步推动中药网络药理学的发展。

表19.3　靶标在线预测平台

名称	描述	网址
SEA	SEA是基于化学相似性算法，预测化合物作用靶标的数据库	http://sea.bkslab.org/
SwissTargetPrediction	SwissTargetPrediction基于化学相似性方法预测小分子化合物的生物活性，并给出预测得分	http://www.swisstargetprediction.ch/
3DSTarPred	3DSTarPred基于小分子活性数据库ChEMBL 29以及PDBbind，利用分子三维形状药效团比对算法，开发的靶标预测系统	https://3dstarpred.pumc.wecomput.com
ChEMBL	ChEMBL提供了化学物质的生物靶标信息，以及相应的文献支持	https://www.ebi.ac.uk/chembl/
PharmMapper	PharmMapper是一个免费访问的网络服务器，旨在使用药效团映射方法识别小分子（药物、天然产物或其他新发现化合物）的潜在靶标	http://lilab.ecust.edu.cn/pharmmapper
DRAR-CPI	基于化学-蛋白质相互作用网络，提供了药物、靶标和不良反应之间的关联信息，用于药物重定位	http://cpi.bio-x.cn/drar/
HitPickV2	HitPickV2是一个新型的、基于结构相似性预测药物靶标的数据库，每个化合物预测出10个靶标	http://www.hitpickv2.com
TargetHunter	TargetHunter通过使用文献报道的生物活性化合物-靶标相互作用，识别小分子的可能靶标，提供在线结构搜索功能和数据分析工具	http://www.cbligand.org/TargetHunter
PASS online	PASS在线预测超过4000种生物活性，包括药理作用、作用机制、毒副作用、与代谢酶和转运蛋白的相互作用以及对基因表达的影响等	http://www.passonline.org/
STITCH	提供已知的配体-蛋白质相互作用和预测的配体-蛋白质相互作用的数据库	http://stitch.embl.de/?tdsourcetag=s_pcqq_aiomsg
id Target	idTarget通过分子对接方法预测小分子化合物的可能靶标	http://idtarget.rcas.sinica.edu.tw/
HTDocking	HTDocking采用高通量方法高效对接多个蛋白质，用于大规模化合物筛选和靶标相互作用研究	http://www.cbligand.org/HTDocking/
BATMAN-TCM	BATMAN-TCM是专为研究中药分子机制而设计的在线生物信息学分析工具，可进行中药成分的靶标预测和潜在靶标的网络药理学分析	http://bionet.ncpsb.org/batmantcm/index.php

4. 成分-靶标-通路-疾病网络数据的构建与整合分析

网络药理学的核心在于构建中药成分-靶标-通路-疾病网络，这一过程主要依赖于对药物组、疾病组和分子相互作用的深入分析和网络构建。在这一网络中，药物与靶标之间的关系是关键，通常通过以下几种方法获取。

数据库查询法：利用现有的数据库资源，直接查询药物与靶标之间的已知作用关系；分子对接仿真法：通过计算机模拟技术，预测药物分子与靶蛋白的结合可能性；反向分子对接仿真法：从已知靶标出发，反向预测可能作用的药物分子；计算预测法：利用计算模型和算法，预测药物与靶标之间的相互作用。

研究药物之间的相互作用关系对于确保患者安全、提高医疗质量、促进医药创新以及应对全球健康挑战都具有不可或缺的作用。药物之间的相互作用关系也可以通过以下方式获得：

化学结构相似性：基于药物分子结构的相似性推测其可能的相互作用；药物效应相似性：通过药物的药理效应推测其可能的相互作用；药物表达谱相似性：通过药物在不同条件下的表达谱推测其相互作用；药物共享靶标或疾病：通过药物共享的靶标或治疗的疾病类型推测其相互作用。

靶标之间的联系则可以通过以下方式分析：

序列相似性：通过靶蛋白的氨基酸序列相似性推测其相互作用；通路相似性：通过靶标在生物通路中的位置和功能推测其相互作用；基因本体相似性：通过靶标的基因本体分类推测其相互作用；基因表达相似性：通过靶标在不同条件下的基因表达模式推测其相互作用；共享药物或疾病：通过与同一靶标相连的药物或相关疾病推测其相互作用。

在数学领域，图论和复杂网络的研究方法被广泛应用于生物系统的描述。这些方法将生物体内的各种物质及其相互作用抽象为网络结构，其中：

节点：代表生物系统中的各个组分，如蛋白质、基因等。

边：代表节点之间的联系和相互作用。

网络：由节点和边构成的整体结构，反映了生物系统的复杂性和多层次性。

这种网络不仅包括基于生物分子的蛋白质相互作用网络、代谢网络、信号通路网络、基因调控网络和生物过程网络，还涵盖了更广泛的生物系统相互作用和调控机制。通过这种网络化的研究方法，可以更全面地理解和揭示中药的药效机制和作用通路。

5. 网络可视化技术

生物网络由于结构复杂、节点众多、节点与节点之间作用数量大且强度不一，难以从中获取有用的信息。网络可视化是指使用可视化工具，将联系表展示成一张有相互作用的可视化网络的过程。网络可视化是复杂生物网络分析的重要工具。网络可视化的过程一般分为两个阶段：一是通过丰富网络属性，增添网络本身节点及连接的属性，使节点关联表拓展为包含丰富信息的网络；二是进行网络描述，通过使用丰富的描述手段，使网络表现更为直观、更易于理解。常用的网络可视化工具有：①编程语言，如Java、C语言、Perl等；②半编程语言，如Matlab、R语言等；③界面交互式软件，如Cytoscape、Pajek、NAViGaTOR、Gephi、Guess等（表19.4）。

表19.4 常用网络图绘制软件

名称	描述	应用
Cytoscape	Cytoscape软件能够直观展示复杂的网络结构，包括蛋白质-蛋白质相互作用网络、基因调控网络等，可进行数据整合、网络可视化和网络分析，同时可扩展多种插件进行详细分析	图形化显示网络并进行网络分析
Pajek	Pajek软件是复杂网络分析和绘制工具，在Windows环境下运行，用于上千个乃至数百万个节点的大型网络的分析和可视化	复杂网络分析工具
NAViGaTOR	NAViGaTOR是网络可视化工具，支持多种网络描述格式，也可以用以Tab制表符分隔的文本文档作为输入文件	网络可视化工具

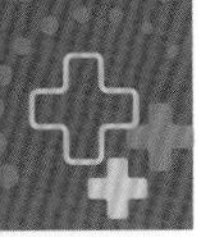

6. 网络药理学网络分析方法

目前，网络药理学网络分析的模型算法主要包括网络拓扑分析、模块分析、机器学习、概率统计、随机游走算法、基于逻辑的网络算法等。这些算法可以分如下几类：①基于数据分布的统计方法；②基于网络拓扑和网络结构；③基于机器学习；④其他方法等。

下面主要介绍几种常见分析方法。

（1）概率统计：超几何分布是概率统计中常见的一种离散型分布，它在抽样理论中应用广泛。超几何累积分布应用于定量测量一个通路是否比偶然预期的基因组更丰富。Wang等应用网络药理学方法，基于超几何分布，在通路富集分析中发现了一组差异表达基因显著影响的通路，进一步揭示了五味甘露药浴颗粒治疗类风湿关节炎的作用机制。

（2）随机游走算法：随机游走可以有效地度量节点与种子集的接近程度，而对与种子集相邻的节点进行优先排序。随机游走通过利用部分已知的疾病基因来预测潜在的疾病基因。研究者采用网络药理学方法，通过重新启动随机游走算法整合疾病相关基因、PPI网络和药物相关靶标数据，计算出麝香保心丸的抗疾病效果评分，进一步探索麝香保心丸治疗心血管疾病的分子机制。

（3）基于逻辑的网络算法：He等开发了一种基于逻辑的网络算法，该算法使用最大化和最小化平均（TIMMA）的靶标抑制相互作用，根据给定癌症样本中的药物-靶标相互作用和单药敏感性谱预测药物组合的效果。

（4）网络拓扑分析：基于网络拓扑结构的关键节点识别主要依赖于节点在网络中的拓扑特性，通过观察节点网络拓扑参数的大小、所处的路径或模块的结构及可能的动力学特性，在一定程度上可以对其关键性进行推断。Wang等为了评估枳术丸各组分对功能性消化不良治疗的影响，通过网络中的拓扑参数度（degree）构建了一个贡献指数公式，基于该算法选择出治疗功能性消化不良的关键成分群并给出可能的协同机制。

（5）机器学习：机器学习主要是指计算机利用已有的经验来获得学习能力的一种计算方法，通过从大量的数据特征中总结规律，以自动的方式模拟人类专家的判断。吴磊宏等根据1401个美国FDA批准上市药物的分子结构及其相应靶标数据，采用随机森林法建立靶标预测模型，进而依据附子所含的化学成分预测其作用靶标并据此构建附子多成分-多靶标网络，预测出的靶标得到文献药理数据的印证，所建立的附子多成分-多靶标网络能够反映中药“多成分、多靶标”的特点。

7. 网络药理学面临的挑战

虽然网络药理学是一门新兴的交叉学科，但其思想理念一经提出，很快得到广泛认可，并在药物机制研究，特别是中医药的网络机制研究中得到广泛应用，取得了阶段性的成果，但仍然存在着诸多问题。世界中医药学会联合会于2021年发布的《网络药理学评价方法指南》从数据、算法、分析过程等多个方面讨论了网络药理学面临的挑战：①当前生物学、药学等基础研究水平将直接限制网络药理学的系统分析结果；②网络药理学研究过程中使用的数据和算法对研究结果的可靠性、准确性和可重复性均存在挑战；③网络药理学的学术研究对象纷繁复杂、相关数据及其研究目的也千变万化，目前尚无规范的分析过程，从而影响研究结果的可重复性。此外，有些中药网络药理学的研究过于依赖计算流程，缺乏中药方剂有效成分之间的协同作用研究以及有效成分与功效主治之间的关联性分析，导致研究结果偏离了研究目的，也缺乏现实意义。

尽管目前网络药理学评价方法仍然存在着基础数据不完善、计算结果的可靠性、准确性、可重复性有待提高等问题，但随着生命科学和信息学的不断发展，计算方法的不断完善，这些问题必将逐步得到合理的解决。近年来，针对中西医药的网络药理学研究，国内外学者或软件公司开发了各具特色的网络分析平台或软件系统。如清华大学李梢教授提出网络靶标的概念，在此基础上开发了中西医药的分子网络导航系统（UNIQ系统）；中国中医科学院许海玉教授与杨洪军教授提出中药整合药理学的概念，在此基础上开发了中医药整合药理学网络计算平台（TCMIP）；中国医学科学院刘艾林教授最早提出网络药理学的新思想用于中医药研究，将有利于促进中医药的现代化与国际化，在此基础上开发了中医药信息及数智网络分析平台（TCM-DINA）。这些网络分析平台或软件系统的开发，为药物的作用机制研究特别是中医药的网络药理学研究提供了有力工具，对于中药网络药理学的发展以及中药现代化研究和国际化发展必将产生积极的推动作用。

第四节　网络药理学研究实践流程

本节将重点介绍清华大学李梢教授团队采用网络药理学技术在中医药寒热证候中的代表性成果作为网络药理学研究实践流程的案例。

寒热证候具有一系列临床特征，揭示证候相关生物学基础需要了解与宏观临床特征相关的微观生物分子。该团队通过利用文献挖掘和网络拓扑分析方法，在神经内分泌免疫系统背景下构建寒热证候分子网络，揭示了寒证相关子网络以激素相关因子为主，热证相关子网络以免疫相关因素为主，且两个网络通过神经递质相联系。

随后，通过整合网络靶标定位算法CIPHER和寒、热证相关转录组学数据，揭示了寒、热证候涉及代谢-免疫调控的网络失衡，并识别出证候相关的生物标志物，包括寒证相关的标志物如瘦素和一氧化氮合酶1，以及热证相关的标志物如单核细胞趋化蛋白-1。上述研究结果表明，网络药理学方法可以用来解决中医寒热证候的生物学基础问题。

然后，利用网络靶标导航分析了解寒热证候相关基因与疾病发生、发展的关系，从而指导个体化疾病诊治。具体而言，基于网络拓扑的网络靶标导航分析可用于分析寒热证候相关基因与疾病相关分子之间的网络关系，从中识别出网络模块并进一步分析其临床价值。然后，建立深度学习模型，结果表明寒热证候相关舌苔图像特征对早

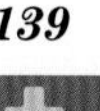

期胃癌风险具有预测价值。此外，寒热证候相关网络节点可能与肿瘤发生、发展存在关联。例如通过结合网络预测与组学数据，建立了胰腺癌预后相关的生物网络，其中发现了多个涉及热相关TGF-β信号通路的节点。因此，这些研究突出了将基于中药材的计算分析与生物和临床实验相结合，了解寒热证候对促进疾病精准诊断和治疗的重要作用。

揭示寒热证候生物网络基础的一个重要应用成果是指导中药方剂的精准使用。根据辨证论治原则，不同人群中药方剂的使用应根据患者的个体证候和临床特点而定。因此，通过网络靶标导航分析，即分析寒热证候相关分子网络与寒热药物靶标网络之间的拓扑关系，可以揭示不同寒热药物的作用机制，指导寒热药物的精准使用。如预期，通过网络拓扑分析发现，寒证相关药材倾向于在热证相关网络模块中富集，而热证相关药材则倾向于在寒证相关网络模块中富集。例如基于胃炎寒热证相关生物网络，发现了治疗胃炎的两个代表性中药方剂胃复春胶囊和摩罗丹的不同作用机制，其中胃复春胶囊侧重于调节炎症通路，而摩罗丹侧重于抑制脂肪酸代谢，这将有助于临床精准治疗胃炎。

（王珂欣、高　丽 撰写，方坚松、刘艾林 审校）

参考文献

李梢. 网络药理学 [M]. 北京: 清华大学出版社, 2022.

刘艾林, 杜冠华. 网络药理学: 药物发现的新思想 [J]. 药学学报, 2010, 45 (12): 1472-1477.

许律捷, 姜雯, 庞晓丛, 等. 复方一枝蒿抗流感有效成分的网络药理学研究 [J]. 药学学报, 2017, 52 (5): 745-752.

郑一夫, 孔令雷, 贾皓, 等. 基于系统的化合物-靶点相互作用预测模型的消栓通络方抗脑卒中网络药理学研究 [J]. 药学学报, 2020, 55 (2): 256-264.

周文霞, 程肖蕊, 张永祥. 网络药理学: 认识药物及发现药物的新理念 [J]. 中国药理学与毒理学杂志, 2012, 26 (1): 4-9.

AIN Q U, ALEKSANDROVA A, ROESSLER F D, et al. Machine-learning scoring functions to improve structure-based binding affinity prediction and virtual screening [J]. Wiley Interdiscip Rev Comput Mol Sci, 2015, 5 (6): 405-424.

BOEZIO B, AUDOUZE K, DUCROT P, et al. Network-based approaches in pharmacology [J]. Mol Inform, 2017, 36 (10): 10.1002.

CLOUGH E, BARRETT T. The gene expression omnibus database [J]. Methods Mol Biol, 2016, 1418: 93-110.

FANG J, LI Y, LIU R, et al. Discovery of multitarget-directed ligands against Alzheimer's disease through systematic prediction of chemical-protein interactions [J]. J Chem Inf Mode, 2015, 55 (1): 149-164.

FANG J, WU Q, YE F, et al. Network-based identification and experimental validation of drug candidates toward SARS-CoV-2 via targeting virus-host interactome [J]. Frontiers in Genetics, 2021, 728960. DOI: 10.3389/fgene.2021.728960.

FANG J, YANG R, GAO L, et al. Predictions of BuChE inhibitors using support vector machine and naive bayesian classification techniques in drug discovery [J]. J Chem Inf Model, 2013, 53 (11): 3009-3020.

FANG J, ZHANG P, ZHOU Y, et al. Endophenotype-based in silico network medicine discovery combined with insurance record data mining identifies sildenafil as a candidate drug for Alzheimer's disease [J]. Nat Aging, 2021, 1 (12): 1175-1188.

GAN X, SHU Z, WANG X, et al. Network medicine framework reveals generic herb-symptom effectiveness of traditional Chinese medicine [J]. Sci Adv, 2023, 9 (43): eadh0215.

HOPKINS A L. Network pharmacology [J]. Nat Biotechnol, 2007, 25 (10): 1110-1111.

JIAO X, JIN X, MA Y, et al. A comprehensive application: molecular docking and network pharmacology for the prediction of bioactive constituents and elucidation of mechanisms of action in component-based Chinese medicine [J]. Comput Biol Chem, 2021, 90: 107402.

LI S, ZHANG B. Traditional Chinese medicine network pharmacology: theory, methodology and application [J]. Chin J Nat Med, 2013, 11 (2): 110-120.

LI S. Network pharmacology evaluation method guidance-draft [J]. World J Tradit Chin Med, 2021, 7: 146-154.

LIAN W, FANG J, LI C, et al. Discovery of influenza A virus neuraminidase inhibitors using support vector machine and naive Bayesian models [J]. Mol Divers, 2016, 20 (2): 439-451.

LUO T T, LU Y, YAN S K, et al. Network pharmacology in research of chinese medicine formula: methodology, application and prospective [J]. Chin J Integr Med, 2020, 26 (1): 72-80.

LV S, WANG Q, ZHANG X, et al. Mechanisms of multi-omics and network pharmacology to explain traditional chinese medicine for vascular cognitive impairment: a narrative review [J]. Phytomedicine, 2024, 123: 155231.

MUHAMMAD J, KHAN A, ALI A, et al. Network pharmacology: exploring the resources and methodologies [J]. Curr Top Med Chem, 2018, 18 (12): 949-964.

NOGALES C, MAMDOUH Z M, LIST M, et al. Network pharmacology: curing causal mechanisms instead of treating symptoms [J]. Trends Pharmacol Sci, 2022, 43 (2): 136-150.

PANG X C, KANG D, FANG J S, et al. Network pharmacology-based analysis of Chinese herbal Naodesheng formula for application to Alzheimer's Disease [J]. Chinese Journal of Natural Medicines, 2018, 16 (1): 0053-0062.

PIÑERO J, RAMÍREZ-ANGUITA J M, SAÜCH-PITARCH J, et al. The DisGeNET knowledge platform for disease genomics: 2019 update. Nucleic Acids Res, 2020, 48 (D1): D845-D855.

STELZER G, ROSEN N, PLASCHKES I, et al. The GeneCards suite: from gene data mining to disease genome sequence analyses [J]. Curr Protoc Bioinformatics, 2016, 54: 1.30.1-1.30.33.

WANG X, WANG Z Y, ZHENG J H, et al. TCM network pharmacology: a new trend towards combining computational, experimental and clinical approaches [J]. Chin J Nat Med, 2021, 19 (1): 1-11.

WISHART D S, FEUNANG Y D, GUO A C, et al. DrugBank 5.0: a major update to the DrugBank database for 2018 [J]. Nucleic Acids Res, 2018, 46 (D1): D1074-D1082.

XU L, CAI C, FANG J, et al. Systems pharmacology dissection of pharmacological mechanisms of Xiaochaihu decoction against human coronavirus [J]. BMC Complement Med Ther, 2023, 23 (1): 252. DOI: 10.1186/s12906-023-04024-6.

XU L, JIANG W, JIA H, et al. Discovery of multitarget-directed ligands against influenza A virus from compound yizhihao through a predictive system for compound-protein interactions [J]. Front Cell Infect Microbiol, 2020, 10: 16. DOI: 10.3389/fcimb.2020.00016. eCollection 2020.

YUAN Z, PAN Y, LENG T, et al. Progress and prospects of research ideas and methods in the network pharmacology of traditional Chinese medicine [J]. J Pharm Pharm Sci, 2022, 25: 218-226.

YAN C, FANG J, LIU A, et al. 3DSTarPred: A Web Server for Target Prediction of Bioactive Small Molecules

Based on 3D shape Similarity. J Chem Inf Model. 2024 Oct 30. doi: 10.1021/acs.jcim.4c01445.

YAO X, HAO H, LI Y, et al. Modularity-based credible prediction of disease genes and detection of disease subtypes on the phenotype-gene heterogeneous network [J]. BMC Syst Biol, 2011, 5: 79.

ZHAO J, MA Q, ZHANG B, et al. Exploration of SARS-CoV-2 3CLpro inhibitors by virtual screening methods, FRET detection, and CPE assay [J]. J Chem Inf Model, 2021, 61 (12): 5763-5773. DOI: 10.1021/acs.jcim.1c01089.

ZHAO J, XU L, BAI Y, et al. The efficacy and mechanism of salmeterol against influenza A virus in vitro and in vivo [J]. Int Immunopharmacol, 2023, 119: 110226. DOI: 10.1016/j.intimp.2023.110226.

ZHAO S, LI S. A co-module approach for elucidating drug-disease associations and revealing their molecular basis [J]. Bioinformatics, 2012, 28 (7): 955-961.

ZHOU Y, ZHANG Y, ZHAO D, et al. TTD: Therapeutic target database describing target druggability information [J]. Nucleic Acids Res, 2024, 52 (D1): D1465-D1477.

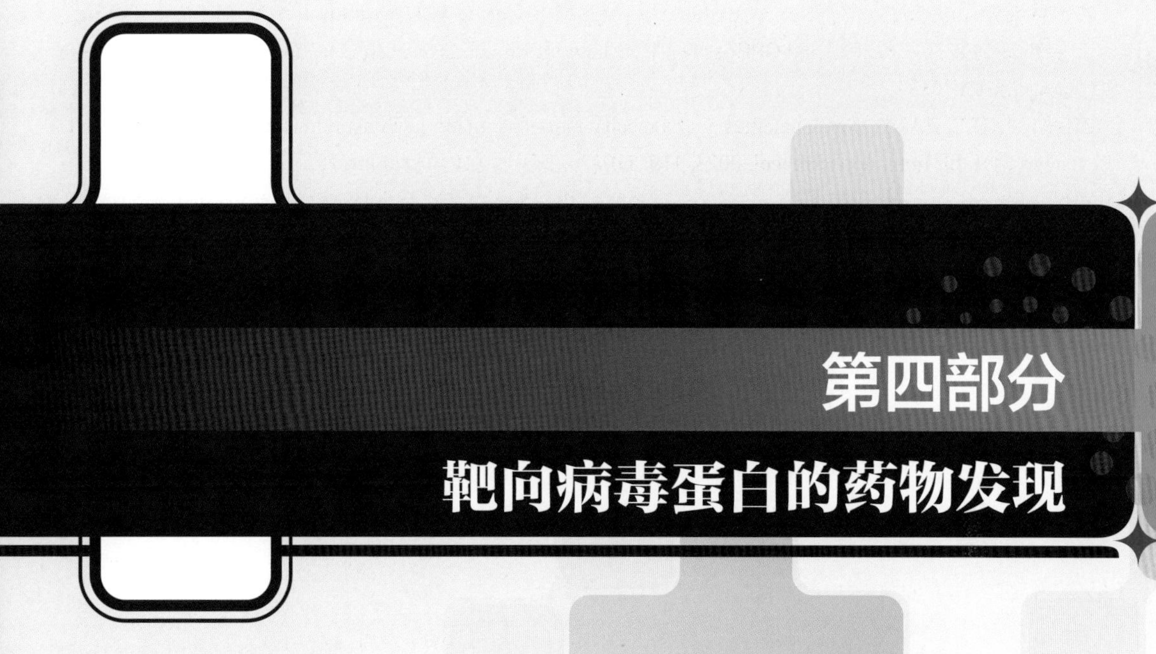

第四部分

靶向病毒蛋白的药物发现

第二十章 流感病毒神经氨酸酶（NA）抑制剂高通量筛选模型的建立与应用

第一节 引　言

高通量药物筛选技术形成于20世纪80年代，该技术以随机筛选为基础，可对大量样品进行筛选，实践至今该技术体系得以不断发展和完善，已成为目前寻找新药过程中的重要手段。高通量药物筛选是大规模、自动化的筛选过程，一般以药物作用靶标为主要对象，在分子、细胞水平上进行，根据样品与靶标结合的表现，判断样品活性。高通量筛选实现了药物筛选的规模化，较大限度地利用了药用物质资源，同时在一定程度上提高了新药发现的速度。

神经氨酸酶（neuraminidase，NA）是存在于流感病毒等黏液病毒、细菌及哺乳动物细胞中有唾液酸酶活性的糖蛋白。现已证明，在每一个甲型或乙型流感病毒表面都有大约100个呈蘑菇状的神经氨酸酶四聚体分子。其具有唾液酸酶活性，在甲、乙型流感病毒的感染、释放和致病过程中起重要作用；抑制流感病毒的神经氨酸酶活性，可有效地控制甲、乙型流感病毒感染引起的流感症状和疾病的传播。

神经氨酸酶活性的体外测定方法，以前一般广泛采用Warren和Aminoff建立的比色法，或以放射性标记的*N*-乙酰神经氨酸作为底物通过测定酶反应后的放射活性评价酶活性，也可利用HPLC分析法测定酶反应产生糖苷配体的方法，评价药物对酶活性的影响，但这些方法或灵敏度低，或操作过程复杂，不适合用于高通量药物筛选。1979年Potier等合成了有荧光的化合物MUNANA［2′-（4-methylumbelliferyl）-α-D-*N*-acetylneuraminic acid sodium salt，2′-(4-甲基伞形基)-α-D-*N*-乙酰神经氨酸钠］，并以此为底物，建立了相较于比色法更敏感的NA活性荧光测定法，为建立高通量药物筛选模型创造了条件。此后，国外的流感病毒NA抑制剂活性研究大多采用这种方法。

本章利用MUNANA建立了流感病毒NA抑制剂体外筛选模型，并探讨了反应体系中的不同因素对NA活性的影响，确定了适于96孔板筛选体系的高通量筛选模型，经多次应用，证实该模型是稳定可靠的。在此基础上，我们将该模型转化为适用于384孔板筛选体系的高通量筛选模型，并筛选了本实验室样品库中的部分化合物及植物粗提物，得到了一批活性较好的化合物、粗提物，为新型抗流感病毒药物的研发奠定了基础。

第二节　流感病毒NA抑制剂筛选模型的建立

一、实验材料

1. 流感病毒培养

流感病毒毒株A/PR/8/34（H1N1）、A/Jinan/15/90（H3N2）及B/Jiangshu/10/2003由中国疾病预防控制中心病毒病预防控制所惠赠，血凝滴度均≤1：1024；9日龄SPF级鸡胚，购自北京西北旺养鸡场；卵盘、5%苯扎溴铵溶液（新洁尔灭）、2%碘酒、75%乙醇、纱布、检卵灯、铅笔、打孔器、温箱、灭菌手术器械、一次性1 ml注射器、高压灭菌蒸汽锅、煮锅、生物安全柜。

Alsever's液（葡萄糖2.08 g，柠檬酸钠0.80 g，柠檬酸0.055 g，NaCl 0.42 g，加蒸馏水至100 ml，8磅20分钟高压灭菌，置4℃冰箱备用）、1岁左右的健壮雄鸡、大号注射器、23号针头、96孔V形或U形微量反应板（血凝板）、生理盐水、微量振荡器、移液器、离心机等。

Nonidet P40（NP-40），购自BDH公司。

2. 病毒复制

清洗鸡胚：将5%苯扎溴铵用蒸馏水配制成0.5%的溶液，用干净的纱布蘸取溶液后轻轻擦洗鸡胚表面。

检卵与定胎位：在暗室中先用检卵灯检查鸡胚是否存活，若可见清晰的小血管及鸡胚主动移动者为活鸡胚。照检后画出气室边界和胎位，照检后用铅笔标出气室边界和胚胎位置在胚胎面与气室交界处边缘约1 mm处并避开血管，做一标记，此为注射毒种部位。

毒种准备：从−80℃冰箱中取出保存的毒种，流水冲洗解冻，在超净工作台中将毒种过滤除菌，取25 μl，采用梯度稀释法用无菌的肉汤培养基稀释，最后将无菌的毒种稀释1000倍。

尿囊腔接种与封孔：将已做注射部位标记的鸡胚放于卵盘中，置于生物安全柜中进行操作。用碘酒、乙醇消毒标记处，在壳上用打孔器钻一个直径约2 mm的小洞。用1 ml一次性注射器吸取病毒稀释液，于鸡胚打孔处垂直插入注射，每枚鸡胚接种20 μl。然后以熔化的石蜡封孔，注意封孔时要从下往上封。封好后将鸡胚置于33～35℃温箱培养，每日翻动2次，照检鸡胚1次，观察是否存活，24小时内死亡者为非特异性死亡，需弃去。

解剖与收获：甲型流感病毒一般培养44～48小时即可进行收获，乙型流感病毒培养72小时，收获前鸡胚须置4℃冰箱过夜（或18小时左右），将鸡胚冻死，使血液凝固，以避免在收获时流出血，与尿液或羊水中的病毒发生凝集反应，造成病毒滴度下降。用碘酒消毒气室部壳膜，勿使其碎片落于未损伤壳膜上。用另一无菌镊子撕去气室部壳膜，在绒毛尿囊膜无大血管处穿破，然后用无菌巴氏吸管通过绒毛尿囊膜进入尿囊腔，吸取尿囊液，每个鸡胚可吸取5～7 ml，放入无菌离心管中，经4000 r/min、30分钟离心去除杂质，将收集到的所有尿囊液混合在一起，待测血凝滴度。

消毒及善后：用过的剪刀、镊子等器械放入煮锅中煮沸5分钟，取出后立即擦干，包好后高压灭菌，卵壳及内容物放入煮锅就地煮沸后掩埋，接种室内用紫外灯照射30分钟。

鸡血的采取及0.5%鸡红细胞的制备：取血前鸡须禁食24～36小时，不禁水。采血时，先吸入约3 ml Alsever's液于注射器中，于翅下肱静脉处采血。用23号针头将鸡呈仰卧姿势固定，用手指压迫静脉上部，使血管充血突起，用注射器刺入静脉内抽取约8 ml血液，除去注射器针头，迅速将血液加入含无菌生理盐水2 ml的干净离心管中，用生理盐水洗涤注射器3次，然后以2000 r/min的速度沉淀10分钟，洗涤后的鸡红细胞用生理盐水稀释成1%，即可用于血凝试验。

血凝滴度测定：取经洗涤消毒的血凝微孔板，选10个孔，每孔加入生理盐水25 μl，然后于第一孔中加入病毒液25 μl，混合后吸出25 μl液体加入第二孔，按顺序进行倍比稀释，直到最后一孔，最后一孔弃去25 μl液体，吸病毒时，每管来回混合3次。这样就稀释成了自2^{-1}起2倍递增的稀释液。然后从第一孔起，每孔各加1%鸡红细胞25 μl，加入红细胞后立即混合，置于振荡器上振荡1分钟，静置。在血凝板的一角留2个孔，作为鸡红细胞对照孔，孔内先加生理盐水25 μl，然再加1%鸡红细胞25 μl。4℃或室温条件下放置30分钟、45分钟、1小时各观察1次，以45分钟时观察的结果为准。

血凝滴度结果判断：各孔血凝结果以++++，+++，++，+，−表示。

++++：一层红细胞均铺于孔底者；

+++：基本同上，但边缘不整齐有下垂趋向者；

++：红细胞于孔底形成一个环状，四周有小凝集块者；

+：红细胞于孔底形成一个小团，但边缘不光滑，四周有小凝集块者；

−：红细胞于孔底形成一个小团，光滑圆润，边缘整齐，将板倾斜片刻，可见红细胞滑动呈泪滴状者。

±，表示可疑，计算时以“−”（阴性）处理。

结果以++为终点，也即1个凝集单位，也就是说最高稀释度病毒能引起++号的红细胞凝集为终点，此稀释度的倒数为红细胞凝集滴度，简称血凝滴度。如终点在近两孔出现++、+++、++++等情况者，可于两管之间读取滴度。所有滴度均以病毒的原始稀释倍数表示。

更详细的实验技术方法见第一章。

二、NA活性测定的原理

利用甲、乙型流感病毒的神经氨酸酶，以有荧光特性的化合物MUNANA为酶的反

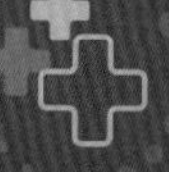

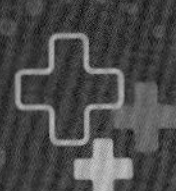

应底物，建立药物筛选模型。NA裂解MUNANA产生激发波长为360 nm、发射波长为450 nm的荧光产物。荧光强度能灵敏地反映NA的活性。

三、NA活性检测条件的优化

1. NA量和反应时间的影响

在反应体系中，有0.25 nmol/L、0.50 nmol/L和0.75 nmol/L 3种不同浓度的NA，MUNANA的浓度为8 μmol/L。3个NA分别来自A/PR/8/34（H1N1）、A/jinan/15/90（H3N2）和B/jiangsu/10/2003。将反应体系在37℃下依次孵育10分钟、20分钟、30分钟、40分钟、60分钟和90分钟，然后使用反应终止液终止反应，检测不同时间的反应产物的荧光强度。结果如图20.1所示。

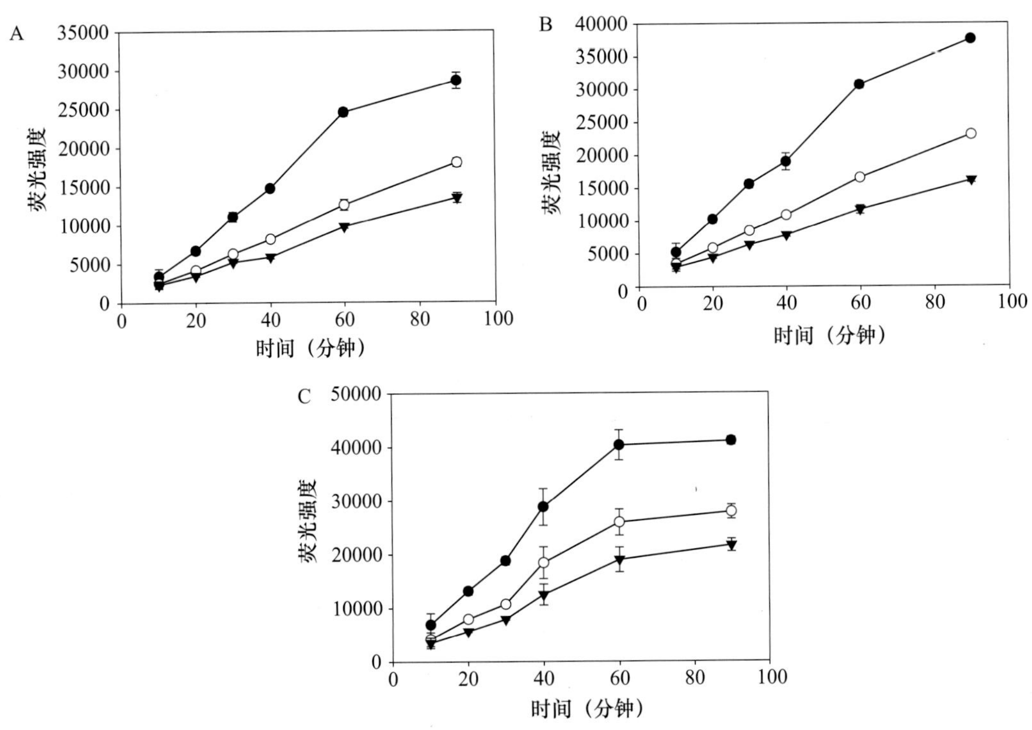

图20.1　NA的量与反应时间对NA活性的影响

A．NA来自A/PR/8/34（H1N1）；B．NA来自A/Jinan/15/90（H3N2）；C．NA来自B/Jiangsu/10/2003；●．0.75 nmol/L NA；○．0.5 nmol/L NA；▼．0.25 nmol/L NA。n=3，平均值±SD。

在图20.1中有3张图，分别显示了孵育时间和NA量对来自A/PR/8/34（H1N1）、A/jinan/15/90（H3N2）和B/jiangsu/10/2003的NA活性的影响。结果表明，反应体系的荧光强度随着NA量的增加而增加，并且对于0.25 nmol/L和0.50 nmol/L 2个不同浓度的酶，特别是浓度为0.50 nmol/L浓度的酶，60分钟内反应时间（等于孵育时间）和荧光强度之间存在线性关系。因此，在下面的检测中，将采用0.5 nmol/L的酶和20～60分钟的孵育时间。

2. 底物浓度的影响

在本实验中，具有荧光基团的底物MUNANA是反应体系中最重要的物质之一，它被NA水解后发出荧光，其荧光强度可以反映NA的活性。为了研究底物的最佳浓度，我们制备了1 μmol/L、2 μmol/L、4 μmol/L、8 μmol/L、16 μmol/L和32 μmol/L的MUNANA溶液，并将其加入反应体系中以引发反应，固定其他反应条件。在反应体系中，用A/Jianan/15/90（H3N2）制备了NA。将反应体系分别在37℃下孵育20分钟、30分钟、60分钟和90分钟，它们的荧光强度可以直接反映酶的反应速度。结果如图20.2所示。

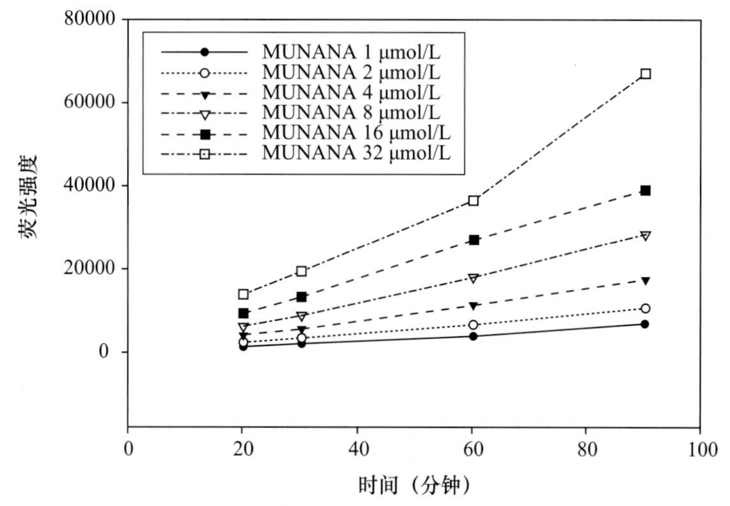

图20.2 底物浓度对NA活性的影响

NA来自A/Jinan/15/90（H3N2），NA的终浓度是0.5 nmol/L。反应体系包括PBS缓冲液（pH 6.5）、$CaCl_2$ 12 mmol/L和不同浓度的底物MUNANA，最终体积为100 μl。底物浓度：1 μmol/L，2 μmol/L，4 μmol/L，8 μmol/L，16 μmol/L，32 μmol/L。

结果表明，6种不同的MUNANA的浓度在60分钟内的荧光强度与孵育时间均呈线性关系。为了确保系统的高荧光强度，同时兼顾底物较少的消耗量，在随后的NA活性检测中将采用60分钟的孵育时间和8 μmol/L的MUNANA。

3. pH的影响

用33 mmol/L KH_2PO_4或/和K_2HPO_4制 备pH为3.0、4.0、5.0、6.0、6.5、7.0和8.0的缓冲液，用0.1 mol/L NaOH或0.1 mol/L HCl调节pH值；以研究pH对酶体系的影响。本实验中使用的NA来自A/Jianan/15/90（H3N2）和B/Jiangsu/10/2003。

两种不同NA的活性结果如图20.3所示。显然，当pH为6.5时，反应体系表现出最高的荧光强度。结果表明，pH为6.5的缓冲液是最有利于反应体系的缓冲液。

4. Ca^{2+}的作用

由于Ca^{2+}参与NA的反应过程，因此Ca^{2+}的浓度可能会影响NA的活性和稳定性。Ca^{2+}的浓度在0～16 mmol/L之间变化，而其他条件是固定的。

测定结果的比较表明，4～16 mmol/L之间的Ca^{2+}浓度（图20.4）更有利于NA活性。因此在NA活性测定中，Ca^{2+}的最佳浓度范围在4～16 mmol/L之间。

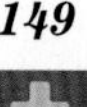

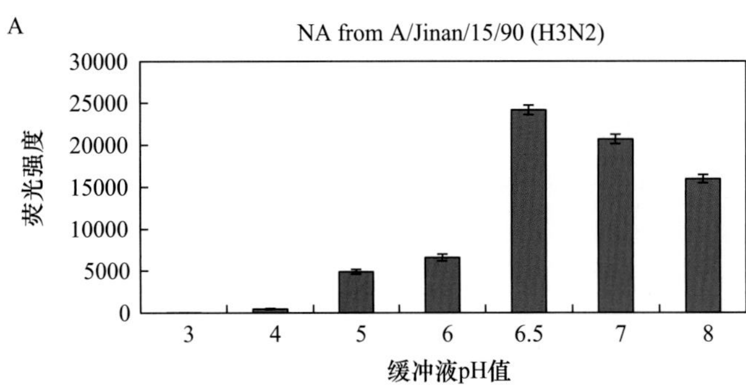

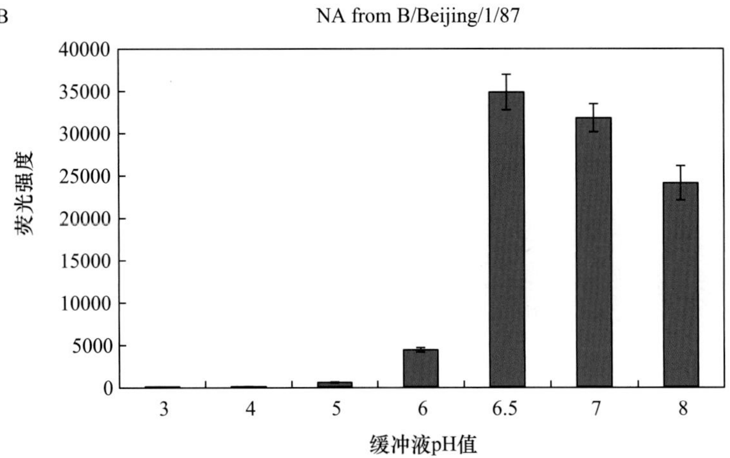

图 20.3　缓冲液 pH 对 NA 活性的影响

A：NA来自A/Jinan/15/90（H3N2）；B：NA来自B/Jiangsu/10/2003。NA的终浓度是0.5 nmol/L。反应体系中有12 mmol/L $CaCl_2$、8 μmol/L MUNANA和不同pH的缓冲液，最终反应体积是100 μl，$n=3$，平均值±SD。pH：3，4，5，6，6.5，7和8。

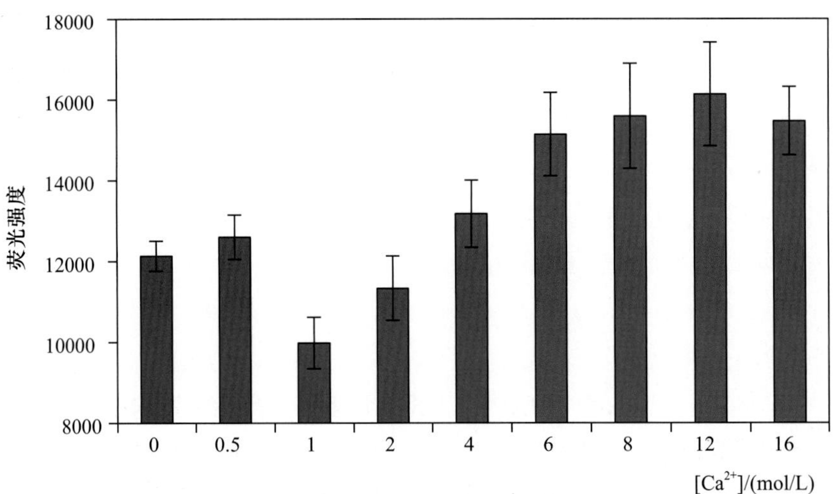

图 20.4　Ca^{2+}浓度对 NA 活性的影响

NA来自A/Jinan/15/90（H3N2），NA的终浓度为0.5 nmol/L。反应体系中有8 μmol/L MUNANA和缓冲液（pH=6.5），Ca^{2+}的不同浓度：0 μmol/L，0.5 μmol/L，1 μmol/L，2 μmol/L，4 μmol/L，6 μmol/L，8 μmol/L，12 μmol/L和16 μmol/L。$n=3$，平均值±SD。

5. 温度的影响

反应体系是在MUNANA引发反应后孵育的，因此孵育温度是反应体系中的一个重要影响因素。本节观察孵育温度对NA活性的影响，设置20℃、30℃、37℃、42℃、50℃、60℃、70℃和80℃为酶反应体系的孵育温度。NA来自A/PR/8/34（H1N1），所有其他反应条件都是固定的（图20.5）。

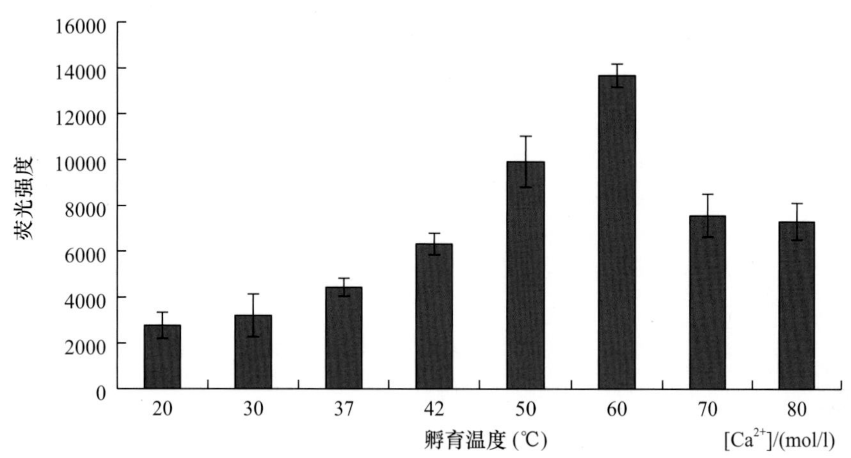

图20.5 温度对NA活性的影响

NA来自A/PR/8/34（H1N1），NA的终浓度是0.5 nmol/L。反应体系中有12 mmol/L $CaCl_2$、8 μmol/L MUNANA和缓冲液（pH 6.5），温孵1小时，温孵温度：20℃，30℃，37℃，42℃，50℃，60℃，70℃和80℃。n=3，平均值±SD。

结果表明，当孵育温度在20～60℃之间时，NA的活性与温度呈正相关。一般情况下，NA的活性评价通常采用37℃的孵育温度。

6. NA反应体系的可靠性评价

众所周知，建立稳定可靠的活性测定法是进行药物筛选和药物发现的第一步，但如何评价活性检测法的可靠性？实际上，有几种方法可以用来评价可靠性，如信号与背景之比、Z'因子等。其中，Z'因子是一种广泛用于评估HTS活性测定的方法。它结合了主要参数的信号窗口及其信号方差，因此可以直接反映分析结果的质量。Z'因子的值介于0～1之间。一般来说，当Z'>0.5时，活性测定方法用于HTS是可靠的。Z'因子可通过以下公式计算：

$$Z'\text{因子}=1-\frac{3\times(SD_{sig}+SD_{back})}{(M_{sig}-M_{back})}$$

其中，sig为信号，back为背景，SD为标准偏差，M是信号数据的平均值。

我们计算了8 μmol/L MUNANA、12 mmol/L $CaCl_2$、PBS缓冲液（pH=6.5）、A/Jian/15/90（H3N2）的NA浓度为0.5 nmol/L NA（H3N2），孵育时间为30分钟、60分钟和90分钟反应体系的Z'因子，它们分别为0.85、0.95和0.99。甲型和乙型流感病毒NA反应体系的Z'因子均大于0.8。因此，本研究中的所有NA活性检测方法对于高通量筛选NA抑制剂都是可靠的。

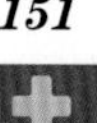

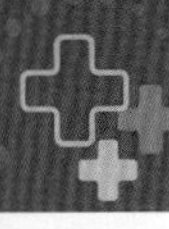

7. NA的K_m值

K_m是一个米氏常数，它反映了酶的活性。因为在NA反应体系中，荧光强度与孵育时间在孵育时间的60分钟内呈线性关系，并且当底物浓度不同时，60分钟内的荧光强度可以直接反映它们的初级速度。在本实验中，采用20分钟的孵育时间和1～32 μmol/L的6种不同浓度的底物，其他条件固定。测定结果用于计算NA的K_m常数。

在本实验中，从A/Jianan/15/90（H3N2）制备了NA，使用Excel 2003绘制了1/*V*和1/［*S*］的曲线。这里，*V*表示速度，其值由荧光强度给出，而*S*表示底物。1/［*S*］作为*x*轴，1/*V*作为*y*轴，得到了1/［*S*］和1/*V*的线性方程。因此，当1/*V*（即*y*）为0时，1/［*S*］（即*x*）的值可以使用该方程计算，因此NA（H3N2）的K_m值由公式计算：K_m＝−1/*x*＝−［*S*］（图20.6），来自A/Jian/15/90（H3N2）的NA的K_m值为（6.30±0.30）μmol/L，与文献中报道的K_m值相近（Potier et al.，1979）。

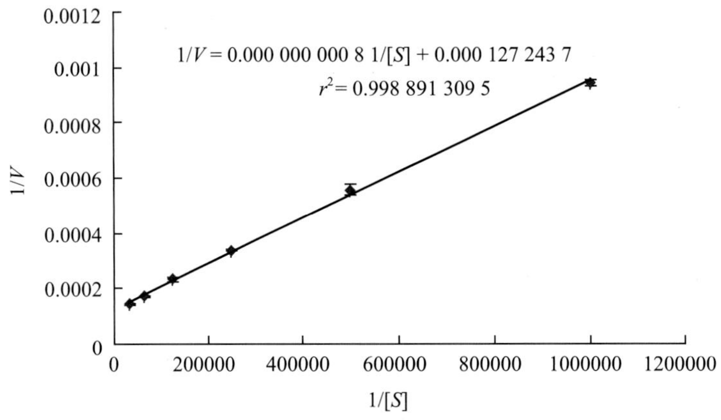

图20.6　K_m常数测定

NA来自A/Jinan/15/90（H3N2），NA的终浓度是0.5 nmol/L。反应系统中有12 mmol/L $CaCl_2$、缓冲液（pH 6.5），37℃温孵20分钟。底物浓度：1 μmol/L，2 μmol/L，4 μmol/L，8 μmol/L，16 μmol/L和32 μmol/L。

8. 奥司他韦酸对流感病毒NA的抑制作用

将奥司他韦酸制备为5个不同浓度（依次10倍稀释）的样品，NA来自A/PR/8/34（H1N1）、A/Jian/15/90（H3N2）和B/Jiangsu/10/2003。在96孔板的反应体系中，有0.5 nmol/L NA、PBS缓冲液（pH＝6.5）、12 mmol/L $CaCl_2$和8 μmol/L MUNANA。

数据以平均值±SD表示，根据对比度值计算抑制率和IC_{50}，结果如图20.7所示。奥司他韦酸对来自A/PR/8/34（H1N1）、A/jinan/15/90（H3N2）和B/jiangsu/10/2003的NA抑制活性IC_{50}分别为（7.64±0.33）nmol/L、（4.34±1.12）nmol/L和（78.78±10.66）nmol/L，与文献报道的抑制活性相近（Cao et al.，2002）。

四、讨论与结论

药物筛选是新药发现的关键步骤，而建立可靠的活性检测方法是药物筛选的基础。

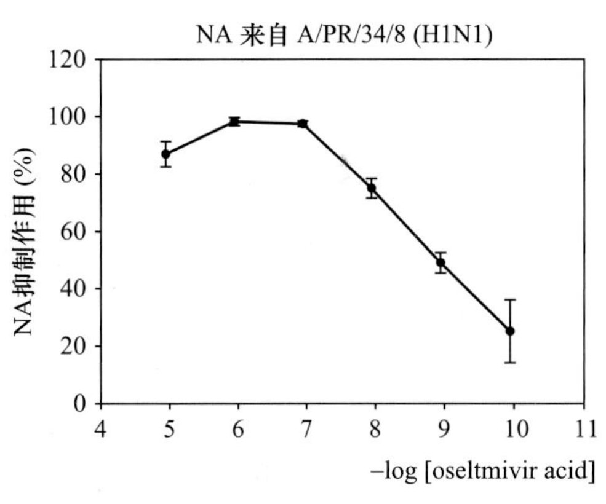

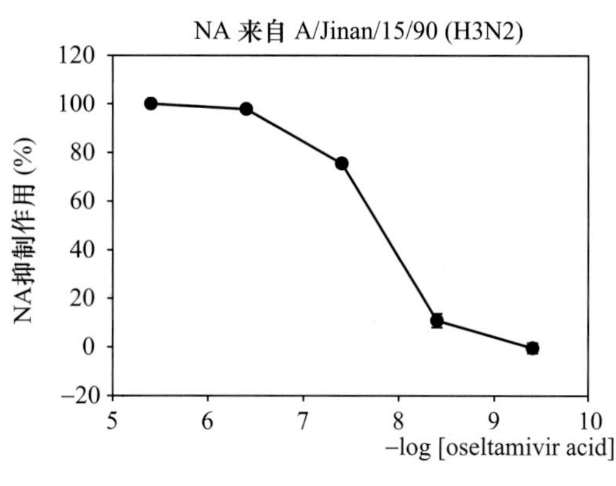

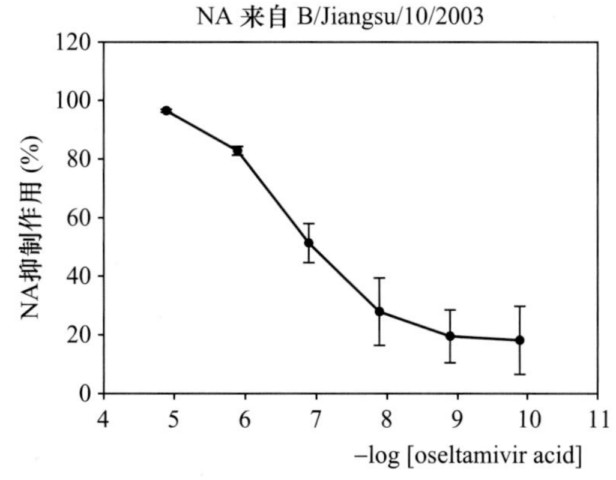

图 20.7 奥司他韦酸的抑制活性

反应体系中，NA来自A/PR/8/34（H1N1）、A/Jinan/15/90（H3N2）和B/Jiangsu/10/2003，NA的终浓度终为0.5 nmol/L。奥司他韦酸对NA（H1N1）的IC_{50}为（7.64±0.33）nmol/L，对NA（H3N2）的IC_{50}为（4.34±1.12）nmol/L，对NA（B）的IC_{50}为（78.78±10.66）nmol/L。

因此，NA活性检测方法的建立将为NA抑制剂的筛选与新药发现提供非常重要的技术方法。

早期筛选神经氨酸酶抑制剂，一般用 Warren 和 Aminoff 建立的比色法，或采用放射性标记的N-乙酰神经氨酸作为底物通过检测酶反应后的放射活性评价酶活性，也可以利用 HPLC 分析法检测酶反应产生糖苷配体的方法评价药物对酶活性的影响，但这些方法或灵敏度较低，或操作过程复杂，因而不适用于高通量药物筛选。

以Potier 等合成的有荧光的 MUNANA为底物，建立了比比色法更敏感的神经氨酸酶活性荧光检测法，为建立高通量药物筛选模型创造了条件。本研究在荧光检测法的基础上，探讨了检测体系中不同因素对NA活性（即荧光强度）的影响，从而建立适合高通量药物筛选的NA活性检测方法。在此基础上对其可靠性进行了评价，评价结果证实，该方法非常可靠，因此该NA活性检测方法可用于NA抑制剂的高通量筛选。

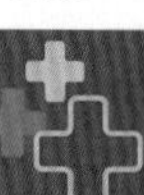

第三节　流感病毒NA抑制剂的高通量筛选

一、实验材料与方法

1. 高通量筛选及生物活性检测

SpectraMax M5型酶标仪及配套384孔荧光测定微孔板，购自美国Molecular Devices公司；EDR-384S型自动分液系统，购自日本BioTec公司；MUNANA，购自Sigma公司；其余试剂、仪器均为国产。

2. 样品

化合物样品及粗提物样品来自中国医学科学院药物研究所国家药物筛选中心，阳性对照药奥司他韦酸（oseltamivir acid）购自Toronto Research Chemicals股份有限公司，扎那米韦（zanamivir）购自上海复蓝国际贸易有限公司。

3. 高通量筛选模型的建立及稳定性评价

建立的96孔板酶促反应过程如下：在96孔板中加入10 μl不同浓度的化合物样品，再加入一定浓度的酶30 μl，混匀，同时设空白对照、酶活性对照、阳性药对照；置室温中作用1小时后，加入缓冲液（磷酸盐缓冲液，pH＝6.5）及2 μmol/L MUNANA各30 μl，置37℃温孵箱中温孵1小时后加入150 μl终止液（0.034 mol/L NaOH水溶液），置于酶标仪中测荧光强度，激发光、发射光波长分别为360 nm、450 nm，反应总体积为250 μl。

经转化，384孔板酶促反应体系中，样品量改为5 μl，酶、底物、缓冲液体积分别为10 μl，浓度不变，其余反应条件及结果评价方法不变。

结果评价方法：样品对酶活力的抑制率＝［（$F_{酶活力对照}$－$F_{空白本底对照}$）－（$F_{样品值}$－$F_{空白本底对照}$）］/（$F_{酶活力对照}$－$F_{空白本底对照}$）×100%。

半数抑制浓度（IC_{50}）定义为相对于含有病毒但不含抑制剂的反应混合物将NA活性降低50%所需的NA抑制剂的浓度。数据表示为不少于3次独立实验的平均值±SD，根据荧光比值计算抑制率和IC_{50}。

*Z'*因子是常用于判断高通量筛选模型稳定性和可靠性的统计参数，*Z'*因子值在0.5～1时，说明该高通量筛选方法可行、结果可靠。信号本底比（signal to background，*S/B*）反映的是筛选模型获得的数据与本底数据之间的距离。一般来讲，*S/B*比值越大，越易于反映样品作用。

*Z'*因子的计算方法：

$$Z'\text{因子}=1-\frac{3\times(SD_{sig}+SD_{back})}{(M_{sig}-M_{back})}$$

其中，SD_{sig}表示反应体系最大荧光的SD值，SD_{back}表示底物荧光的SD，M_{sig}表示最大荧光的平均值，M_{back}表示底物荧光的平均值。

二、NA酶的制备

按上述方法制备了3种流感病毒NA酶，分别为A/PR/8/34（H1N1）、A/Jinan/15/90（H3N2）及B/Jiangshu/10/2003流感病毒尿囊液，血凝滴度分别为1∶1024、1∶1024和1∶512。将制得的尿囊液一部分直接分装，冻存于−80℃冰箱中，备用；另一部分加入NP-40（终质量浓度为0.1%），裂解病毒，使其失去感染力，作为原酶液，分装后，冻存于−80℃冰箱中，备用。

三、模型的稳定性

基于上一节在96孔板上建立的高通量筛选模型，经计算，建立的384孔板模型随机采用384孔板检测，得SD_{sig}、SD_{back}、M_{sig}和M_{back}值分别为1027.19、15.54、20 506.28和803.40，代入Z'因子的计算公式，得Z'因子值为0.841，在0.5和1之间，S/B值为25.52，说明此模型方法可行、结果可靠，可以用于高通量筛选。图20.8显示的是试验各孔的最大荧光值，荧光值分布基本呈直线型，证明该模型的稳定性较好。

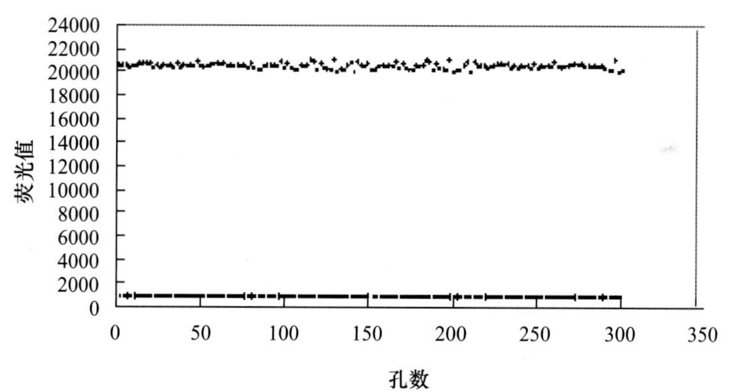

图20.8　384板各孔的最大荧光值

四、高通量药物筛选

应用384孔板反应体系，对数万个样品进行了高通量筛选，其中化合物样品3万余个、粗提物样品4万余个。

为了进一步提高新药发现速度、降低筛选成本，我们还基于机器学习算法建立了NA抑制剂预测模型，用于化合物的NA抑制作用的预测和实验验证。具体内容将在后面的章节中介绍。

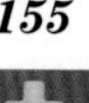

五、筛选结果

1. 单体化合物

筛选样品中，初筛浓度为100 μg/ml时抑制率高于50%的单体化合物经结构对比分析，中药天然产物中的NA抑制活性成分可分为黄酮类化合物、二苯乙烯类化合物、咖啡酸衍生物以及山酮类（xanthone）等类型，为研究它们的构效关系，我们对自然界中存在较多的黄酮类化合物进行了构效关系分析（第二十五章）。本章描述的黄酮类活性化合物如下：apigenin（芹菜素）、luteolin（木樨草素）、apinin（芹苷）、dinatin（高车前素）、scutellarin（黄芩素）、kaempferol（山柰酚）、quercetin（槲皮素）、rhamnocitrin（鼠李柠檬素）、rutin（芦丁）、naringenin（柚皮素）、catechin（儿茶酚）、epicatechin（表儿茶酸）、daidzein（大豆异黄酮）、genistein（金雀异黄酮）、formononetin（芒柄花黄素），共15个黄酮类化合物。

另外，二苯乙烯类化合物共25个，咖啡酸及其衍生物共48个，山酮类化合物共38个。相关信息见附录表1。

2. 中药提取物

NA抑制活性较好的中药提取物的来源、提取溶剂及IC_{50}值如表20.1所示。

表20.1 植物提取物对两种NA［A/Jinan/15/90（H3N2）和B/Jiangsu/10/2003］的抑制作用

植物来源	提取方法	IC_{50}/（μg/ml）[a]（H3N2）	IC_{50}/（μg/ml）[a]（B）
Elsholtzia rugulosa（细皱香薷）	H_2O	5.7±0.5	10.6±1.0
Caesalpinia sappan（苏木）	EtOAc	6.8±0.4	13.1±0.9
Myrica nana（矮杨梅）	H_2O	7.3±0.9	13.8±0.4
Ardisia crenata（朱砂根）	EtOH	5.0±0.6	14.5±0.8
Cinnamomum tamala（三条筋）	H_2O	15.0±0.3	6.6±0.5
Ampelopsis delavayana（绿葡萄）	H_2O	11.5±1.0	19.8±0.8
Rhodiola sacra（红景天）	H_2O	21.7±0.3	24.6±1.2
Glochidion puberum（算盘子）	n-BuOH	7.3±0.6	17.5±0.5
Cissus discolor（白粉藤）	MeOH	16.2±0.4	19.1±0.7
Rodgersia sambucifolia（岩陀）	H_2O	18.4±0.5	22.2±1.3
Paeonia suffruticosa（牡丹皮）	95% EtOH	32.7±0.4	30.8±1.9
Syzygium cumiui（乌墨）	95% EtOH	7.4±0.4	18.3±1.1
Rhodiola quadrifida（四裂红景天）	H_2O	9.2±0.4	19.0±0.7
Dillenia indica（五桠果）	50% EtOH	15.6±0.5	21.6±1.8
Ampelopsis brevi pedunculata（牯岭蛇葡萄）	n-BuOH	19.0±0.6	30.1±2.1
oseltamivir acid（阳性对照）		0.000 154±0.000 136	0.001 27±0.001 01

注：[a]4次独立实验数据的平均值±SD。

3. 讨论与结论

通过对样品库中所储存的单体化合物以及中药提取物样品的筛选，发现了系列活性化合物和一批活性提取物，为后续研究奠定了基础。

单体活性化合物主要可分为黄酮类化合物、二苯乙烯类化合物、咖啡酸类化合物以及山酮类化合物，后续研究中我们对其中活性较好的单体化合物及其衍生物进行了复筛，对部分活性化合物还进行了构效关系分析、细胞水平的抗病毒活性评价以及体内抗流感活性评价，为进一步研究提供依据。

此外，在具有NA抑制活性的中药提取物中，有些具有清热解毒功效如细皱香薷、虎杖等，有些并无清热解毒功效如苏木、矮杨梅等。前者的研究结果为其抗流感作用提供实验依据，后者的研究结果为其发现新适应证提供实验依据，也为进一步研究奠定实验基础。

（刘艾林、王海娣 撰写，杜冠华、王一涛 审校）

参考文献

曹鸿鹏, 陶佩珍, 杜冠华. 流感病毒神经氨酸酶抑制剂筛选模型的建立和应用 [J]. 药学学报, 2002, 37 (12): 930-933.

刘艾林, 王海娣, 杨帆, 等. 抗流感神经氨酸酶抑制剂的研究进展 [J]. 药学学报, 2009, 44 (9): 935-942.

LIU A L, CAO H P, DU G H. Drug screening for influenza neuraminidase inhibitors [J]. Science in China Ser C, 2005, 48 (1): 1-5.

LIU A L, WANG Y T, DU G H. Neuraminidase as a target for drugs for the treatment of influenza [J]. Drugs Fut, 2005, 30 (8): 799-806.

POTIER M, MAMELI L, BÉLISLE M, et al. Fluorometric assay of neuraminidase with a sodium (4-methylumbelliferyl-α-D-*N*-acetylneuraminate) substrate [J]. Analytical Biochemistry, 1979, 94: 287-296.

YANG X Y, LIU A L, LIU S J, et al. Screening for neuraminidase inhibitory activity in traditional Chinese medicines used to treat influenza [J]. Molecules, 2016, 21 (9): 1138. DOI: 10.3390/molecules21091138.

第二十一章 流感病毒RNA聚合酶的内切酶抑制剂筛选模型的建立与新药发现

第一节 引 言

流感病毒进入宿主细胞后，在细胞核内完成病毒基因组的复制（vRNA-cRNA-vRNA）和转录（vRNA-mRNA），这两步都是由流感病毒编码的RNA聚合酶催化完成的。RNA聚合酶由PB1、PB2和PA亚基组成。PB1亚基主要参与病毒基因组的复制过程；PB2亚基主要负责与宿主pro-mRNA帽状结构结合，协助完成内切酶的剪切过程；PA亚基主要负责RNA聚合酶的内切酶活性。由于病毒蛋白的合成依赖宿主细胞的翻译体系，流感病毒mRNA需要同时具备可供宿主细胞翻译体系识别的5′-帽状结构和3′-poly（A）尾。PB2通过“cap-snatching”机制抓取宿主细胞mRNA，PA亚基N端结构域（PA_N）剪切该mRNA产生带帽子结构的寡聚核糖核苷酸，用于病毒mRNA的生成和转录。Cap-snatching是流感病毒生命周期中的一个关键事件，针对cap-snatching中内切酶的特异性抑制剂可以阻断流感病毒的转录过程，由于内切酶氨基端和羧基端晶体结构已解析，以及氨基酸序列的高度保守性，使内切酶成为潜在的抗流感药物靶标。此外，宿主细胞中不存在cap-snatching的类似事件和相应酶，因此内切酶的特异性抑制剂对宿主细胞不会造成影响。

本研究首先建立了内切酶抑制剂筛选模型，结合虚拟药物筛选方法，对本实验室数据库中的化合物进行PA抑制活性预测和检测，旨在发现新型、高效的PA抑制剂。

第二节 流感病毒RNA聚合酶的内切酶抑制剂高通量筛选模型的建立

PA在金属离子Mn^{2+}作用下可发挥较强的内切酶作用，将RNA或ssDNA降解，其活性可以被2,4-二氧代-4-苯基丁酸（DPBA）有效抑制。本研究拟通过诱导表达和纯化蛋白质获取PA用于内切酶反应，PA将环状底物ssDNA降解为线性ssDNA；通过加入外切酶，进一步将线性ssDNA降解为二磷酸脱氧核糖核苷；最后通过ssDNA特异性荧光染料OliGreen对体系中剩余的环状ssDNA进行定量，用于计算内切酶活性。通过考察反应系统中的内切酶浓度、底物浓度、温度、pH、金属离子浓度、反应时间等对酶活性的影响，建立微量、快速、可靠的PA抑制剂高通量筛选模型。

一、目标蛋白PA的制备及含量检测

按照大肠埃希菌细胞标准转化方法，用质粒pET-28a/ PA_N转化感受态细胞BL21，接种到LB培养基（含卡那霉素50 μg/ml）中，37℃ 220 r/min培养至OD_{600}为0.4；加入无菌IPTG（0.1 mmol/L），15℃ 220 r/min培养过夜。离心收集菌体，加入5倍稀释的内切酶缓冲液（100 mmol/L Tris-HCl，0.5 mol/L NaCl，5 mmol/L $MnCl_2$，3.5 ml/L β-巯基乙醇，pH为9.0）重悬，超声破碎，20 000 g 4℃离心10分钟收集上清液。参照说明书，利用钴离子蛋白质纯化柱和10 kDa透析管进行纯化和浓缩，利用考马斯（Bradford）蛋白质定量分析试剂盒进行定量，PA_N蛋白的定量结果为1.54 μg/μl。

二、制备底物——噬菌体DNA（ph-DNA）

用LB培养基（含10 μg/ml四环素）扩增大肠埃希菌XL-Blue，至OD值为0.2～0.3，按照1/100的比例加入噬菌体母液，37℃ 220 r/min培养2小时；加入新的LB培养基以及四环素（10 μg/ml）和卡那霉素（50 μg/ml），37℃ 220 r/min培养12小时。离心收集上清液，利用噬菌体单链DNA提取试剂盒提取其环状单链DNA。于260 nm处读取吸光度值，按照公式ssDNA（μg/ml）= $OD_{260}\times 33\times N$（其中，$N$为稀释倍数）计算得到底物ph-DNA的浓度为695.64 μg/ml。

三、PA抑制剂筛选模型的优化

本实验评价了酶浓度（0～120 ng/μl）、底物浓度（0.2～1.6 μg/ml）、时间（0～180分钟）、pH（5.0～11.0）、Mn^{2+}浓度（0～30 mmol/L）以及温度（19～42℃）对反应体系的影响，选择最佳反应条件，对模型进行了优化，并按下列公式计算了信噪比和Z'因子。当反应体系的信噪比＞3时，说明检测方法稳定可靠；当反应体系的Z'因子＞0.5时，说明筛选模型可用于高通量筛选。

信噪比＝体系荧光减少值/体系荧光值＝（底物最大荧光值−体系荧光值）/体系荧光值＝底物最大荧光值/体系荧光值−1

$$Z'\text{因子}=1-\frac{3\times(SD_{\text{底物}}+SD_{\text{全酶}})}{(M_{\text{底物}}-M_{\text{全酶}})}$$

其中，$SD_{底物}$是指底物对照孔的标准差，$SD_{全酶}$是指全酶反应对照孔的标准差，$M_{底物}$是指底物对照孔的平均值，$M_{全酶}$是指全酶反应对照孔的平均值。

1. PA浓度对酶促反应的影响

将内切酶PA_N稀释7个浓度梯度，反应体系中的浓度分别为120 ng/μl、60 ng/μl、

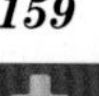

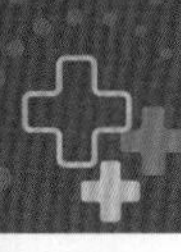

30 ng/μl、15 ng/μl、7.5 ng/μl、3.75 ng/μl和1.875 ng/μl。在384孔板中加入20 μl去离子水、10 μl内切酶缓冲液、10 μl内切酶和10 μl底物ph-DNA（0.2 μg/ml），振荡混匀。37℃温孵60分钟后，再加入10 μl外切酶Exo Ⅰ（2000 units/ml，NEB公司提供）、7 μl外切酶缓冲液（NEB公司提供）和3 μl去离子水，振荡均匀。37℃温孵60分钟后，每孔加入10 μl荧光染料OliGreen（1/80稀释），振荡均匀，检测荧光信号（激发光波长为480 nm，发射光波长为525 nm）。检测结果见图21.1和图21.2。由图21.1可见，随着酶浓度增加，荧光强度逐渐降低；图21.2表明，随着酶浓度增加，信噪比则逐渐增强。当酶浓度为30 ng/μl时，信噪比为3.30，满足高通量筛选的要求；当酶浓度更高时，信噪比更大。在筛选结果可靠的情况下，同时兼顾筛选的成本，因此在以下反应体系中，酶的浓度均采用30 ng/μl。

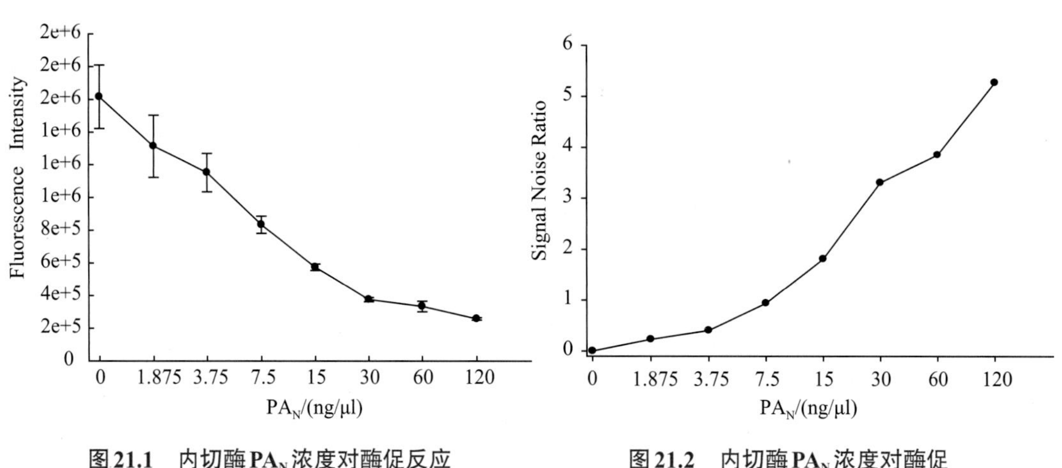

图21.1　内切酶PA$_N$浓度对酶促反应体系荧光值的影响（n=3，$\bar{x}\pm s$）

图21.2　内切酶PA$_N$浓度对酶促反应体系信噪比的影响

2．时间和底物浓度对酶促反应的影响

将底物稀释4个浓度梯度，终浓度分别为0.2 μg/ml、0.4 μg/ml、0.8 μg/ml和1.6 μg/ml。内切酶反应时间设置为0分钟，30分钟，60分钟，90分钟，120分钟和180分钟。PA$_N$浓度为30 ng/μl。检测及计算结果见图21.3和图21.4。由图21.3可以看出，底物在不同浓度下，反应体系的荧光值均随着反应时间延长而降低，相同时间时，底物浓度越高则荧光值越高，且成正比。其中底物浓度为0.2 μg/ml、反应时间为60分钟时，信噪比达到3.17，符合筛选体系可靠和节约的要求，因此以下筛选体系中，底物浓度设置为0.2 μg/ml、反应时间为60分钟。

3．温度对酶促反应的影响

在已优化的酶浓度（30 ng/μl）、底物浓度（0.2 μg/ml）和反应时间（60分钟）的条件下，分别研究不同温度对内切酶反应体系的影响。本研究检测了反应体系在19℃、25℃、31℃、37℃和42℃时的荧光值，结果见图21.5。从图21.5中可以看出，PA$_N$蛋白在19～42℃温度范围内均具有内切酶活性，且活性随着反应温度增高而增大（荧光值降低）。结合病毒生存的宿主环境和常用实验条件，以下选取常用的37℃作为内切酶的

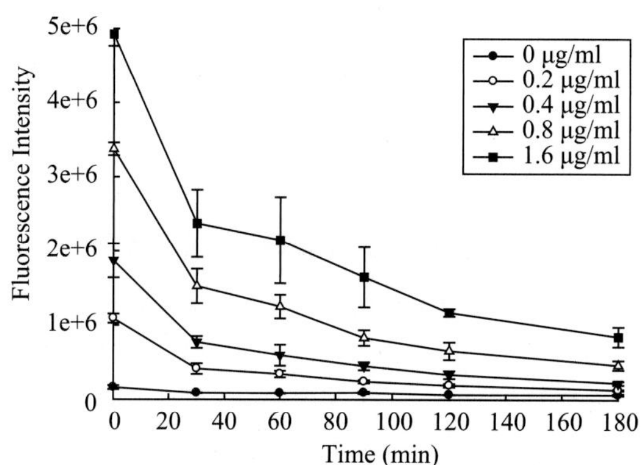

图21.3　时间和底物浓度对酶促反应荧光值的影响（n=3，$\bar{x}\pm s$）

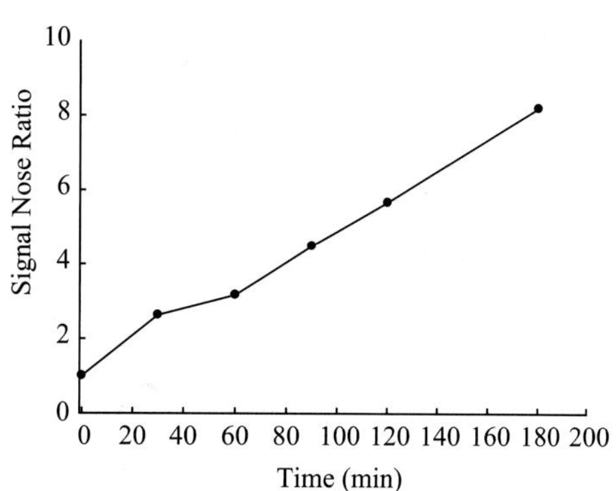

图21.4　底物浓度为0.2 μg/ml时信噪比随反应时间的变化

反应温度。

4. Mn^{2+}对酶促反应的影响

在已优化的酶浓度（30 ng/μl）、底物浓度（0.2 μg/ml）、反应时间（60分钟）和反应温度（37℃）的条件下，检测内切酶缓冲液中的金属离子Mn^{2+}浓度对酶促反应的影响。实验检测了Mn^{2+}终浓度分别为0.041 mmol/L、0.123 mmol/L、0.37 mmol/L、1.11 mol/L、3.33 mol/L、10 mol/L和30 mmol/L时体系的荧光值，结果如图21.6所示。结果表明，Mn^{2+}可以有效地激活PA_N蛋白的内切酶活性，且具有剂量依赖性，Mn^{2+}浓度在1～10 mmol/L范围均可。参考文献用量，以下实验选择1 mmol/L作为内切酶缓冲液中的Mn^{2+}离子浓度。

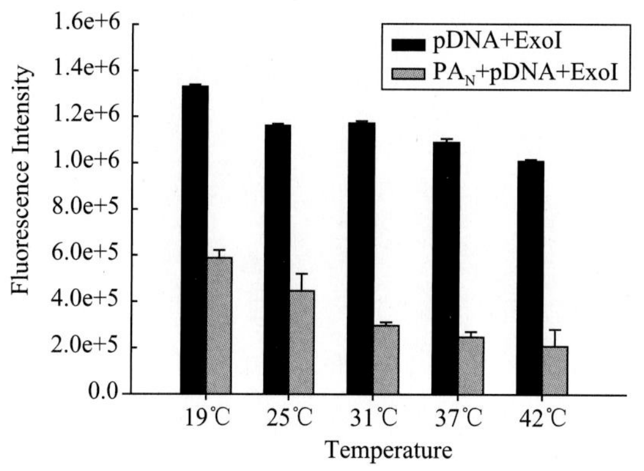

图21.5　温度对酶促反应体系荧光值的影响（n=3，$\bar{x}\pm s$）

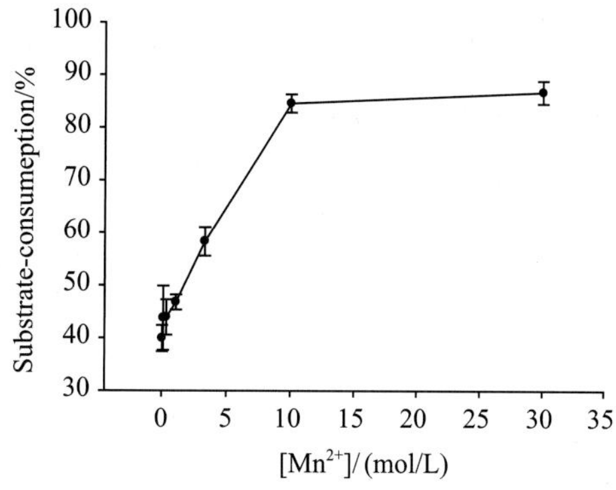

图21.6　Mn^{2+}浓度对酶促反应的影响（n=3，$\bar{x}\pm s$）

5. pH对酶促反应的影响

在已优化的酶浓度（30 ng/μl）、底物浓度（0.2 μg/ml）、反应时间（60分钟）和Mn^{2+}浓度（1 mmol/L）的条件下，改变内切酶缓冲液的pH，研究其对酶促反应体系的影响。缓冲液的pH分别为5.0、6.0、7.0、8.0、9.0、10.0和11.0，结果如图21.7所示。在缓

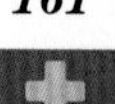

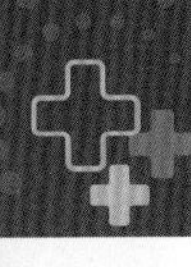

冲液的pH 8.0～11.0时，内切酶PA_N具有较强的活性，根据实验结果选择9.0作为内切酶缓冲液的pH。

6. 模型评价

Z′因子是高通量筛选模型评价中的一个重要指标，其值介于0～1之间，越接近于1，模型越稳定。当Z′因子＞0.5时，可以用于高通量筛选。应用上述优化的筛选模型，经计算Z′因子为0.77，符合HTS要求。如图21.8所示。

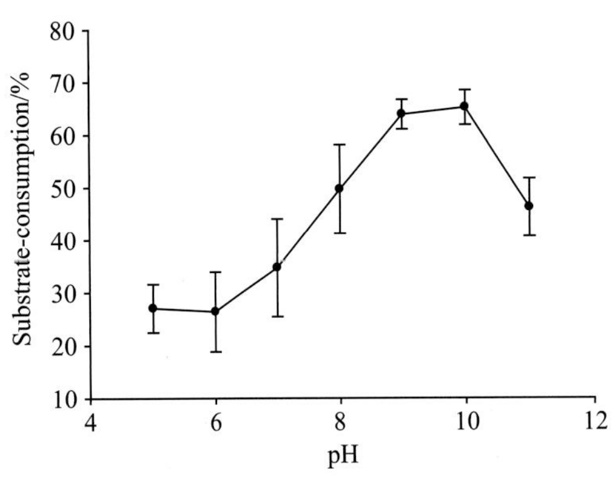

图21.7 pH对酶促反应的影响（$n=3$，$\bar{x}\pm s$）

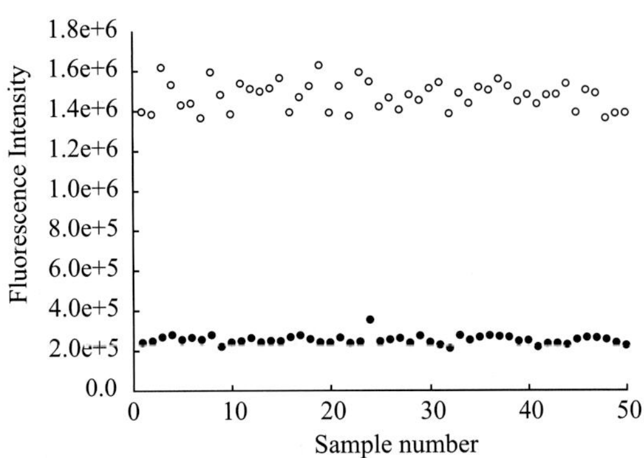

图21.8 HTS体系的Z′因子检测

四、内切酶抑制活性验证

反应体系：一定量的样品分别与酶混合，室温放置15分钟，加入底物则启动反应，在37℃下反应60分钟，加入外切酶，反应60分钟后加入荧光染料OliGreen（1/80稀释），在激发光波长480 nm和发射光波长525 nm下检测，并计算样品的抑制率。样品对内切酶抑制活性的计算公式：

$$\text{抑制率（\%）}=\frac{F_{\text{样品}}-F_{\text{全酶对照}}}{F_{\text{底物对照}}-F_{\text{全酶对照}}}\times 100\%$$

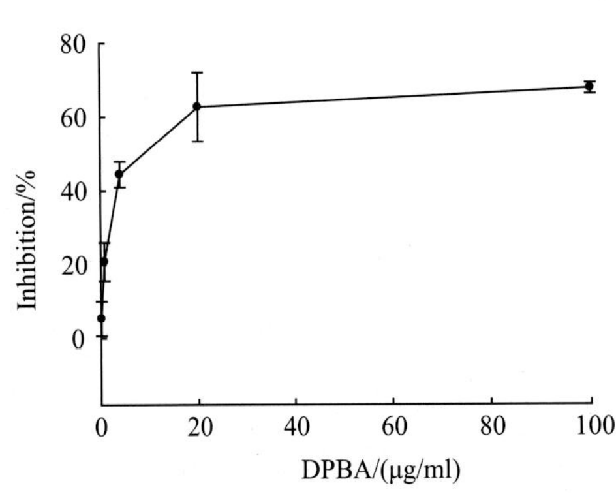

图21.9 DPBA对内切酶PAN的抑制活性（$n=3$，$\bar{x}\pm s$）

其中，$F_{\text{样品}}$、$F_{\text{全酶对照}}$和$F_{\text{底物对照}}$分别表示样品反应孔、全酶反应孔和底物对照孔的荧光值。

取DPBA分别稀释至终浓度为100 μg/ml、20 μg/ml、4 μg/ml、0.8 μg/ml和0.16 μg/ml，应用PA_N抑制剂筛选模型（30 ng/μl PA_N、0.2 μg/ml ph-DNA、1 mmol/L $MnCl_2$、pH 9.0、 反应时间为60分钟）测定DPBA对PA_N的抑制活性。如图21.9所示，DPBA浓度为20 μg/ml时，对于PA_N蛋白内切酶活性的抑制作

用可达到60%以上，其IC_{50}为8.51 μg/ml，与文献报道的结果相近（Dias et al.，2009；Tomassini，et al.，1994）。

本研究应用ssDNA特异性荧光定量染料OliGreen，建立了内切酶活性检测方法，通过对反应条件的优化，建立了以PA为靶标的适于高通量筛选的模型。筛选模型的Z'因子分析及模型应用结果表明，该体系稳定性好、灵敏度高，适用于高通量药物筛选。应用该模型对待筛样品进行筛选和PA抑制剂的发现，将为抗流感新药的设计与研发提供重要的信息依据。

第三节　PA抑制剂的理性筛选与新药发现

虚拟筛选是药物研究的新方法和新技术，已成为新药发现的重要手段。应用专业软件对化合物数据库进行虚拟筛选，选择苗头化合物进行生物活性检测，可以大大减少筛选化合物的数量，提高活性化合物发现的概率，降低研发成本。本研究将通过分子相似性分析和分子对接方法对样品库中的2万多个化合物进行虚拟筛选，得到苗头化合物，用于流感病毒核酸内切酶PA抑制活性评价，以期发现PA抑制剂，为进一步研究奠定基础。

一、基于分子对接的PA抑制剂虚拟筛选

1. 同源蛋白质构建与活性位点确认

根据序列比对寻找并选择PA亚基同源蛋白质（PDB ID：3HW4），结果表明在209个氨基酸中只有9个氨基酸不同，同源性达95.7%（图21.10），同源建模的可靠性较高。

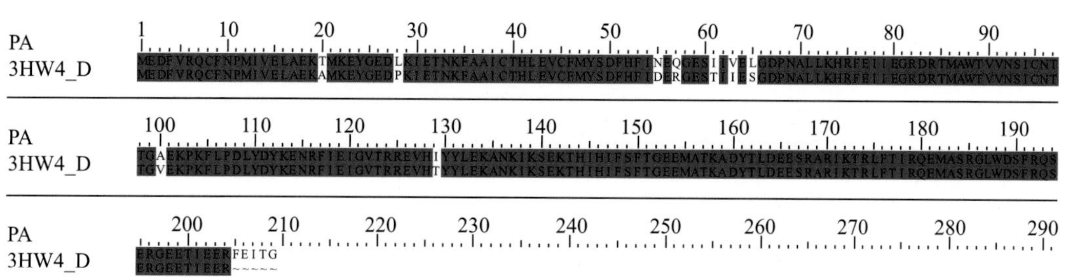

图21.10　甲型流感病毒PA蛋白与3HW4的序列比对

2. 分子对接计算

应用Schrödinger Maestro 9.2中Protein Preparation Wizard模块对构建的蛋白质结构进行处理，包括加入氢原子、删除活性位点外的水分子、删除杂基团和优化氢键网络系统，并在力场参数条件下对处理后的结构进行能量优化。应用Ligprep模块对配体结构进行处理，利用Ligand docking与构建的蛋白质结构进行分子对接，确定活性位点。PA亚基内切酶活性位点对应于3HW4中配体的位置，活性位点的重要氨基酸有His 41、

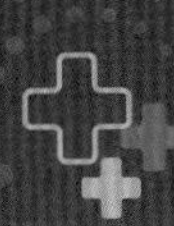

Glu 80、Asp 108、Glu 119和Lys134，与文献报道一致。

应用Virtual Screening Workflow对本实验室样品库中的23 645个样品进行虚拟筛选。经高通量虚拟筛选（high-throughput virtual screening，HTVS）、标准精度的分子对接（standard precision docking，SP docking）、额外精度的分子对接（extra precision docking，XP docking）3个步骤，分别得到218个、82个和8个苗头化合物，选择HTVS的218个苗头化合物，进行后续生物活性评价。

二、2D分子相似性分析

文献报道的流感病毒核酸内切酶抑制剂主要有4种类型，包括2,4-二氧代丁酸类（图21.11中的化合物1～3）、2-羟基-4氢异喹啉-1,3-二酮类（图21.11中的化合物4～5）、吡嗪-2,6-二酮类（图21.11中的化合物6～8）以及儿茶素类（图21.11中的化合物9～10）。

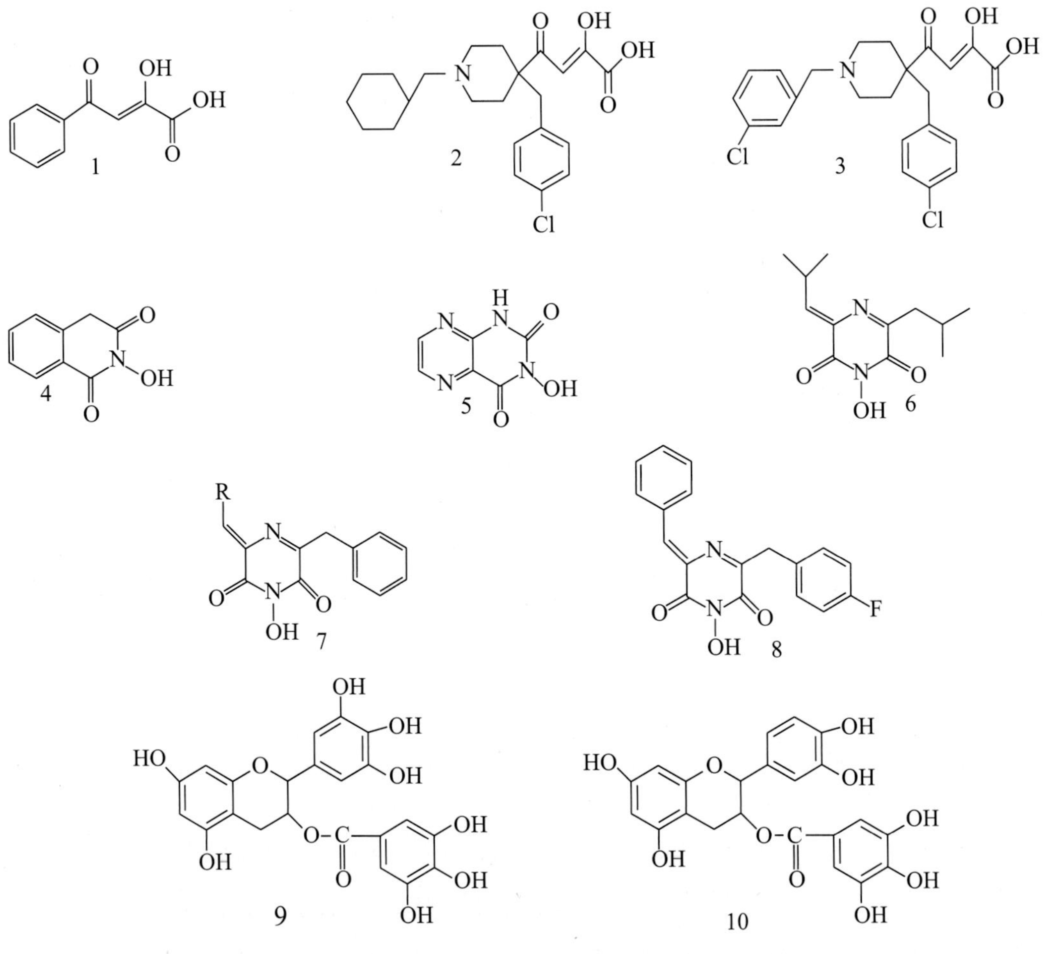

图21.11　感病毒核酸内切酶PA_N的4种抑制剂的化学结构

2,4-二酮丁酸类化合物：1～3；2-羟基-4氢异喹啉-1,3-二酮类化合物：4～5；

吡嗪-2,6-二酮类化合物：6～8；儿茶素类化合物：9～10。

以图21.11中的4种不同结构类型的PA抑制剂的活性基团为模板，利用MDL公司的ISIS/Base系统，搜索内部样品库中具有相同活性基团的化合物，得到88个苗头化合物。分子相似性分析与分子对接预测得到的苗头化合物总计306个，用于后续PA抑制活性评价。

三、样品筛选

初筛样品由DMSO溶解为10 mg/ml，用去离子水稀释100倍，即浓度为100 μg/ml。反应在384孔板中进行，总体积为80 μl。内切酶反应过程中依次加入5 μl样品，15 μl去离子水，10 μl内切酶缓冲液（pH 9.0，1 mmol/L $MnCl_2$），10 μl内切酶（终浓度为30 ng/μl）。室温放置15分钟，加入10 μl底物ph-DNA（终浓度为0.2 μg/ml），启动反应。37℃温孵60分钟后，加入10 μl外切酶Exo Ⅰ（终浓度为0.3 units/μl）、7 μl外切酶缓冲液和3 μl去离子水，振荡均匀，于37℃温孵60分钟。每孔加入10 μl荧光染料OliGreen（1/80稀释），振荡均匀，在激发光波长480 nm、发射光波长525 nm处检测荧光强度。对初筛结果抑制率＞50%的样品进行复筛，设置100 μg/ml、20 μg/ml、4 μg/ml、0.8 μg/ml和0.16 μg/ml 5个浓度梯度。图21.12为样品抑制率分布图，从图21.12中可以看到抑制率≥50%的样品共有6个，随后进行了复筛，其IC_{50}结果见表21.1，量效关系图如图21.13所示，化合物的结构如图21.14所示。

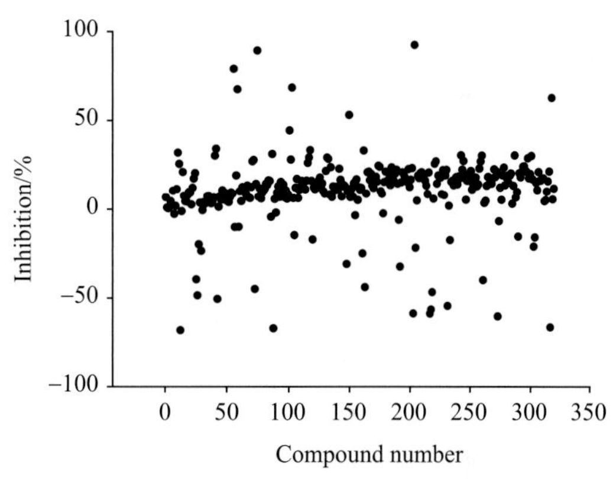

图21.12 PA抑制剂活性散点图

一个点代表一个化合物及其抑制活性。

表21.1 PA抑制活性化合物

样品编号	英文名称	中文名称	IC_{50}/（μg/ml）
10651	gallic acid	没食子酸	19.66
10657	caffeic acid	咖啡酸	2.94
12133	chebulanin	诃子宁	11.00
18375	3,4,5-triacetyl gallic acid	3,4,5-三乙酰没食子酸	67.44
20407	salvianolic acid B	丹酚酸B	14.40
37785	methyl gallate	没食子酸甲酯	42.86
DPBA（阳性药）	2,4-dioxo-4-phenylbutanoic acid	2,4-二氧代-4-苯基丁酸	8.51

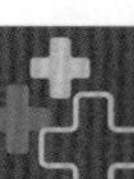

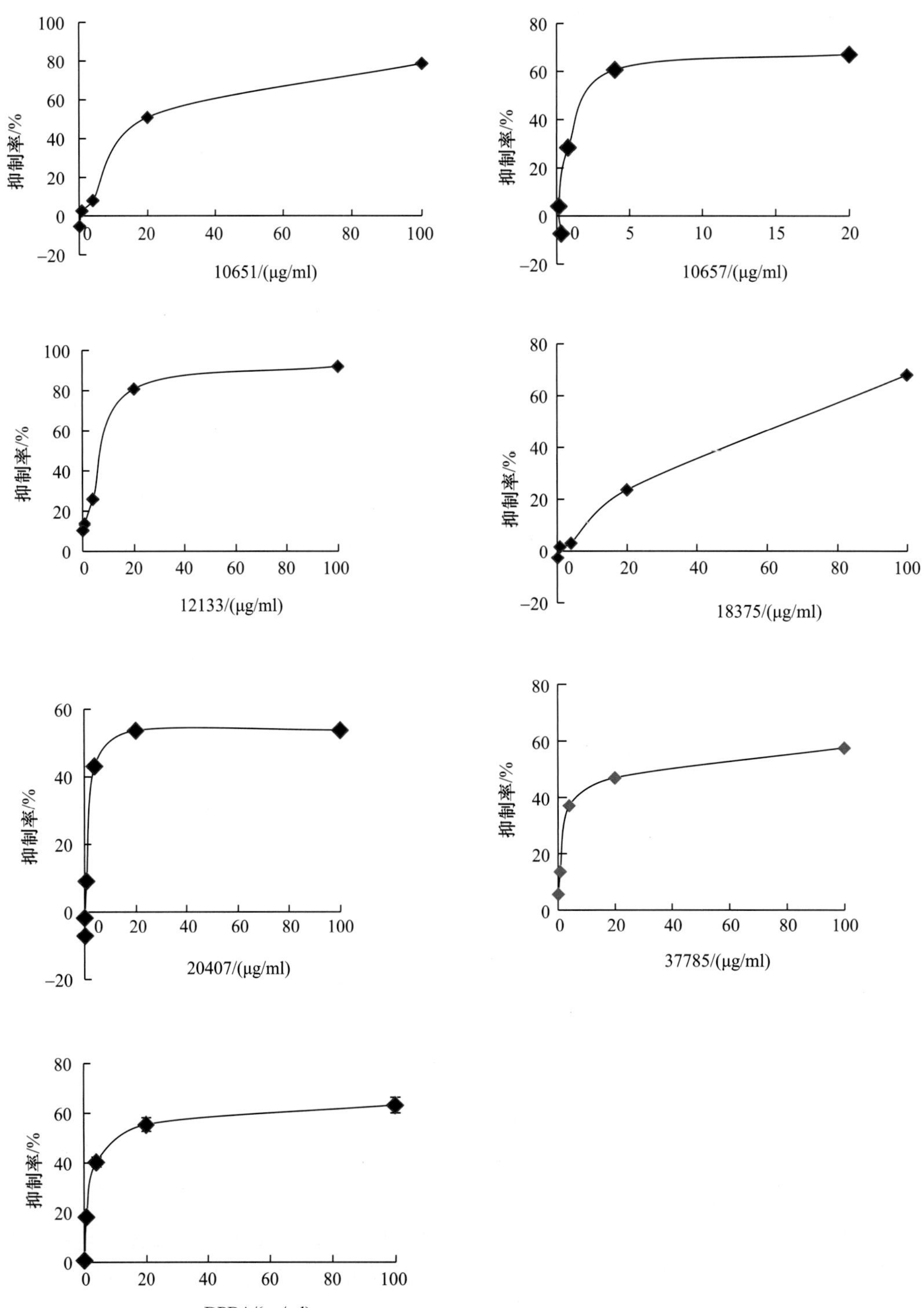

图21.13　6种活性化合物和阳性药DPBA对核酸内切酶PA的抑制作用

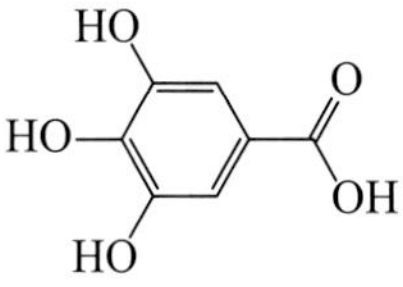

10651 (Gallic acid)

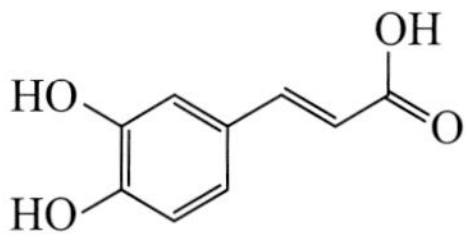

10657 (Caffeic acid)

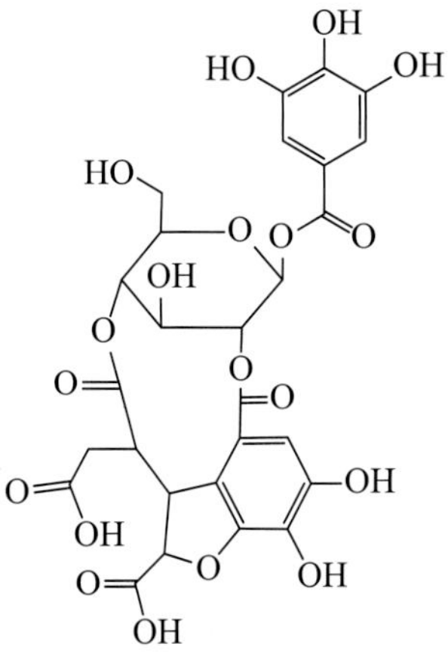

12133 (Chebulanin)

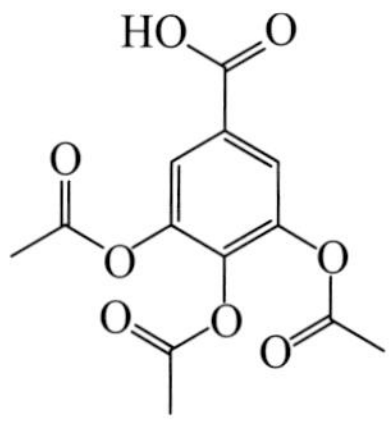

18375 (Triacetyl gallic acid)

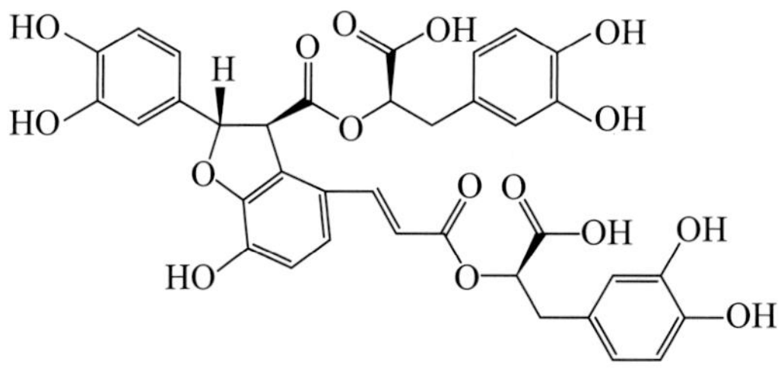

20407(Salvianolic acid B)

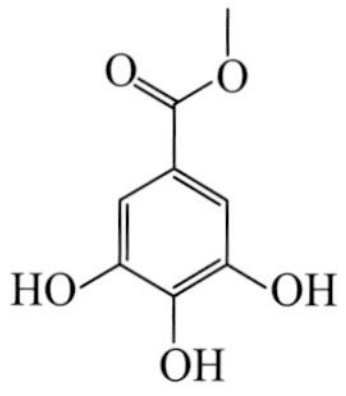

37785 (Methyl Gallate)

图21.14　PA抑制活性化合物的化学结构

第四节　讨论与结论

在新药发现过程中，虚拟药物筛选已成为药物研发过程中的重要手段。这种技术不仅可以指导药学家从海量的化合物库中选择有苗头的化合物进行样品购买或合成，还可以指导药理学家选择有苗头的化合物进行活性评价，尤其是实验筛选成本很高的情况下，通过虚拟筛选选择有苗头的化合物进行生物活性评价，可以大大降低药物筛选成本，提高药物发现概率，缩短药物研周期。

本研究所表达的PA亚基N末端的209个氨基酸残基序列信息尚未在RCSB Protein Data Bank中找到其晶体结构，因此对这一结构进行同源模建。蛋白质晶体数据库中的3HW4是H5N1型禽流感病毒的内切酶，不仅与目标蛋白具有高同源性，而且具有较高的分辨率。通过同源模建、分子对接计算和对接后打分，选择其中的218个苗头化合

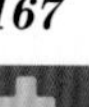

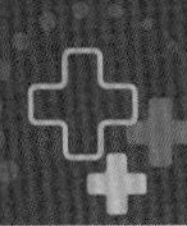

物，经活性评价均无活性，说明同源模建与分子对接的结果可能与实际相互作用有较大的偏差。尽管同源模建后进行分子对接计算并选择苗头化合物的策略为药物筛选提供一定的信息依据，但计算数据因受多种因素的影响，其计算结果的可靠性应受到特别的关注。

然而，基于配体小分子结构的虚拟筛选得到的苗头化合物往往具有较高的可靠性。本研究利用2D分子相似性分析方法，从样品库中选出88个苗头化合物，经体外PA抑制活性评价，得到6个具有显著活性的化合物，也说明分子的结构决定了分子的性质，“相似的结构具有相似的性质”的分子相似性原理在虚拟药物发现中仍然具有独特的应用价值。

本研究中，PA的制备成本较高，不适合进行大规模药物筛选，因此必须采取理性筛选的方法，将虚拟筛选与生物活性评价结合起来，更有利于开展药物筛选与新药发现。PA抑制剂的理性筛选为抗流感PA抑制剂的新药设计与新药研发奠定实验基础，并提供重要的信息依据。

（周伟玲 撰写，连雯雯、刘艾林 审校）

参考文献

连雯雯, 刘艾林, 杜冠华. 流感病毒RNA聚合酶PA亚基: 潜在抗流感药物靶点 [J]. 中国药理学通报, 2015, 31 (3): 297-302.

周伟玲, 杨帆, 祖勉, 等. 流感病毒核酸内切酶抑制剂高通量筛选模型的建立 [J]. 中国新药杂志, 2013, 22 (10): 1137-1142.

BOIVIN S, CUSACK S, RUIGROK R W, et al. Influenza A virus polymerase: structural insights into replication and host adaptation mechanisms [J]. Journal of Biological Chemistry, 2010, 285 (37): 28411-28417.

FODOR E. The RNA polymerase of influenza A virus: mechanisms of viral transcription and replication [J]. Acta Virologica, 2012, 57 (2): 113-122.

HASTINGS J C, SELNICK H, WOLANSKI B, et al. Anti-influenza virus activities of 4-substituted 2, 4-dioxobutanoic acid inhibitors [J]. Antimicrob Agents Chemother, 1996, 40 (5): 1304-1307.

HENSENS O D, GOETZ M A, LIESCH J M, et al. Isolation and structure of flutimide, a novel endonuclease inhibitor of influenza Virus [J]. Tetrahedron Lett, 1995, 36 (12): 2005-2008.

KUZUHARA T, IWAI Y, TAKAHASHI H, et al. Green tea catechins inhibit the endonuclease activity of influenza A virus RNA polymerase [J]. PLoS Curr, 2009, 1: RRN1052.

PARKES K E, ERMERT P, FÄSSLER J, et al. Use of a pharmacophore model to discover a new class of influenza endonuclease inhibitors [J]. J Med Chem, 2003, 46 (7): 1153-1164.

SINGH S B, TOMASSINI J E. Synthesis of natural flutimide and analogous fully substituted pyrazine-2, 6-diones, endonuclease inhibitors of influenza virus [J]. J Org Chem, 2001, 66 (16): 5504-5516.

SONG J M, LEE K H, SEONG B L. Antiviral effect of catechins in green tea on influenza virus [J]. Antiviral Res, 2005, 68 (2): 66-74.

TOMASSINI J, SELNICK H, DAVIES M E, et al. Inhibition of cap (m7GpppXm)-dependent endonuclease of influenza virus by 4-substituted-2,4-dioxobutanoic acid compound [J]. Antimicrob Agents Chemother, 1994, 38 (12): 2827-2837.

第二十二章 细皱香薷中抗流感病毒活性成分的提取分离与活性评价

第一节 引 言

在第二十章，我们利用流感病毒神经氨酸酶（NA）抑制剂的高通量筛选模型，对实验室样品库中4万余个植物提取物进行了NA抑制活性评价，发现了一批NA抑制活性提取物，其中15种植物提取物的IC_{50}小于30μg/mL，而细皱香薷［*Elsholtzia rugulosa* Hemsl.（Lamiaceae）］的水提物活性最高，其抗流感的物质基础和作用机制尚未见文献报道。

细皱香薷是一种常见的中草药，用于治疗感冒、发烧和消化不良，广泛分布在中国南方。本章将以NA抑制活性为导向，对细皱香薷中的活性成分进行提取分离与结构鉴定，并通过流感病毒诱导的细胞病变效应抑制试验（cytopathic effect reduction assay），确证活性成分的体外抗流感病毒活性，为进一步研究提供依据。

第二节 细皱香薷中抗流感病毒活性成分的提取分离与结构鉴定

一、实验材料

1. 病毒和细胞

流感病毒A/PR/8/34（H1N1）、A/Jinan/15/90（H3N2）和B/Jiangsu/10/2003由中国疾病预防控制中心捐赠，是NA的来源。

2. 试剂

2′-(4-methylumbelliferyl)-α-D-acetylneuraminic acid（MUNANA）、2-*N*-morpholino-ethanesulfonic acid（MES）、Dulbecco′s minimum essential medium（DMEM） 和3-(4,5-Dimethylthiazol-2-yl)-2,5-diphenyltetrazolium bromide（MTT）购自Sigma公司。胰蛋白酶-EDTA和胰蛋白酶（1：250）来自Gibco公司。胎牛血清（FBS）来自Biofluidis股份有限公司，纯度98%的oseltamivir acid购自Toronto Research Chemicals股份有限公司，纯度为98%的利巴韦林由中国医学科学院药物生物技术研究所提供。

3. 植物来源

细皱香薷（*E. rugulosa*）全株于2005年9月采集于中国云南省，得到中国医学科学院药物研究所马林教授的鉴定。其标本（ID-14288）存放于中国医学科学院药物研究所植物标本馆。

二、实验方法

1. 提取过程

将*E. rugulosa*的整株植物（27 kg）风干、粉末化，然后用95%乙醇回流（分别为3×4000 ml，2小时、1.5小时和1.5小时）。将合并的EtOH溶液过滤并减压蒸发，得到粗提取物（1.675 kg），将其溶解在80% EtOH（4000 ml）中，并用石油醚（60～90℃，3×4000 ml）萃取，蒸发石油醚（PE）层，得到PE提取物。在减压下蒸发水层得到棕色残留物，将其溶解在水中（8000 ml），然后用EtOAc（5×8000 ml）萃取，形成EtOAc提取物（140 g）。然后用n-BuOH（4×8000 ml）提取水溶液。在减压下除去有机溶剂后，获得棕色n-BuOH提取物（57 g）。在减压下蒸发水层，得到H_2O提取物（725 g）（图22.1）。

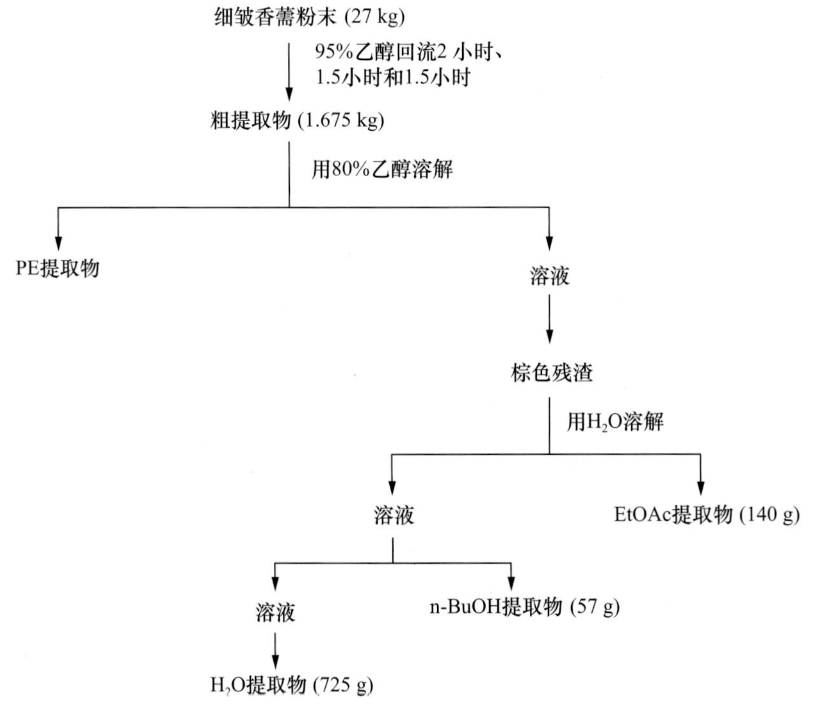

图22.1　细皱香薷的提取流程图

2. 基于以NA抑制活性为导向的活性成分分离

上述提取物对流感病毒NA的抑制活性结果表明，EtOAc提取物具有最高的抑制活性，因此使用硅胶柱（150 cm×12 cm，20 ml/min；硅胶，1800 g，200～300目，青岛海洋化工集团有限公司）进行层析，用极性递增的$CHCl_3$-MeOH（100：1～10：1）梯度洗脱，获得了261个组分（A1～A261，每个组分500 ml），并测试了它们对NA的抑制活性。基于生物活性检测和薄层色谱法（TLC）的结果，将组分A27～A58（17 g）合并并再次进入色谱柱（100 cm×9 cm，15 ml/min；硅胶，340 g）分离，用PE-EtOAc梯度洗脱（8：2，7：3，6：4），得到38个组分（A-1-1～A-1-38，每个组分250 ml），将组分A-1-16和A-1-17用MeOH重结晶，得到黄色无定形粉末化合物1（55 mg）。合并组分A68～A124（27.8 g）并再次进入色谱柱（100 cm×9 cm，15 ml/min；硅胶，560 g）分离，用$CHCl_3$-MeOH梯度洗脱（50：1，25：1，15：1），得到45个组分（A-2-1～A-2-45，每个组分250 ml），用MeOH重结晶组分A-2-28～A-2-30，得到化合物2（133 mg）[$CHCl_3$-MeOH（25：1）]，为一种黄色无定形粉末。合并组分A125～A182（17 g）并再次进入色谱柱（100 cm×9 cm，15 ml/min；硅胶，340 g）分离，用$CHCl_3$-MeOH梯度洗脱（25：1，15：1，10：1），得到36个组分（A-3-1～A-3-36，每个组分250 ml），用MeOH重结晶组分A-3-25，得到化合物3（15 mg）[$CHCl_3$-MeOH（10：1）]，为黄色晶体。合并组分A183～A261（18.5 g）并再次用色谱柱（100 cm×9 cm，15 ml/min；硅胶，370 g）分离，用$CHCl_3$-MeOH梯度洗脱（15：1，10：1，5：1），得到42个组分（A-4-1～A-4-42，每个组分250 ml）后，用MeOH重结晶组分A-4-33得到化合物4（35 mg）[$CHCl_3$-MeOH（10：1）]，组分A-4-12用MeOH重结晶得到化合物5（19 mg）[$CHCl_3$-MeOH（10：1）]，化合物4和化合物5均为浅黄色粉末。化合物的纯度在95%～98%之间（图22.2）。

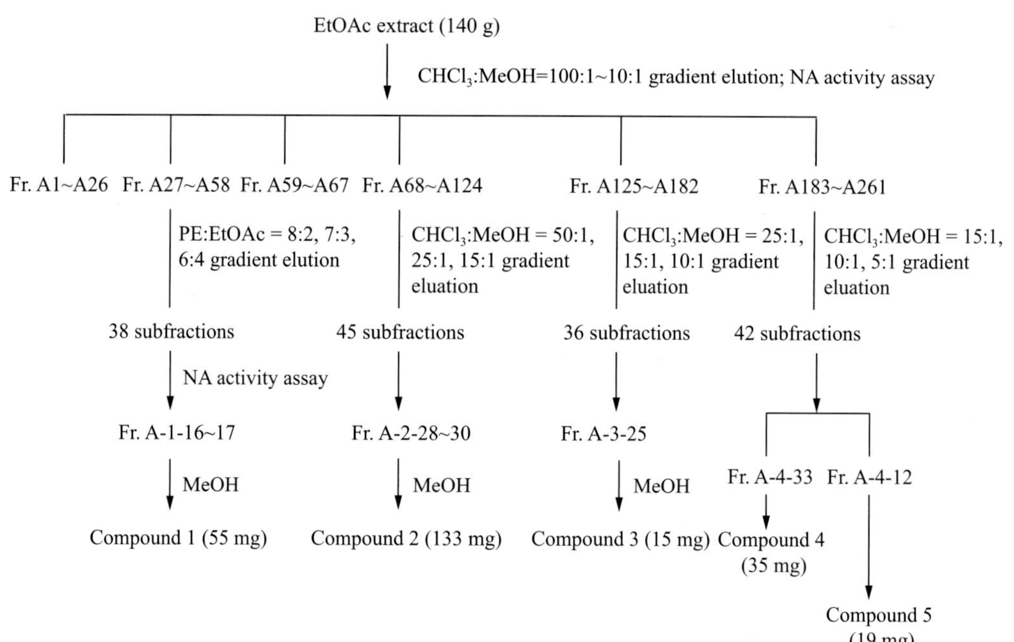

图22.2　EtOAc提取物基于NA抑制活性的有效成分的分离流程图

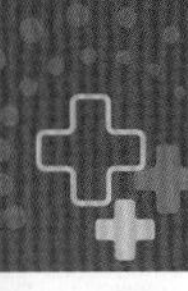

3．结构鉴定

利用NMR和EI-MS对化学成分进行了结构表征和鉴定。NMR氢谱（^{1}H-NMR）和NMR碳谱（^{13}C-NMR）均在Mercury-400 NMR光谱仪上测得（^{1}H-NMR为400 MHz，^{13}C-NMR为100 MHz）。NMR氢谱中，化学位移用δ（ppm）表示，四甲基硅烷为内标。EI-MS在Autospec-Uitima-TOF高分辨质谱仪上检测。

经过核磁共振和质谱鉴定，得到5种活性成分的结构，它们均为黄酮类化合物，分别为芹菜素（1）、木犀草素（2）、芹菜苷（3）、木犀草苷（4）和木犀草素-3′-葡萄糖醛酸甲酯（5）（图22.3）。

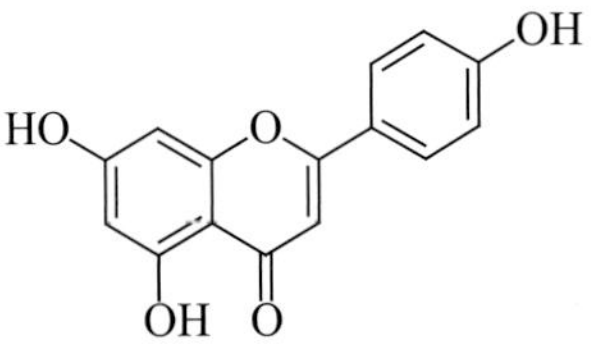

Apigenin (1) 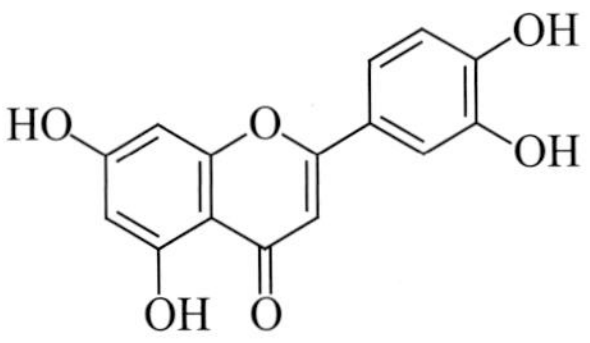　　Luteolin (2)

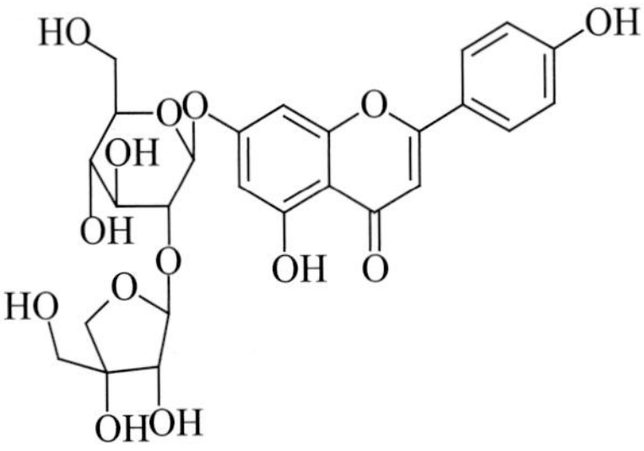

Apiin (3) 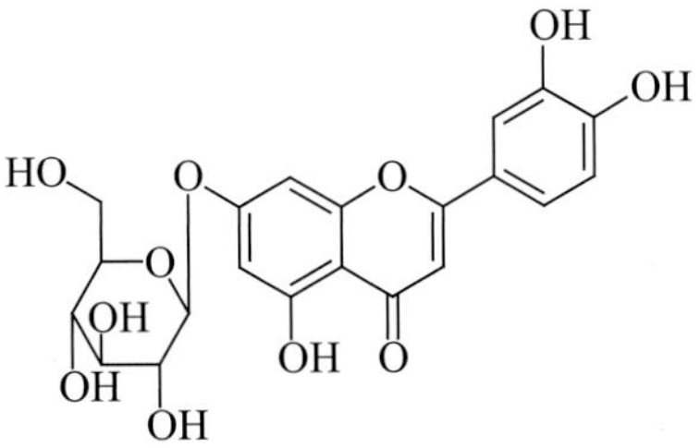　　Galuteolin (4)

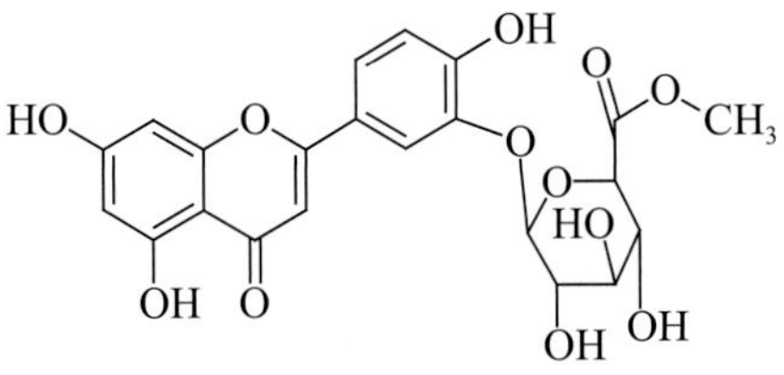

Luteolin-3′- glucuronyl acid methyl ester (5)

图22.3　细皱香薷中黄酮类化学成分的化学结构

第三节　抗流感病毒有效成分的评价

一、实验方法

1．NA抑制活性检测

与第六章的检测方法略有不同。将含有待测提取物/化学成分的溶液、NA酶或流感病毒悬浮液、32.5 mM MES缓冲液和4 mM氯化钙（pH 6.5）混合，在37℃下孵育60分钟。温孵后，加入34 mM NaOH以终止反应。反应体系的荧光值在激发波长为360 nm和发射波长为450 nm的条件下进行定量检测。每个样品的活性数据为四个独立实验的平均值±SD。若样品的抑制活性超过50%，则进行IC_{50}的检测。

2. 细胞毒性试验

用MTT法测定细胞的吸光度，来计算细胞存活率，从而反映待测样品的细胞毒性。将100 µl用培养基梯度稀释的待测样品加到含有单层MDCK细胞的96孔板的每个孔中，每个样品设三个平行孔，空白培养基作为对照。在37℃下培养3天后，向每个孔中加入12 µl MTT溶液（在磷酸盐缓冲液中的浓度为5 mg/ml）。将96孔板在37℃孵育3小时，以形成formazan（甲臜）产物。去除培养基后，加入100 µl二甲基亚砜（DMSO）以溶解细胞中的甲臜结晶物。15分钟后，使用微孔板振荡器，使孔中的结晶物充分溶解。然后用微孔板分光光度计在540nm的波长下检测光密度（OD）。半数细胞毒性浓度（CC_{50}）为将活细胞数量减少到正常对照孔的50%时样品的浓度。最大无细胞毒性浓度（MNCC）被定义为不产生细胞毒性，且细胞存活率在90%以上的样品的最大浓度。

3. CPE抑制试验

细胞病变效应（cytopathic effect, CPE）抑制试验与第十一章的试验方法略有不同。实验中使用的病毒悬浮液为316 $TCID_{50}$/ml。以样品的MNCC作为最高检测浓度。MDCK细胞种于96孔培养板中，24小时后加入A/Jinan/5/90（H3N2）病毒悬浮液，37℃孵育2小时，弃病毒液，加入梯度稀释的样品，同时设置细胞对照孔和病毒对照孔。将微孔板在CO2孵箱中37℃孵育24小时，然后观察细胞病变效应（CPE）。病毒诱导的CPE评分标准如下：0＝0% CPE，1＝0-25% CPE，2＝25%-50% CPE，3＝50%-75% CPE，4＝75%-100% CPE。样品对病毒的半数抑制浓度IC_{50}使用Reed-Muench方法计算，并以µg/ml表示。根据比值CC_{50}/IC_{50}计算选择指数（SI）（图22.4）。

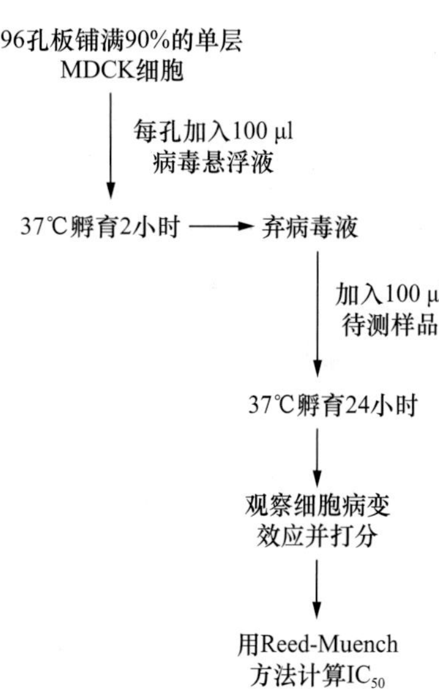

图22.4　流感病毒诱导的细胞病变效应（CPE）抑制试验流程图

4. 统计分析

使用Microsoft Excel 2003进行统计计算，结果为6个独立实验的平均值±SD。

二、实验结果

本章首先探讨了细皱香薷全株提取物对流感病毒NA的抑制活性。检测结果显

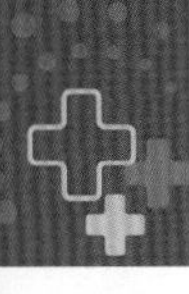

示，EtOAc提取物对3种典型的流感病毒A/PR/8/34（H1N1）、A/Jinan/15/90（H3N2）和B/Jiansu/10/2003的NA均显示出最高的抑制作用（表22.1）。

表22.1　细皱香薷不同部位提取物对来自3个流感病毒株来源的NA抑制活性

提取物/阳性对照药	IC_{50}/（μg/ml）[a]		
	A/PR/8/34（H1N1）	A/Jinan/15/90（H3N2）	B/Jiangsu/10/2003
crude extract	122.60±14.71	123.84±18.57	103.61±17.57
PE extract	113.06±16.05	146.52±21.97	131.92±24.38
EtOAc extract	36.76±4.41	36.13±4.33	47.39±8.48
BuOH extract	144.83±20.27	108.31±16.24	172.89±31.57
H_2O extract	176.52±17.65	293.19±58.63	191.15±26.23
oseltamivir acid	0.0064±0.0021	0.000 82±0.000 63	0.20±0.14

注：[a]6次独立实验数据的平均值±SD。

为了鉴定其中的活性成分，我们基于NA抑制活性，从EtOAc提取物中分离出活性成分，分离最后获得5个化学成分，它们的NA抑制活性如表22.2所示。结果表明，这些成分对流感病毒NA均具有抑制作用，其IC_{50}值在7.81～28.49 μg/ml之间。

表22.2　细皱香薷有效成分对流感病毒NA的抑制活性

compound	IC_{50}/（μg/ml）[a]		
	A/PR/8/34（H1N1）	A/Jinan/15/90（H3N2）	B/Jiangsu/10/2003
apigenin（1）	8.55±1.45	7.81±1.70	12.35±3.71
luteolin（2）	9.64±1.83	9.34±2.80	15.26±3.20
apiin（3）	14.63±4.38	25.34±5.82	28.49±5.40
galuteolin（4）	21.23±2.97	23.42±3.51	26.26±5.27
luteolin-3′-glucuronyl acid methyl ester（5）	21.16±6.34	24.28±6.28	24.44±5.35
oseltamivir acid	0.0047±0.0022	0.0010±0.0006	0.068±0.030

注：[a]6次独立实验结果的平均值±SD。

通过流感病毒A/Jinan/15/90（H3N2）诱导的MDCK细胞CPE抑制试验，评价了EtOAc提取物和5种黄酮类化合物的体外抗流感病毒活性（表22.3）。为了确保所评价的提取物或化学成分的抗流感病毒作用不受细胞毒性的影响，在评价植物提取物或化学成分的抗流感病毒实验中其浓度不超过最大无细胞毒性浓度（maximum non-cytotoxic concentration，MNCC）为最高检测浓度。检测结果表明，EtOAc提取物具有抗流感病毒活性，其IC_{50}＝55.56 μg/ml，从EtOAc提取物分离得到的5种化学成分也具有抗流感病毒活性。

表22.3　EtOAc提取物和5种化学成分在MDCK细胞中抗流感病毒A/Jian/15/90（H3N2）的活性

提取物或化合物	CC_{50}/（μg/ml）[a]	MNCC/（μg/ml）[b]	IC_{50}/（μg/ml）[c]	SI[d]
EtOAc extract	166.67	55.56	55.56	3.00
apigenin（1）	10.69	2.06	1.43	7.48
luteolin（2）	3.56	2.06	2.06	1.73

续表

提取物或化合物	CC_{50}/（μg/ml）[a]	MNCC/（μg/ml）[b]	IC_{50}/（μg/ml）[c]	SI[d]
apiin（3）	＞500	＞500	＞500	ND[e]
galuteolin（4）	＞500	＞500	＞500	ND
luteolin-3′-glucuronyl acid methyl ester（5）	＞500	＞500	＞500	ND
oseltamivir acid	5.35	0.30	0.046	116.30
ribavirin	＞125.0	ND	5.52	＞22.64

注：[a] CC_{50}：半数细胞毒性浓度；[b] MNCC：最大无细胞毒性浓度；[c] IC_{50}：半数抑制浓度；[d] SI：CC_{50}/IC_{50}，选择指数；[e] ND：未测。

有趣的是，与阳性对照药利巴韦林和奥司他韦的活性相比，芹菜素的体外抗流感病毒活性比利巴韦林约高4倍、比奥司他韦酸弱约30倍。尽管另一种黄酮类化合物木犀草素（2）与芹菜素具有相似的活性，但与芹菜素相比，木犀草素的SI较低。其他3种黄酮类化合物的抗流感病毒活性较弱。

第四节　讨论与结论

尽管细皱细薷是一种常见的预防和治疗感冒、发热和消化不良的中草药，但其活性化学成分尚未得到研究和阐明。本研究以NA抑制活性为导向从细皱细薷中分离出5种活性成分，分别为芹菜素（1）、木犀草素（2）、芹菜苷（3）、木犀草苷（4）和木犀草素-3′-葡萄糖醛酸甲酯（5）。我们的研究结果首次证明，它们在细胞水平均表现出抗流感病毒活性。因此，本研究阐明了这些黄酮类化合物均为该中草药的抗病毒活性成分，其部分抗流感作用机制与NA抑制活性有关。

然而，由于取代基不同，5种黄酮类化合物的体外抗流感病毒活性不同。芹菜素（1）、芹菜苷（3）之间以及木犀草素（2）、木犀草苷（4）与木犀草素-3′-葡萄糖醛酸甲酯（5）之间的结构和活性对比分析表明，体积较大的取代基如糖基化基团对活性不利，这可能是由于其较大的空间位阻。与芹菜素（1）相比，木犀草素（2）的抑制作用明显降低，提示在黄酮的B环上有更多的—OH基团似乎对活性不利。这一规律将有助于指导发现具有更高NA抑制活性的黄酮类化合物，并为开发和利用具有NA抑制活性的黄酮类化合物提供信息。

黄酮类化合物广泛存在于自然界中，尤其是在中药中广泛存在，这些中药用于抗流感的临床治疗，其药效基础至少部分可以通过黄酮类化合物的抗流感病毒作用来解释。例如芹菜素（1）存在于银杏（*Ginkgo biloba* L.）、虎杖（*Polygonum cuspidatum* Sieb. et Zucc.）、麻黄（*Ephedra sinica* Stapf）、密蒙花（*Buddleja officinalis* Maxim.）、无患子叶（*Sapindus mukorossi* Gaertn）、药用蒲公英（*Taraxacum officinale*）、广藿香（*Pogostemon cablin*）中等。因此，芹菜素（1）是这些中药的活性成分之一，是其抗流感病毒感染的物质基础。

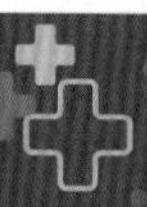

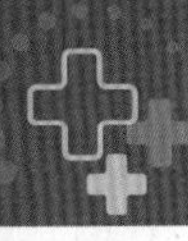

综上所述，本章以NA抑制活性为导向，从细皱香薷（*E. rugulosa*）中分离得到5个黄酮类化合物，并对它们进行了NA抑制活性和体外抗流感病毒活性评价。结果表明，化学成分的NA抑制活性可以部分揭示其抗流感作用机制。此外，细皱香薷具有结构多样性的黄酮类化合物，其构效关系的初步分析，对于黄酮类化合物的结构修饰和抗流感病毒活性的改善具有一定的指导意义。

（刘艾林 撰写，秦海林、杜冠华、李铭源 审校）

参考文献

LIU A L, LIU B, QIN H L, et al. Anti-influenza virus activities of flavonoids from the medicinal plant *Elsholtzia rugulosa* [J]. Planta Medica, 2008, 74: 746-751.

LIU A L, LEE S M, WANG Y T, et al. *Elsholtzia*: review of traditional uses, chemistry and pharmacology [J]. Journal of Chinese Pharmaceutical Sciences, 2007, 16: 73-78.

LIU B, DENG A J, YU J Q, et al. Chemical constituents of the whole plant of Elsholtzia rugulosa [J]. J Asian Nat Prod Res, 2012, 14 (2): 89-96.

第二十三章　苏木中抗流感病毒活性成分的提取分离与活性评价

第一节　引　　言

苏木为豆科云实属植物苏木（*Caesalpinia sappan* Linn）的干燥心材，具有活血化瘀、消肿止痛的功效，常用于治疗跌打损伤、骨折筋伤、瘀滞肿痛、闭经痛经、产后瘀阻、胸腹刺痛、痈疽肿痛，广泛分布于热带和亚热带。

根据中药提取物的NA抑制活性结果，我们选择了其中两味活性最高的中药提取物作进一步研究。前一章我们针对细皱香薷中的活性成分进行了提取分离、结构鉴定与活性评价。本章中，我们仍以NA抑制活性为导向，对苏木提取物中的活性成分进行提取分离、结构鉴定和活性评价，以期发现结构新颖的活性成份为抗流感新药设计提供信息依据。

第二节　苏木中抗流感病毒活性成分的提取分离与结构鉴定

一、实验材料

1．病毒和细胞

流感病毒A/PR/8/34（H1N1）和B/Jiangsu/10/2003作为NA的来源，由中国疾病预防控制中心捐赠。流感病毒A/Guangdong/243/72（H3N2）由中国医学科学院药物生物技术研究所提供。MDCK细胞用于病毒复制。

2．植物来源

苏木于2005年6月在河北省采集，得到中国医学科学院药物研究所马林教授的鉴定和确证。其标本（ID-S-2239）存放于中国医学科学院药物研究所植物标本馆。

其余实验材料同第二十二章。

二、实验方法

1．提取过程

用95% EtOH回流提取（3×4000 ml，分别提取2小时、1小时和1小时）。将合并的EtOH溶液过滤、浓缩，并用水稀释至EtOH浓度为80%，然后用石油醚（60～90℃）提取，得到石油醚提取物（PE：extract）。在减压条件下蒸发水层，产生棕色残留物，将其溶解在5000 ml水中，然后用EtOAc（5×5000 ml）萃取，得到EtOAc提取物（943 g）。然后用n-BuOH（4×5000 ml）萃取，减压除去有机溶剂后，获得棕色n-BuOH提取物（90 g）。减压蒸发水层，得到H_2O提取物（25 g）的残留物（图23.1）。

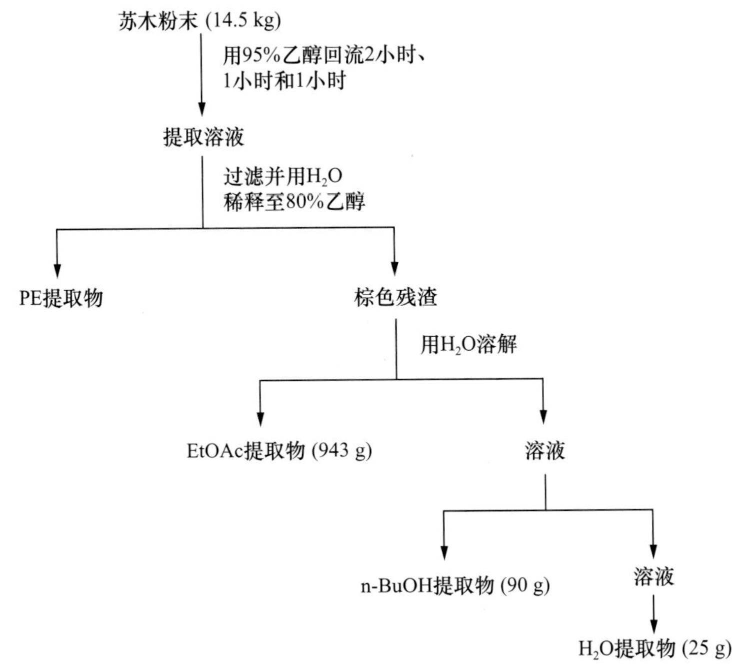

图23.1　苏木的提取流程图

2. 基于以NA抑制活性为导向的化学成分分离

与PE和H_2O提取物相比，n-BuOH和EtOAc提取物具有更高的NA抑制活性，因此对他们进行了色谱分离。正丁醇提取物在硅胶柱（150 cm×12 cm，20 ml/min；硅胶，1800 g，200～300目，青岛海洋化工集团有限公司）上进行色谱分离，用极性递增的洗脱液$CHCl_3$-MeOH（50：1～10：1）梯度洗脱，获得168个组分（A1～A168，各500 ml），并检测其NA抑制作用。基于这些NA抑制活性和薄层色谱法（TLC）的结果，将A5～A30组分合并并再进行色谱柱（100 cm×9 cm，15 ml/min；硅胶，560 g）分离，用$CHCl_3$-MeOH梯度洗脱（50：1，25：1，15：1），得到41个组分（A-1-1～A-1-41，各250 ml）。将组分A-1-3～A-1-11用MeOH重结晶，获得红棕色晶体化合物1（2 g）[$CHCl_3$-MeOH（50：1）]。组分A-1-14～A-1-23用MeOH重结晶，产生黄色晶体化合物2（1.5 g）[$CHCl_3$-MeOH（50：1）]（图23.2）。

EtOAc提取物也在硅胶柱（150 cm×12 cm，20 ml/min；硅胶，1800 g，200～300目；青岛海洋化工集团有限公司）上进行色谱分离，用极性递增的洗脱液$CHCl_3$-MeOH

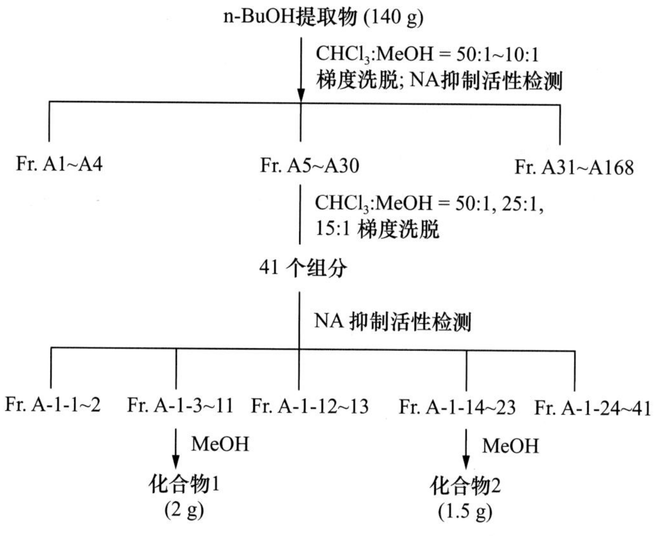

图23.2 以NA抑制活性为导向的n-BuOH提取物中的化学成分分离流程图

（$CHCl_3$ 50：1～10：1 MeOH）梯度洗脱，获得360个组分（B1～B360，各500 ml），检测其NA抑制活性。基于生物活性检测和TLC的结果，合并B59～B71组分并再次进行色谱柱（100 cm×9 cm，15 ml/min；硅胶，560 g）分离，用$CHCl_3$-MeOH梯度洗脱（25：1，15：1，10：1），产生36个组分（B-1-1～B-1-36，各250 ml）。组分B-1-10～B-1-17用MeOH重结晶，得到无色针状化合物3（2 g）[$CHCl_3$-MeOH（50：1）]。组分B-1-21用MeOH重结晶，得到黄色针状化合物4（30 mg）[$CHCl_3$-MeOH（50：1）]。将组分B-1-23～B-1-27用MeOH重结晶，得到黄色针状化合物5（125 mg）[$CHCl_3$-MeOH（50：1）]。组分B-1-31用MeOH重结晶，得到黄色粉末状化合物6（4 mg）[$CHCl_3$-MeOH（50：1）]（图23.3）。6种化合物重结晶的温度均为室温（25～30℃）。

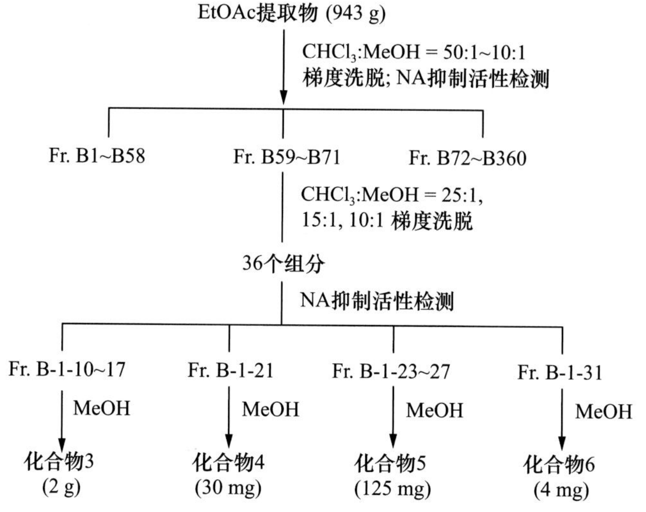

图23.3 以NA抑制活性为导向的EtOAc提取物中的化学成分分离流程图

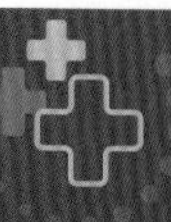

3. 结构鉴定

本章以流感病毒NA抑制活性为导向，分离得到苏木的6种化学成分。经光谱数据与文献的比较（Shu et al.，2007；Nagai et al.，1986；Namikoshi et al.，1987；Sharma et al.，1998），活性化合物（1～6）的结构分别鉴定为brazilein（1）、brazilin（2）、protosapanin A（3）、3-deoxysappanchalcone（4）、sappanchalcone（5）和rhamnetin（6）（图23.4）。

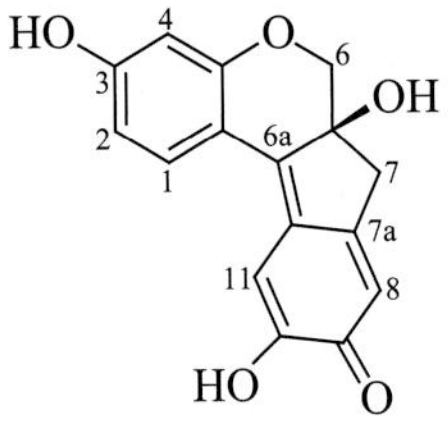

brazilein (1)

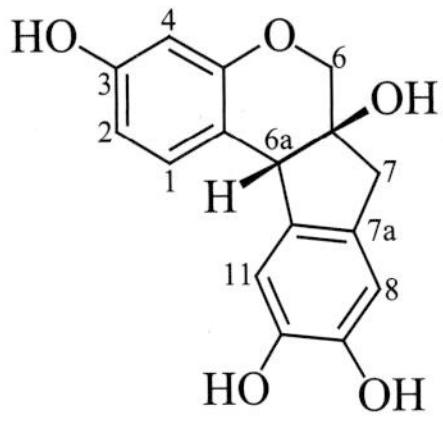

brazilin (2)

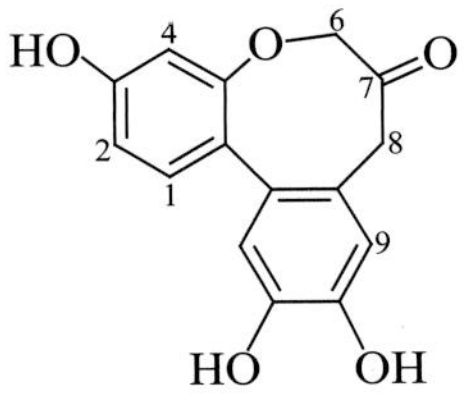

protosappanin A (3)

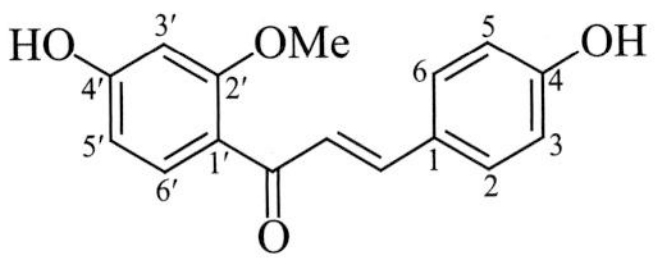

3-deoxysappanchalcone (4)

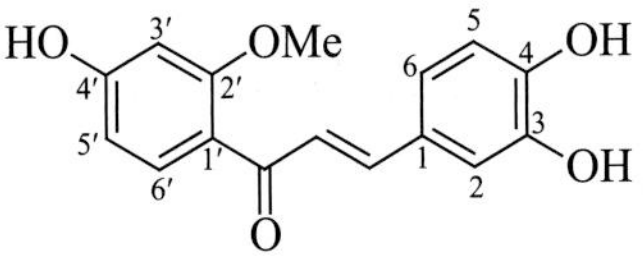

sappanchalcone (5)

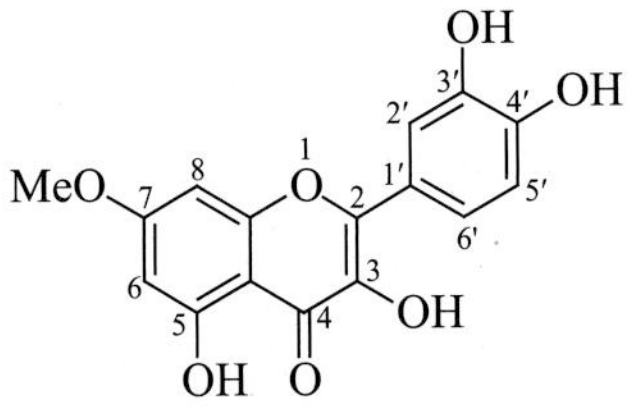

rhamnetin (6)

图23.4　苏木中6种成分的化学结构

第三节　抗病毒有效成分的评价

一、实验方法

1. NA活性检测

检测方法同第二十二章。

2. MDCK细胞的细胞毒性

检测方法同第二十二章。

3．CPE抑制试验

检测方法与第二十二章略有不同，采用CPE抑制试验评价苏木中分离得到的化学成分的抗病毒活性。流感病毒悬浮液（200 $TCID_{50}$/ml，100 μl）加入到含有单层MDCK细胞的96孔板的每个孔中，在37℃下孵育2小时后去除病毒液，样品的MNCC作为最高检测浓度，将100 μl 3倍系列稀释的待测样品和阳性对照药加入微孔板中。设置正常细胞病毒感染对照孔。将微孔板在CO_2孵箱中37℃孵育24小时，然后观察评估CPE。病毒诱导的CPE评分标准如下：0＝0% CPE，1＝0%～25% CPE，2＝25%～50% CPE，3＝50%～75% CPE，4＝75%～100% CPE。病毒增殖的减少以病毒对照的百分比计算［病毒对照（%）＝CPE_{exp}/CPE_{virus}对照×100%］。样品对病毒的半数抑制浓度（IC_{50}）使用Reed-Muench方法估算，并以μg/ml表示。根据比值CC_{50}/IC_{50}计算选择指数（SI）。

4．统计分析

使用Microsoft Excel 2003进行统计计算，结果为3个以上独立实验结果的平均值±SD。

二、实验结果

从苏木中分离得到的化学成分经NA抑制活性评价，发现均具有NA抑制作用，且IC_{50}值相近，活性范围为13.9～35.6 μg/ml（表23.1）。

此外，利用流感病毒A/Guangdong/243/72（H3N2）诱导的MDCK细胞CPE抑制试验，评价了它们的体外抗流感病毒活性（表23.2）。CPE抑制试验结果显示，brazilein（1）、brazilin（2）和protosapanin A（3）在其最大非细胞毒性浓度（MNCC）下的抗病毒活性＜50%，鼠李素（6）具有明显的抗流感病毒活性，但弱于利巴韦林和奥司他韦酸，与利巴韦林相近。3-Deoxysappanchalcone（4）和Sappanchalcone（5）的抗病毒活性均高于利巴韦林。

表23.1　苏木中的化学成分对3种流感病毒NA的抑制作用

compound	IC_{50}/（μg/ml）[a]			
	A/PR/8/34（H1N1）	A/广东/243/72（H3N2）	B/江苏/10/2003	average
brazilein（1）	26.5±0.3	24.6±0.1	28.3±2.3	26.4±1.8
brazilin（2）	19.9±0.7	14.5±1.7	22.0±0.5	18.8±3.8
protosappanin A（3）	25.7±1.8	21.5±0.1	35.6±3.4	27.6±7.2
3-deoxysappanchal-cone（4）	14.6±0.2	17.4±0.9	18.6±1.1	16.8±2.0
sappanchalcone（5）	14.3±0.1	21.2±0.6	18.0±0.5	17.8±3.4
rhamnetin（6）	15.4±1.0	24.1±2.3	13.9±0.6	17.8±5.5
oseltamivir acid	0.0010±0.0002	0.000 47±0.000 42	0.0039±0.0022	0.001 79±0.001 84

注：[a] 4次独立实验结果的平均值±SD。

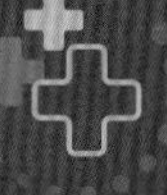

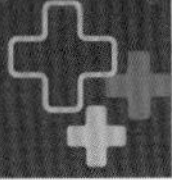

表 23.2　应用 CPE 抑制试验评价 6 种 NA 抑制剂的抗流感病毒活性

compound	CC_{50}/（μg/ml）[a]	MNCC/（μg/ml）[b]	IC_{50}/（μg/ml）[c]	SI[d]
brazilein（1）	2.38	1.37	＞1.37	ND[e]
brazilin（2）	2.38	1.37	＞1.37	ND
protosappanin A（3）	333.33	111.11	＞111.11	ND
3-deoxysappanchalcone（4）	17.25	2.47	1.06	16.27
sappanchalcone（5）	12.83	7.41	2.06	6.23
rhamnetin（6）	115.47	66.66	15.4	7.40
oseltamivir acid	8.01	0.74	0.065	123.23
ribavirin	＞333.33	ND	9.17	＞36.34

注：[a] CC_{50}：半数毒性浓度；[b] MNCC：最大无毒浓度；[c] IC_{50}：半数抑制浓度；[d] SI：选择指数；[e] ND：未测。

第四节　讨论与结论

尽管本章中分离得到的6种化学成分已有文献报道，但本研究首次发现，它们均具有一定的体外抗流感病毒活性，而NA抑制活性显然是其抗流感病毒的主要作用机制。在6种NA抑制剂中，brazilein（1）是brazilin（2）的氧化产物。brazilein（1）的NA抑制活性弱于brazilin（2），这表明brazilin（2）的骨架结构比brazilein（1）更有利于这种抑制作用，尽管两种化合物在CPE抑制试验中因最大无细胞毒性浓度较低，都没有表现出良好的抗病毒活性。3-deoxysappanchalcone（4）、sappanchalcone（5）和rhamnetin（6）在细胞水平均表现出较高的抗流感病毒活性（表23.2），因此苏木除了具有促进血液循环的传统临床治疗作用外，我们的实验结果发现，苏木中存在的这些化学成分以及其他结构相似的未知化学成分可以用于流感的预防和治疗。

3-deoxysappanchalcone（4）和sappanchalcone（5）都属于查耳酮，也属于广义的黄酮类化合物，其抗病毒活性均高于利巴韦林。然而，sappanchalcone（5）的抑制活性低于3-deoxysappanchalcone（4），这表明sappanchalcone（5）中3-OH基团的存在一定程度上降低了其活性。这些发现为抗流感新药设计提供新的骨架结构，并为抗流感病毒活性化合物的进一步研究提供重要信息。

（刘艾林 撰写，秦海林、李铭源 审校）

参 考 文 献

LIU A L, SHU S H, QIN H L, et al. In vitro anti-influenza viral activities of constituents from *Caesalpinia sappan* [J]. Planta Medica, 2009, 75 (4): 337-339.

NAGAI M, NAGUMO S, LEE S M, et al. Protosappanin A, a novel biphenyl compound from *Sappan* Lignum [J]. Chem Pharm Bull, 1986, 34: 1-6.

NAMIKOSHI M, NAKATA H, NUNO M, et al. Homoisoflavonoids and related compounds III. Phenolic constituents of *Caesalpinia japonica* Sieb. et Zucc [J]. Chem Pharm Bull, 1987, 35: 3568-3575.

SHU S H, ZHANG L, DU G H, et al. Study on the chemical constituents of *Caesalpinia* sappan. Nat Prod Res Dev, 2007, 19: 63-66.

第二十四章 猴耳环等中药中抗流感病毒活性成分研究

第一节 引 言

前面两章介绍的内容均以NA抑制活性为导向，分别对中药细皱香薷和苏木的活性成分进行分离提取与活性评价，发现了若干结构新颖且活性明确的抗流感病毒活性成分，为进一步研究和临床应用提供信息。

此外，我们还对猴耳环等中药中抗流感病毒活性成分进行了系统的研究。活性评价方法与前两章相同，这里不再赘述。本章将对中药猴耳环、虎杖、买麻藤和甘草中抗病毒活性成分的研究结果，分述如下。

第二节 猴耳环中抗流感病毒活性成分研究

豆科植物猴耳环［*Pithecellobium clypearia*（Jack）Benth］广泛分布于四川、云南、广东等我国南方地区。已经发现猴耳环中有多种黄酮类化合物，它在中国用于临床治疗呼吸道疾病已有多年，其制剂已被列入“中国药典”。猴耳环枝叶的水提物制成的中成药可用于治疗上呼吸道感染、咽炎、喉炎和急性扁桃体炎。尽管已有文献报道，猴耳环中的一些黄酮类化合物对H1N1和单纯疱疹病毒具有抗病毒活性，但其作用机制尚不明确。

前期开展的NA抑制剂筛选结果发现，猴耳环的乙酸乙酯（EtOAc）提取物具有显著的NA抑制活性，其IC_{50}值为（26.9±1.05）μg/ml。在此基础上，中国医学科学院药物研究所陈若芸团队对EtOAc提取物中的化学成分进行了分离和结构鉴定，以期发现其中具有NA抑制活性和抗炎活性的化学成分，并揭示其抗流感病毒的作用机制。

经提取分离，得到4个化学成分，分别是7-*O*-galloylplumbocatechin A（1）、（－）-5, 3′, 4′, 5′-tetrahydroxyflavan-7-gallate（2）、（＋）-3, 5, 3′, 4′, 5′-pentahydroxyflavan-7-gallate（3）和（－）-7, 4′-di-*O*-galloyltricetiflavan（4），如图24.1所示。

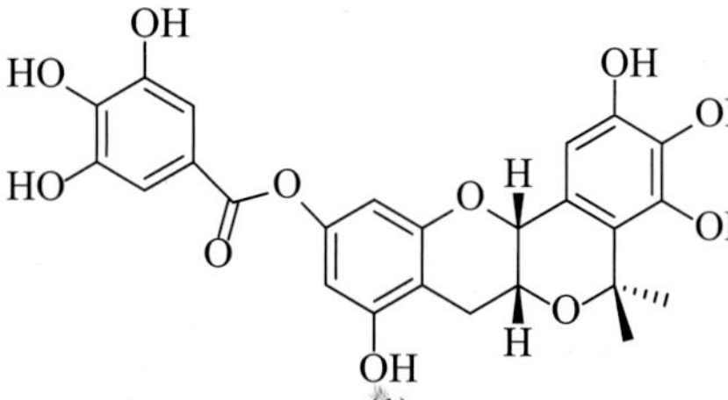

图 24.1　猴耳环的 EtOAc 提取物中分离得到的黄酮类化合物的化学结构

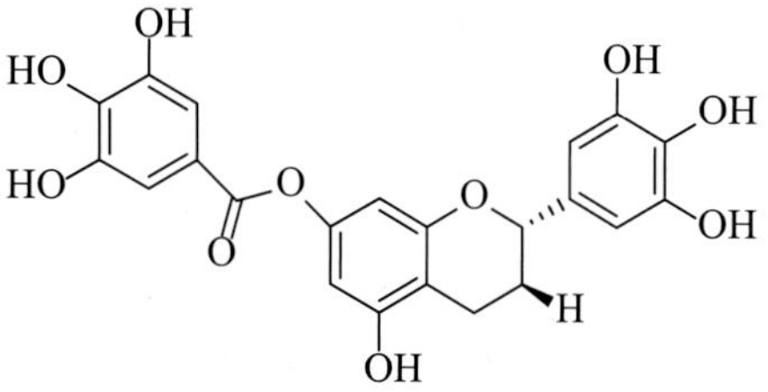

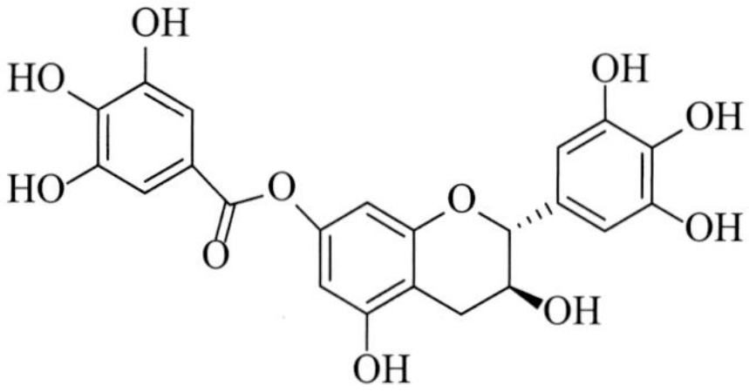

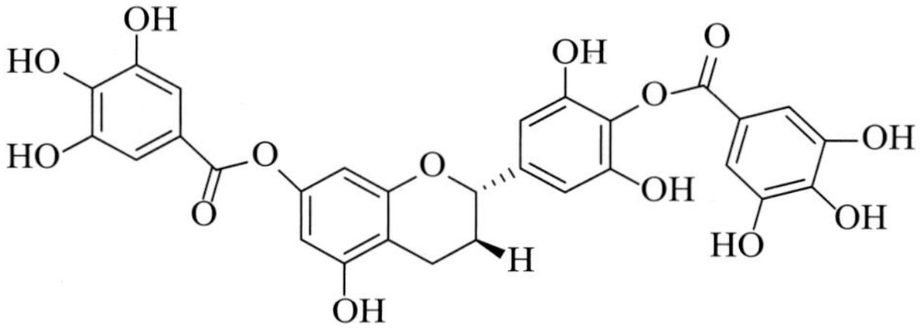

一、对 NA 的抑制作用评价

我们从 A/PR/8/34（H1N1）、A/Sydney/5/97（H3N2）和 B/Jiangsu/10/2003 制备了 3 种不同的 NA 亚型。猴耳环的 EtOAc 提取物对甲型 H1N1 流感病毒 NA 具有抑制作用，IC_{50} 值为（26.9±1.05）μg/ml。化合物（1）和（2）对来自 H1N1 流感病毒的 NA 抑制活性高于对来自 H3N2 和 B 流感病毒的 NA 抑制活性（表 24.1）。

表 24.1　猴耳环中的黄酮类化合物对甲、乙型流感病毒 NA 的抑制作用

序号	化合物名称	IC_{50}/（μg/ml）		
		A/PR/8/34（H1N1）	A/Sydney/5/97（H3N2）	B/Jiangsu/10/2003
化合物（1）	7-*O*-galloylplumbocatechin A	29.77±6.12	32.23±1.65	39.15±4.67
化合物（2）	（−）-5, 3′, 4′, 5′-tetrahydroxyflavan-7-gallate	36.91±3.80	>40	>40
化合物（3）	（+）-3, 5, 3′, 4′, 5′-pentahydroxyflavan-7-gallate	>40	>40	>40
化合物（4）	（−）-7, 4′-di-*O*-galloyltricetiflavan	>40	>40	>40
阳性化合物	zanamivir	0.000 03± 2.03×10^{-6}	0.000 21± 1.84×10^{-5}	0.0003± 2.09×10^{-5}

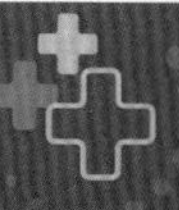

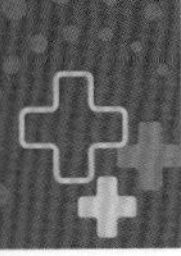

二、对H1N1感染细胞产生的细胞炎症因子的抑制作用

病毒诱导的“细胞因子风暴”似乎有助于揭示1918年H1N1大流行和近年来H5N1禽流感病毒的发病机制。因此，抑制病毒诱导的细胞因子释放对流感的治疗至关重要。用黄酮类化合物处理或未处理的人肺癌细胞A549的上清液，通过ELISA试剂盒分析比较IL-6和MCP-1各自的表达水平。未感染细胞的IL-6或MCP-1的水平维持在（73.01±90.31）pg/mL（表24.2）或221.36 pg/ml（表24.3）的水平，而H1N1感染使细胞的IL-6和MCP1水平分别增加了9倍［（657.73±267.43）pg/ml，表24.2］和5倍［（1116.06±67.89）pg/ml，表24.3］。分离得到的4种黄酮类化合物在不同剂量下均能显著抑制H1N1流感病毒诱导的IL-6和MCP-1的表达。

表24.2　猴耳环中的黄酮类化合物对IL-6表达水平（pg/ml）的抑制作用

No.	化合物浓度		
	3 μg/ml	10 μg/ml	30 μg/ml
compound（1）	597.89±127.46	145.94±66.55*	31.99±32.43*
compound（2）	577.49±115	125.76±104.88*	0±2.65*
compound（3）	647.18±240.13	553.28±137.18	49.37±13.54*
compound（4）	707.78±132.46	148.46±41.70*	49.95±62.42*
control		73.01±90.31	
model		657.73±267.43#	

注：#P<0.05 *vs* control，*P<0.05 *vs* model。

表24.3　猴耳环中的黄酮类化合物对MCP-1表达水平（pg/ml）的抑制作用

No.	化合物浓度		
	3 μg/ml	10 μg/ml	30 μg/ml
compound（1）	461.01±68.61**	142.37±178.25**	118.27±188.16**
compound（2）	413.19±53.58***	231.50±355.53*	138.163±232.55*
compound（3）	814.45±313.18	471.33±126.55**	316.80±502.20
compound（4）	813.30±407.97	243.36±313.63*	180.24±293.52*
control		221.36±48.96	
model		1116.06±67.89##	

注：##P<0.01 *vs* control，***P<0.01，**P<0.01，*P<0.05 *vs* model。

然而，4种化合物的抗炎作用有明显差异。他们的抑制作用均显示出剂量依赖性。其中，化合物（2）对IL-6的抑制作用最好，化合物（3）的抑制作用最弱（表24.2）。化合物（1）和（2）在3 μg/ml的最低浓度下对MCP-1表达的抑制效果最好（表24.3）。这些不同的活性结果取决于其明显的化学结构差异。在这4种化学成分中，例如化合物（3）是唯一一个在C-3位有羟基取代基的化合物，并且它对IL-6和MCP-1的抑制作用均最弱，提示C-3位的-OH基对活性不利。然而，化学结构究竟如何影响IL-6或MCP-1的表达，以及如何在低剂量下表现出强大的抗炎作用，仍需进一步研究。

三、讨论与结论

我们知道，病毒诱导的细胞因子不仅有助于免疫系统的激活，也增强了对宿主细胞的损伤。抑制这些细胞因子可以减轻病毒诱导的炎症，减少重度炎症的发生，并最终降低死亡率。这些发现对临床用药具有新的启示，兼具抗病毒活性和抗炎活性的药物可以作为治疗流感的首选药以防止重度炎症的发生。

本研究中，化合物（1）和（2）对流感病毒神经氨酸酶（NA）表现出中等的抑制作用，IC_{50}值分别为（29.77±6.12）μg/ml和（36.91±3.80）μg/ml。这4种黄酮类化合物在3～30 μg/ml的不同剂量下均能显著抑制H1N1流感病毒诱导的IL-6和MCP-1的表达。研究结果表明，4种黄酮类化合物的骨架有利于NA的抑制作用。其中，在环B和环C之间具有唯一E环的新化合物（1）在NA抑制作用和抗炎作用中均显示出最好的结果，表明该额外的E环比相同位置的其他取代基对活性更有利。

综上所述，我们可以推断出2种可能的抗病毒作用途径：①抑制病毒从宿主细胞释放；②减少由流感病毒感染引起的重症细胞因子风暴。尽管如此，我们的数据并不排除涉及其他机制的可能性。尽管还需要对猴耳环中的黄酮类化合物进行药代动力学研究，以明确其生物利用度，但本研究部分揭示了猴耳环作为传统中草药在国内长期以来用于治疗呼吸道疾病的重要作用机制，并为其临床应用提供了实验基础和理论依据。

第三节　虎杖中抗流感病毒活性成分研究

虎杖为蓼科植物虎杖*Polygonum cuspidatum*的干燥根茎和根，主要分布于我国西北、华东、华中、华南及西南等地。虎杖作为传统中药材收载于《中国药典》（2020年版），具有止咳化痰、活血定痛、清热利湿作用，主要用于咳嗽痰多、关节痹痛、湿热黄疸、癥瘕和痈肿疮毒等病症。

早期植物化学研究表明，虎杖含有蒽醌类、联苯二烯类和黄酮类等化学成分。现代药理学研究表明，虎杖具有抗炎、抗肿瘤、抗菌和抗人类免疫缺陷病毒等作用，但有关虎杖抗流感病毒NA活性的药效物质基础鲜有报道。

利用流感病毒NA抑制剂筛选模型，对中草药提取物库（244种，广州中医药大学刘嘉炜团队）进行筛选，发现其中虎杖的乙酸乙酯提取物能显著抑制NA活性（IC_{50}为29.8 μg/ml）。在此基础上，我们开展了基于NA抑制活性为导向的虎杖化学成分的提

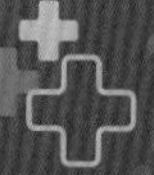

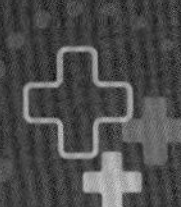

取、分离与活性评价。

为了进一步阐明其药效物质基础，本研究以NA抑制活性为导向，从虎杖活性部位分离鉴定出7个化合物（图24.2），分别鉴定为2-methoxystypandrone（1）、大黄素（2）、白藜芦醇（3）、虎杖苷（4）、大黄素-8-*O*-β-D-吡喃葡萄糖苷（5）、3, 5, 12-trihydroxystilbene-3-*O*-beta-D-glucopyranoside-2′-（3″, 4″, 5″-trihydroxybenzoate）（6）和儿茶素-3-*O*-没食子酸酯（catechin-3-*O*-gallate）（7），其中化合物（3）、（6）和（7）显著抑制NA活性，IC_{50}分别为129.8 μmol/L、44.8 μmol/L和21.3 μmol/L。化合物（3）（白藜芦醇）与葡萄糖形成糖苷后为化合物（4），其NA抑制活性消失。但化合物（4）的C-2″位引入没食子酸基团形成化合物（6），又表现出非常显著的NA抑制活性，强于化合物（3）。初步构效关系分析表明，白藜芦醇和没食子酸单元的多酚羟基对NA抑制活性起关键作用，是主要的药效基团；另外，化合物（6）和（7）对H1N1和H3N2型流感病毒NA也表现出相似的抑制活性（表24.4）。萘醌类和蒽醌类化合物（1）、（2）和（5）则对2种流感病毒NA无明显的抑制活性。

2-methoxystypandrone (1)　　emodin (2)　　resveratrol (3)

polydatin (4)　　emodin-8-*O*-β-D-glucopyranoside (5)

3,5,12-trihydroxystilbene-3-*O*-beta-D-glucopyranoside-2′-(3″, 4″, 5″-trihydroxybenzoate) (6)　　catechin-3-*O*-gallate (7)

图24.2　虎杖中的7个化学成分的化学结构

表 24.4　化合物（1）～（7）对2种不同流感病毒株神经氨酸酶的抑制效果

化合物	IC_{50}/（μmol/L）	
	A/PR/8/34（H1N1）	A/广东/243/72（H3N2）
1	—	—
2	—	—
3	129.8	144.7
4	—	—
5	—	—
6	44.8	45.4
7	21.3	21.5
zanamivir	0.0003	0.0003

注：—. 无活性。

为了确证具有NA抑制活性的化合物（3）、（6）和（7）的抗流感病毒活性，我们利用流感病毒H1N1诱导的细胞病变效应（CPE）模型进行了体外抗流感病毒活性评价。CPE抑制试验结果表明，化合物（6）和（7）能够显著抑制流感病毒H1N1诱导的细胞病变效应，EC_{50}分别为5.9 μmol/L和0.9 μmol/L；虽然化合物（3）在分子水平对NA表现出一定的抑制活性，但在细胞水平则没有表现出明显的抗流感病毒活性。体外细胞毒性结果表明，化合物（6）和（7）对宿主细胞MDCK表现出较低的细胞毒性，选择指数（SI）分别为56和269，其活性均优于阳性对照药zanamivir（表24.5）。

表 24.5　CPE抑制试验评价化合物（3）、（6）和（7）在MDCK细胞水平的抗H1N1流感病毒效果

化合物	CC_{50}/（μmol/L）[a]	NMCC/（μmol/L）[b]	EC_{50}/（μmol/L）[c]	SI[d]
3	538.1	54.8	＞800	ND
6	331.7	23.1	5.9	56
7	242	28.3	0.9	269
zanamivir	1000	＞1000	9.6	104

注：[a]CC_{50}：半数细胞毒性浓度；[b]MNCC：最大无细胞毒性浓度；[c]EC_{50}：半数有效浓度；[d]SI：选择指数（CC_{50}/EC_{50}）；ND：不确定。

本研究首次发现，化合物（6）和（7）具有显著的体外抗流感病毒作用，作用机制与其NA抑制活性有关。本研究对于抗流感新药设计将提供重要化学结构信息，同时对于抗流感药物的进一步研究奠定了实验基础。

第四节　买麻藤中抗流感病毒活性成分研究

众所周知，二苯乙烯类化合物，尤其是低聚己烯类药物因其具有多种生物学特性而备受关注，已知其具有抗真菌和细菌、抗增殖、抗癌、抗炎、保肝、蛋白激酶C抑制活性以及抗HIV活性。然而，其抗流感病毒活性尚未见报道。

本研究中，我们通过NA抑制剂筛选模型的应用，对中国医学科学院药物研究所林

茂团队从买麻藤科（Gnetaceae）垂子买麻藤（*Gnetum pendulum*）中提取分离的6种二苯乙烯类化合物［（1）～（6）］：resveratrol、isorhapontigenin、shegansu B、gnetupendin B、gnetulin和gnetin D（图24.3）进行了评价。发现它们对3种流感病毒亚型来源的NA均具有抑制作用，其IC_{50}值范围为5.0～26.3 μg/ml（表24.6）。

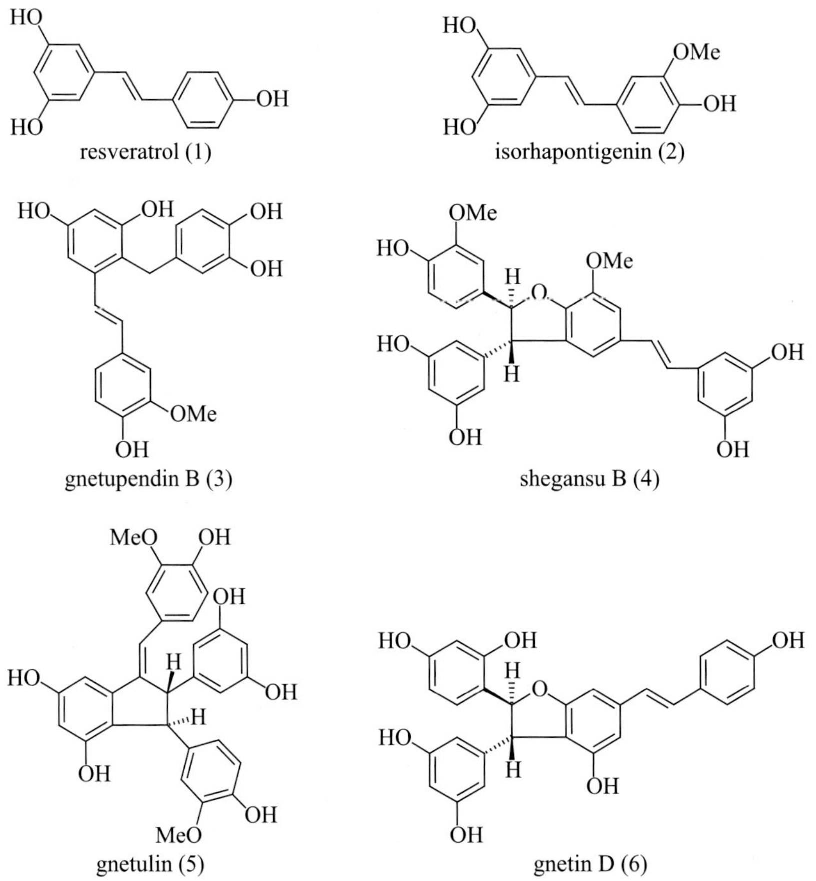

resveratrol (1)

isorhapontigenin (2)

gnetupendin B (3)

shegansu B (4)

gnetulin (5)

gnetin D (6)

图24.3　买麻藤中的6种二苯乙烯类化学成分的化学结构

表24.6　买麻藤植物中的二苯乙烯类化合物对3种流感病毒NA的抑制活性

化合物名称	IC_{50}/（mg/ml）[a, b]		
	A/PR/8/34（H1N1）	A/Guangdong/243/72（H3N2）	B/Jiangsu/10/2003
resveratrol（1）	18.2±2.2	14.8±0.6	20.2±1.0
isorhapontigenin（2）	9.2±1.2	16.4±0.4	15.4±0.5
gnetupendin B（3）	5.0±0.4	9.4±2.0	17.1±0.5
shegansu B（4）	16.5±0.5	20.8±0.9	25.6±1.1
gnetulin（5）	18.6±0.1	21.2±0.6	18.0±0.5
gnetin D（6）	14.2±2.3	18.0±1.5	26.3±0.8
oseltamivir acid	0.0010±0.0002	0.000 47±0.000 42	0.0039±0.0022

注：[a] 4次独立实验结果的平均值；[b] IC_{50}＝平均值±SD。

利用流感病毒A/Guangdong/243/72（H3N2）诱导的MDCK细胞病变效应（CPE）抑制试验，进行体外抗流感病毒活性评价，评价结果见表24.7。CPE抑制试验结果表明，resveratrol（1）和gnetulin（5）在其最大无细胞毒性浓度（MNCC）下的抗病毒活性低于50%，而isorhapontigenin（2）、gnetupendin B（3）、shegansu B（4）和gnetin D（6）则表现出明显的抗流感病毒活性。其中，shegansu B（4）的活性弱于利巴韦林和奥司他韦酸，isorhapontigenin（2）和gnetupendin B（3）的活性与利巴韦林相当，而gnetin D（6）在6个化学成分中表现出最高的体外抗病毒活性，其IC_{50}值大约为利巴韦林的1/8。

表24.7　应用流感病毒A/Guangdong/243/72（H3N2）诱导的CPE抑制试验评价6种NA抑制剂的体外抗流感病毒活性

化合物名称	CC_{50}/（mg/ml）	MNCC/（mg/ml）	IC_{50}/（mg/ml）	SI
resveratrol（1）	66.67	2.22	＞22.22	ND
isorhapontigenin（2）	38.49	22.22	4.28	8.99
gnetupendin B（3）	200.00	66.67	6.17	32.40
shegansu B（4）	115.47	66.67	11.99	9.60
gnetulin（5）	115.47	66.67	＞66.67	ND
gnetin D（6）	38.49	22.22	0.67	57.44
oseltamivir acid	3.21	0.74	0.040	80.25
ribavirin	＞200.00	ND	5.54	＞36.10

注：ND：未定。

很显然，不同的分子骨架和取代基对于其生物活性均有影响。Isorhapontigenin（2）表现出比resveratrol（1）更高的活性，其结构差异在于3′-OMe基团的存在，表明C3′位置的疏水基团可以显著提高抗病毒活性。有趣的是，尽管shegansu B（4）、gnetulin（5）和gnetin D（6）都是二苯乙烯二聚体，但它们的体外抗流感病毒活性却大不相同。对比这些化合物的结构和活性提示，gnetin D（6）可能具有最有利的抗流感病毒活性结构。此外，与上市药物NA抑制剂相比，这些二苯乙烯类化合物的骨架结构是新颖的。这些发现将为新型高效NA抑制剂的开发与利用及抗流感病毒新药设计提供重要信息。

第五节　甘草中抗流感病毒活性成分研究

《神农本草经》中记载，甘草“主五脏六腑寒热邪气，坚筋骨，长肌肉，倍气力，金疮肿，解毒”。甘草味甘，平，微寒，归心、肺、脾、胃经，具有清热解毒、止咳祛痰、补脾和胃、调和诸药的功效。

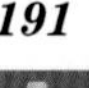

甘草是很多方剂的组成成分，也是抗病毒方剂的重要组成成分，如抗流感病毒的麻黄汤、葛根汤、麻黄甘草附子汤等。甘草除了具有调和诸药的作用外，是否也具有抗流感病毒的功效呢？

为了探讨甘草抗流感病毒的有效成分及其作用机制，刘艾林研究团队收集了甘草中的8种成分，即isoliquiritigenin（1）、isoliquiritin（2）、licochalcone A（3）、licoagrochalcone B（4）、licoagrochalcone C（5）、liquiritin（6）、glycyrrhizic acid（7）和glycyrrhetinic acid（8），其结构见图24.4，实验结果见表24.8。前5种化学成分均具有NA抑制作用，其IC_{50}值范围为0.61～20.59 μg/ml；后3种化合物无活性。

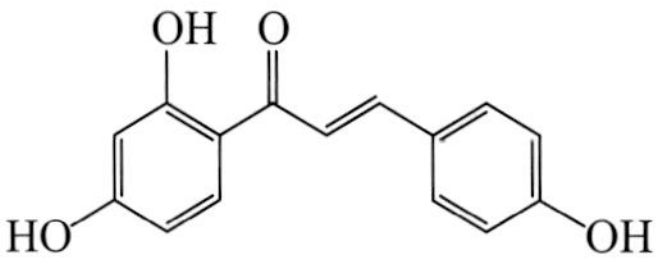

isoliquiritigenin (1) 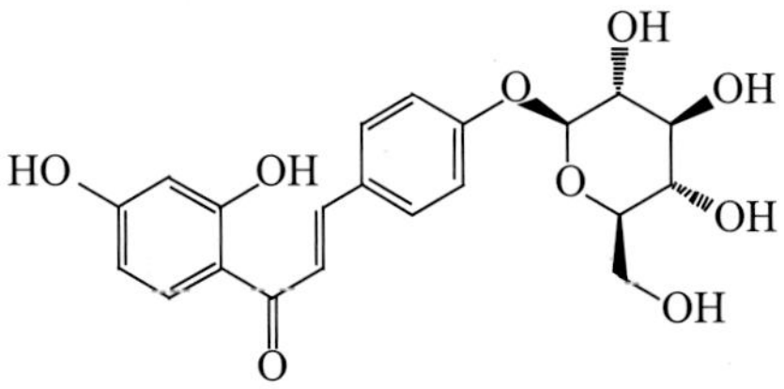　　isoliquiritin (2)

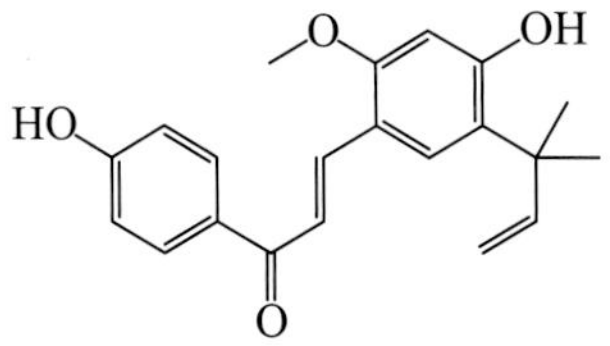

licochalcone A (3) 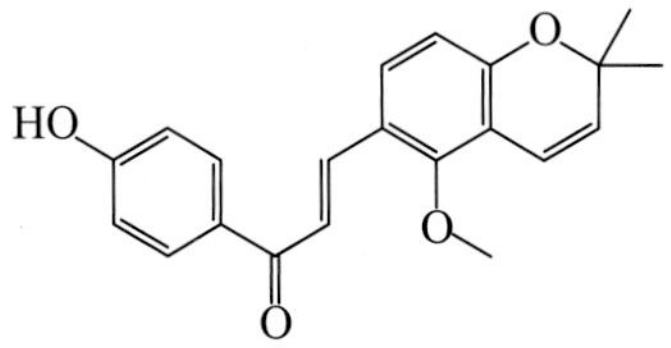　　licoagrochalcone B (4)

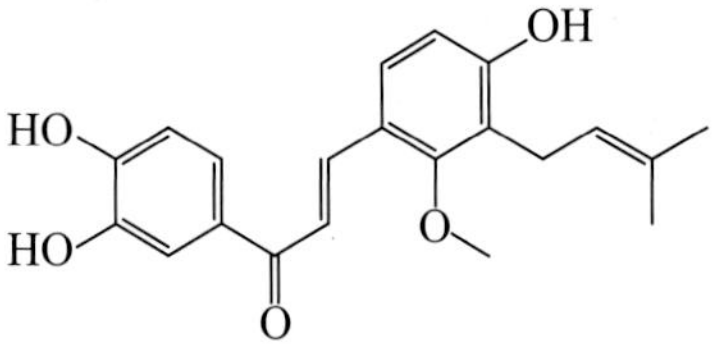

licoagrochalcone C (5) 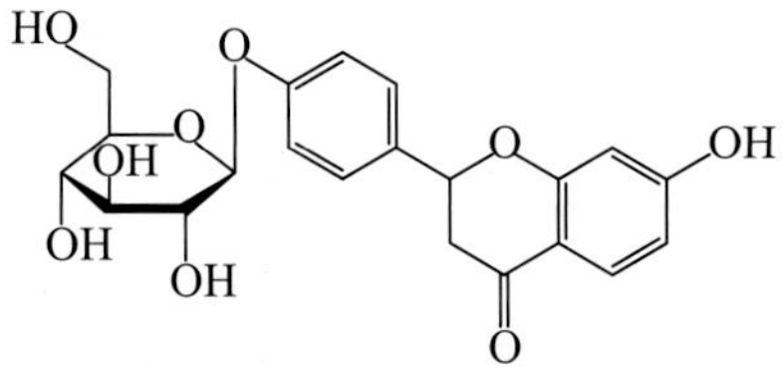　　liquiritin (6)

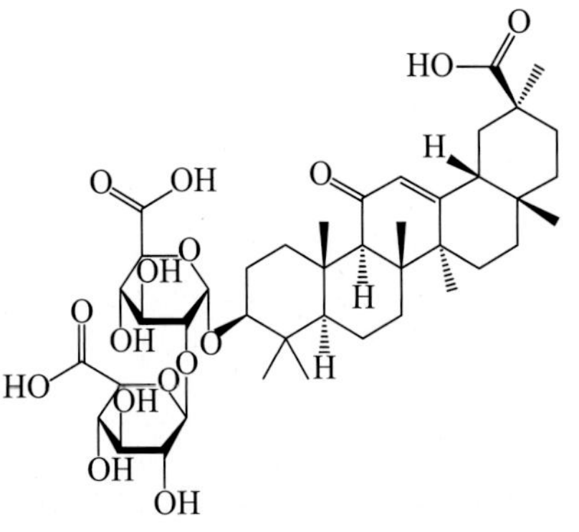

glycyrrhizic acid (7) 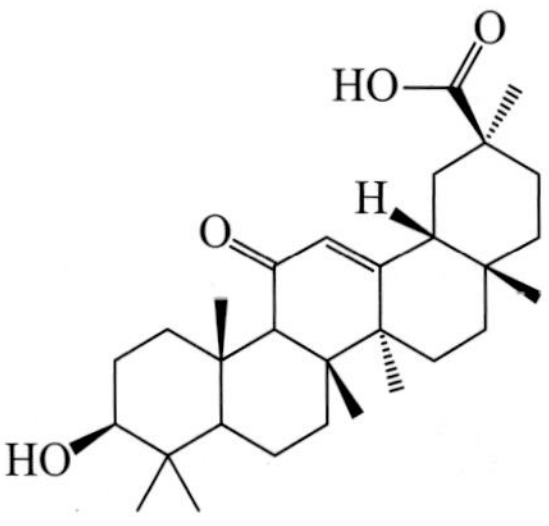　　glycyrrhetinic acid (8)

图24.4　甘草中化学成分的化学结构

表 24.8　甘草中的化学成分对3种流感病毒NA的抑制活性

化合物名称	IC_{50}/（μg/ml）[b]		
	A/PR/8/34（H1N1）	A/Jinan/15/90（H3N2）	B/Jiangsu/10/2003
isoliquiritigenin（1）	5.45±0.82	2.62±2.11	1.47±0.69
isoliquiritin（2）	20.59±1.70	7.44±0.43	5.83±0.86
licochalcone A（3）	6.56±0.16	7.42±1.37	4.67±0.80
licoagrochalcone B（4）	12.7±1.04	0.61±0.54	1.05±0.32
licoagrochalcone C（5）	3.67±0.74	3.86±0.26	3.89±0.32
liquiritin（6）	—	—	—
glycyrrhizic acid（7）	—	—	—
glycyrrhetinic acid（8）	—	—	—
zanamivir	0.000 04±0.000 01	0.000 15±0.000 009 34	0.000 25±0.000 009 92

注：活性值为3次独立实验数据的平均值±SD。—：无活性。

利用流感病毒A/PR/8/34（H1N1）诱导的MDCK细胞病变效应（CPE）抑制试验，对上述5个NA抑制剂进行体外抗流感病毒活性评价，评价结果见表24.9。CPE抑制试验结果表明，isoliquiritin（2）在其最大无细胞毒性浓度（MNCC）下的抗病毒活性低于50%，而isoliquiritigenin（1）、licochalcone A（3）、licoagrochalcone B（4）和licoagrochalcone C（5）则表现出明显的抗流感病毒活性。虽然它们的NA抑制活性低于扎那米韦（zanamivir）几个数量级，但其CPE抑制试验结果却非常接近。

表 24.9　流感病毒A/PR/8/34（H1N1）诱导的CPE抑制试验评价5种NA抑制剂的体外抗流感病毒活性

化合物名称	MNCC/（μg/ml）	TC_{50}/（μg/ml）	IC_{50}/（μg/ml）	SI
isoliquiritigenin（1）	12.72±0.28	21.15±0.64	6.80±0.84	3.11
isoliquiritin（2）	＞100	＞100	＞100	ND
licochalcone A（3）	6.19±0.19	9.56±0.08	4.49±0.19	2.13
licoagrochalcone B（4）	12.80±1.09	39.56±2.50	4.54±0.37	8.71
licoagrochalcone C（5）	6.19±0.15	10.09±0.29	5.97±0.02	1.44
zanamivir	＞100	＞100	1.84	＞54.35

注：ND：不确定。

实验结果表明，甘草中的两种三萜类化合物glycyrrhizic acid（7）和glycyrrhetinic acid（8）均无NA抑制活性，而化合物（1）～（5）均为查耳酮类化合物，这种化合物的C环为开环的黄酮类化合物，对3种流感病毒来源的NA均具有抑制活性，isoliquiritin（2）的活性相对较低，与isoliquiritigenin（1）相比，其结构多了1个糖基，表明糖基的空间位阻对NA抑制活性不利。此外，CPE抑制试验结果表明，isoliquiritin（2）无活性，与NA活性的构效关系基本一致。Licochalcone A（3）、licoagrochalcone B（4）和licoagrochalcone C（5）的NA抑制活性相当，且其CPE抑制活性均与阳性药扎那米韦接近。甘草中化学成分的抗流感病毒活性为首次发现，提示甘草作为抗流感方剂的

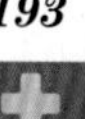
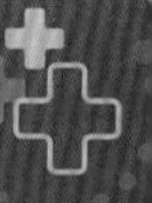

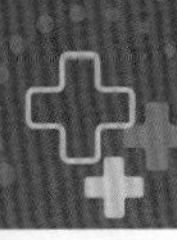

成分，除了具有清热解毒、缓急止痛、补脾益气、调和诸药的功效，还具有明确抗流感病毒的物质基础和作用机制。这些发现对于甘草的抗流感应用提供重要的信息依据。

（刘艾林　撰写，郑一夫　审校）

参考文献

陈考坛, 周伟玲, 刘嘉炜, 等. 虎杖抗H1N1流感病毒神经氨酸酶活性成分研究 [J]. 中国中药杂志, 2012, 37 (20): 3068-3073.

LIU A L, YANG F, ZU M, et al. In Vitro anti-influenza viral activities of stilbenoids from the Lianas of *Gnetum pendulum* [J]. Planta Med, 2010, 76: 1874-1876.

LIU J, ZU M, Liu A, et al. Screening of neuraminidase inhibitory activities of some medicinal plants traditionally used in Lingnan Chinese medicines [J]. BMC Complement Altern Med, 2018, 18 (1): 102. DOI:10.1186/s12906-018-2173-1.

KANG J, CHEN R, LIU A, et al. Studies on the bioactive flavonoids isolated from *Pithecellobium clypearia* Benth [J]. Molecules, 2014, 19: 4479-4490.

第二十五章　黄酮类化合物作为流感病毒NA抑制剂的构效关系分析

第一节　引　　言

黄酮类化合物广泛存在于植物界中，是许多传统草药、蔬菜和水果的重要成分，由于其具有广泛的药理活性，因而受到越来越多的关注，如抗肿瘤、抗炎、抗菌以及抗氧化等作用。

在前期研究中，我们从细皱香薷中分离出5种黄酮类化合物、从苏木中分离出的3种黄酮类化合物、从猴耳环中分离出4种黄酮类化合物，其NA抑制活性和抗流感病毒作用大多为首次报道。然而，黄酮类化合物对NA抑制作用的构效关系（SAR）及其体外抗流感病毒活性的系统评价在本研究发表之前未见报道。

本章中，我们将研究25种黄酮类化合物，它们有5种不同的结构骨架。以A/PR/8/34（H1N1）、A/Jianan/15/90（H3N2）和B/Jiangshu/10/2003 3株典型流感病毒株为NA来源，评价化合物对3种NA的抑制活性，并进行SAR分析。黄酮类化合物的构效关系研究将阐明其对NA抑制作用的结构特征，并为黄酮类化合物作为抗流感药物的开发利用提供新的实验数据。

第二节　黄酮类化合物抗流感病毒活性评价

一、实验材料

1. 化合物

黄酮类化合物apigenin（1），luteolin（2），dinatin（3），scutellarin（4），galuteolin（5），vitexin（6），chrysin（7），kaempferol（8），quercetin（9），myricetin（10），rhamnocitrin（11），rutin（12），naringenin（13），liquiritin（14），hesperidin（15），catechin（16），epicatechin（17），daidzein（18），genistein（19），formononetin（20）和sophoricoside（21）购自中国食品药品检定研究院。Sulphuretin（22），2-［（*E*）-4′-hydroxyphenylidene］-6-hydroxy-2, 3-dihydrobenzofuran-3-one（23），2-［（*E*）-phenylidene］-6-hydroxy-2, 3-dihydrobenzofuran-3-one（24）和2-［（*E*）-4′-hydroxyphenylidene］-4, 6-dihydroxy-2,

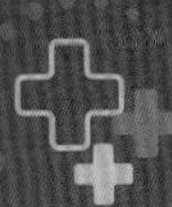

3-dihydrobenzofuran-3-one（25）为中国医学科学院药物研究所国家药物筛选中心的样品。纯度为98%的奥司他韦酸购自Toronto Research Chemicals股份有限公司，纯度为98%的利巴韦林由中国医学科学院药物生物技术研究所提供。使用二甲基亚砜（DMSO，Sigma）配制化合物母液，并在制备后3个月内使用。

2. 试剂

2′-（4-methylumbelliferyl）-α-D-acetyl neuraminic acid（MUNANA）和2-*N*-morpholino-ethanesulfonic acid（MES）购自Sigma公司，$CaCl_2$和NaOH购自北京化学试剂公司，Dulbecco′s minimum essential medium（DMEM）和3-（4, 5-dimethyl-thiazol-2-yl）-2, 5-diphenyl tetrazolium bromide（MTT）购自Sigma公司，Trypsin-EDTA和trypsin（1：250）购自Gibco公司，Fetal bovine serum（FBS）购自Biofluids公司。

3. 病毒

流感病毒A/PR/8/34（H1N1）和B/Jiangsu/10/2003作为NA的来源，由中国疾病预防控制中心捐赠；流感病毒A/Guangdong/243/72（H3N2）由中国医学科学院药物生物技术研究所提供。

二、实验方法

1. NA活性检测

检测方法参见第六章和第二十二章。

2. MDCK细胞的细胞毒性

实验方法与第二十二章略有不同。将100 μl 3倍系列梯度稀释的黄酮类化合物样品加到含有单层细胞的96孔平板的每个孔中，每个浓度设3个平行孔，空白培养基作为对照。在37℃下培养72小时后，向每个孔中加入12 ml MTT溶液（在磷酸盐缓冲液中为5 mg/ml）。将微孔板在37℃下进一步孵育3小时，以形成甲臜产物。去除培养基后，加入100 ml二甲基亚砜（DMSO）以溶解甲臜晶体。15分钟后使用微孔板振荡器使孔中的内容物混合均匀，然后用微孔板分光光度计在540 nm的波长下测量光密度。半数细胞毒性浓度（CC_{50}）为加入的黄酮类化合物对50%的细胞产生细胞毒性反应的浓度。最大无细胞毒性浓度（MNCC）定义为不产生细胞毒性作用且有90%以上的活细胞的样品的最大浓度。

3. CPE抑制试验

采用CPE抑制试验方法，评价黄酮类化合物的抗病毒活性。流感病毒A/jinan/15/90悬浮液（200 $TCID_{50}$/ml，100 ml）加到含有单层细胞的96孔板的每个孔中。在37℃下孵育2小时后，去除病毒溶液，MNCC作为最高浓度，将100 ml 3倍系列梯度稀释的待测样品和阳性对照药加入微孔板中。设置无化学成分的病毒感染孔为阴性对照孔。将微孔板放在CO_2孵箱中37℃孵育24小时，然后观察评估CPE。病毒诱导的CPE评分标准如下：0＝0% CPE，1＝0～25% CPE，2＝25%～50% CPE，3＝50%～75% CPE，4＝75%～100% CPE。病毒增殖的减少以病毒对照的百分比计算［病毒对照（%）＝CPE_{exp}/CPE_{virus}对照×100%］。根据比值CC_{50}/IC_{50}计算选择指数（SI）。

4. 统计分析

使用Microsoft Excel 2003进行统计计算，结果为6个以上独立实验的平均值±SD。

三、实验结果

1. NA抑制活性

本研究中，评价了具有不同黄酮骨架的25种化合物（1）～（25）对A/PR/8/34（H1N1）、A/Jinan/15/90（H3N2）和B/Jiangsu/10/2003的NA的抑制作用，其分子结构如图25.1所示。根据结构分类，其化合物名称列于表25.1中。本研究中检测的黄酮类化合物的活性用半数抑制浓度（IC_{50}）表示。对于不同流感病毒来源的NA，黄酮类化合物的IC_{50}值是不同的，因为它们的活性位点略有差异，因此在进行SAR分析时，我们采用这些化合物IC_{50}的平均值。大多数黄酮类化合物在IC_{50}＜100 μmol/L时表现出显著的活性（表25.1）。根据其抑制作用的平均值，将这些黄酮类化合物分为3类。IC_{50}＜40 μmol/L的黄酮类化合物为高活性抑制剂，这一类化合物包括芹菜素（1）、木犀草素（2）、dinatin（3）、大豆黄酮（18）、缩硫脲（22）、2-［（*E*）-4′-羟基苯亚基］-6-羟基-2, 3-二氢苯并呋喃-3-酮（23）和2-［（*E*）-4′-羟基苯基亚基］-4, 6-二羟基-2, 3-二氢苯并呋喃-3-酮（25）。IC_{50}在40～80 μmol/L范围内的黄酮类化合物是中度活性抑制剂，而IC_{50}＞80 μmol/L的黄酮类物质是低活性抑制剂（表25.1）。

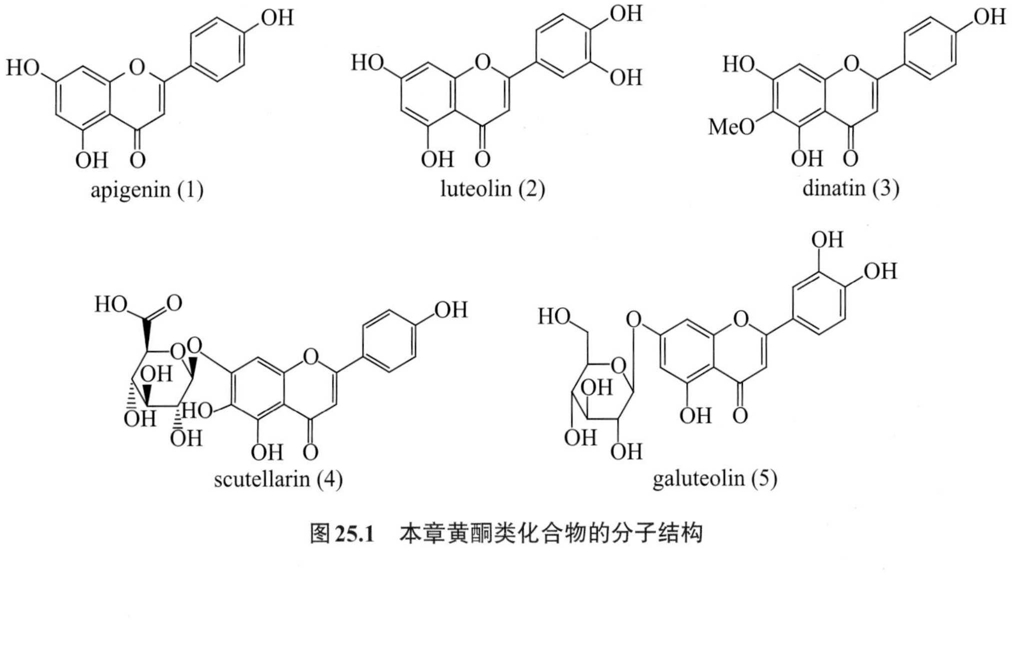

apigenin (1)　luteolin (2)　dinatin (3)

scutellarin (4)　galuteolin (5)

图25.1　本章黄酮类化合物的分子结构

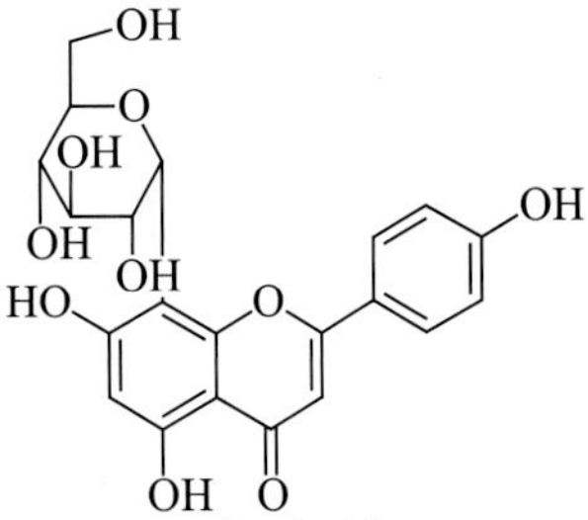

vitexin (6) 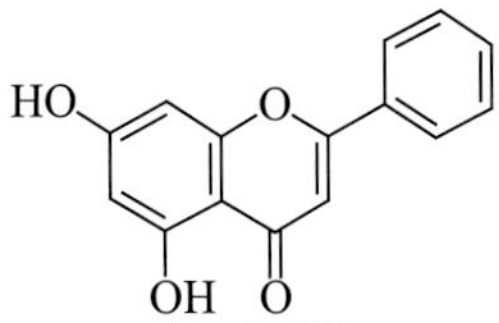　　chrysin (7) 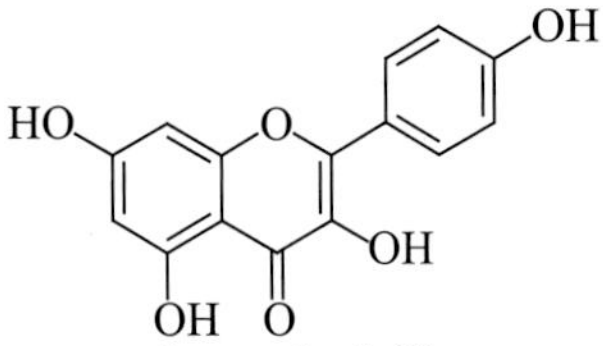　　kaempferol (8)

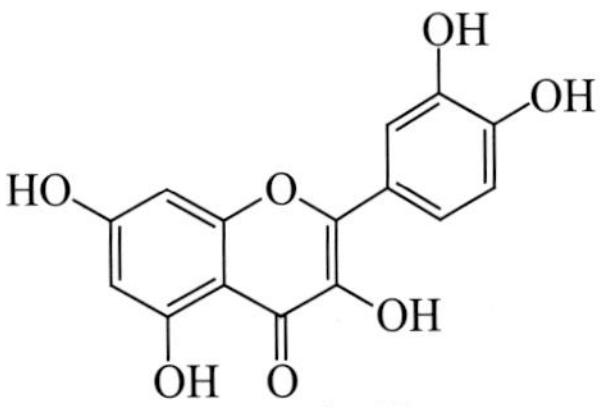

quercetin (9) 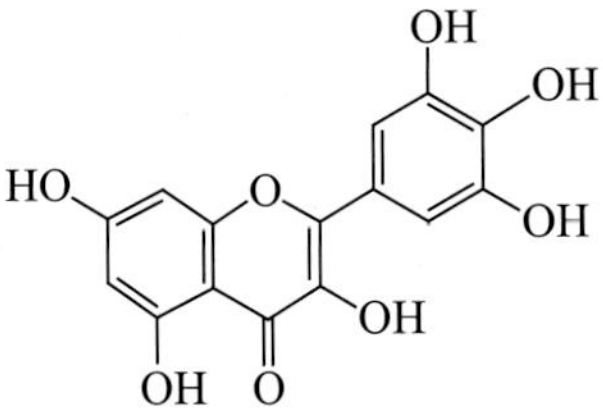　　myricetin (10) 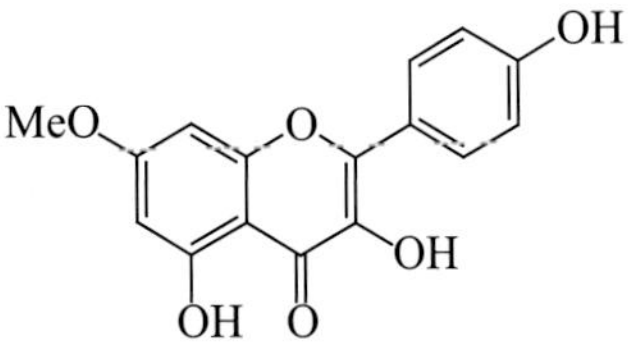　　rhamnocitrin (11)

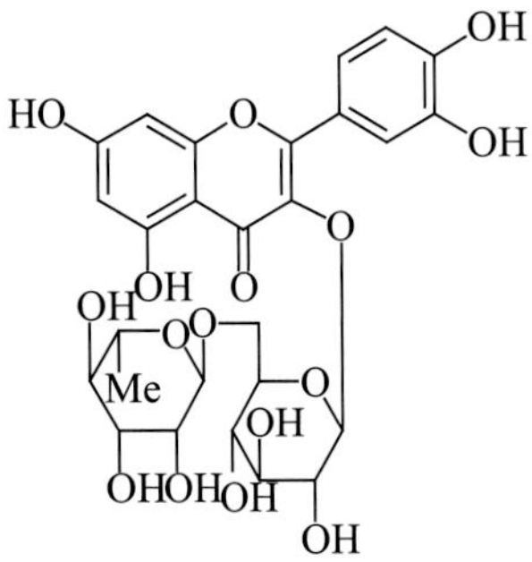

rutin (12) 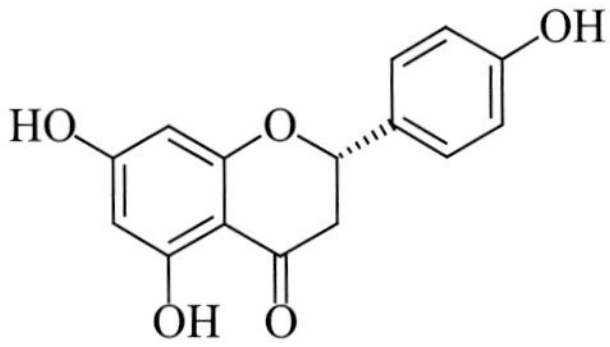　　naringenin (13)

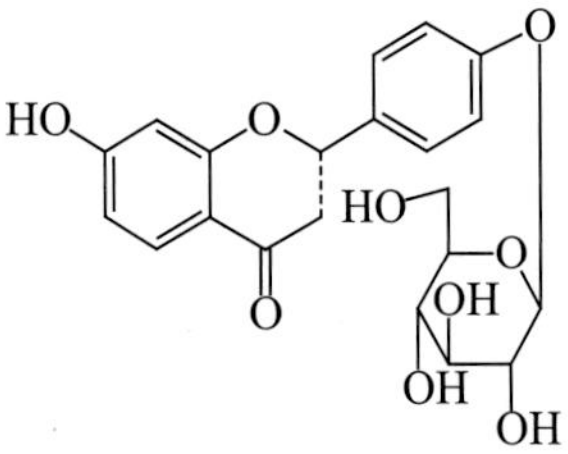

liquiritin (14) 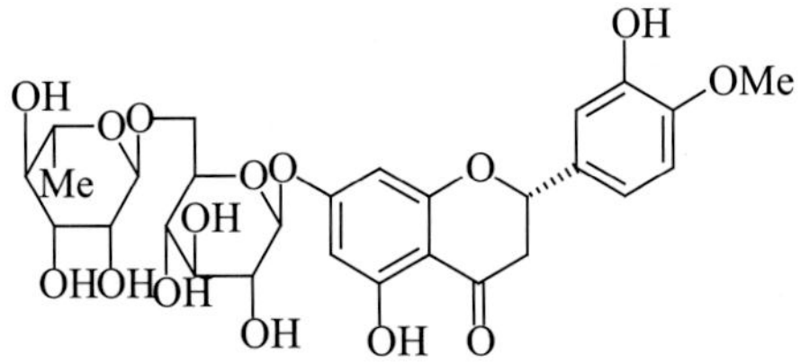　　hesperidin (15)

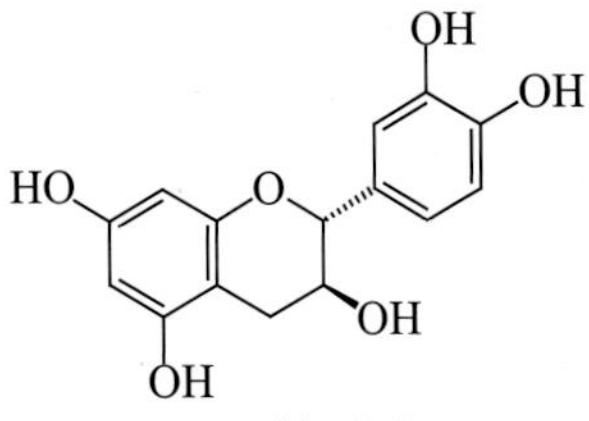

catechin (16) 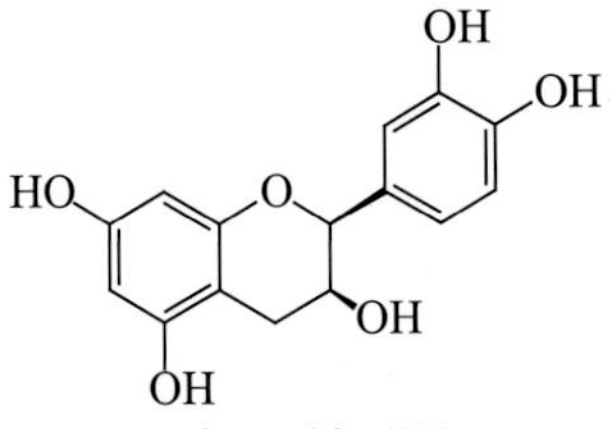　　epicatechin (17) 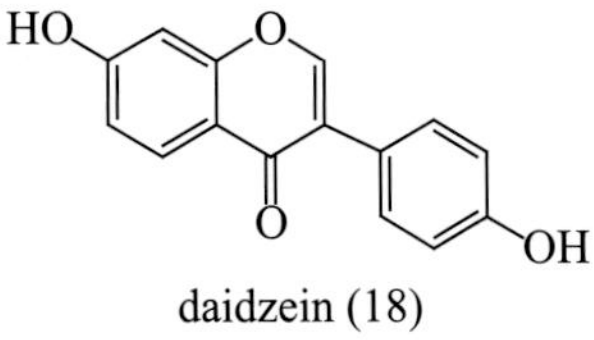　　daidzein (18)

图 25.1（续）

genistein (19)

formononetin (20)

sophoricoside (21)

sulphuretin (22)

2-[(*E*)-4′-hydroxyphenylidene]-6-hydroxy-2,3-dihydrobenzofuran-3-one (23)

2-[(*E*)- phenylidene]-6-hydroxy-2, 3-dihydrobenzofuran-3-one (24)

2-[(*E*)-4′- hydroxyphenylidene]-4, 6-dihydroxy-2,3-dihydrobenzofuran-3-one (25)

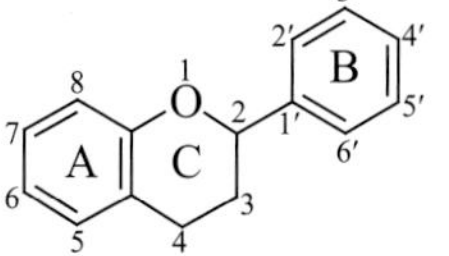

the numbering system 编号系统 (1)

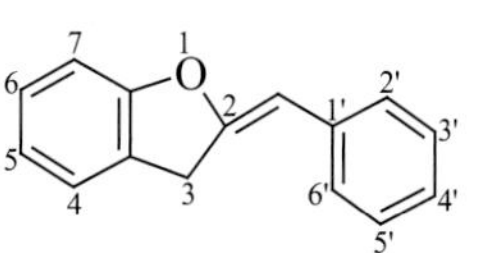

the numbering system (2)

图 25.1（续）

表 25.1　黄酮类化合物的名称、类型及其对甲、乙型流感病毒 NA 的抑制作用

No.	分类	化合物名称或化学名	NA 抑制活性［IC_{50}/（μmol/L）］[a]				抑制效果
			A/PR/8/34（H1N1）	A/Jinan/15/90（H3N2）	B/Jiangsu/10/2003	平均值	
1	flavones	apigenin	31.6±0.9	28.9±0.7	45.7±2.3	35.4±9.0	good
2		luteolin	33.7±0.7	32.6±0.1	53.3±5.1	39.9±11.6	good
3		dinatin	46.3±4.4	26.0±0.5	33.2±0.4	35.2±10.3	good
4		scutellarin	50.6±0.9	47.3±1.3	59.9±3.8	52.6±6.5	moderate
5		galuteolin	47.4±0.5	52.2±1.8	58.6±2.7	52.7±5.6	moderate
6		vitexin	46.5±0.6	45.1±1.3	49.6±3.1	47.1±2.3	moderate
7		chrysin	45.7±1.9	33.36±3.8	52.9±2.5	44.0±9.9	moderate
8	flavonols	kaempferol	58.6±0.6	38.1±0.3	46.4±0.8	47.7±10.3	moderate
9		quercetin	58.4±3.8	87.6±5.5	67.5±2.6	71.2±14.9	moderate

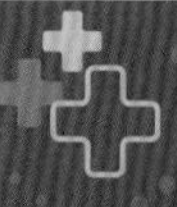

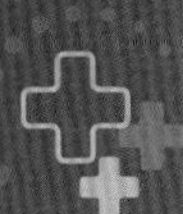

续表

No.	分类	化合物名称或化学名	NA抑制活性［IC_{50}/（μmol/L）］[a]				抑制效果
			A/PR/8/34（H1N1）	A/Jinan/15/90（H3N2）	B/Jiangsu/10/2003	平均值	
10		myricetin	82.6±8.9	46.2±3.9	75.4±6.7	68.1±19.3	moderate
11		rhamnocitrin	51.5±6.1	83.9±4.4	62.0±7.2	65.8±16.5	moderate
12		rutin	52.2±1.6	87.7±5.9	>100	>100	weak
13	flavanon（ol）es	naringenin	>100	>100	>100	>100	weak
14		liquiritin	>100	>100	>100	>100	weak
15		hesperidin	>100	>100	>100	>100	weak
16	flavan（ol）es	catechin	>100	>100	>100	>100	weak
17		epicatechin	>100	>100	>100	>100	weak
18	isoflavones	daidzein	37.1±0.6	26.6±0.3	46.8±1.9	36.8±10.1	good
19		genistein	77.1±5.1	134.4±11.5	83.3±9.0	98.3±31.4	weak
20		formononetin	>100	>100	>100	>100	weak
21		sophoricoside	>100	>100	>100	>100	weak
22	aurones	sulphuretin	29.6±0.5	27.7±0.8	51.2±5.7	36.2±13.1	good
23		2-［(*E*)-4′-hydroxyphenylidene］-6-hydroxy-2, 3-dihydrobenzofuran-3-one	22.0±0.7	22.1±0.3	22.9±0.5	22.3±0.5	good
24		2-［(*E*)-phenylidene］-6-hydroxy-2, 3-dihydrobenzofuran-3-one	72.0±3.5	73.3±7.9	86.6±6.1	77.3±8.1	moderate
25		2-［(*E*)-4′-hydroxyphenylidene］-4, 6-dihydroxy-2, 3-dihydrobenzofuran-3-one	25.6±1.1	22.3±0.6	25.4±1.0	24.4±1.9	good
	positive control	oseltamivir acid	0.015 ±0.007	0.0032 ±0.0019	0.217 ±0.096	0.078 ±0.120	

注：[a] 半数抑制浓度，3～5次独立实验结果的平均值±SD。

2. 体外抗流感病毒活性

建立和应用流感病毒A/jinan/15/90（H3N2）诱导的MDCK细胞CPE抑制试验方法，评价了8种黄酮类化合物的体外抗流感病毒活性（表25.2），apigenin（1）、luteolin（2）、dinatin（3）和2-［（*E*）-4′-羟基亚苯基］-6-羟基-2, 3-二氢苯并呋喃-3-酮（23）显示出显著的抗流感病毒活性，其IC_{50}值为4.74～24.70 μmol/L，而galuteolin（5）、daidzein（18）、sulphuretin（22）和2-［（*E*）-4′-hydroxyphenylidene］-4, 6-dihydroxy-2, 3-dihydrobenzofuran-3-one（25）的抗病毒活性较弱。

表 25.2　黄酮类化合物在MDCK细胞中对流感病毒A/Jian/15/90（H3N2）的抗病毒活性

化合物名称	CC_{50} /（μmol/L）[a]	MNCC /（μmol/L）[b]	IC_{50} /（μmol/L）[c]	SI[d]
apigenin（1）	39.59	7.63	4.74	8.35
luteolin（2）	12.44	7.20	6.82	1.82
dinatin（3）	172.46	24.70	24.70	6.98
galuteolin（5）	＞1116	＞1116	＞1116	ND[e]
daidzein（18）	＞787	＞787	＞787	ND
sulphuretin（22）	27.44	9.15	＞9.15	ND
2-［(*E*)-4′-hydroxyphenylidene］-6-hydroxy-2, 3-dihydrobenzofuran-3-one（23）	151.53	87.47	15.71	9.64
2-[(*E*)-4′-hydroxyphenylidene]-4, 6-dihydroxy-2, 3-dihydrobenzofuran-3-one（25）	＞740.74	＞740.74	＞740.74	ND
oseltamivir acid	17.12	1.02	0.15	114.10
ribavirin	＞512	ND	25.62	＞19.98

注：[a] CC_{50}：半数细胞毒性浓度；[b] MNCC：最大无细胞毒性浓度；[c] IC_{50}：半数抑制浓度；[d] SI：选择指数，CC_{50}/IC_{50}；[e] ND：不确定。

第三节　黄酮类化合物抑制NA的构效关系分析

一、分子描述符的计算

利用Accelrys Materials Studio的量子化学模块DMol 3.0对黄酮类化合物的分子结构进行优化。本研究计算并使用了以下描述符：①HOMO（最高已占分子轨道）的能量和LUMO（最低未占分子轨道）的能量；②总偶极子（μ）；③构象总能量（E）；④硬度（η）：计算公式为$\eta=（E_{LUMO}-E_{HOMO}）/2$；⑤Mulliken电负性（$X$）：计算公式为$X=-（E_{LUMO}+E_{HOMO}）/2$；⑥分子体积（$V_m$）。

选择这些描述符，是因为它们代表化合物的电子（HOMO、LUMO、μ、E、η、X）和空间（V_m）特征，对于化合物对生物活性有重要影响。

二、化学参数分析结果

本研究中，我们利用化学参数对黄酮类化合物的NA活性进行了SAR分析，计算出的化学参数值如表25.3所示。这些结果表明，并非所有的化学参数都是生物活性所必需的。硬度（η）、Mulliken电负性（X）和偶极矩（μ）对化合物的NA抑制作用的影响并不显著。两个最重要的化学参数是总能量（E）和分子体积（V_m）。

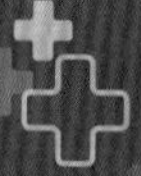

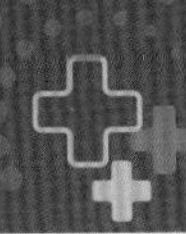

表 25.3　黄酮类化合物电子和空间特征的化学参数

No.	名称	hardness（η）	Mulliken electrone-gativity（X）	total dipole（μ）	total energy /（kcal/mol）	molecular volume /Å^3
1	apigenin	0.075 07	0.1849	4.576	−34.04	223.98
2	luteolin	0.072 21	0.1806	5.214	0.07	232.79
3	dinatin	0.075 99	0.1846	3.512	12.50	247.98
4	scutellarin	0.074 88	0.1744	0.720	31.77	246.19
5	galuteolin	0.074 48	0.1872	2.852	189.42	376.84
6	vitexin	0.0700	0.1683	4.579	178.21	358.24
7	chrysin	0.071 53	0.1670	3.185	23.11	214.68
8	kaempferol	0.075 88	0.1807	1.565	43.76	232.58
9	quercetin	0.070 65	0.1420	3.338	75.60	241.32
10	myricetin	0.078 94	0.1664	6.798	86.86	249.56
11	rhamnocitrin	0.074 44	0.1803	6.275	89.35	245.54
12	rutin	0.075 64	0.1820	5.254	263.86	499.07
13	naringenin	0.074 71	0.1715	1.996	−51.92	231.09
14	liquiritin	0.075 88	0.1807	1.573	167.22	326.65
15	hesperidin	0.080 14	0.1817	3.488	265.36	536.12
16	catechin	0.076 29	0.1770	4.222	39.95	246.67
17	epicatechin	0.081 81	0.1821	2.943	47.00	246.76
18	daidzein	0.075 23	0.1685	3.080	13.47	215.75
19	genistein	0.073 44	0.1770	5.327	−20.06	224.37
20	formononetin	0.072 28	0.1765	2.425	2.98	231.37
21	sophoricoside	0.075 32	0.1746	4.151	183.66	323.76
22	sulphuretin	0.070 93	0.1798	3.132	−1.44	229.15
23	2-［(*E*)-4′-hydroxyphenylidene］-6-hydroxy-2, 3-dihydrobenzofuran-3-one	0.071 51	0.1794	2.136	−21.79	223.59
24	2-［(*E*)-phenylidene］-6-hydroxy-2, 3-dihydrobenzofuran-3-one	0.074 08	0.1841	1.130	2.67	213.52
25	2-［(*E*)-4′-hydroxyphenylidene］-4, 6-dihydroxy-2, 3-dihydrobenzofuran-3-one	0.071 14	0.1821	1.536	−28.44	225.28

第四节　讨论与结论

尽管一些黄酮类化合物的抗流感病毒活性已有报道，但其作用机制和构效关系（SAR）尚不明确。SAR分析的难点在于黄酮类化合物结构的多样性。黄酮类化合物基于苯并吡喃酮的结构，通过羟基、不同糖基和苯基等取代基的位置和数量的不同、键饱和度的不同，使得结构千变万化，具有丰富的多样性。

一、化学结构与NA活性之间的构效关系分析

芹菜素（1）、木犀草素（2）、Dinatin（3）和灯盏乙素（4）属于黄酮类化合物，它们在C4、C5和C7位置均有3个OH基。芹菜素（1）在B环有1个OH基（4′位），木犀草素（2）在B环有2个OH基，dinatin（3）在A环有1个OCH_3基（6位）和2个OH基，而灯盏乙素（4）在A环有3个OH基。与芹菜素（1）相比，木犀草素（2）的抑制作用略有降低，提示B环中更多的OH基团似乎会降低这种作用。灯盏乙素（4）由于在A环中的6-OH基的存在，其抑制作用降低，而变得中等，而dinatin（3）的抑制效果与芹菜素（1）相比几乎没有变化，这表明A环中的6-OH基对药效作用不利，而基团甲基化修饰后6-OCH_3对药效作用没有明显影响。Galuteolin（5）即木犀草素-7-*O*-葡萄糖苷是一个在7-OH位置发生糖基化的黄酮，其抑制作用降低，趋于中等，这可能是由于糖基化的存在或7-OH基团被修饰而引起空间位阻增大造成的。Vitexin（6）即芹菜素-8C-葡萄糖苷是一个在A环的C8位糖基化的黄酮，其活性也降低，变得中等，表明C8位糖基化也降低了其活性。而白杨素（7）是5, 7-二羟基黄酮，由于缺乏4′-OH，其活性比芹菜素（1）弱。对于活性良好的黄酮类化合物，如芹菜素（1）、木犀草素（2）、dinatin（3）和大豆黄酮（18），4′-OH、7-OH、C（2）=C（3）和C（4）=O官能团似乎均是重要的。

山柰酚（8）、槲皮素（9）和杨梅素（10）属于在C3位具有OH基的黄酮醇类化合物。槲皮素（9）和杨梅素（10）与山柰酚（8）相比，具有较低的活性。这也证实了B环中更多的OH基会降低黄酮类化合物的活性，而4′-OH是其活性基团之一。与芹菜素（1）相比，山柰酚（8）的活性较低，表明C环中3-OH基团或其糖基化的出现会降低其活性（表25.1）。与山柰酚相比，鼠李柠檬素（11）由于7-OH基的修饰而具有较低的活性，因此7-OH基对抑制作用至关重要。

黄烷类化合物在C形环中的C-2和C-3之间为单键。Naringenin（13）、Liquiritin（14）和橙皮苷（15）具有非常弱的活性。儿茶素（16）和表儿茶素（17）属于黄烷醇类化合物，在C环中没有C（2）=C（3）双键和C（4）=O，它们的活性也很低。这些结果表明C（4）=O羰基和C（2）=C（3）双键的存在对于它们的活性是非常重要的。

在异黄酮类化合物中，B环在C3位置连接C环。大豆黄酮（18）具有良好的药效，因为它具有7-OH、4′-OH、C（2）=C（3）双键和C（4）=O，而染料木素（19）与大豆黄酮（18）相比显示出活性降低，是因为它具有5-OH基，这表明5-OH对药效不利。Formononetin（20）在B环有1个OH基被甲基化，是大豆黄酮（18）被甲氧基化的产物，其作用较弱。结果表明，4′-OH基对药效非常重要。对比染料木黄酮（19）和芹菜素（1）的结构和活性表明，C环的C3位置连接B环对活性不利。Sophoricoside（21）即染料木素-4′-*O*-葡萄糖苷具有较弱的活性，其原因是4′-OH被修饰或糖基化产生位阻，表明4′-OH基团对活性有利。

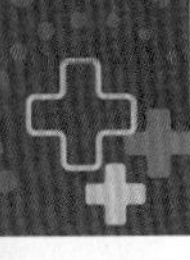

在呋喃酮（aurone）类化合物中，C环是一个五元环，其位置与其他类型的化合物不同，sulphuretin（22）和呋喃酮类化合物（23）相比较表明，3′-OH使活性略有降低。呋喃酮类化合物（24）由于没有4′-OH基团，与呋喃酮类化合物（23）相比药效明显降低，这也证实了4′-OH是抑制活性必需的基团。呋喃酮类化合物（25）与呋喃酮类化合物（23）相比，活性略有下降，因为存在4-OH，该基团与其他类型黄酮的5-OH相同，这也进一步证实了黄酮类结构中5-OH的出现对活性不利的结论。

总之，在本章研究的25个黄酮类化合物（1-25）中，最有效的NA抑制剂是芹菜素（1）、木犀草素（2）、dinatin（3）、大豆黄酮（18）、sulphuretin（22）、呋喃酮类化合物（23）和呋喃酮类化合物（25）。构效关系分析结果表明，若黄酮类化合物具有良好的NA抑制作用，其A环C-7位（对于aurones是C-6位）的OH基、B环C-4′位的OH基、C-2和C-3之间的双键（对于aurones是C-2与苯甲基之间的双键）以及C-4位（对于aurones是C-3位）的C＝O官能团是必不可少的。在C-3位或C-5位（对于aurones在C-4位）存在-OH基团对活性略有降低作用。此外，任何位置出现糖基化基团都会明显降低其活性。在B环中增加-OH基团对活性产生不利影响。

本研究提示，不同类型的黄酮类对NA抑制作用的影响顺序为呋喃酮类（aurones）[sulphuretin（22）、呋喃酮类化合物（23）和呋喃酮类化合物（25）]＞黄酮类（flavones）[apigenin（1）和luteolin（2）]＞黄酮醇类（flavonols）[kaempferol（8）、quercetin（9）和myricetin（10）]＞异黄酮类（isoflavones）[daidzein（18）、genistein（19）和formononetin（20）]＞黄烷类[flavanon（ol）es][naringenin（13）和liquiritin（14）]和黄烷醇类[Flavan（ol）es][catechin（16）和epicatechin（17）]。

二、化学参数与NA抑制活性之间的关系分析

最有效的化合物如芹菜素（1）、木犀草素（2）、山柰酚（8）表现出较低的分子能量和较小的分子体积。对于弱活性化合物，如galuteolin（5）、vitexin（6）和芦丁（12），发现其分子体积较大、总能量较高。因此，分子体积相对较小和总能量较低似乎对黄酮类活性更有利。适宜的体积有利于分子与NA活性位点的结合。由于总能量是分子电子特征的描述符，因此较低的总能量会影响电荷转移反应的可能性。应该注意的是，这两个化学参数代表了化合物和酶之间的两类不同的相互作用，即空间相互作用和电子相互作用。当试图预测和获得具有更好NA抑制作用的黄酮类化合物时，这些化学参数将有助于我们的分析判断。

三、结构与体外抗病毒活性的构效关系

表25.2中芹菜素（1）和木犀草素（2）体外抗流感病毒A/Jian/15/90（H3N2）的活性结果表明，3′-OH可明显降低其活性。类似地，化合物（22）和（23）的构效关系

得出相同的结论。由于存在糖基化基团，galuteolin（5）表现出比木犀草素（2）弱得多的活性，这表明糖基化基团明显不利于这种药效。大豆黄酮（18）和芹菜素（1）的构效关系表明，异黄酮骨架显著降低了这种药效作用。与呋喃酮类化合物（23）相比，呋喃酮类化合物（25）表现出较低的活性，是因为4-OH基团（对于其他黄酮类，它是5-OH基团）的存在。因此，黄酮类化合物抗流感病毒的SAR与黄酮类化合物作为NA抑制剂的SAR是一致的。

有趣的是，与阳性对照药利巴韦林相比，芹菜素（1）、木犀草素（2）、dinatin（3）和呋喃酮类化合物（23）均具有更高的体外抗流感病毒活性，但活性略弱于阳性对照药奥司他韦酸。而呋喃酮类化合物（22）和呋喃酮类化合物（25）的体外抗流感病毒活性均弱于利巴韦林和奥司他韦酸。

综上所述，本研究系统探讨了黄酮类化合物的化学结构与其NA抑制活性之间以及与其细胞水平抗流感病毒活性之间的构效关系，以揭示其规律。这一规律的揭示将有助于我们设计发现具有更高NA抑制活性的黄酮类化合物，同时为研发防治流感的黄酮类药物开发利用提供新的信息依据。

（刘艾林　撰写，郑一夫　审校）

参考文献

LIU A, CAO H, DU G. Drug screening for influenza neuraminidase inhibitors [J]. Sci China C Life Sci, 2005, 48 (1): 1-5.

LIU A L, WANG H D, LEE S M, et al. Structure-activity relationship of flavonoids as influenza virus neuraminidase inhibitors and their in vitro anti-viral activities [J]. Bioorganic & Medicinal Chemistry, 2008, 16: 7141-7147.

第二十六章 临床常用中成药体外抗流感病毒作用再评价

第一节 引 言

在我国，中成药在流感的预防和治疗中应用非常广泛，但由于物质基础和作用机制尚不明确，缺乏实验依据，限制了其临床应用。本章针对33种临床常用中成药包括口服液、注射液、片剂、胶囊剂、颗粒剂、丸剂等不同剂型分别进行了NA抑制活性评价，并对部分具有NA抑制活性的中成药进行了细胞水平的抗流感病毒活性评价，以期为中成药的活性物质基础研究和临床应用提供实验依据。

第二节 临床常用中成药流感病毒NA抑制活性评价

一、实验材料

1. 病毒和细胞

流感病毒：A/PR/8/34（H1N1）、A/Sydney/5/97（H3N2）、B/Jiangsu/10/2003由中国疾病预防控制中心病毒病预防控制所惠赠。MDCK（Madin-Darby canine kidney）细胞由本实验室冻存传代。

2. 评价药物

本实验评价药物为临床常用中成药，购于北京市社区医院以及零售药房，见表26.1。

表26.1 常用中成药列表

No.	中成药	生产厂家（拼音缩写）	批号
1	清开灵口服液	GBMPCL	MK3106
2	双黄连口服液	HJ&JPSCL	8111226
3	抗病毒口服液	HJPSCL	20090529
4	蓝芩口服液	YRPG	09062502
5	清热解毒口服液	HSBPJSCL	20090701
6	热毒宁注射液	JKPCL.	080610
7	清开灵注射液	PFBUCM	811503A

续表

No.	中成药	生产厂家（拼音缩写）	批号
8	双黄连胶囊	BJPCL	090101
9	感冒清热颗粒	TRTTCL	8112339
10	抗病毒颗粒	SGPCL	0903031
11	清开灵颗粒	GBMPCL	090304
12	夏桑菊颗粒	GXPCL	GA10007
13	消炎片	JKPCL	20090201
14	穿心莲片	GBHPCL	G9A001
15	新复方大青叶片	SRPCL	090304
16	银黄颗粒	YYPCL	09040217019
17	复方金银花颗粒	XGCPCL	090603
18	板蓝根颗粒	TRTTCL	9114990
19	银翘解毒颗粒	BLPCL	0905002
20	蒲公英片	CDTPCL	090402
21	银黄胶囊	SXTCL	09040103
22	金感胶囊	GBGTPCL	081222
23	芩连片	TRTTCL	9128021
24	清开灵滴丸	JZQPCL	090503
25	清开灵软胶囊	CSPGL	09021141
26	栀子金花丸	SSPCL	0907060
27	柴黄片	SBPCL	090302
28	风热感冒颗粒	SKPCL	20090502
29	复方鱼腥草片	GBXPCL	081002
30	清热解毒胶囊	XBPCL	090502
31	精致银翘解毒片	YZPCL	090502
32	金牡感冒片	ZPPCL	0812024
33	双黄连粉针剂	HSPCL	20080912

二、实验方法

NA制备及酶活力测定

不同亚型的流感病毒鸡胚尿囊原液经Triton X-100（1%，37℃）裂解，保持病毒神经氨酸酶活力，降低毒力。该裂解液于−80℃冰箱中冻存备用，用于神经氨酸酶活力测定。

MUNANA［2′-（4-methylumbelliferyl-α-D-acetylneuraminate acid］是流感病毒NA的特异性底物，在NA作用下产生的代谢产物在360 nm照射激发下产生450 nm荧光，其荧光强度的变化可以灵敏地反映酶活性。根据文献资料，取待测药物的配制溶液10 μl，加入30 μl适量稀释的NA，混匀，室温静置10分钟，设置酶对照组、空白对照

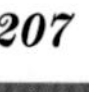
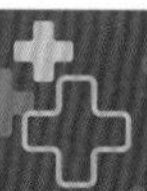

组。立即加入反应底物MUNANA（终浓度为20 μmol/L），37℃温孵60分钟。加入反应终止液NaOH（0.034 mol/L）150 μl，在激发波长360 nm、发射波长450 nm处测定各孔荧光强度（F），根据酶活性对照值计算待测药物的NA抑制率，为初筛结果。对初筛抑制率大于50%的药物进行复筛，分4个浓度梯度，计算药物对NA的半数抑制浓度（IC_{50}）。

$$抑制率（\%）=\frac{(F_{酶对照}-F_{空白对照})-(F_{待测药物}-F_{空白对照})}{(F_{酶对照}-F_{空白对照})}\times 100\%$$

三、实验结果

本次评价的临床常用中成药共33种，包括片剂9种、胶囊剂4种、颗粒剂9种、丸剂1种、口服液5种、注射液2种、软胶囊剂1种、滴丸1种和粉针剂1种。首先应用NA活性检测模型评价了所有中成药的NA抑制活性，之后应用CPE抑制模型评价部分NA抑制活性较高的中成药。

NA抑制活性测定结果表明，临床常用中成药液体剂型中，双黄连口服液、清热解毒口服液、清开灵口服液和热毒宁注射液的NA抑制活性较高（表26.2）。中成药固体剂型中，双黄连胶囊、柴黄片、栀子金花丸和注射用双黄连粉针剂的NA抑制活性较高（表26.3），其中中成药颗粒剂、滴丸在检测浓度25～400 μg/ml范围内表现出较低的NA抑制活性。

表26.2　口服液对流感病毒NA的抑制活性

No.	药物（液体制剂）	A/Sydney/5/97（H3N2）	A/PR/8/34（H1N1）	B/Jiangsu/10/2003
		IC_{50}/（μl/ml）	IC_{50}/（μl/ml）	IC_{50}/（μl/ml）
1	清开灵口服液	2.34±0.49	3.33±0.25	3.68±0.65
2	双黄连口服	0.63±0.09	1.03±0.29	0.88±0.10
3	抗病毒口服液	9.67±2.03	26.71±2.75	11.71±1.40
4	蓝芩口服液	2.75±0.48	5.62±0.26	4.00±0.31
5	清热解毒口服液	1.44±0.08	3.15±0.10	2.93±0.16
6	热毒宁注射液	1.38±0.07	2.37±0.22	2.78±0.43
7	清开灵注射液	—[a]	7.85±3.72	—[a]

注：[a]未检测。

表26.3　固体药剂对流感病毒NA的抑制活性

No.	药物（固体制剂）	A/Sydney/5/97（H3N2）	A/PR/8/34（H1N1）	B/Jiangsu/10/2003
		IC_{50}/（μl/ml）	IC_{50}/（μl/ml）	IC_{50}/（μl/ml）
8	双黄连胶囊	120.72±1.48	211.93±18.36	158.49±8.67
9	感冒清热颗粒	>400	>400	>400
10	抗病毒颗粒	>400	>400	>400
11	清开灵颗粒	>400	>400	>400

续表

No.	药物（固体制剂）	A/Sydney/5/97（H3N2）	A/PR/8/34（H1N1）	B/Jiangsu/10/2003
		IC_{50}/（μl/ml）	IC_{50}/（μl/ml）	IC_{50}/（μl/ml）
12	夏桑菊颗粒	＞400	＞400	＞400
13	消炎片	251.25±30.43	213.64±28.21	182.59±35.03
14	穿心莲片	353.34±32.77	374.40±25.62	320.14±14.98
15	新复方大青叶片	＞400	＞400	＞400
16	银黄颗粒	＞400	＞400	＞400
17	复方金银花颗粒	＞400	＞400	＞400
18	板蓝根颗粒	＞400	＞400	＞400
19	银翘解毒颗粒	＞400	＞400	＞400
20	蒲公英片	240.81±26.51	397.73±75.81	314.31±6.81
21	银黄胶囊	283.10±12.84	＞400	＞400
22	金感胶囊	215.93±8.35	＞400	335.24±12.20
23	芩连片	132.26±9.86	231.98±41.03	233.66±10.18
24	清开灵滴丸	＞400	＞400	＞400
25	清开灵软胶囊	307.29±20.63	＞400	＞400
26	栀子金花丸	70.87±0.52	204.16±62.82	245.58±42.07
27	柴黄片	82.83±11.07	159.89±33.28	139.32±4.52
28	风热感冒颗粒	＞400	＞400	＞400
29	复方鱼腥草片	169.32±3.29	286.24±19.36	230.39±25.57
30	清热解毒胶囊	351.20±10.62	＞400	335.12±40.50
31	精致银翘解毒片	354.27±6.71	＞400	＞400
32	金牡感冒片	＞400	367.78±20.94	＞400
33	双黄连粉针剂	74.81±2.72	152.60±2.94	71.11±4.13
	奥司他韦（阳性药）	0.0047±0.0015	0.019±0.017	0.068±0.004

第三节　细胞水平抗流感病毒活性评价

一、实验方法

1. 细胞毒性试验

将指数生长期的MDCK细胞铺于96孔细胞培养板中（细胞数量为1.5×10^5/ml），加入不同浓度的受试药物，液体制剂浓度范围为0.064～1 000 μl/ml，固体制剂浓度范围为31.25～1 000 μg/ml。同时设置不加药物的正常对照组。33℃、5% CO_2孵育24小时。用1%结晶紫草酸铵染色液对细胞进行染色10分钟，用酶标仪于570 nm波长检测各孔吸光度A值。以$A_{加药组}/A_{正常对照}$比值作为细胞存活率，计算药物对细胞的半数细胞毒性浓度

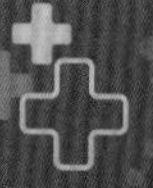

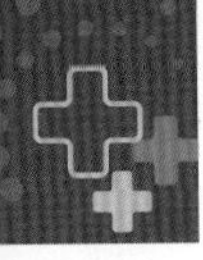

（CC_{50}）和最大无细胞毒性浓度（MNCC）。通过Excel软件对数据进行双样本等方差t检验，加药组与正常对照组无显著性差异时（$P>0.05$），认为药物对细胞无明显毒性。

2. 细胞病变效应（CPE）抑制试验

选择NA抑制活性较高的药物，在细胞水平评价药物对流感病毒所致CPE的抑制作用。实验方法在参考文献资料的基础上，作了部分改进。将指数生长期的MDCK细胞以细胞数量为1.5×10^5/ml铺于96孔细胞培养板中，37℃、5% CO_2孵箱培养12～18小时。取无菌的病毒（A/PR/8/34，H1N1）鸡胚尿囊液，用DMEM维持培养基稀释至200 $TCID_{50}$，与不同浓度的药物同时加至单层细胞孔中，33℃、5% CO_2孵箱培养24小时。加1%结晶紫草酸铵染色液对细胞进行染色10分钟，用水漂洗96孔板，干燥。每孔加入1% SDS 100 μl裂解细胞，振荡均匀后于570 nm波长检测OD值。设正常对照孔和病毒感染对照孔，计算得到不同浓度下药物对病毒所致细胞CPE的抑制率，确定待测药物对于CPE的半数抑制浓度（IC_{50}）。阳性对照药为利巴韦林（ribavirin）。

$$抑制率（\%）=\frac{OD_{感染给药}-OD_{感染}}{OD_{正常}-OD_{感染}}\times100\%$$

其中，$OD_{感染给药}$表示病毒感染并给药孔的OD值，$OD_{感染}$表示病毒感染孔的OD值，$OD_{正常}$表示正常孔的OD值。

二、实验结果

为了确证具有NA抑制活性的中成药的抗病毒活性，采用流感病毒诱导的CPE抑制试验对NA抑制活性较高的中成药进行了体外抗病毒活性评价。评价药物包括双黄连口服液、清开灵口服液、蓝芩口服液、热毒宁注射液、抗病毒口服液、复方鱼腥草片、栀子金花丸、注射用双黄连、消炎片、蒲公英片、芩连片、柴黄片和双黄连胶囊。活性评价的最大浓度为药物的最大无细胞毒性浓度（MNCC）。

CPE抑制试验结果表明，相对于固体制剂，液体制剂双黄连口服液对于流感病毒所致的CPE具有较强的抑制作用；固体制剂蒲公英片、复方鱼腥草片、柴黄片和双黄连胶囊也显示出一定的抑制活性；芩连片、注射用双黄连粉针剂、栀子金花丸和消炎片未显示抑制活性。液体制剂和固体制剂的实验结果分别见表26.4和图26.1。

表26.4　液体制剂抗流感病毒A/PR/8/34（H1N1）的细胞病变效应抑制作用EC_{50}

药物	MNCC/（μl/ml）	CC_{50}/（μl/ml）	EC_{50}/（μl/ml）	SI
双黄连口服液	6.2	>40	4.9±1.8	>8.2
抗病毒口服液	39.3	>200	>40	
热毒宁注射液	36.3	197.8	>40	<4.9
清开灵口服液	83.7	>200	>83.7	
蓝芩口服液	51.9	200.0	>51.9	<3.9
利巴韦林（阳性药）	20 μg/ml	>100 μg/ml	（16.75±2.03）μg/ml	>5.97

注：MNCC：最大无细胞毒性浓度；EC_{50}：半数抑制浓度；CC_{50}：半数细胞毒性浓度；SI：选择指数，SI=CC_{50}/EC_{50}。

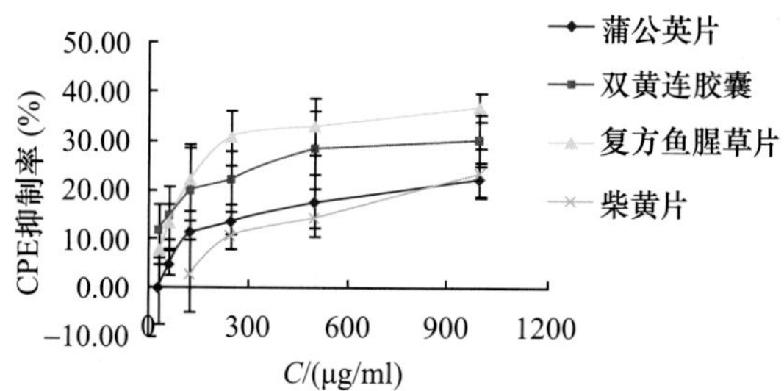

图26.1 利用CPE抑制试验，评价部分固体中成药的体外抗流感病毒活性

与不同浓度的药物混合后的病毒A/PR/8/34（200 $TCID_{50}$）加入96孔培养板的单层细胞中，于33℃下孵育24小时后，用1%结晶紫对细胞进行染色和检测。

第四节 讨论与结论

本章评价了30余种临床常用清热解毒类中成药的NA抑制活性和体外抗流感病毒活性。实验结果表明，大部分清热解毒类中成药对于H1N1、H3N2和B 3种常见流感病毒亚型的NA均具有相似的抑制活性，提示大部分中成药具有广谱抑制甲、乙型流感病毒的优势。部分中成药的体外抗病毒活性结果表明，NA抑制活性是其发挥抗流感作用的重要途径。该实验结果对于指导甲型H1N1流感和季节性流感的临床用药具有重要的指导意义。

实验结果表明，对于同一种中成药的不同剂型，如清开灵注射液、清开灵颗粒、清开灵滴丸、清开灵软胶囊等，其实验结果相距甚远，其中液体制剂的活性相对较高、固体制剂的活性相对较低。可能受剂型因素如辅料的影响，成分含量不同，造成活性结果的差异。因此其活性结果也不能简单地进行比较，尽管如此，活性结果对于中成药的深入研究具有重要的指导意义。

对于NA抑制活性较高的中成药进行细胞水平的体外抗病毒活性评价结果表明，部分中成药在NA酶分子水平和细胞水平的活性一致。如双黄连口服液的NA（H3N2亚型）抑制活性IC_{50}=（0.63±0.09）μl/ml和CPE抑制活性IC_{50}=（4.91±1.84）μl/ml均较高，说明流感病毒NA抑制作用可能是其发挥抗流感作用的主要机制，中药原植物金银花、黄芩和连翘可能是抗流感方剂的重要物质基础，与已有的文献报道一致。有些中成药在酶分子水平活性中等，而在细胞水平活性较强，如复方鱼腥草片，说明NA抑制作用可能只是其抗病毒机制之一，其活性物质基础也具有研究价值。对于酶水平和细胞水平活性均较低的清热解毒药，可能通过其他途径发挥抗流感作用，如抗炎免疫等。

在抗流感药物靶标中，NA是最具吸引力的靶标之一。NA抑制剂靶标明确、药效肯定，在抗击流感中发挥了重要作用。然而，已通过美国FDA批准上市的化学药自身存在合成困难、价格昂贵、给药途径单一和靶标单一等诸多问题，大大限制了其在临床中的广泛应用。

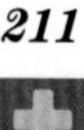

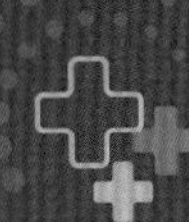

我国地大物博，中草药资源十分丰富，中医利用清热解毒类中草药治疗热证的历史由来已久，但其作用机制并不十分明确。本研究评价了常用中成药在酶水平和细胞水平的体外抗流感病毒活性，在一定程度上确证了其药效作用和作用机制，旨在为中药的临床用药提供实验依据，同时为研究中药的抗流感病毒物质基础和作用机制奠定基础，从而推动中药在流感预防和治疗中的广泛应用。

中成药的优势在于，基于中医药辨证施治和标本兼治的思想，合理配伍中药，以提高疾病治疗效果。在抗病原微生物感染性疾病中，除了直接杀灭致病微生物外，更重视病原微生物–机体–药物三者的关系。已有文献报道，中成药可通过调节T淋巴细胞亚群及免疫炎症因子如TNF-α、IFN-γ和IL-10等途径调节机体的免疫功能。因此，与西药相比，中成药除了具有抗病毒作用外，同时还具有抗炎免疫作用，具有通过多成分、多靶标和多途径的协同作用对抗流感病毒感染的优势，在流感的临床预防和治疗中具有良好的应用基础，并将发挥更重要的作用。

（祖　勉　撰写，刘艾林　审校）

参考文献

祖勉, 周丹, 高丽, 等. 临床常用中成药的体外抗流感病毒活性评价 [J]. 药学学报, 2010, 45 (3): 408-412.

LI G, PENG S Z, YUAN S H, et al. Experimental study of antiinfluenza virus H5N1 effects of Zhongsheng pill in vivo [J]. World Sci Technol Mod Tradit Chin Med, 2009, 11: 365-370.

LIU A L, DU G H. Rational drug screening on neuraminidase inhibitors of influenza virus [J]. Comput Appl Chem, 2004, 21: 178-180.

LIU A L, WANG H D, YANG F, et al. Research progress of neuraminidase inhibitors for anti-influenza [J]. Acta Pharm Sin, 2009, 44: 935-942.

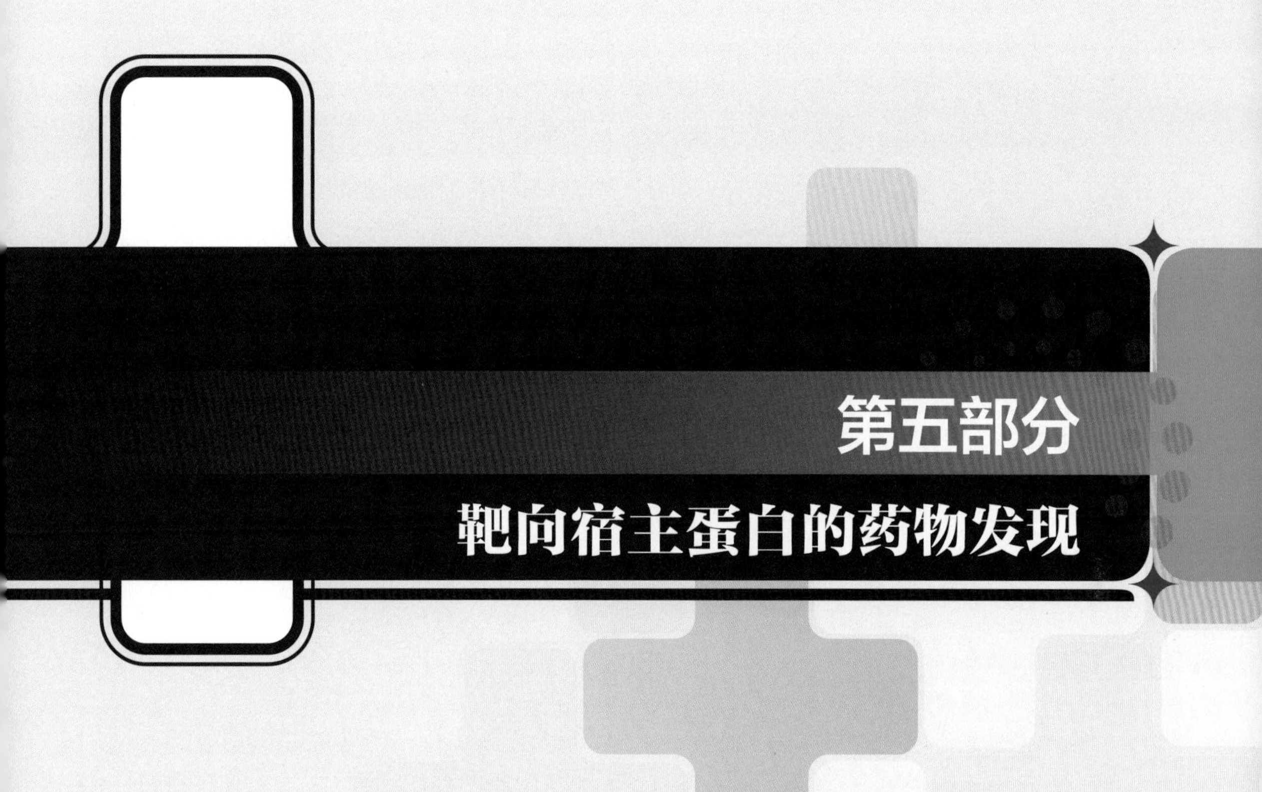

第五部分

靶向宿主蛋白的药物发现

第二十七章 宿主蛋白CLK1抑制剂筛选模型的建立与新药发现

第一节 引 言

治疗流感的药物在过去的几十年中有了显著发展。目前，针对流感病毒的药物主要分为两类：神经氨酸酶抑制剂和RNA聚合酶抑制剂。神经氨酸酶抑制剂是最常见的流感治疗药物之一，常见的药物包括奥司他韦（oseltamivir）、扎那米韦（zanamivir）和帕拉米韦（peramivir）。这些药物通过抑制流感病毒的神经氨酸酶活性，阻断病毒在宿主细胞内的复制和扩散，从而减轻病情和缩短病程。然而，流感病毒对此类药物的耐药性逐渐增加，因此在使用时需要谨慎，并在流感高发季节或流感暴发早期治疗以提高疗效。另一类药物是RNA聚合酶抑制剂，如玛巴洛沙韦（baloxavir marboxil），其通过抑制流感病毒复制过程中的RNA聚合酶活性，干扰病毒的基因组合成，从而抑制病毒复制。与神经氨酸酶抑制剂相比，流感病毒对RNA聚合酶抑制剂的耐药性相对较低，但也存在一些局限性，如需要单次给药剂量较大和产生药物耐药性的潜在风险。

近年来，新型抗流感病毒药物的研发一直在进行中，旨在提高治疗效果、降低耐药性和减少副作用，其中靶向宿主蛋白的新靶标备受关注。宿主蛋白是指在宿主细胞内发挥重要功能的蛋白质，通过干扰病毒与宿主细胞的相互作用来抑制病毒复制和传播，是一种新颖的治疗策略。

cdc2样激酶（CLK，又称为CLK1、CLK2、CLK3和CLK4）是一类蛋白激酶，属于家族性蛋白激酶SRPK（serine/arginine-rich protein kinase）家族。它们在细胞内发挥着多种重要的生物学功能，特别是在调控信使RNA（mRNA）转录后剪接（transcriptional splicing）以及细胞周期调控等方面具有重要作用。

研究报道显示，在流感病毒感染的原发性正常人支气管上皮（NHBE）和人肺上皮（A549）细胞模型中，CLK1通过磷酸化剪接因子SF2/ASF调节病毒M1 mRNA前体到M2 mRNA的选择性剪接。TG003是CLK1的小分子抑制剂，其可以减少流感病毒复制，并抑制病毒M2 mRNA剪接。因此，CLK1可以作为新型抗流感病毒药物发现的潜在靶标。

目前已报道部分化合物具有CLK1抑制活性，包括苯并噻唑衍生物TG003（IC_{50}≈10 nmol/L）、喹唑啉NCGC00010037（IC_{50}≈37 nmol/L）、吲哚KH-CB19（IC_{50}≈20 nmol/L）和一些黄酮类化合物，但关于它们对流感病毒复制的抑制作用知之甚少。本

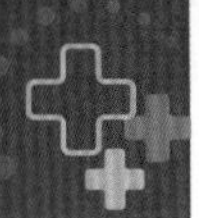

章基于表达纯化重组人CLK1蛋白建立CLK1抑制剂的筛选方法，用于活性化合物发现。我们对内部数据库进行了虚拟筛选，发现一些活性化合物，在此基础上进行CLK1抑制剂筛选。最后，通过细胞病变效应抑制试验评价CLK1抑制剂的体外抗流感病毒活性，以确证CLK1作为抗病毒药物靶标的可能性，也为进一步研发奠定基础。

第二节　宿主蛋白CLK1抑制剂筛选模型的建立

杆状病毒昆虫细胞表达系统在重组蛋白质的生产中具有广泛应用，因其具有高效、安全、灵活的特点，已成为一种非常重要的表达系统。在本研究中，我们首次使用杆状病毒表达系统表达重组人CLK1蛋白，该系统比原核表达更有效。

一、实验材料

1．细胞

HUVEC（人脐静脉上皮细胞），本实验室传代冻存，生长于RPMI1640培养基中，含10%胎牛血清。HEK293A细胞，用于转染重组质粒和感染流感病毒，生长于α-MEM培养基中，含10%胎牛血清。A549，本实验室传代冻存，生长于RPMI1640培养基中，含10%胎牛血清。MDCK细胞，本实验室传代冻存，用于流感病毒感染活力检测，生长于DMEM高糖培养基中，含10%胎牛血清。大肠埃希菌感受态细胞Trans 10（#H120315），购于全式金公司。

2．流感病毒

甲型流感病毒A/PR/8/34（H1N1）由中国疾病预防控制中心病毒病预防控制所惠赠。鸡胚法繁殖48小时或72小时，分装冻存于−80℃。

3．化合物

TG003购自Sigma-Aldrich公司（中国上海），是用于CLK1抑制活性测定的阳性对照化合物。化合物样品来自国家药物筛选中心的样品库。

二、实验方法

1．建立CLK1重组蛋白的表达体系，经分离纯化得到大量CLK1蛋白

通过PCR扩增CLK1基因全长，构建了pFastBac1/CLK1重组质粒，经双酶切和菌落PCR验证，筛选阳性克隆，测序正确后进行细胞转染。转染昆虫细胞Sf9，收获重组杆状病毒P1 stock和P2 stock。将阳性杆状病毒杆粒感染Sf9，收获第一代杆状病毒。将第一代杆状病毒感染Sf9细胞，收获滴度较高的第二代杆状病毒。以不同病毒滴度的P2 viral stock感染Sf9昆虫细胞，优化蛋白质表达条件，以期获得大量CLK1蛋白。

2. 重组人CLK1蛋白的分离纯化

以Ni-NTA树脂纯化带有His-Tag标签的重组CLK1蛋白，收集组分NPI80和NPI250。以超滤管浓缩蛋白质，以激酶冻存缓冲液脱盐后于−80℃分装保存。对纯化前的粗蛋白质和纯化后的蛋白质组分NPI80和NPI250分别进行考马斯亮蓝染色和Western blot，NPI 80的杂蛋白较多，NPI250只在55 kDa处有1条带，经Western blot实验鉴定，该条带为带有His Tag标签的目标蛋白CLK1，且NPI250的目标蛋白含量显著高于NPI80和NPI1000，故选择NPI250进行激酶活性测定。

3. CLK1抑制剂筛选模型的建立与应用

首先考察了CLK1反应体系中的各种因素对活性的影响，以确定各种因素的最佳反应条件，建立稳定的CLK1活性检测模型。研究的影响因素包括酶浓度、底物浓度、反应温度、金属离子Mg^{2+}和Mn^{2+}、反应时间、ATP用量、DMSO的影响。激酶反应体系（20 μl）如下：2×kinase buffer 10 μl，MBP（1 μg/μl）1 μl，ATP（10 μmol/L）2 μl，CLK1 2 μl，H_2O 0.6 μl，$MgCl_2$（0.1 mol/L）2 μl，$MnCl_2$（0.1 mol/L）0.4 μl，TG003 2 μL。同时设置酶对照（LUM_{Kinase}）和底物对照（$LUM_{Substrate}$）。工具药为TG003。反应时间为1.5小时，反应温度为25℃。反应结束后，加入等量的激酶-Glo®试剂，室温静置10分钟以稳定体系的发光信号，读取相对发光单位［luminescence（RLU）］。

4. CLK1抑制剂的理性筛选

为了降低CLK1抑制剂大规模筛选的成本并提高药物发现效率，本研究利用基于结构的虚拟筛选方法对含有21 758种天然产物和合成化合物的内部化合物库进行虚拟筛选。从蛋白质数据库中获得CLK1与V25复合物的晶体结构（PDB ID：2VAG）。删除2VAG中的所有水分子，结合位点口袋由V25限定。将氢原子添加到蛋白质中，然后用Amber 99力场在300 K和pH 7条件下将蛋白质质子化。

在设置对接参数后，首先将V25的晶体构象重新对接到CLK1的结合位点口袋中，并计算对接后和初始构象之间的RMSD值。数据库中的所有化合物都经过处理，包括去除所有无机离子、添加氢原子、去质子化强酸和质子化强碱，并通过MOE洗涤和能量最小化，生成立体异构体和有效的单一3D构象，然后进行相同的对接计算。对接后，选择对接打分低于−20 kcal/mol的化合物进行进一步筛选。

根据之前优化的反应条件，在白色384孔板中进行筛选，使用反应体系中存在的CLK1激酶作为阳性对照，而不存在的CLK1激酶作为阴性对照。使用已报道的CLK1抑制剂TG003作为阳性化合物。根据下式计算化合物对CLK1的抑制率：

$$\text{Inhibition（\%）}=\frac{R_{\text{酶对照}}-R_{\text{待测样品}}}{R_{\text{酶对照}}-R_{\text{底物对照}}}\times 100\%$$

其中，$R_{\text{酶对照}}$，$R_{\text{底物对照}}$和$R_{\text{待测样品}}$分别表示酶对照孔、底物对照孔和待测样品孔的发光值。详细检测方法参见第九章。

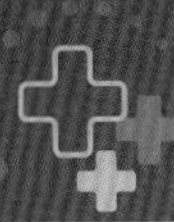

三、实验结果

1. CLK1蛋白的重组表达与纯化

本研究从HUVEC细胞克隆了人CLK1基因，并利用Bac-to Bac Baculovirus Expression Systerm在昆虫细胞Sf9中进行了重组表达。通过优化重组病毒滴度（MOI）和感染后时间，并利用Ni-NTA金属离子亲和层析法纯化His6-CLK1，最终获得表达量较大、纯度较高的重组CLK1蛋白。

2. CLK1抑制剂药物筛选方法的建立

在获得大量纯化的重组CLK1蛋白的基础上，应用Kinase-Glo Assay建立了CLK1抑制剂的高通量筛选模型，通过优化激酶反应中的重要参数，使筛选模型灵敏、高效和稳定。

建立的CLK1抑制剂高通量筛选模型的最佳反应条件：激酶底物MBP的浓度为50 μg/ml，CLK1的浓度为149 ng/ml，ATP浓度为1 μmol/L，［Mg^{2+}］为10 mmol/L，［Mn^{2+}］浓度为1 mmol/L，酶的反应温度为34.2℃，反应时间为90分钟。通过检测发光值，计算各个样品对激酶的抑制率。每块384微孔板都设置阳性对照（pos）、阴性对照（neg）、阳性药组（sam＝TG003）以及样品组（sam），其中pos和neg分别设置4个复孔。

激酶-Glo®检测作为CLK1抑制剂的筛选方法，具有优异的性能。在发光激酶测定中，激酶活性与激酶反应后溶液中剩余的ATP量成反比。本研究使用总体积为20 μl的含有激酶、底物、ATP和金属离子的反应体系以启动激酶反应，并加入等体积的激酶-Glo®试剂，然后进行激酶反应以进行发光读数。与表27.1中Menegay实验中的放射性方法相比，激酶-Glo®测定法是一种不需要同位素标记的激酶活性的间接测量方法，更有效、安全且易于质控。

表27.1　本实验中的激酶反应与Menegay实验的比较

激酶反应系统	本实验	Menegay实验
recombinant CLK1	2.98 ng in 20 μl	0.5 μg in 50 μl
myelin basic protein（MBP）	1 μg in 20 μl	1 μg in 50 μl
$MgCl_2$	10 mmol/L	10 mmol/L
$MnCl_2$	1 mmol/L	2 mmol/L
ATP	1 μmol/L	10 μmol/L（[γ-^{32}P]）
reaction temperature	room temperature	room temperature
reaction time	90 min	20 min

3. CLK1抑制剂的理性筛选

虚拟筛选采用了分子对接的方法。分子对接计算使用的晶体复合物的PDB代码为2VAG，首先删除蛋白质中的水分子并对蛋白质进行Protonate 3D处理，以配体分子V25周围的8 Å范围定义为蛋白质的活性口袋。为了验证该对接方法的可靠性，虚拟筛选前先将2VAG中的配体分子V25活性构象取出，重新对接至CLK1的活性口袋，对接结果均保留前5个构象，计算出平均RMSD值为1.38 Å，＜1.5 Å，证明了这种对接方法的可靠性（图27.1A）。配体和受体之间的关键相互作用如下：V25与氨基酸残基Lys191和Glu292之间的氢键相互作用，Val175-H与芳环之间的偶联作用，以及疏水相互作用（图27.1B）。对接结果如图27.1C所示，21 758个化合物中有2677个对接得分低于−20 kcal/mol；62个对接得分在−30 kcal/mol以下，占2.13%；其余97.68%的化合物的对接得分范围在−30～−20 kca/mol。

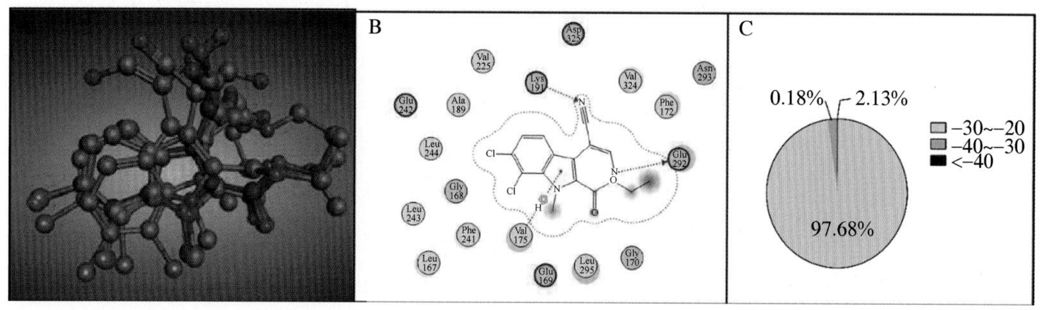

图27.1　CLK1抑制剂的虚拟筛选

A．2VAG结合口袋中配体V25的前5个构象，其RMSD值为1.38 Å；
B．配体V25和受体之间的重要相互作用位点；C．虚拟筛选的不同分数占比。

此外，在虚拟筛选过程中，从2677个化合物中选择打分较好的380个化合物，使用激酶反应系统在384孔板中测试其活性，在每个孔中加入2 μl样品储备溶液（100 μg/ml），总体积为20 μl，而TG003设为阳性对照。如图27.2所示，含有J20353、J10610、J20725、J14097、J20724、J14528、J21548、J12133、J12098、J14080、J10688、J10857、J11534、J14528、Genistein、J25986、Methyl gallate、J14077、J14078、J14848和J14163共21种化合物显示出很强的CLK1抑制活性，并呈剂量依赖性，IC_{50}低于50 μg/mL。其中，J12098的抑制作用最好，其IC_{50}为0.38 μg/mL。IC_{50}值小于10 μg/mL

A

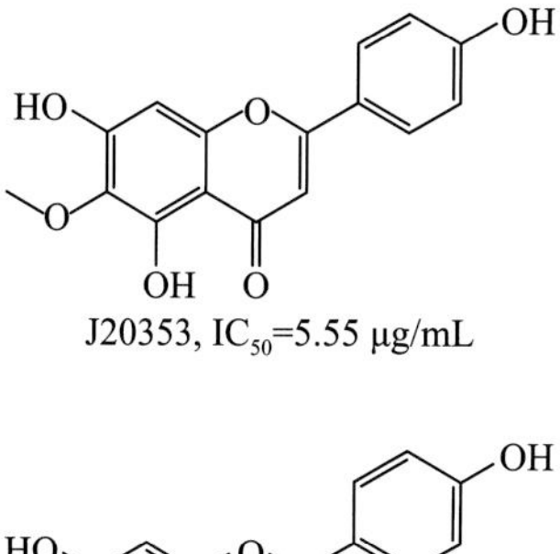

J20353, IC_{50}=5.55 μg/mL 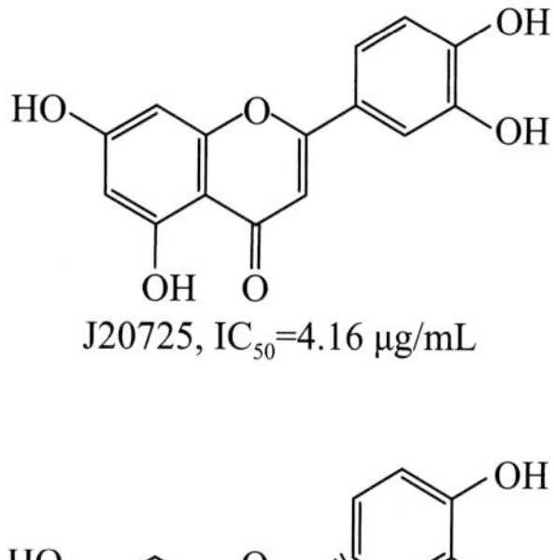　　J20725, IC_{50}=4.16 μg/mL

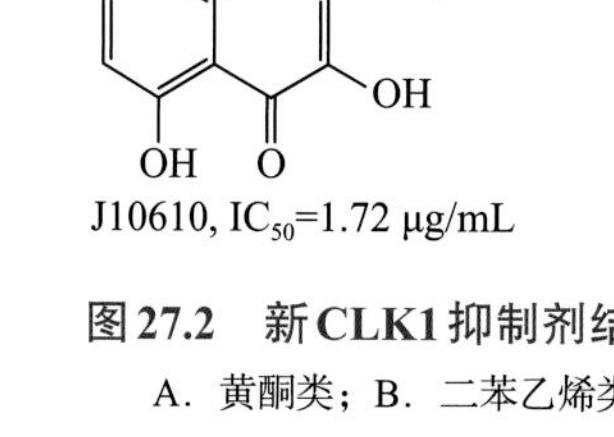

J10610, IC_{50}=1.72 μg/mL 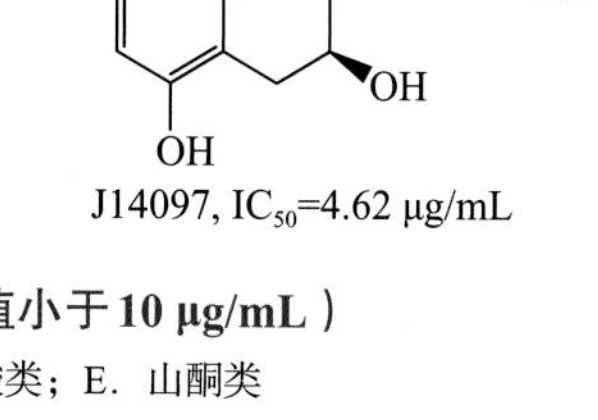　　J14097, IC_{50}=4.62 μg/mL

图27.2　新CLK1抑制剂结构及其IC_{50}值（IC_{50}值小于10 μg/mL）

A．黄酮类；B．二苯乙烯类，C．鞣质类；D．多酚酸类；E．山酮类

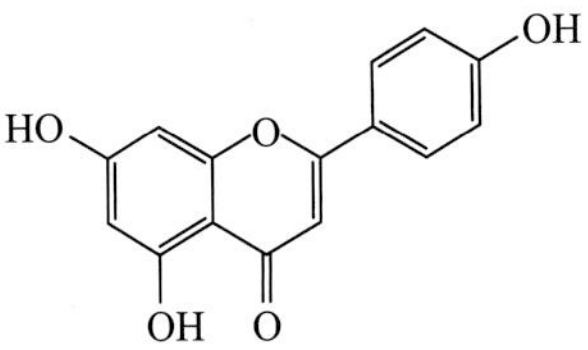

HO OH OH O OH O

J20724, IC_{50}=1.15 μg/mL

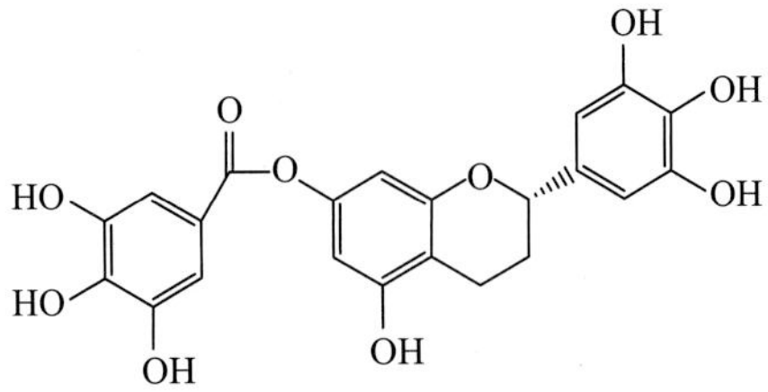

OH O OH HO O O OH HO OH HO OH OH

J10688, IC_{50}=1.20 μg/mL

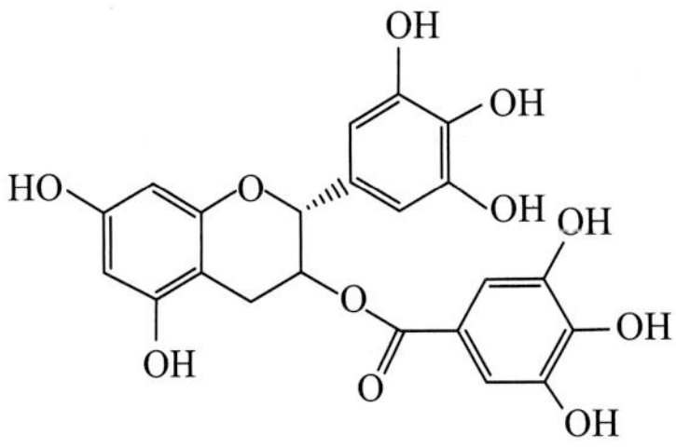

OH OH HO O OH OH O OH OH O OH

J14080, IC_{50}=1.30 μg/mL

B

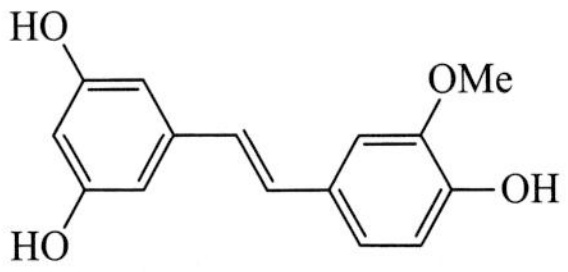

HO OMe OH HO

J14528, IC_{50}=2.57 μg/mL

C

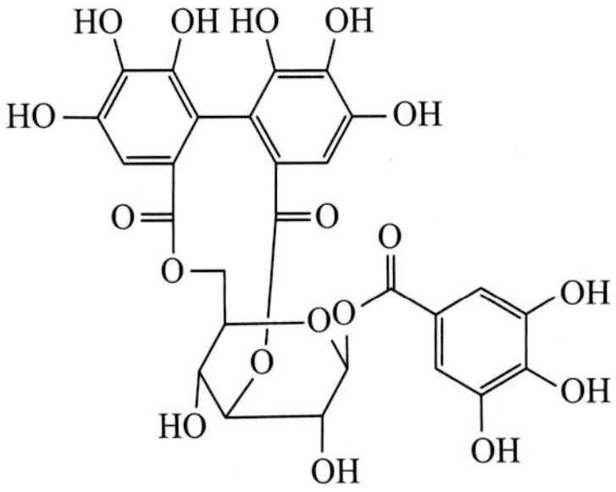

HO OH HO OH HO OH O O O O O O OH O OH HO OH OH

J12098, IC_{50}=0.38 μg/mL

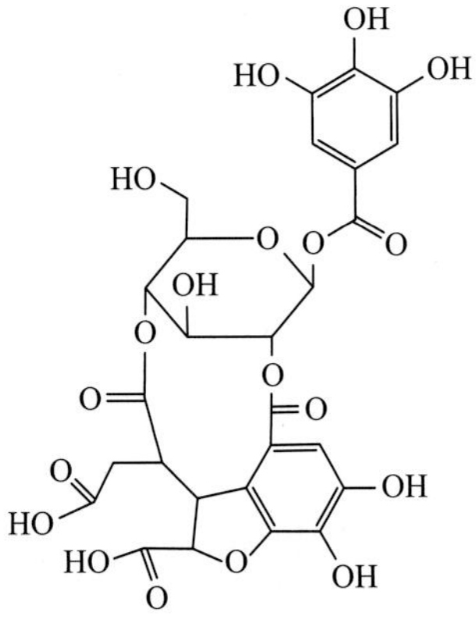

OH HO OH HO O O O OH O O O O O OH HO HO O OH O

J12133, IC_{50}=2.15 μg/mL

D

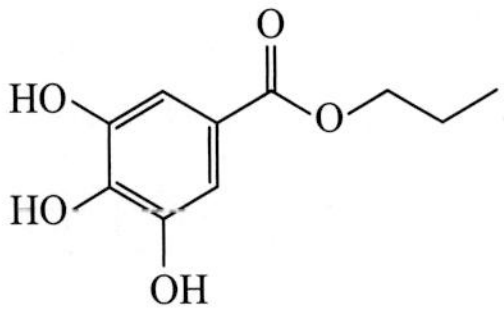

O HO O HO OH

J25986, IC_{50}=6.52 μg/mL

O HO O HO OH

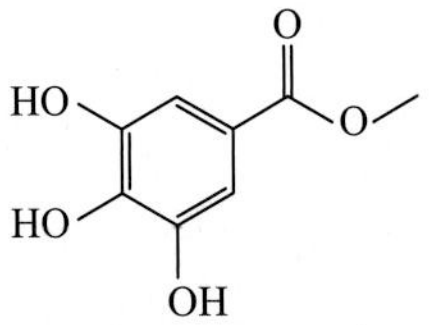

Methyl gallate, IC_{50}=8.74 μg/mL

图27.2（续）

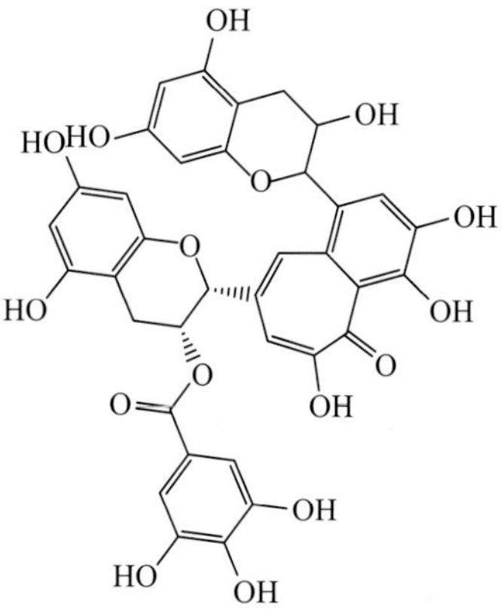

J14077, IC_{50}=4.80 μg/mL

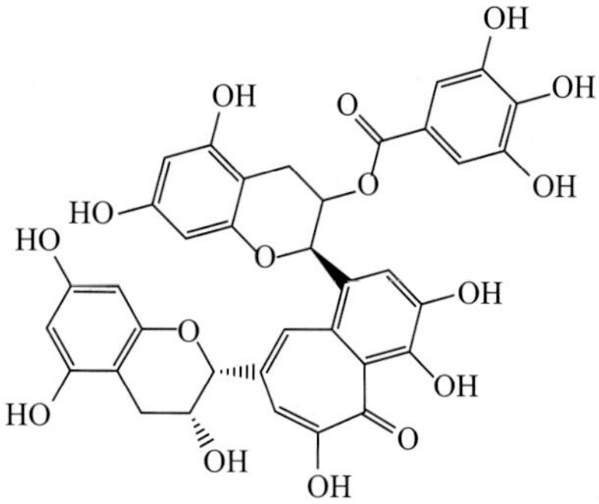

J14078, IC_{50}=3.6 μg/mL

E

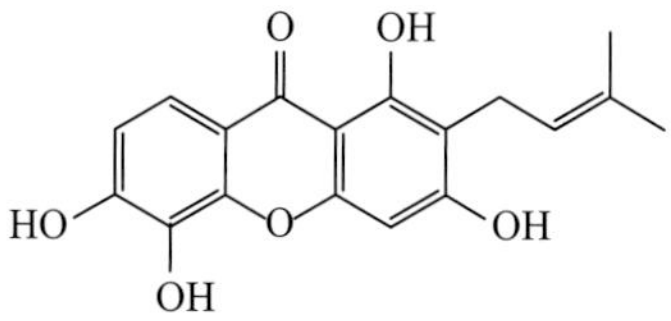

J14163, IC_{50}=5.80 μg/mL

图27.2（续）

的化合物共15种，均为天然产物或天然产物衍生物，其结构可分为五种类型：黄酮类、二苯乙烯类、鞣质类、多酚酸类和山酮类。

第三节　CLK1抑制剂的抗流感病毒活性

经CLK1虚拟筛选和抑制活性评价，最终发现了15种活性化合物，通过细胞病变效应（CPE）抑制试验评价其体外抗流感病毒活性。

一、实验方法

1. 细胞毒性试验

MDCK细胞（1.5×10^4/孔）在96孔板中生长24小时，然后用浓度为1～200 μg/ml的CLK1抑制剂或模拟对照溶液（2% DMSO）在37℃和5% CO_2下处理72小时，通过MTT法测量细胞增殖。最大无细胞毒性浓度（CC_0）定义为不产生细胞毒性作用并保持90%以上的细胞存活的样品的最大浓度。

2. 细胞病变效应（CPE）抑制试验

通过CPE抑制试验评价CLK1抑制剂的抗病毒活性。实验前，将MDCK细胞以1.5×10^4个细胞/孔的浓度接种到96孔板中24小时。为了评价CLK1抑制剂的药理学特

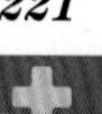

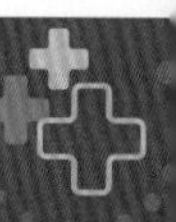

性，本实验研究了3种不同时间的给药方式。①病毒和药物同时加入试验：将CLK1抑制剂和流感病毒H1N1（MOI 0.01）的系列稀释液加入细胞中，在去除上清液24小时后检测细胞活力。②病毒与药物预孵育试验：将H1N1（MOI 0.01）与一系列稀释的CLK1抑制剂在37℃下预孵育2小时，然后加到MDCK细胞，培养24小时后除去上清液并检测细胞活力。③攻毒后给药试验：将流感病毒H1N1（MOI 0.01）与细胞孵育2小时，然后去除上清液，加入系列稀释的CLK1抑制剂，24小时后检测细胞活力。将利巴韦林和TG003设置为阳性化合物。采用MTT法检测细胞存活率，并使用最终的分光光度数据计算IC_{50}。实验重复3次。

二、实验结果

在CPE抑制试验之前，检测所有具有CLK1抑制活性的化合物在MDCK细胞中的细胞毒性。表27.2中显示了半数细胞毒性浓度（CC_{50}）和最大无细胞毒性浓度（CC_0）。除J14848和J20725之外，大多数化合物的毒性相对较低。

采用CPE抑制试验在流感病毒感染MDCK细胞模型中，评价CLK1抑制剂通过病毒与药物同时给药、感染前给药和感染后给药3种不同给药方式的抗流感活性。结果显示，大多数CLK1抑制剂在3种给药方式中表现出抗病毒作用。根据不同给药方式对应的实验结果，可初步明确化合物的主要作用特点。J12098、J14848和J10857在第三种给药方式中表现出相似的功能，表明这3种化合物可能主要在病毒复制后期发挥作用。同时给药试验中，J12133、J20353和J10688的EC_{50}分别为9.84 μg/ml、5.26 μg/ml和1.2 μg/ml，这意味着它们抑制病毒与细胞的相互作用是其作用机制之一。此外，这3种化合物在感染前给药的药效优于感染后给药，表明它们对病毒有直接影响。J25986和J20725在感染后给药与其他两次给药有显著性差异，J25986在3次不同的给药方式均表现出抗病毒作用，EC_{50}为3.42 μg/ml。揭示它们可能会影响病毒复制。另外两种化合物J10610、J14080和J10688在预给药试验中的EC_{50}值较低，提示它们可以直接影响病毒的活力。总之，在这些CLK1抑制剂中，J10688（clypearin）、J12098（corilagin）和J14848（pinosylvin）是最有潜力的抗流感病毒候选药物。

Clypearin（J10688）是从猴耳环中提取的有效成分，猴耳环是一种在中国用于治疗呼吸道疾病已多年的草药。Corilagin（J12098）具有广泛的药理作用，包括抗高血压、抗动脉粥样硬化、抗肿瘤和溶栓作用以及抗HSV1作用。Pinosylvin（J14848）具有相当广泛的药理活性，如抗炎、抗氧化和抗肿瘤作用。在本章中，我们发现这3种化合物除了具有CLK1抑制活性，还具有显著的细胞水平的抗流感病毒作用。CLK1和CPE的抑制作用及其他潜在的药理作用使clypearin、corilagin和pinosylvin成为潜在的抗流感活性化合物。这些CLK1抑制剂对CLK其他亚型是否有作用、体内抗病毒药效如何，还有待深入研究。

流感病毒利用宿主RNA处理机制为其自身蛋白质组多样性提供选择性剪接，CLK1

表 27.2　在MDCK细胞中利用H1N1诱导的CPE抑制试验评价CLK1抑制剂在不同给药时间的抗流感病毒活性

化合物代号	名称	CC_{50a}	CC_0[b]	病毒与药物预孵育试验		病毒和药物同时加入试验		攻毒后给药试验	
		μg/ml		EC_{50}/（μg/ml）[c]	SI[d]	EC_{50}/（μg/ml）	SI	EC_{50}/（μg/ml）	SI
J10688	clypearin	＞200	100	0.75±0.13	＞266.67	1.2±0.28	＞166.67	18.08±3.02	＞11.06
J12098	corilagin	153.54	30	3.99±3.72	38.48	2.00±2.22	76.77	5.91±1.44	25.98
J14848	pinosylvin	18.26	10	7.54±5.48	2.42	5.28±2.45	3.46	6.65±4.3	3.23
J12133	chebulanin	90.27	30	15.29±10.35	5.90	9.84±0.44	9.17	21.11±11.15	4.28
J25986	propyl gallate	182.00	30	15.94±6.94	11.42	12.88±8.06	14.13	3.42±0.2	53.22
J20353	hispidulin	60.35	30	18.89±5.1	3.19	5.26±2.48	11.47	＞30	ND[e]
J21548	norwogonin	91.79	30	＞30	ND[e]	＞30	ND	＞30	ND
J11534	—	175.31	30	＞30	ND	＞30	ND	＞30	ND
J10610	kaempferol	68.50	30	5.16±2.4	13.28	12.34±5.89	5.55	23.3±1.08	2.94
J20725	luteolin	24.86	10	＞10	ND	＞10	ND	5.74±0.54	4.33
J10857	—	77.72	30	18.43±12.99	4.22	16.27±2.29	4.78	14.67±5.25	5.30
J14528	isorhapontigenin	83.37	30	5.98±2.3	13.94	＞30	ND	＞30	ND
J14080	epigallocatechin gallate	71.10	30	10.19±6.22	6.98	14.86±1.81	4.78	＞30	ND
methyl gallate	methyl gallate	69.50	30	＞30	ND	＞30	ND	＞30	ND
genistein	genistein	75.60	30	＞30	ND	＞30	ND	＞30	ND
ribavirin	ribavirin	＞200	100	4.36±0.99	＞45.87	10.32±2.38	＞19.38	13.78±3.47	＞14.51
TG003	TG003	121.50	30	5.09±0.78	23.87	15.75±3.49	7.71	3.56±1.47	34.13

注：[a] CC_{50}：半数细胞毒性试验；[b] CC_0：最大无细胞毒性浓度；[c] EC_{50}：半数有效浓度；[d] SI：选择指数，CC_{50}/EC_{50}；[e] ND：不确定。

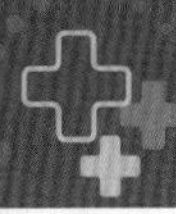

作为宿主RNA处理机制的重要组成部分，是一种控制细胞选择性剪接的激酶，CLK1在本研究中被克隆并表达。使用激酶-Glo®测定平台建立了CLK1活性测试系统，发现了一批CLK1抑制剂，在此基础上，评价了CLK1抑制剂在细胞水平上的抗病毒活性。结果提示，包括clypearin和corilagin在内的CLK1抑制剂对H1N1病毒感染的细胞病变表现出显著的抑制作用，表明CLK1是抗流感病毒的潜在药物靶标。本研究为抗流感病毒潜在靶标CLK1的确证研究奠定了重要基础。

（李　超　祖　勉　撰写，刘艾林　审校）

参考文献

CHEN C Z, SOUTHALL N, GALKIN A, et al. homogenous luminescence assay reveals novel inhibitors for giardia lamblia carbamate kinase [J]. Curr Chem Genomics, 2012, 6: 93-102.

MEZNA M, WONG A C, AINGER M, et al. Development of a high-throughput screening method for LIM kinase 1 using a luciferase-based assay of ATP consumption [J]. J Biomol Screen, 2012, 17 (4): 460-468.

ZU M, LI C, LIU A L, et al. Drug discovery of host CLK1 inhibitors for influenza treatment [J]. Molecules, 2015, 20: 19735-19747.

第二十八章 围涎素体内抗流感病毒药效及其作用机制研究

第一节 引　言

前一期我们通过CLK1抑制剂的理性筛选与体外试验验证，发现了一批CLK1抑制剂，其中围涎素［clypearin，(－)-7-*O*-galloyltricetiflava，编号为J10688］的抗流感病毒活性最为显著。围涎素是从猴耳环（学名为围涎树；拉丁名为*Pithecellobium clypearia*）中分离得到的抗流感病毒有效成分。中药猴耳环（*Pithecellobium clypearia* Benth）来源于豆科植物，分布于我国南部如四川、云南、广东等，用于治疗上呼吸道感染已经有近千年的历史。猴耳环的叶与细枝的水提物可用于治疗上呼吸道感染、喉炎、咽炎、急性胃肠炎、急性扁桃体炎及细菌性痢疾等。猴耳环单药制剂收录于《中国药典》(2020年版)。

前期研究发现，围涎素（J10688）能够抑制流感病毒在细胞内的复制，且抑制流感病毒对宿主细胞的吸附，降低流感病毒复制关键蛋白质的表达水平，提示J10688在体外具有优异的抗流感病毒作用。同时对耐药毒株也表现出显著的活性，具有明显的药效优势，符合新药研发目标。本章主要研究其在小鼠体内的抗流感病毒活性及机制。

为了明确J10688的体内抗流感病毒作用和特点，本章首先测定了病毒半数致死量，确定病毒攻毒剂量。在此基础上，建立流感病毒感染小鼠模型，评价J10688的体内抗流感药效及特征，并探讨其作用机制。

第二节 围涎素体内抗流感病毒药效

一、A/PR/8/34（H1N1）鼠肺适应株对小鼠半数致死量的测定

半数致死量（LD_{50}）表示能使全部实验对象死亡半数的剂量或浓度，可表征病原微生物毒力水平。在流感病毒感染机体的进程中，感染剂量是一个关键因素。低剂量的流感病毒不足以引起流感在体内大量增殖，很快便被机体的免疫系统所清除，所引起的一些流感症状也会自行恢复，这种条件下很难评判是机体的自我清除作用还是药物的药效。而过高剂量的流感病毒却会导致机体快速出现感染后期症状，导致模型动

物不治而亡。因此，选择合适的感染剂量的流感病毒是评价抗流感药物动物模型的关键因素。在小鼠模型中选择10 LD_{50}剂量的流感病毒，病毒可以在体内持续复制，介导过度免疫应答，引起多种器官病变，进而引发全身反应。本节中对流感病毒鼠肺适应株A/PR/8/34（H1N1）进行LD_{50}测定，为后续体内药效试验的顺利开展奠定基础。

1. 实验材料

（1）实验试剂及器材：乙醚；生理盐水；玻璃干燥器；脱脂棉；Eppendorf加样枪（Eppendorf公司，德国）。

（2）实验动物：ICR小鼠（SPF级），雄性，18～20 g［北京维通利华实验动物技术有限公司，许可证号为SCXK（京）2012-0001］。

（3）病毒：甲型流感病毒鼠肺适应株A/PR/8/34（H1N1），由中国预防医学科学院病毒学研究所馈赠，鸡胚法扩增传代，无菌分装，冻存于−80℃。使用时冰上化开，稀释为不同的浓度。

2. 实验方法

（1）动物饲养：ICR小鼠饲养于中国医学科学院药物研究所实验动物中心，自由饮食饮水，自然照明，室温20～25℃。

（2）流感病毒接种：流感病毒鼠肺适应株A/PR/8/34（H1N1）用生理盐水稀释成如下浓度，即10^{-1}、10^{-2}、10^{-3}、10^{-4}、10^{-5}和10^{-6}。将小鼠随机分为7组，每组10只，相同组给予同样浓度的流感病毒，空白对照给予生理盐水。小鼠用乙醚深度麻醉，用加样枪向鼻腔内接种流感病毒稀释工作液或生理盐水，每只接种50 μl。接种后每天记录小鼠的状态、体重变化及存活情况，连续观察14天。按照Reed-Muench方法计算小鼠半数致死量。

3. 实验结果

7组小鼠分别感染不同稀释倍数的流感病毒工作液或生理盐水，感染后每天观察其变化。感染后第3天，前4组小鼠分别出现不同程度的感染症状：饮食及活动减少，出现肺部水泡音，耸毛，体温下降等。感染后第5天，开始出现小鼠死亡。连续14天观察小鼠的死亡情况（表28.1），统计后用Reed-Muench方法计算小鼠半数致死量。具体计算公式为$\log LD_{50}$＝高于50%的死亡率病毒稀释度的对数+比距×稀释因子的对数，公式中比距＝（高于50%的死亡率−50%）/（高于50%的死亡率−低于50%的死亡率）。在本实验中，$\log LD_{50}=\log 10^{-4}+(70\%-50\%)/(70\%-0)*\log 10^{-1}=-4.29$。因此，本批流感病毒在小鼠体内的$LD_{50}$为$10^{-4.29}$。

表28.1　A/PR/8/34（H1N1）感染小鼠的半数致死量（LD_{50}）测定

病毒稀释倍数	接种鼠数/只	死亡数/只	存活数/只	死亡率/%
10^{-1}	10	10	0	100
10^{-2}	10	10	0	100
10^{-3}	10	10	0	100

续表

病毒稀释倍数	接种鼠数/只	死亡数/只	存活数/只	死亡率/%
10^{-4}	10	7	3	70
10^{-5}	10	0	10	0
10^{-6}	10	0	10	0
空白对照	10	0	10	0

半数致死量（LD_{50}）可以有效地反映病毒对实验动物的毒力。本节采用不同剂量的鼠肺适应株A/PR/8/34（H1N1）滴鼻感染ICR小鼠，测定其对小鼠的毒力。通过对感染后小鼠的生存情况进行统计，用经典的Reed-Muench方法计算小鼠半数致死量，最终得出A/PR/8/34（H1N1）感染小鼠的$LD_{50}=10^{-4.29}$，即将此病毒母液稀释$10^{4.29}$倍时可使一半的动物死亡。此计算方法简单可靠，广泛用于微生物的半数致死量的测定。本章后续动物实验所用的流感病毒为同一批次的毒株。毒株分装后冻存于−80℃冰箱，为后续研究奠定了实验基础。

二、围涎素对感染流感病毒小鼠的体内抗病毒药效评价

流感致小鼠肺炎模型从整体的角度反映药物的抗流感作用，其发病机制与药效作用更接近于人体。前期预实验发现，J10688口服给药的生物利用度较差，本研究采用尾静脉注射的方式给药，考察病毒感染后24小时给药对病毒感染小鼠的保护作用。药效考察指标主要为小鼠的存活率、平均存活时间、体重变化等，为进一步研究提供依据。

1. 实验材料

（1）实验试剂及器械：J10688由中国医学科学院药物所植化室陈若芸教授课题组提供，为淡黄色粉末，溶于甲醇、DMSO、碱，微溶于水，纯度＞99%（HPLC测定）；乙醚；生理盐水；羟丙基-β-环糊精（石药集团中奇制药技术有限公司）；达菲（磷酸奥司他韦胶囊，罗氏有限公司生产，购于北京友谊医院）；利巴韦林（Sigma-Aldrich，Lot#020M4003）；TG003（CLK1/4抑制剂），购于Sigma-Aldrich；体重秤；小鼠肛温测定仪；手术器械；1 ml注射器。

（2）实验动物及病毒：动物为ICR小鼠（SPF级），雄性，18～20 g［北京维通利华实验动物技术有限公司，许可证号为SCXK（京）2012-0001］。所有动物饲养和实验过程均按照实验动物伦理委员会的指导方针，符合《美国国立卫生研究院实验动物饲养和使用指南》的要求。

病毒为甲型流感病毒鼠肺适应株A/PR/8/34（H1N1），10 LD_{50}稀释。

（3）实验药物：阳性药为达菲、利巴韦林、TG003，用生理盐水配制成相应的浓度，超声溶解为澄清溶液。

受试药为J10688，用60%的羟丙基-β-环糊精配制成相应的浓度，超声溶解为澄

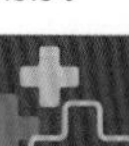

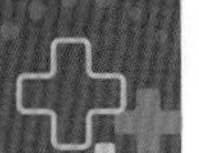

清溶液。

2．实验方法

（1）病毒感染后给药：小鼠用乙醚麻醉，鼻腔接种10 LD_{50}的H1N1 50 μl，空白对照给予50 μl生理盐水。受试药物溶于60%的羟丙基-β环糊精，给药体积为0.1 ml/10 g。建立小鼠感染模型，并于感染后24小时给药，连续给药5天，每天1次，连续观察21天。给药剂量及方式见表28.2。

表28.2　各组的给药剂量与给药方式

组别	剂量	给药方式	组别	剂量	给药方式
正常组	等体积溶液	i.v.	J10688	30 mg/kg	i.v.
模型组	等体积溶液	i.v.	J10688	10 mg/kg	i.v.
达菲	20 mg/kg	i.g.	J10688	3 mg/kg	i.v.
TG003	50 mg/kg	i.g.			

注：i.g.：灌胃给药；i.v.：尾静脉注射给药。

（2）存活率和平均存活时间：病毒感染后每天观察小鼠的存活状态，记录存活数，利用GraphPad Prism 6软件对存活率曲线进行绘制。每只小鼠的存活时间/存活只数即为平均存活时间。

（3）平均体重和平均体温：接种后每天用小鼠体重仪和小鼠肛温测定仪记录小鼠的体重及肛温变化。

（4）肺指数/脾指数：接种流感病毒后第3天和第6天给药结束2小时后处死小鼠，取肺及脾。肺/脾取出后在生理盐水中清洗一遍，纸上吸干水分，称量重量，用下列公式计算肺、脾指数，即肺（脾）指数＝肺（脾）重（mg）/体重（g）。

（5）数据统计：实验结果以平均值±标准差（mean±SD）表示，组间差异用单因素方差分析one-way ANOVA统计，两组间比较利于T检验方法，$P<0.05$被认为有统计学差异。

3．实验结果

（1）J10688对小鼠存活率及平均存活时间的影响：每天记录各组小鼠的存活和死亡情况，连续记录21天，绘制生存曲线并计算平均存活时间，如图28.1和表28.3所示。造模后9天内模型组小鼠全部死亡，平均存活时间为（5.83±1.74）天，与正常组相比具有显著性差异（$P<0.001$）。阳性药达菲与TG003均表现出优异的抗流感药效，达菲组的存活率为100%。TG003与J10688各给药组相似，仅1只死亡，存活率均为91.67%。J10688的30 mg/kg、10 mg/kg和3 mg/kg剂量组的平均存活时间分别为（20.1±3.17）天、（19.92±3.75）天及（20±3.46）天，与模型组相比具有显著性差异（$P<0.001$）。以上结果提示，J10688在静脉给药时3～30 mg/kg能够显著对抗流感引起的小鼠死亡，与临床一线用药达菲效果相当。同时，20 mg/kg CLK1抑制剂TG003（50 mg/kg）在小鼠体内也具有很强的抗流感病毒作用。

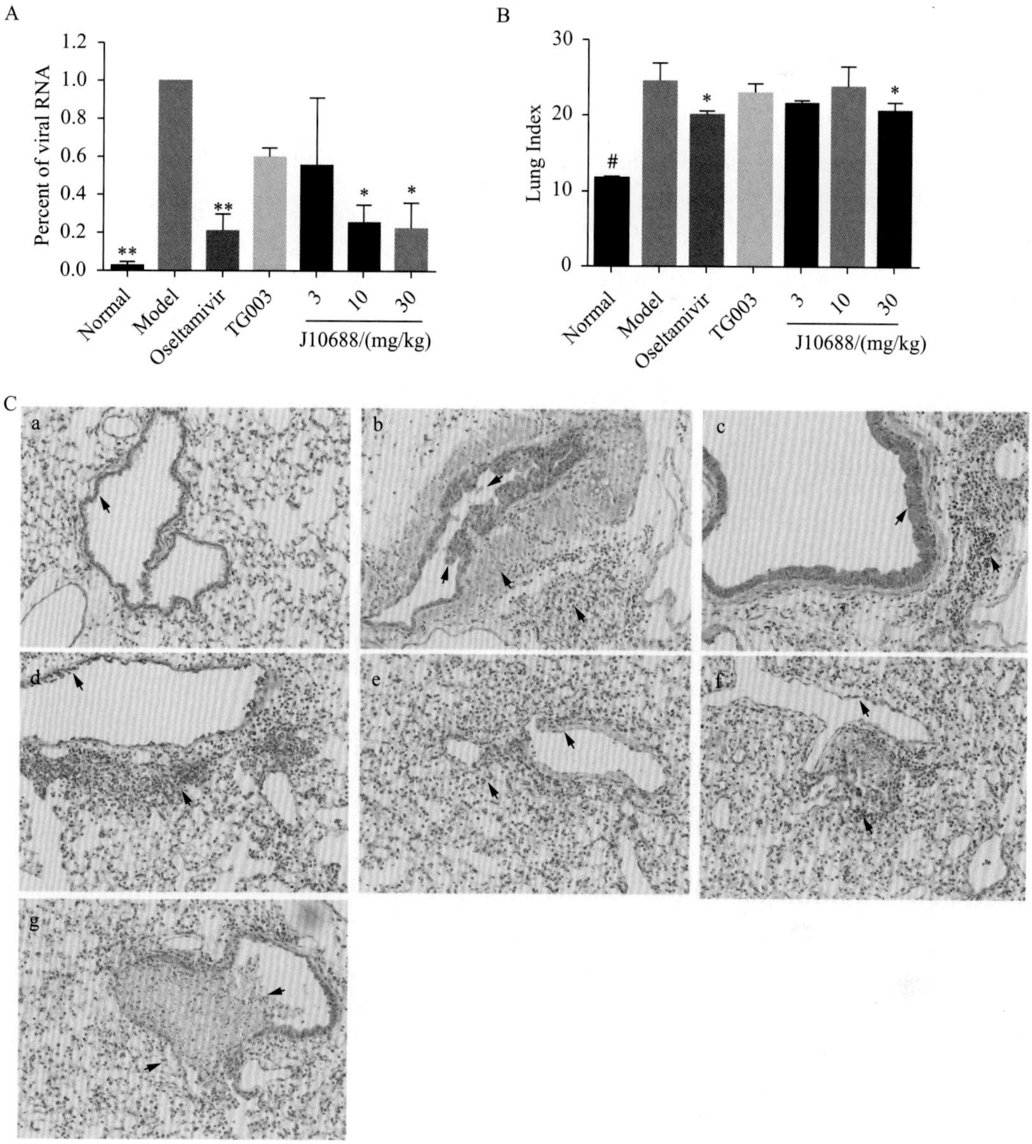

图28.3 J10688对A/PR/8/34（H1N1）流感病毒诱导的小鼠模型的保护作用

A：在感染流感病毒H1N1第3天，J10688各给药组（6 mg/kg、20 mg/kg、60 mg/kg）小鼠同时处死，取肺，提取总RNA并进行逆转录，然后通过qPCR技术测定流感病毒NP mRNA的水平。基于靶基因和参考基因的近似效率，使用$2^{-\Delta\Delta C_t}$（Livak）算法来分析C_t值。总之，J10688给药可以剂量依赖性地降低NP的表达（**$P<0.01$，**$P<0.05$ *vs*模型组）。B：各组小鼠的肺指数。#与正常组比较，$P<0.05$，*与模型组比较，$P<0.05$。C：J10688对感染A/PR/8/34病毒小鼠的病理特征的影响（苏木精-伊红染色；放大倍数×200）。感染6天后处死小鼠，取肺并用PBS洗涤，在4%多聚甲醛中固定，包埋在石蜡中，以便切片并进行组织学检查，根据充血情况、细支气管上皮细胞坏死、肺渗出物、肺泡间质性肺炎和肺脓肿等情况评估病理变化。a：正常组；b：模型组；c：奥司他韦组；d：TG003组；e：J10688-30 mg/kg组；f：J10688-30 mg/kg组；g：J10688-30 mg/kg组。

小鼠全身灌流，肺组织取出后浸泡于4%多聚甲醛中，过夜后进行HE染色。结果如图28.3C所示，正常组小鼠的肺部肺泡疏松，大小一致，无明显的炎症细胞浸润，且支气管管腔正常，无分泌物，支气管上皮完整。模型组肺部病理切片支气管管腔狭窄，

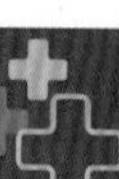

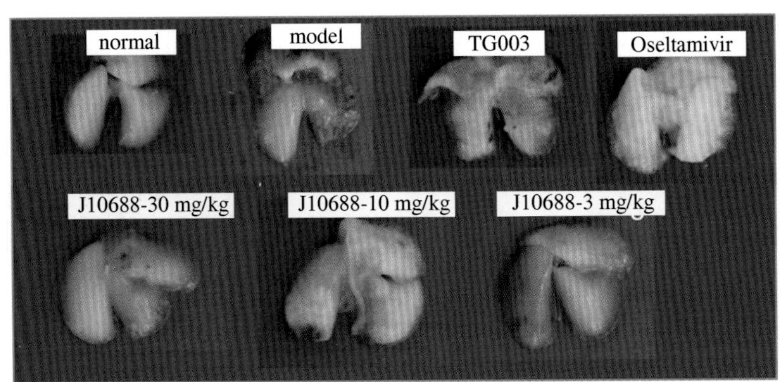

图28.4　小鼠感染甲型H1N1流感病毒6天后的肺组织外观

管壁增厚，支气管内有内容物，同时有大量炎症细胞浸润，伴有肺出血及坏死现象。达菲组虽也有支气管管壁增厚现象，但支气管管腔内没有分泌物，炎症细胞只聚集在部分病灶区域，无广泛分布。TG003支气管周围有大量炎症细胞浸润，管腔内无内容物。而J10688的各个剂量组均有炎症细胞浸润，3 mg/kg剂量组支气管内有大量内容物。与模型组相比，J10688的高剂量组对其病理特征具有显著的改善作用。

4．J10688对感染流感小鼠肺部炎症因子的影响

IFN-γ在先天性免疫和获得性免疫中发挥重要作用，主要由活化的Th1细胞和NK细胞产生，在病毒性疾病的康复中具有举足轻重的地位。其抑制流感病毒在体内的复制和扩散，同时可以调节多种免疫细胞，被认为是机体抗病毒感染中最重要的细胞因子之一。

肺组织匀浆后利用ELISA方法分别检测IFN-γ、IL-6、IL-1β、TNF-α等指标的变化，结果如图28.5所示。与模型组相比，各给药组均能不同程度地提高IFN-γ的表达水平，但无显著性差异。在感染6天后，模型组IL-6、IL-1β、TNF-α的表达水平显著高于正常组，30 mg/kg的J10688及达菲均可以显著降低这些炎症因子的表达（$P<0.05$）。

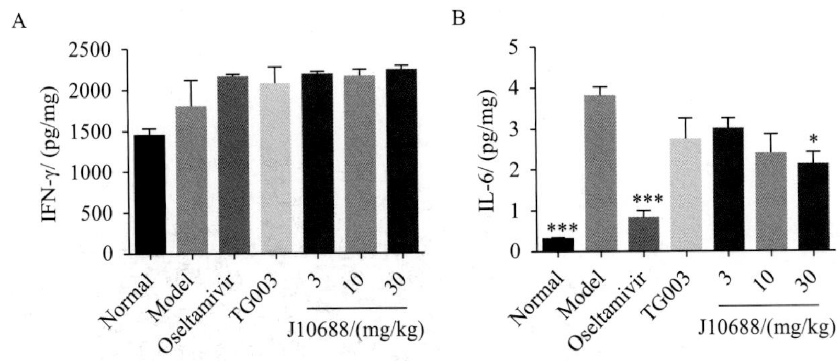

图28.5　J10688对病毒感染后小鼠肺部IFN-γ、IL-6、TNF-α和IL-1β表达的影响

（制备肺组织匀浆，用ELISA法检测炎症细胞因子。）

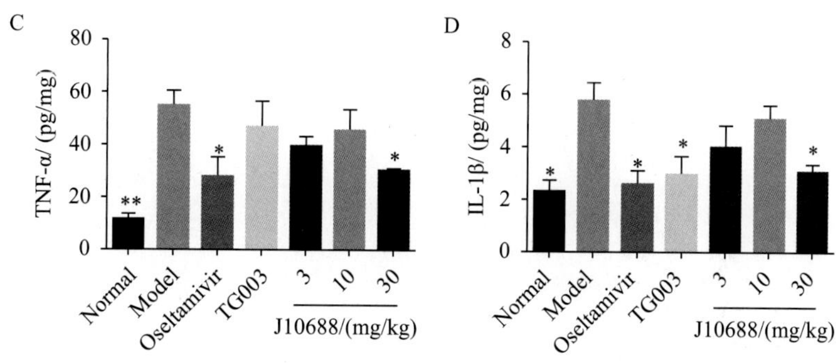

图28.5（续）

以上结果提示J10688抗流感病毒的作用机制可能是通过提高肺中的IFN-γ水平从而调节机体免疫功能，增强NK细胞、Th1细胞杀伤活性及单核巨噬细胞抗病毒能力，同时降低多种炎症因子如IL-6、IL-1β、TNF-α的表达水平，抑制过度免疫反应，促进机体恢复。

5．J10688对感染流感小鼠脾脏形态、脾指数及胸腺指数的影响

脾脏和胸腺是机体的免疫器官，其功能与机体的免疫调节状态及免疫应答水平密切相关。脾脏是机体最大的免疫器官，含有大量的T、B淋巴细胞。脾脏在清除流感病毒，增强机体免疫力过程中发挥了重要作用。脾指数的变化可以反映机体的免疫功能强弱。对感染6天后小鼠脾脏的观察，从其外观上来看，模型组小鼠脾脏色淡、明显萎缩变小。达菲、TG003及J10688可以显著改善这些症状，使脾脏的外观、形态、重量趋近于正常组，且J10688具有剂量依赖性（图28.6A）。

计算各组小鼠脾指数的变化，如图28.6B所示，感染病毒后小鼠的脾脏出现萎缩，模型组小鼠与正常组相比，脾指数显著降低（$P<0.01$），说明脾部发生明显病变，影响了机体的免疫功能。J10688的30 mg/kg剂量组可以显著升高脾指数，有效地抑制脾病变。同样，计算各组胸腺指数，如图28.6C所示，感染后模型组小鼠的胸腺指数明显降低（$P<0.01$），各给药组的胸腺指数均有升高的趋势，J10688的30 mg/kg剂量组可以显著升高胸腺指数（$P<0.01$）。J10688 30 mg/kg剂量组与达菲组相比，胸腺指数差异显著。

6．J10688对感染流感小鼠淋巴细胞增殖指数的影响

ConA和LPS均为丝裂原，促进真核细胞的有丝分裂。ConA可特异性与小鼠T淋巴细胞膜上的丝裂原受体结合，从而使T淋巴细胞增殖。LPS特异性地与小鼠B淋巴细胞的丝裂原受体结合，从而促进B淋巴细胞增殖，通过刺激指数的高低可以反映机体的免疫状态。本研究分别以ConA或LPS诱导小鼠脾淋巴细胞，观察给药后对小鼠脾淋巴细胞增殖的影响。如图28.6D和图28.6E所示，与正常组相比，模型组的刺激指数均显著降低（$P<0.001$），提示流感病毒对机体的T、B淋巴细胞增殖均有抑制作用。阳性药达菲、TG003均可显著提高感染小鼠的T、B淋巴细胞增殖指数（$P<0.001$）。J10688 30 mg/kg、10 mg/kg剂量依赖性地提高T、B淋巴细胞增殖指数（$P<0.001$），但3 mg/kg

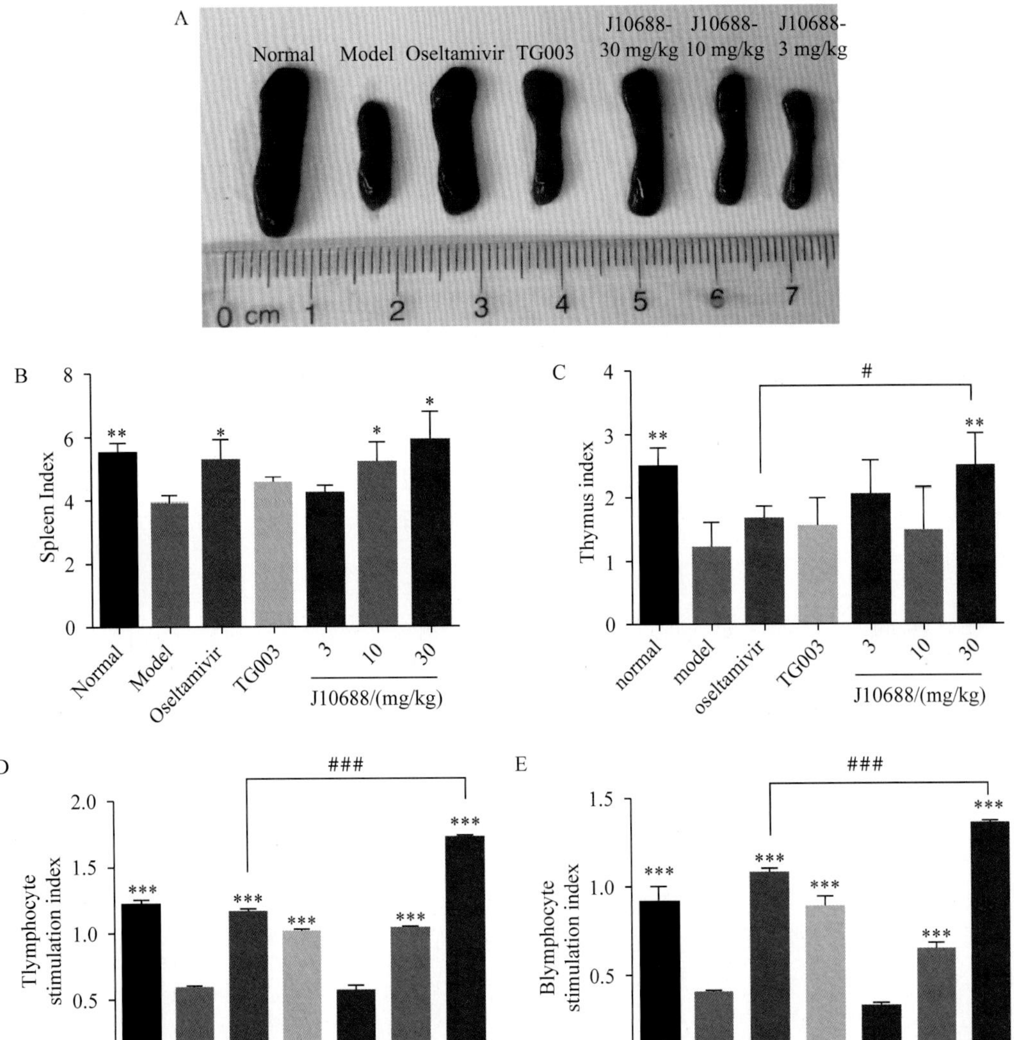

图 28.6　J10688对病毒感染小鼠免疫功能的影响

A：各组脾脏外观照片。B：感染流感病毒6天后各组小鼠的脾脏指数。C：各组小鼠的胸腺指数。D：ConA刺激T淋巴细胞有丝分裂的刺激指数。E：LPS刺激各组B淋巴细胞有丝分裂的刺激指数。*$P<0.05$, **$P<0.01$, ***$P<0.001$ *vs*模型组；#$P<0.05$，###$P<0.001$ *vs* oseltamivir组。

剂量组并无此作用。J10688 30 mg/kg剂量组的T、B淋巴细胞增殖指数与达菲组相比均具有显著性差异，说明J10688具有更强的免疫增强作用。

7. J10688对感染流感小鼠外周血中T淋巴细胞亚群的影响

T淋巴细胞亚群主要针对细胞免疫，具有抵抗病毒和调节免疫系统功能的作用，其细胞功能取决于T淋巴细胞总值（$CD3^+$）及其亚群（$CD4^+$、$CD8^+$）的相对组成。正常情况下，亚群之间互相拮抗达到平衡；当免疫失衡时，细胞数及比值发生紊乱，则易引发疾病。T淋巴细胞是机体免疫系统实现细胞免疫和免疫调节作用的主要成分，外周血中T淋巴细胞亚群测定可良好地反映机体细胞免疫状态。$CD3^+$、$CD4^+$及$CD8^+$ T淋巴细胞亚群的百分率或$CD4^+/CD8^+$比值是评估机体免疫状态的可靠指标。人体研究及动物模型均已证明，$CD4^+$细胞和活化的$CD8^+$细胞是宿主抵抗肺部感染的主要细胞。本研究探讨了J10688对小鼠外周血中T淋巴细胞亚群的影响，实验结果（表28.4）表明，感染流感6天后，小鼠的免疫系统发生紊乱，总T淋巴细胞（$CD3^+$）比例增加，而$CD4^+$、$CD8^+$及$CD4^+/CD8^+$比例却降低。与模型组比较，达菲组及J10688 10 mg/kg、30 mg/kg剂量组$CD3^+$的含量显著降低（$P<0.05$）。J10688各剂量组$CD4^+$的含量均较模型组有所提高，但无统计学意义。J10688呈剂量依赖性地升高$CD8^+$的含量，30 mg/kg组$CD4^+/CD8^+$更接近于正常值。J10688表现出使各类细胞趋于正常值的趋势，纠正和调节病毒感染导致的小鼠免疫系统失衡。由于生物体复杂多变，多种信号通路及细胞因子在体内既相互促进又相互制约，形成复杂的细胞因子调节网络。因此，J10688抗流感病毒更深层次的免疫调节机制还有待于进一步研究。

表28.4　J10688对H1N1流感病毒感染小鼠T淋巴细胞亚群的影响（$n=5$）

组别	$CD3^+$%	$CD4^+$%	$CD8^+$%	$CD4^+/CD8^+$
Normal	39.5±3.4	49.55±7.95	11.73±4.23	4.63±1.75
Model	57.45±6.84##	34.18±20.58	9.35±2.79	3.64±2.06
Oseltamivir	41.92±10.22*	47.16±16.9	9.93±3.29	4.95±2.02
TG003	54.44±5.32	36.3±18.94	5.48±2.53	6.6±2.69*
J10688-3 mg/kg	53.98±8.18	37.5±16.68	6.17±1.84	6.39±3.56
J10688-10 mg/kg	48.76±5.18*	37.82±11.25	9.29±5.84	5.54±3.08
J10688-30 mg/kg	41.5±7.61**	37.6±1.98	13.24±11.79	4.45±1.18

注：##$P<0.01$ *vs* Normal；*$P<0.05$ *vs* Model；**$P<0.01$ *vs* Model。

四、讨论与结论

当流感病毒感染机体时，免疫系统会迅速反应。病毒进入呼吸道后，首先触发先天性免疫反应，包括黏膜屏障、巨噬细胞、树突状细胞和自然杀伤细胞的参与。细胞释放细胞因子和化学因子，导致发热、疲劳等典型症状，这些反应是为了遏制病毒扩散。随后适应性免疫系统启动，B淋巴细胞产生针对流感病毒的特异性抗体（如IgM和IgG），T淋巴细胞（包括$CD4^+$辅助性T细胞和$CD8^+$细胞毒性T细胞）帮助清除感染细胞。此阶段的免疫反应不仅帮助清除病毒，还产生免疫记忆，使机体对未来相同或相似毒株的感染产生更快、更有效的反应。虽然免疫系统能有效应对流感病毒，但病毒也能通过多种机制逃避和抑制免疫反应。例如流感病毒的NS1蛋白可以抑制干扰素的产生，干扰素是抗病毒免疫反应中的关键成分。病毒还可以诱导免疫系统产生过度反应，导致细胞因子风暴，从而引起严重的组织损伤。

本研究发现，流感病毒感染小鼠后可迅速引起肺组织炎症反应，导致病毒性肺炎的发生。主要病理特征是大量炎症细胞浸润、肺部出血、水肿，最终形成实变，支气管上皮脱落，管腔内有大量内容物，肺脏重量增加，且增加程度与其炎症的程度成正相关。J10688能够有效地抑制病毒感染导致的小鼠脾脏、胸腺萎缩，对感染小鼠的免疫器官有保护作用，是其调节免疫应答的基础，通过提高感染小鼠体内的$CD4^+$、$CD8^+$水平，帮助清除感染细胞。同时J10688通过提高肺中的IFN-γ水平从而调节机体免疫功能，增强NK细胞、Th1细胞杀伤活性及单核巨噬细胞抗病毒能力，同时降低多种炎症因子如IL-6、IL-1β、TNF-α的表达水平，抑制过度免疫反应，促进机体恢复。

综上所述，本章首先确定了流感病毒的LD_{50}，以保证模型的合理性、可重复性和结果的可靠性。在此基础上，进行了体内药效评价。实验结果提示，J10688的3个剂量组均可显著提高模型小鼠的存活率、延长存活时间，其药效与两个阳性药组（达菲组和TG003）相当。

体内抗流感药效机制研究发现，J10688能够降低流感病毒在肺部的病毒拷贝数，降低肺指数，抑制肺部炎症因子的表达，对肺脏具有保护作用。同时J10688可以显著升高脾指数和胸腺指数，保护免疫器官；J10688可以剂量依赖性地提高淋巴细胞增殖指数，增强免疫力，调节机体的免疫水平；并调节感染小鼠外周血中淋巴细胞亚群的比例，纠正和调节病毒感染导致的小鼠免疫系统失衡。在保护免疫器官、增强淋巴细胞增殖方面，J10688的功效要优于阳性药达菲，这也是J10688作为新型抗流感药物的优势与亮点。

（李　超　撰写，祖　勉、刘艾林、陈若芸　审校）

参考文献

LI C, SONG X, LIU A, et al. Pharmacokinetic study of gallocatechin-7-gallate from Pithecellobiumclypearia Benth. in rats [J]. Acta Pharmaceutica Sinica B, 2016, 6 (1): 64-70.

LI C, XU L J, LIU A L, et al. Anti-influenza effect and action mechanisms of the chemical constituent gallocatechin-7-gallate from Pithecellobium clypearia Benth [J]. Acta Pharmacol Sin, 2018, 39 (12): 1913-1922.

ZU M, LIU A L, ZHENG L S, et al. Drug discovery of host CLK1 inhibitors for influenza treatment [J]. Molecules, 2015, 20: 19735-19747.

第六部分

基于虚拟筛选与网络计算的药物发现

第二十九章　基于机器学习的流感病毒NA抑制剂预测模型的建立与新药发现

第一节　引　言

神经氨酸酶（NA）是流感病毒生命周期中的一种关键酶，被认为是抗流感药物设计的成功范例。但到目前为止，还没有完善的分类模型可以用于NA抑制剂的虚拟筛选。本章中，我们将运用两种机器学习算法——支持向量机（SVM）和朴素贝叶斯（NB）算法，建立NA抑制剂和非抑制剂的分类模型，使用该模型预测了我们内部数据库中化合物的NA抑制活性。最后，在体外检测命中化合物对流感病毒H1N1和H3N2的NA抑制活性，为抗流感药物研究提供重要信息。工作流程如图29.1所示。

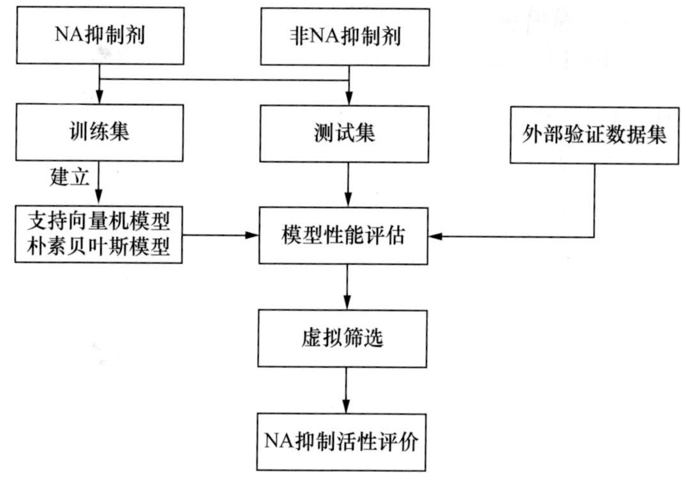

图29.1　NA抑制剂发现的流程图

第二节　NA抑制剂预测模型的建立

一、数据收集

1．数据准备

我们从BindingDB数据库中收集到甲型流感病毒A/PR/8/34（H1N1）的NA抑制剂

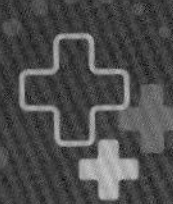

共177个（IC_{50}<10 μmol/L）作为活性化合物。从我们实验室前期的NA抑制剂的高通量筛选结果中选出1770个化合物作为非活性化合物，它们在4 μg/ml的浓度下NA抑制率<10%。所有活性化合物和非活性化合物被随机分配到训练集和测试集，训练集包括143个活性化合物和1430个非活性化合物，测试集包括34个活性化合物和340个非活性化合物。为了优化训练集中活性与非活性化合物的比例，我们从1430个非活性化合物中分别随机提取了429个和143个化合物，并分别与143个活性化合物组合，使训练集中的活性化合物与非活化合物的比例分别为1∶3和1∶1。

此外，外部验证数据集由47个活性化合物和470个非活性化合物组成，它们未包含在训练集和测试集中。这47个甲型流感病毒NA抑制剂来自文献、不同于训练集和测试集的化合物。我们从前期的HTS结果中提取了另外470个无活性化合物，在4 μg/ml的浓度下其NA抑制率<10%。

在分子描述符计算之前，所有化合物结构都在MOE软件中进行了处理，包括添加氢原子、强酸去质子化、强碱质子化、生成立体异构体和有效的单个3D构象。活性化合物和非活性化合物分别用"1"和"−1"标记。

2. 分子描述符与分子指纹

本研究使用了3组分子描述符和1组指纹数据。在Discovery Studio 4.1（DS 4.1）软件中总共计算了256个2D分子描述符，包括AlogP、estate keys、分子性质、分子性质数、表面积和体积，以及拓扑描述符。分子指纹ECFP_6也在DS 4.1中进行了计算。

使用MOE 2010软件计算了186个2D分子描述符。2D分子描述符是根据分子的原子和连接信息计算的，包括物理性质、再分割的表面积（subdivided surface area）、原子数和键数、Kier&Hall连接性和Kappa形状指数、邻接和距离矩阵描述符、药效团特征描述符，以及偏电荷描述符。

应用工具软件ADRIANA. Code计算了211个描述符，包括全局分子描述符、大小和形状描述符、2D性质自相关描述符和3D性质自相关描述符。

3. 分子描述符的选择

一些分子描述符与NA抑制活性几乎没有相关性，或者与其他描述符相关。这些可能会影响模型的预测精度，并降低计算速度。因此，我们应用SPSS 17.0软件对分子描述符进行了选择，选择规则有以下三点。第一，去除了化合物的中值50%以上不变的分子描述符。第二，进行Pearson相关分析，以去除那些与活性的相关系数小于0.1的分子描述符。如果两个分子描述符之间的相关系数大于0.9，则去除与活性相关系数较低的分子描述符。第三，对剩余的分子描述符进行逐步线性回归，选择最终保留在回归方程中的分子描述符供进一步使用。根据这三条规则，最终用于计算的分子描述符有来自DS 4.1软件的15个分子描述符、来自MOE 2010软件的28个分子描述符以及来自ADRIAN. Code的31个分子描述符。表29.1列出了最终选择的分子描述符。从所选择的描述符，我们可以得出的结论是，涉及原子的偏电荷、表面积和体积、疏水性以及氢键受体/供体原子的一些性质在模型的构建中是非常重要的。

表 29.1　本研究选择的分子描述符

分子描述符种类	描述符数量	分子描述符
MOE	28	BCUT_SLOGP_2、GCUT_PEOE_2、GCUT_PEOE_3、GCUT_SLOGP_0、GCUT_SLOGP_1、a_aro、b_double、b_rotR、a_No、PEOE_RPC+、PEOE_VSA+4、PEOE_VSA-5、PEOE_VSA_FNEG、PEOE_VSA_NEG、PEOE_VSA_PNEG、PEOE_VSA_PPOS、lip_don、opr_brigid、vsa_ac c、vsa_other、vsa_pol、SlogP、SlogP_VSA0、SlogP_VSA2、SlogP_VSA7、SMR_VSA0、SMR_VSA2、SMR_VSA5
Discovery Studio	15	AlogP、ES_Count_aa sC、ES_Sum_aasC、ES_Sum_dO、ES_Sum_dssC、ES_Sum_sssCH、Estate_AtomTypes、Num_H_Acceptors、Num_H_Donors、Molecula r_FractionalPolarSurfaceArea、BIC、IC、JY、PHI、SIC
ARIANA. Code	31	@2DACorr_PiChg_9、Hdon、@3DACorr_TotChg_7、@3DACorr_PiChg_5、@3DACorr_TotChg_5、@2DACorr_PiChg_3、@3DACorr_SigChg_5、Eccentric、@3DACorr_SigChg_7、@2DACorr_TotChg_10、@2DACorr_PiEN_3、@2DACorr_TotChg_5、@3DACorr_SigEN_4、XlogP、ASA、@3DACorr_LpEN_2、@3DACorr_PiChg_6、@2DACorr_TotChg_8、@2DACorr_PiChg_2、@2DACorr_PiChg_6、@2DACorr_PiEN_10、logS、NrotBond、@3DACorr_TotChg_6、@2DACorr_TotChg_6、@2DACorr_TotChg_4、@2DACorr_TotChg_3、@3DACorr_TotChg_1、@3DACo rr_TotChg_4、Diameter、@2DACorr_SigChg_7

4. 化学空间多样性分析

一般来说，模型的性能与训练集的化学空间密切相关。当训练集的化学空间足够宽时，其泛化能力强，模型通常预测准确。本研究采用Tanimoto系数和主成分分析法来探索训练集的化学空间多样性。

在分子指纹ECFP_6的基础上，分子的Tanimoto系数（Tc）在DS 4.1软件中进行计算，如表29.2所示。活性化合物、非活性化合物以及活性和非活性化合物之间的Tc值分别在0.274～0.293、0.110～0.117和0.018～0.064范围内。训练集、测试集和外部验证数据集的Tc值在0.113～0.150，这表明本研究中的数据集足够多样化。

表 29.2　在整个数据库中计算的Tanimoto系数（Tc）

数据集	分子指纹	数据集的Tc	活性化合物的Tc	非活性化合物的Tc	活性化合物与非活性化合物的Tc	训练集与测试集中活性化合物的Tc	训练集与测试集中非活性化合物的Tc	训练集与外部验证集中活性化合物的Tc	训练集与外部验证集中非活性化合物的Tc
训练集（1∶10）	ECFP_6	0.113	0.288	0.110	0.064	0.213	0.368	0.098	0.445
训练集（1∶3）	ECFP_6	0.121	0.288	0.115	0.046	0.213	0.416	0.098	0.473
训练集（1∶1）	ECFP_6	0.150	0.288	0.114	0.032	0.213	0.305	0.098	0.319
测试集	ECFP_6	0.115	0.274	0.117	0.018				
外部验证集	ECFP_6	0.115	0.293	0.116	0.031				

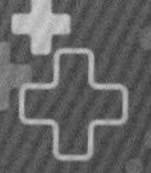

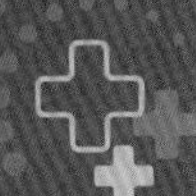

基于3组分子描述符进行主成分分析，MOE描述符的可视化结果如图29.2所示。训练集、测试集和外部验证数据集的数据空间分布广阔，表明我们的数据集具有化学多样性。此外，与外部验证数据集相比，测试集中的活性化合物与训练集的活性化合物接近。测试集和外部验证数据集中的非活性化合物部分被训练集中的非活化化合物覆盖。Tc也是如此，如表29.2所示。训练集与测试集或外部验证数据集之间的活性化合物Tc分别为0.213和0.098，低于非活性化合物。因此，外部验证数据集可用于评估模型的性能。

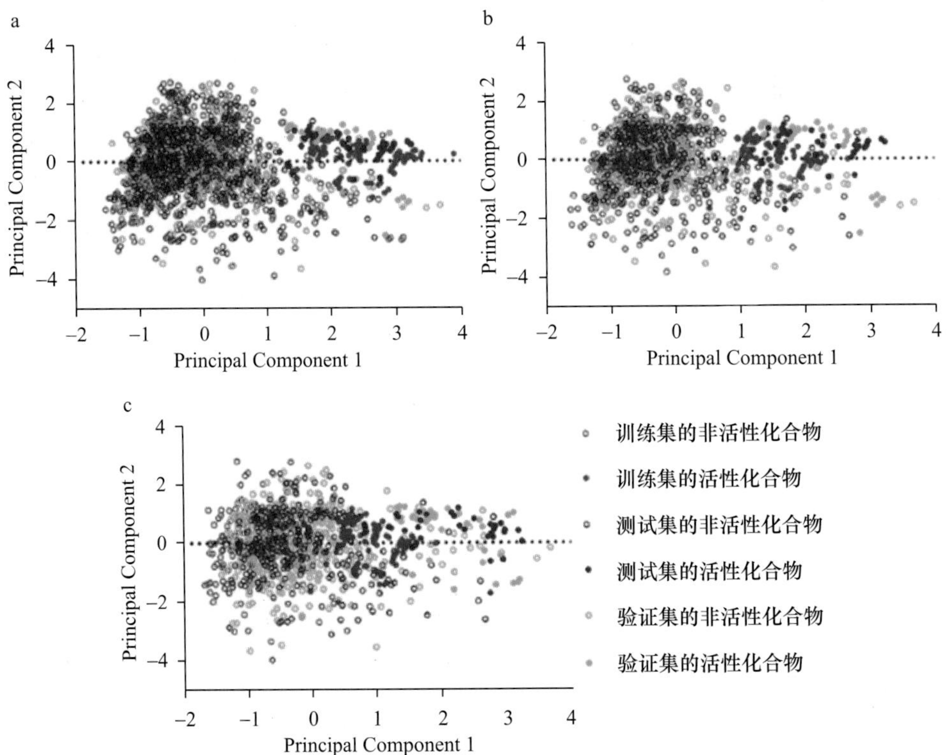

图29.2　基于MOE描述符，通过主成分分析对训练集、测试集和外部验证数据集进行化学空间分析

（a、b和c分别描述了训练集、测试集和外部验证数据集的化学空间。主成分2和主成分1分别在*Y*轴和*X*轴上。）

二、模型建立

1. 支持向量机（support vector machine，SVM）

支持向量机（SVM）是由Vapnik开发的一种模式识别算法，其主要原理是将数据投影到多维空间中，在多维空间中数据可以被一个具有最大间隔和最小错误率的超平面来分类。SVM是一种有监督机器学习方法，在化合物的生物性质预测方面一直表现出优异的性能。关于SVM的更多详细介绍可以在本书的第三部分第十七章中找到。在本章节中，SVM是在带有径向基函数（RBF）的Libsvm 2.9软件包中进行的。使用脚本“grid. py”对模型构建中的参数（C和γ）进行了优化。

2. 朴素贝叶斯（naive Bayesian，NB）

NB是一种基于贝叶斯理论的概率模型，其主要概念是根据不同数据集中分子描述符或分子指纹的出现来区分数据，并输出在某一组中数据分类的概率。有关NB的更多信息，请参阅本书在第三部分第十七章中的朴素贝叶斯。在本研究中，在DS 4.1中进行NB计算。

3. 模型性能的评估

为了评估本研究中建立的模型的预测性能，我们在训练集中对SVM模型进行了5次交叉验证，对NB模型进行了留一法交叉验证（leave-one-out cross-validation），并在测试集和外部验证数据集中进行了预测。使用了4个评价指标，包括敏感性（SE）、特异性（SP）、准确性（Q）和马修斯相关系数（MCC），计算方程由式（29.1）～式（29.4）给出。

SE是在所有活性化合物中正确预测的活性化合物的分数；SP是在所有非活性化合物中成功预测的非活性化合物的分数；Q是在整个数据集中正确分类的化合物的分数。考虑到数据库中活性化合物与非活性化合物的不同比例，Q无法正确评估模型的性能。兼具敏感性和特异性的MCC可用于评估模型正确预测的能力。SE、SP和Q的值介于0和1之间，MCC介于−1和1之间。数值越大，模型越好。在本研究中，外部验证数据集的MCC是主要的评估指标。

$$\mathrm{SE}=\frac{\mathrm{TP}}{\mathrm{TP}+\mathrm{FN}} \tag{式（29.1）}$$

$$\mathrm{SP}=\frac{\mathrm{TN}}{\mathrm{TN}+\mathrm{FP}} \tag{式（29.2）}$$

$$\mathrm{Q}=\frac{\mathrm{TP}+\mathrm{TN}}{\mathrm{TP}+\mathrm{TN}+\mathrm{FP}+\mathrm{FN}} \tag{式（29.3）}$$

$$\mathrm{MCC}=\frac{\mathrm{TP}\times\mathrm{TN}-\mathrm{FP}\times\mathrm{FN}}{\sqrt{(\mathrm{TP}+\mathrm{FN})(\mathrm{TP}+\mathrm{FP})(\mathrm{TN}+\mathrm{FN})(\mathrm{TN}+\mathrm{FP})}} \tag{式（29.4）}$$

在这些方程中，TP是真阳性的缩写，表示被正确归类为活性化合物的数量；FP是假阳性的缩写，表示被错误地归类为活性化合物的非活性化合物的数量；TN是真阴性的缩写，代表被正确归类为非活性化合物的非活性化合物的数量；FN是假阴性的缩写，代表被错误地归类为非活性化合物的数量。

4. 支持向量机模型的性能评估

我们使用了3组预测结果来评估一个模型，包括训练集、测试集和外部验证数据集。由于模型（SVM-F、G、H、I和NB-G1模型除外）之间训练集和测试集的预测结果存在明显差异，我们选择了外部验证数据集来评估模型的性能。4个评价指标（SE、SP、Q、MCC）在模型评估中是必不可少的，并用于比较和判断模型的优劣。由于在我们的大多数数据集中非活性化合物比活性化合物多，SP和Q值倾向于优于SE。事实上，除SVM-F、H、I和NB-G1模型外，大多数模型的SP和Q都大于0.95。在这种情况下，MCC是模型评价的主要指标，可以客观地反映SE和SP。第二个重要指数SE强调了预测活性化合物的准确性。总之，评估模型时，3个数据集的4个指标都被考虑在内。该准则可用于SVM和NB模型的评估。

SVM模型对训练集、测试集和外部验证数据集的预测结果如表29.3所示。9个

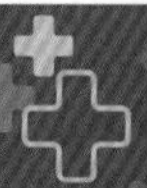

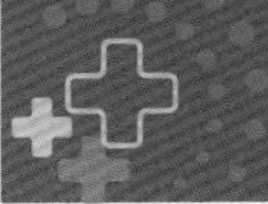

表 29.3　SVM 模型的性能评价

分子描述符种类	训练集中活性化合物与非活性化合物的比例	模型	训练集					测试集				外部验证集			
			5 倍交叉验证	SE	SP	Q	MCC	SE	SP	Q	MCC	SE	SP	Q	MCC
DS	1：10	SVM-A	0.997	1.000	1.000	1.000	1.000	0.971	0.988	0.987	0.923	0.851	0.974	0.963	0.789
	1：3	SVM-B	0.993	1.000	0.991	0.993	0.982	0.853	0.991	0.979	0.868	0.957	0.987	0.985	0.911
	1：1	SVM-C	0.997	1.000	0.993	0.997	0.993	1.000	0.991	0.992	0.954	0.979	0.970	0.971	0.852
MOE	1：10	SVM-D	0.997	0.993	0.999	0.999	0.992	0.971	0.994	0.992	0.952	0.574	1.000	0.961	0.742
	1：3	SVM-E	0.993	0.993	1.000	0.998	0.995	1.000	0.985	0.987	0.927	0.830	0.991	0.977	0.855
	1：1	SVM-F	0.997	0.993	0.993	0.993	0.986	0.471	0.956	0.912	0.445	0.471	0.956	0.912	0.445
ADRIANA. Code	1：10	SVM-G	0.980	0.986	0.997	0.996	0.973	0.000	0.997	0.906	-0.016	0.021	0.979	0.892	0.000
	1：3	SVM-H	0.997	1.000	0.995	0.997	0.991	0.882	0.788	0.797	0.433	0.830	0.989	0.975	0.844
	1：1	SVM-I	0.993	1.000	0.986	0.993	0.986	1.000	0.003	0.094	0.016	0.957	0.949	0.950	0.766

SVM模型在训练集中显示出优越的预测能力，SE和MCC均大于0.970。然而，与训练集相比，测试集和外部验证数据集中的预测能力有所下降，尤其是基于使用MOE分子描述符的活性与非活性化合物比例为1∶1的训练集的模型SVM-F，以及使用ADRIANA. Code分子描述符的3个模型（SVM-G、H、I）。

使用3组不同的分子描述符构建3个SVM模型，在训练集中又有3种不同比例的活性化合物与非活性化合物（1∶1、1∶3和1∶10）。在外部验证数据集中，比例为1∶3的MCC超过了其他两个比例（1∶1和1∶10）的MCC。例如对于DS分子描述符，比例为1∶3（SVM-B型）的MCC为0.911，高于比例为1∶1（SVM-C型的MCC为0.852）和比例为1∶10（SVM-A型的MCC为0.789）的MCC。其他两组分子描述符（MOE和ADRIAN. Code）也是如此。因此，我们认为活性化合物与非活性化合物的比例1∶3对于构建我们的数据集的SVM模型是最优的。基于不同的分子描述符数据集的模型表现不同，使用DS分子描述符构建的模型比使用MOE或ADRIANA. Code的分子描述符的模型的性能更好。具有相同比例的活性化合物与非活性化合物，例如在最佳比例为1∶3的情况下，外部验证数据集中具有DS分子描述符（SVM-B模型）的MCC为0.911，而使用MOE分子描述符（SVM-E）和ADRIANA. Code分子描述符（SVM-H）的MCC分别为0.855和0.844。在其他两种活性化合物与非活性化合物的比例下（1∶1和1∶10），也可以发现同样的情况。因此，DS分子描述符在构建NA抑制剂和非NA抑制剂的SVM模型方面优于其他两组分子描述符。

5. 朴素贝叶斯（NB）模型的性能评估

NB模型对训练集、测试集和外部验证数据集的分类结果如表29.4所示。在训练集中活性化合物和非活性化合物的比例相同以及分子描述符集合相同的情况下，除了模型NB-B1和NB-C1之外，NB模型的性能优于SVM模型。NB模型学习速度快，并且能够容忍随机噪声。因此，我们认为NB在构建NA抑制剂和非NA抑制剂分类模型方面优于SVM。由于NB的复杂原理，很难解释NB-G1模型性能差的原因，但该模型一定存在一些内在的缺陷。

与SVM模型相比，训练集中活性化合物与非活性化合物的比例对NB模型的性能影响较小。具有相同分子描述符集合的外部验证数据集的MCC之间没有显著波动。例如对于使用DS、MOE和ADRIANA. Code的分子描述符和分子指纹ECFP_6的模型，外部验证中的最大MCC（0.882、0.901、0.940、0.831）略高于最小MCC（0.800、0.862、0.836、0.759），除了极差的模型NB-G1之外。并不能确定一致的最优比例。

分子描述符描述了重要的分子性质，但不能描述NA抑制剂的重要片段。在这里，我们将分子描述符与分子指纹ECFP_6相结合来构建NB模型，结果如表7.4所示。正如我们上面所观察到的，除了模型NB-G2之外，训练集中活性化合物与非活性化合物的比例对NB模型的性能几乎没有影响。例如对于相同的分子描述符，不同比例的活性分子与非活性分子的MCC在外部验证数据集中是相同的。此外，不同分子描述符和ECFP_6的组合对NB模型的影响很小。采用ADRIANA. Code分子描述符和ECFP_6

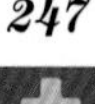
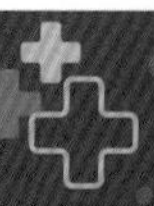

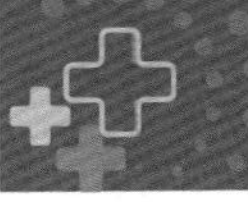

表 29.4　朴素贝叶斯模型的性能评价

分子描述符种类	分子指纹	训练集中活性化合物与非活性化合物的比例	模型	训练集					测试集				外部验证集			
				留一法交叉验证	SE	SP	Q	MCC	SE	SP	Q	MCC	SE	SP	Q	MCC
DS	_	1∶10	NB-A1	0.997	0.993	0.985	0.986	0.923	1.000	0.979	0.981	0.901	0.957	0.981	0.979	0.882
		1∶3	NB-B1	0.998	0.993	0.984	0.986	0.964	1.000	0.956	0.960	0.814	0.957	0.960	0.959	0.800
		1∶1	NB-C1	0.999	0.972	0.986	0.979	0.958	1.000	0.976	0.979	0.889	0.915	0.979	0.973	0.847
MOE	_	1∶10	NB-D1	0.999	1.000	0.987	0.988	0.933	0.971	0.991	0.989	0.937	0.894	0.985	0.977	0.862
		1∶3	NB-E1	1.000	1.000	0.986	0.990	0.973	1.000	0.979	0.981	0.901	0.957	0.985	0.983	0.901
		1∶1	NB-F1	1.000	1.000	0.979	0.990	0.979	1.000	0.976	0.979	0.889	0.936	0.983	0.979	0.879
ADRIANA. Code	_	1∶10	NB-G1	0.921	0.888	0.829	0.834	0.485	0.000	0.756	0.687	-0.169	0.000	0.828	0.752	-0.136
		1∶3	NB-H1	0.999	1.000	0.995	0.997	0.991	1.000	0.988	0.989	0.940	1.000	0.988	0.989	0.940
		1∶1	NB-I1	1.000	1.000	0.993	0.997	0.993	1.000	0.982	0.984	0.914	0.851	0.985	0.973	0.836
_	ECFP_6	1∶10	NB-J1	0.999	1.000	0.994	0.994	0.967	1.000	0.994	0.994	0.967	0.809	0.989	0.973	0.831
		1∶3	NB-K1	0.999	0.993	0.998	0.997	0.991	0.971	0.994	0.992	0.952	0.681	0.991	0.963	0.759
		1∶1	NB-L1	1.000	1.000	1.000	1.000	1.000	0.971	0.994	0.992	0.952	0.660	0.996	0.965	0.771
DS	ECFP_6	1∶10	NB-A2	1.000	1.000	0.994	0.994	0.967	1.000	0.982	0.984	0.914	0.830	0.989	0.975	0.844
		1∶3	NB-B2	1.000	0.993	0.993	0.993	0.981	1.000	0.985	0.987	0.927	0.830	0.989	0.975	0.844
		1∶1	NB-C2	1.000	1.000	1.000	1.000	1.000	1.000	0.982	0.984	0.914	0.830	0.989	0.975	0.844
MOE	ECFP_6	1∶10	NB-D2	0.999	1.000	0.994	0.994	0.967	1.000	0.982	0.984	0.914	0.830	0.989	0.975	0.844
		1∶3	NB-E2	1.000	0.993	0.993	0.993	0.981	1.000	0.985	0.987	0.927	0.830	0.989	0.975	0.844
		1∶1	NB-F2	1.000	1.000	1.000	1.000	1.000	1.000	0.982	0.984	0.914	0.830	0.989	0.975	0.844
ADRIANA. Code	ECFP_6	1∶10	NB-G2	1.000	1.000	0.994	0.995	0.970	0.941	0.994	0.989	0.935	0.553	0.996	0.956	0.697
		1∶3	NB-H2	1.000	0.993	0.993	0.993	0.981	0.971	0.991	0.989	0.937	0.830	0.991	0.977	0.855
		1∶1	NB-I2	1.000	1.000	0.993	0.997	0.993	0.971	0.991	0.989	0.937	0.830	0.991	0.977	0.855

（MCC为0.855）的模型，在外部验证数据集中的表现略好于DS或MOE分子描述符与ECFP_6（MCC分别为0.844和0.844）的组合。令人惊讶的是，使用分子描述符和ECFP_6构建的模型不如仅使用相同分子描述符的最优模型。例如使用DS或MOE分子描述符和ECFP_6的模型的MCC为0.844，低于仅使用DS（NB-A1，0.882）或MOE（NB-E1，0.901）分子描述符的最优模型的MCC。在NB-H2（MCC为0.855）和NB-H1（MCC为0.940）模型中也发现了同样的情况。然而，ECFP_6的加入使得NB模型比仅使用分子描述符更稳定，没有太差的模型。

6. Y-扰乱（Y-scrambling）

选择外部验证数据集中SE或MCC＞0.9的4个模型（SVM-B、NB-A1、NB-E1和NB-H1）作为最优模型。在使用这些模型之前，我们进行了Y-扰乱，以证明我们选择的模型不是偶然的。如图29.3所示，经过40次Y-扰乱后，外部验证数据集的MCC和准确度分别小于0.5和0.8。因此，Y-扰乱后的模型比相应的最优模型更差。

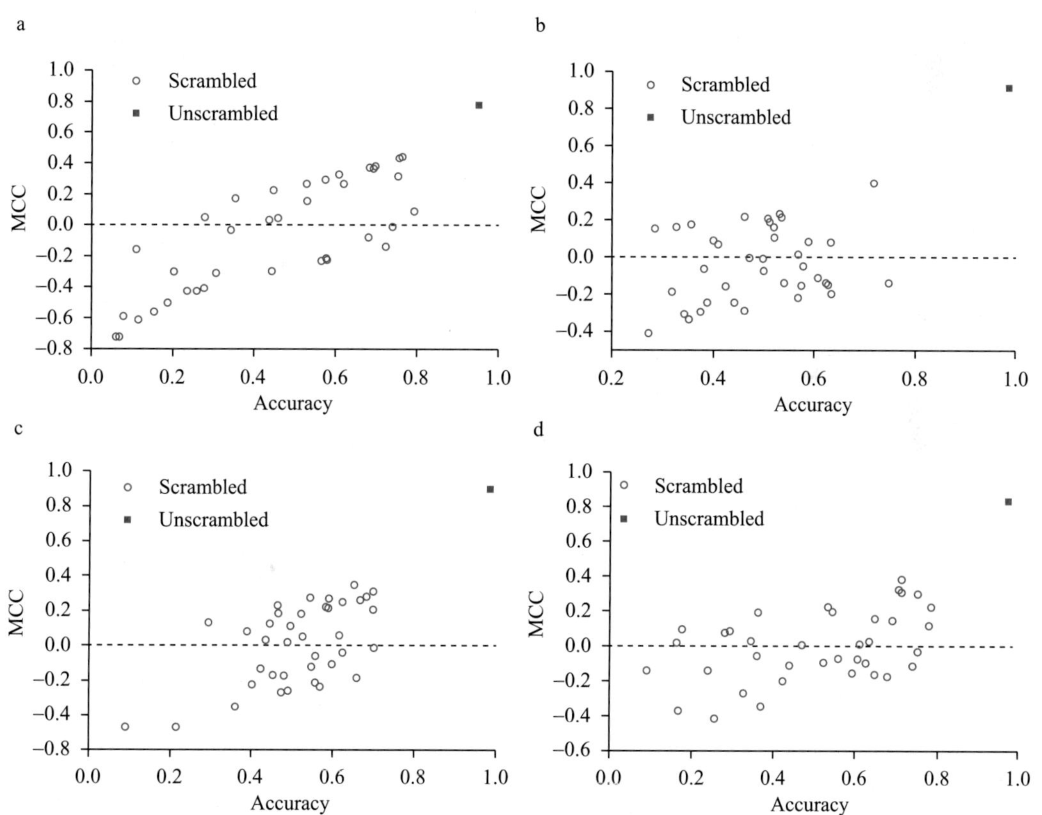

图29.3 4个最优模型的Y-扰乱结果

（a、b、c和d分别表示模型SVM-b、NB-A1、NB-E1和NB-H1的Y-扰乱后的结果。将外部验证数据集的MCC绘制为准确度，MCC和准确度分别在Y轴和X轴上。）

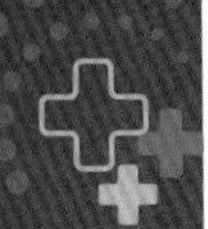

第三节　NA抑制剂的预测与活性

1. 神经氨酸酶抑制剂的虚拟筛选

众所周知，没有一个单独的模型能够绝对准确地处理预测问题。据报道，几个单独模型的组合预测精度总是高于单个模型。在这项工作中，我们采用了4个最优模型，并根据一个化合物被不少于2个模型分类为活性的则被视为活性的标准，将每个模型的分类结果进行组合。该标准被证明是可取的，详细信息见表29.5。上述组合标准的SE和MCC（0.979,0.933）高于其他标准或单一模型SVM-B（0.957,0.911）、NB-A1（0.957，8.882）、NB-E1（0.957，0.901），但略低于模型NB-H1（1，0.940）。

表29.5　模型组合预测的验证

评价指标	被预测为活性化合物的模型数量			
	1	2	3	4
SE	0.979	0.979	0.957	0.809
SP	0.989	0.989	0.987	0.977
Q	0.988	0.988	0.980	0.961
MCC	0.933	0.933	0.911	0.771

我们使用4个最佳模型（SVM-B、NB-A1、NB-E1和NB-H1）和组合标准来预测我们内部数据库中15 600种化合物的NA抑制活性。通过SVM-B、NB-A1、NB-E1和NB-H1模型，24个、440个、161个和1590个化合物分别被分类为活性化合物。此外，共有170个化合物同时被2个或多个模型预测为活性化合物。

2. NA抑制活性检测

正如我们之前所述，在96孔板中进行神经氨酸酶（NA）抑制活性试验。在本研究中，我们使用A/PR/8/34（H1N1）和A/jinan/15/90（H3N2）作为NA的来源。反应体系由待测化合物、流感病毒、MUNANA和MES缓冲液（32.5 mmol/L MES、4 mmol/L $CaCl_2$，pH 6.5）组成。底物MUNANA被NA特异性切割，产生荧光产物。在37℃下孵育60分钟后，加入NaOH（34 mmol/L，pH 12.19）以终止反应，并在激发光波长360 nm和发射光波长450 nm下定量检测其荧光强度。

我们的研究分为3组，包括试验组（MES缓冲液、待测化合物、病毒和MUNANA）、病毒对照组（MES缓冲液、病毒和MUNANA）和底物对照组（MES缓冲液和MUNANA）。使用以下方程计算化合物的NA活性抑制率：

$$\text{NA inhibition}(\%) = (F_{virus} - F_{test}) / (F_{virus} - F_{substrate}) \times 100\%$$

其中，F_{test}、F_{virus}和$F_{substrate}$分别代表测试组、病毒对照组和底物对照组的荧光强度。每个样品进行了3个独立的活性实验检测。我们从170个化合物中挑选出60个具有代表性的化合物，并从我们的内部样品库中提取化合物样品用于体外NA抑制活性测定，其中扎那米韦和奥司他韦酸作为阳性对照化合物。结果发现9个化合物是有效的NA抑制剂，其NA抑制活性尚未被报道，IC_{50}值和结构分别如表29.6和图29.4所示。

表29.6　9种化合物及阳性药扎那米韦和奥司他韦酸的NA抑制活性

化合物	IC_{50} value against H1N1	IC_{50} value against H3N2
1	（18.27±1.40）nmol/L	（18.88±0.71）nmol/L
2	（12.90±1.17）nmol/L	（19.20±1.33）nmol/L
3	（22.36±2.39）nmol/L	（38.29±6.64）nmol/L
4	（51.67±6.23）nmol/L	（63.80±3.03）nmol/L
5	（185.04±9.96）nmol/L	（366.10±57.40）nmol/L
6	（52.70±5.80）μmol/L	（66.70±6.30）μmol/L
7	（63.83±21.00）μmol/L	（114.06±22.18）μmol/L
8	（39.46±4.94）μmol/L	（44.54±5.32）μmol/L
9	（44.49±3.37）μmol/L	（44.79±9.55）μmol/L
zanamivir	（0.21±0.02）nmol/L	（1.91±0.24）nmol/L
oseltamivir carboxylate	（0.80±0.10）nmol/L	（1.44±0.11）nmol/L

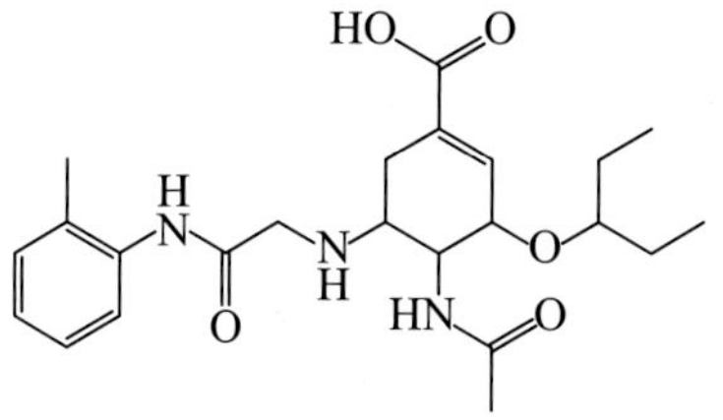

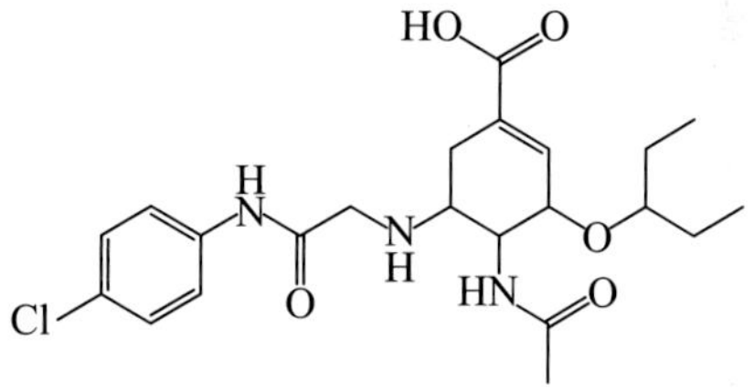

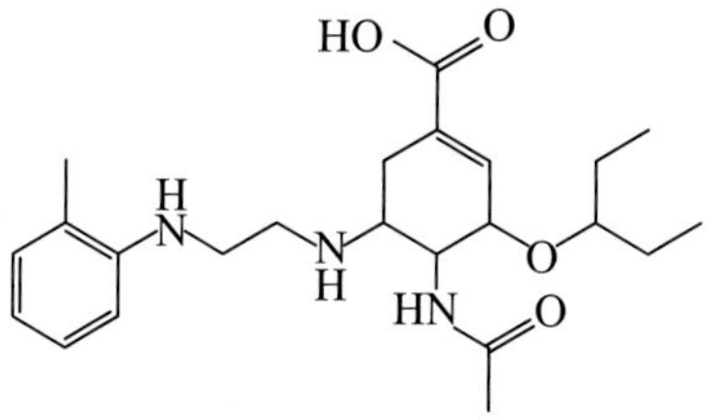

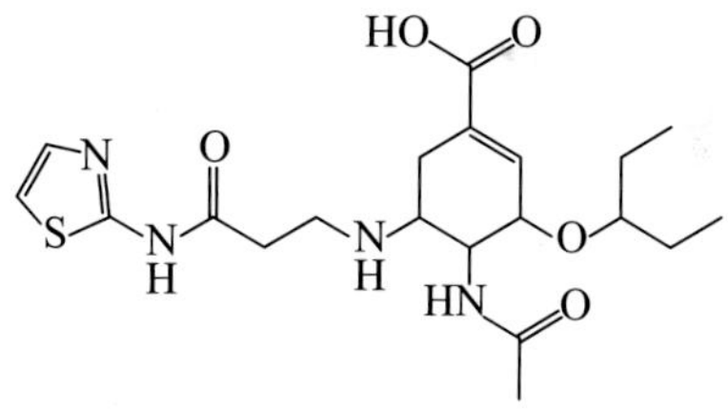

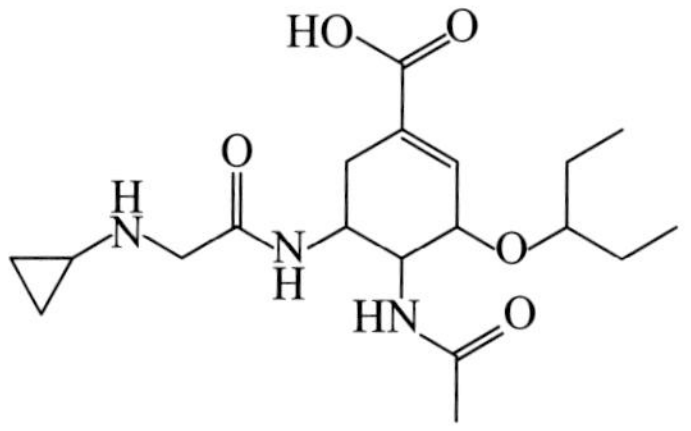

图29.4　本研究发现的9种NA抑制剂及阳性药扎那米韦和奥司他韦酸的化学结构

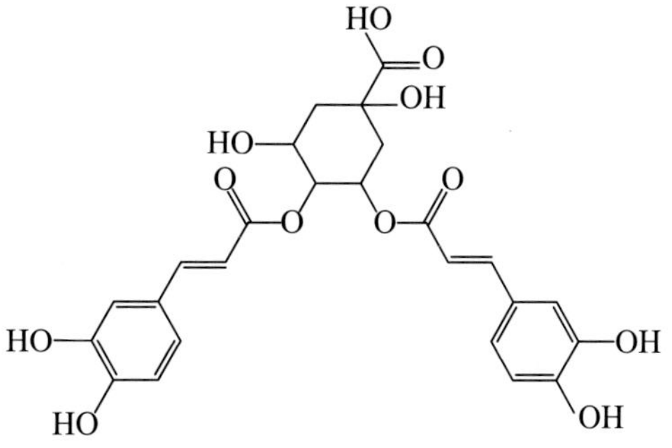

［化合物1～5为奥司他韦酸衍生物，其他4个化合物具有新型骨架，包括4，5-二-*O*-咖啡酰基奎宁酸（化合物6）、2′-*O*-甲基异甘草素（化合物7）、柳氮磺吡啶（化合物8）和4-氨基水杨酸的偶氮衍生物（化合物9）。］

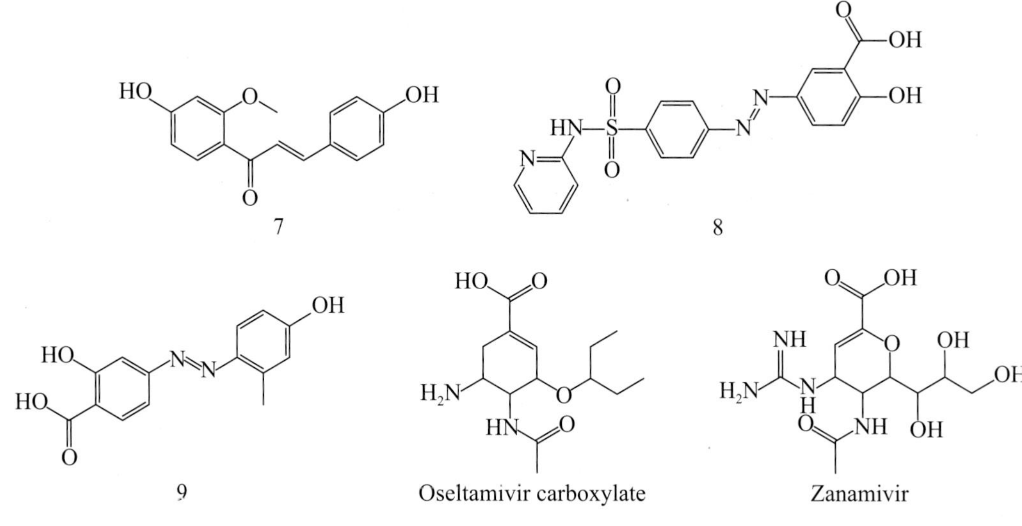

图29.4（续）

其中，5个NA抑制剂是奥司他韦衍生物，其取代基在奥司他韦环己烯的C-5氨基上，对H1N1的NA的IC_{50}值在12.90～185.04 nmol/L范围内，对H3N2的IC_{50}值为18.88～366.10 nmol/L。与奥司他韦酸、扎那米韦或Neu5Ac2en的一般衍生物相比，我们研究发现的5个奥司他韦衍生物中的大多数都显示出相对强大的抑制活性（N mol）。考虑到奥司他韦酸C-5位上有较大的取代基，我们可以将这些强大的抑制活性归因于C-5取代基与NA的150腔之间的相互作用。150腔与由氨基酸147～152组成的150环的活性位点相邻。150环具有两种构象，一种是开放构象，存在于Group-1 NA（包括N1、N4、N5、N8）中使150腔可进入；另一种是闭合构象，存在于Group-2 NA（包含N2、N3、N6、N7、N9）中，无150腔。150环的位置可以影响配体-受体复合物的结合模式，NA配体的结合也可以影响150环的构象。因此，150腔是奥司他韦酸或扎那米韦进行结构修饰以提高NA抑制剂疗效和特异性的另一个重要因素。这5个奥司他韦衍生物可能为NA抑制剂的优化提供新的见解。

令我们兴奋的是，发现了4个具有新型骨架的NA抑制剂，包括4,5-di-*O*-caffeoylquinic acid（化合物6）、2′-*O*-methylisoliquiritigenin（化合物7）、sulfasalazine（化合物8）和azo derivative of 4-aminosalicylic acid（化合物9）。其对H1N1的NA的IC_{50}值在39.46～63.83 μmol/L之间，对H3N2的NA的IC_{50}值在44.54～114.06 μmol/L之间。这4个NA抑制剂可以被认为是NA抑制剂的先导化合物，可以对其进行修饰以提高NA抑制活性。

第四节　讨论与结论

本章中，我们使用机器学习算法（SVM和NB）建立了NA抑制剂的二元分类模型，并研究了使用不同活性化合物与非活性化合物比例和不同来源分子描述符的模型的性能。我们选择了4个最佳模型对我们的内部数据库进行NA抑制剂的虚拟筛选，并对其中60个化合物的NA抑制活性进行了检测。总计发现9个新的NA抑制剂，其中5个抑制剂是奥司他韦衍生物，具有较大的C-5取代基，另外4个NA抑制剂具有全新的分子骨架。与随机药物筛选的一般命中率相比，基于SVM和NB模型的虚拟筛选大大提高了命中率（9/60），同时缩短了前期研究时间，并降低了成本。

（连雯雯　撰写，刘艾林　审校）

参考文献

BENDER A. Bayesian methods in virtual screening and chemical biology [J]. Methods Mol Biol, 2011, 672: 175-196. DOI:10.1007/978-1-60761-839-3_7.

LIAN W, FANG J, LIU A, et al. Discovery of influenza A virus neuraminidase inhibitors using support vector machine and naive Bayesian models [J]. Mol Divers, 2016, 20 (2): 439-451.

LI C, FANG J S, LIAN W W, et al. In vitro antiviral effects and 3D QSAR study of resveratrol derivatives as potent inhibitors of influenza H1N1 neuraminidase [J]. Chem Biol Drug Des, 2015, 85 (4): 427-438. DOI:10.1111/cbdd.12425.

MA X H, WANG R, YANG S Y, et al. Evaluation of virtual screening performance of support vector machines trained by sparsely distributed active compounds [J]. J Chem Inf Model, 2008, 48 (6): 1227-1237. DOI:10.1021/ci800022e.

第三十章 基于机器学习的新型冠状病毒 $3CL^{pro}$ 抑制剂的发现与体外抗病毒活性验证

第一节 引　言

新型冠状病毒（SARS-CoV-2）导致的新冠肺炎（COVID-19）自2019年年底在全世界范围不断蔓延，目前尚未研制出特效药物。新冠病毒进入宿主细胞后在细胞内复制合成大量遗传物质和相关蛋白质，然后在细胞质内装配成成熟的病毒颗粒释放到细胞外。3C样蛋白酶（$3CL^{pro}$）也称为主蛋白酶（M^{pro}），是冠状病毒复制所必需的酶，其在切割多聚体蛋白中具有重要作用，还可能干扰宿主的天然抗病毒免疫反应，通过抑制该酶的活性，可有效干扰病毒复制和增殖。$3CL^{pro}$在不同的冠状病毒中高度保守，因此针对$3CL^{pro}$的药物可显著降低突变介导的耐药性，并显示出广谱抗病毒活性，寻找或者设计针对该酶的抑制剂是一种潜在的治疗策略。

近年来，计算机虚拟筛选技术作为一个计算机辅助药物设计和高通量筛选的方法在药物发现和发展中发挥重要作用。我们针对$3CL^{pro}$这个靶点，利用朴素贝叶斯（naive Bayesian，NB）和递归分割（recursive partitioning，RP）算法根据优化后的化合物2D分子描述符（MD）并结合ECFP_4、ECFP_6、MACCS分子指纹符构建了8种分类模型，根据5倍交叉验证、测试集和外部测试集验证结果，选出较优模型。对5766个天然化学成分进行预测，其中同时被较优模型预测为活性化合物且在NB（MD+ECFP_6）模型中EstPGood值＞0.6的化合物有347个，通过ADMET分析从中挑选出31个化合物利用荧光共振能量转移技术（FRET）和CPE抑制试验进行进一步的生物活性检测，以及通过CDOCKER分子对接技术揭示活性化合物与$3CL^{pro}$的结合模式。本章基于机器学习算法构建了$3CL^{pro}$预测模型，并通过活性测定验证了该模型的可行性，为进一步发现抗新冠药物提供重要信息。

第二节 新型冠状病毒 $3CL^{pro}$ 抑制剂预测模型的建立

一、实验方法

1. 数据收集与准备

在BindingDB数据库（http://www.bindingdb.org）中收集$3CL^{pro}$的活性配体，去

除重复结构后总共获得149个活性化合物，然后利用这些活性配体在DUD-E数据库（http://dude.docking.org）中生成非活性化合物，通过DS 2018（Discovery Studio version 2018，San Diego，CA，USA）将非活性化合物和活性化合物按3∶1的比例随机分为训练集和测试集，最终训练集包括112个活性化合物和337个非活性化合物、测试集包括37个活性化合物和113个非活性化合物。查阅相关文献收集3CL^{pro}抑制剂组成外部测试集，外部测试集含有40个活性化合物和120个非活性化合物。在所有数据集中，活性化合物和非活性化合物分别标记为“1”和“−1”。在计算描述符之前，对所有化合物进行加氢、去质子化、能量最优化处理。

2. 分子描述符计算与优化

分子描述符可对化合物的分子量、原子数目、脂水分配系数、分子极性表面积等进行数学度量，本文使用DS 2018软件计算训练集中化合物的348个分子描述符，其中包括8个脂水分配系数AlogP分子描述符、163个estate keys分子描述符、35个分子性质描述符、92个分子性质数目描述符、7个表面积和体积描述符以及43个拓扑分子描述符。对计算得到的348个分子描述符进行过滤以得到与化合物活性之间具有良好相关性的分子描述符：①去除不具备多样性的描述符，当一个描述符的计算结果中有数值出现频率＞50%时，则剔除该描述符；②皮尔逊相关系数可以反映化合物的分子描述符和活性值之间的相关性，剔除与活性值之间的皮尔逊相关系数＜0.1的描述符，同时如果两个分子描述符之间的皮尔逊相关系数＞0.9，则仅保留其中与活性值之间皮尔逊相关系数较高的分子描述符；③剩余的分子描述符利用逐步线性回归方法进行过滤，只有最终被保留在回归方程中的分子描述符才被用于分类模型的构建。

3. 分子指纹符

分子指纹符可以通过采用一系列分子片段来对化合物的分子结构进行表征。本文使用了SciTegic扩展连接指纹符ECFP，为了确保分子指纹符描述的分子片段大小保持在合适范围，我们采用了直径为4或6的分子指纹符，即ECFP_4和ECFP_6，在DS 2018软件中计算；另外一种分子指纹符为MACCS分子指纹符，其使用MDL结构库，共包含166种子结构，在PaDEL Descripter软件中进行计算。

4. 化合物空间分布预测

机器学习分类模型的预测能力很大程度上受到训练集和测试集中化合物化学空间多样性的影响。一般情况下，当训练集中化合物具有较广的化学空间分布时，建立的分类模型也会具有较高的预测精度和较强的泛化能力；相反，当训练集中化合物覆盖的化学空间较窄时，则会很大程度上限制分类模型的应用。在本研究中，我们通过主成分分析（principal component analysis，PCA）和Tanimoto相似性分析来考察数据集中化合物的化学空间分布特征。

5. 朴素贝叶斯分类模型和递归分割模型

本研究使用朴素贝叶斯算法和递归分割算法，通过学习化合物的分子描述符与其活性之间的映射关系建立分类模型，用于对未知活性化合物进行活性预测。朴素贝叶斯（naive

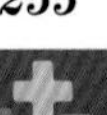

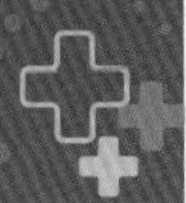

Bayesian，NB）是由英国数学家贝叶斯发展的一种基于概率的算法，在该模型建立过程中，DS软件首先根据选定的分子描述符生成大量的布尔（Boolean）特征，然后收集每个特征在所有抑制剂以及训练集中所有化合物中出现的频率。当用朴素贝叶斯模型预测特定化合物的活性时，则需要先计算该化合物的特征并利用拉普拉斯（Laplacian）调整后的概率估计算法计算每个特征的权重。最后将每个特征对应的权重相加得到的数值即代表特定化合物成为抑制剂的概率大小。递归分割（recursive partitioning，RP）算法可通过模拟人类学习过程将分析样本按照一系列规则进行逐层分类。递归分割模型的运算结果可以用二分叉的"决策树"图形来进行直观展示，因此递归分割模型也称为决策树模型。

6. 模型预测能力的验证

本研究中，模型预测能力的具体评价指标包括真阳性（true positive，TP）、真阴性（true negative，TN）、假阳性（false positive，FP）、假阴性（false negativc，FN）、灵敏性（sentivity，SE）、特异性（specificity，SP）、总体预测精度（overall accuracy，Q）、马修斯相关系数（Matthews correlation coefficient，MCC）。各个参数的计算公式如下：

$$SE=\frac{TP}{TP+FN} \qquad 式（30.1）$$

$$SP=\frac{TN}{TN+FP} \qquad 式（30.2）$$

$$Q=\frac{TP+TN}{TP+TN+FP+FN} \qquad 式（30.3）$$

$$MCC=\frac{TP\times TN-FP\times FN}{\sqrt{(TP+FN)(TP+FP)(TN+FN)(TN+FP)}} \qquad 式（30.4）$$

其中，真阳性TP表示被预测为阳性的阳性化合物的数量，真阴性TN表示被预测为阴性的阴性化合物的数量，假阳性FP表示被预测为阳性的阴性化合物的数量，假阴性FN表示被预测为阴性的阳性化合物的数量。MCC的值在−1与1之间，MCC值越高，代表模型预测能力越好。

受试者操作特征曲线（receiver operating characteristic curve，ROC曲线）是以真阳性率（敏感性）为纵坐标，以假阳性率（1−特异性）为横坐标绘制而成的曲线，其曲线下面积（area under curve，AUC）也是分类模型预测能力的一个重要评价指标。AUC值越大，说明模型预测能力越好。

二、实验结果

1. 分子描述符的优化

通过对训练集分子描述符的计算和优化，最终选择12个Discovery Studio 2D分子描述符（DS_2D_MD）用于分类模型的建立，包括AlogP98、Es_Count_aasC、Es_Sum_dO、Es_Sum_ssCH$_2$、logD、QED_ALOGP、QED_PSA、SAscore、Num_Rings、

Num_Rings6、Num_SingleBonds、Molecular_FractionalPolarSASA。

2. 化学空间多样性分析

基于保留的12个分子描述符对数据集中的化合物进行主成分分析，结果如图30.1所示。训练集、测试集、外在测试集中化合物的主成分1（principal component 1）数值在−6～6之间、主成分2（principal component 2）数值在−6～4之间、主成分3（principal component 3）数值在−5～4之间，表明这3个数据集中化合物都具有足够广泛的化学空间分布，并且其化学空间分布能较好地重叠在一起。

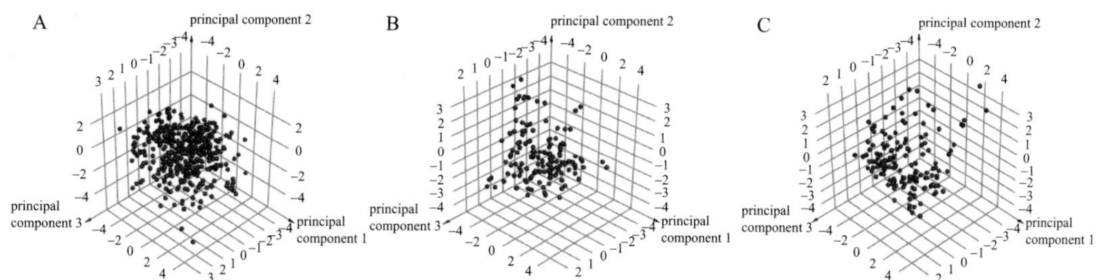

图30.1 通过主成分分析（PCA）对训练集（A）、测试集（B）和外部验证集（C）进行化学空间分析

Tanimoto相似性分析是另外一种常用来评价数据集中化合物空间分布的方法。计算得到的Tanimoto相似性系数越小，则说明化合物在化学空间上的多样性越大。我们根据分子指纹符ECFP-6，分布计算训练集、测试集、外在测试集中化合物的Tanimoto相似性系数。从表30.1可看出，3个数据集中化合物的Tanimoto相似性系数值分别为0.105、0.111和0.101，再次说明了3个数据集中的化合物具有较好的化学结构多样性。

表30.1 各数据集的Tanimoto相似性系数分析

数据集	活性化合物	非活性化合物	总化合物	Tanimoto系数
训练集	37	113	150	0.105
测试集	112	337	449	0.111
外部验证集	40	120	160	0.101

3. 分类模型的评价与比较

根据不同的分子描述符及与ECFP_4、ECFP_6、MACCS分子指纹符的组合构建了8个分类模型（NB-1～NB-4、RP-1～RP-4）。在利用训练集建模过程中会进行内部5倍交叉验证，同时采用总体预测精度（overall accuracy，Q）、马修斯相关系数（Matthews correlation coefficient，MCC）以及受试者操作特征曲线（receiver operating characteristic curve，ROC曲线）下面积（area under curve，AUC）评价模型的分类预测能力。其中，MCC值在−1～1之间，MCC值和AUC值越高，代表模型预测能力越好。

对于建立的8个分类模型，其内部5倍交叉验证和测试集验证的结果如表30.2所示。其中，根据12种DS_2D分子描述符建立的NB-1和RP-1模型表现欠佳，这两种模型在内部5倍交叉验证中的总体预测精度值（Q）分别为0.835和0.891、马修斯相关系数

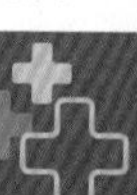

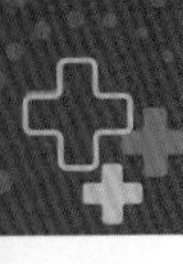

值（MCC）分别为0.595和0.758，在测试集验证中的总体预测精度值（Q）分别为0.753和0.900、马修斯相关系数值（MCC）分别为0.507和0.760。对于不同的分子指纹符与DS_2D分子描述符结合建立的分类模型（NB-2～NB-4、RP-2～RP-4）与单独使用分子描述符建立的模型（NB-1、RP-1）相比，在预测精度值（Q）和马修斯相关系数值（MCC）上都有显著提高，即分子指纹符的引入很大程度上提高了分类模型的预测能力。

表30.2　8种不同模型的分类预测能力分析

模型	分子描述符和指纹符	引入数量	训练集			测试集		
			Q	MCC	AUC	Q	MCC	AUC
NB-1	DS_2D_MD	12	0.835	0.595	0.859	0.753	0.507	0.854
NB-2	MD+ECFP_4	13	0.982	0.953	0.991	0.980	0.946	0.999
NB-3	MD+ECFP_6	13	0.996	0.988	0.992	0.980	0.946	0.999
NB-4	MD+MACCS	13	0.871	0.718	0.940	0.893	0.756	0.969
RP-1	DS_2D_MD	12	0.891	0.758	0.968	0.900	0.760	0.926
RP-2	MD+ECFP_4	13	0.924	0.826	0.981	0.987	0.964	0.997
RP-3	MD+ECFP_6	13	0.924	0.826	0.981	0.987	0.964	0.997
RP-4	MD+MACCS	13	0.927	0.830	0.978	0.953	0.873	0.995

对于建立的NB模型，引入分子指纹符ECFP_4（NB-2）和ECFP_6（NB-3）的模型表现较好，两种模型在内部5倍交叉验证中的MCC值分别为0.953和0.988，在测试集验证中的MCC值都为0.946。对于建立的RP模型，在内部5倍交叉验证中引入分子指纹符MACCS的模型较引入分子指纹符ECFP_4（RP-2）和ECFP_6（RP-3）的模型表现好，在测试集验证中引入分子指纹符MACCS的模型的MCC值稍低。

另外本研究从最近发表的文献中收集了40个有潜在$3CL^{pro}$抑制活性的化合物，将其与120个非活性化合物一起组成了外部测试集，用于进一步考察模型对其他化合物的预测能力。上述模型中的NB-2、NB-3、RP-2、RP-3、RP-4在内部5倍交叉验证和测试集验证中表现较好，对其进行外部测试集验证，结果如表30.3所示。NB模型在外部测试集验证中的总体预测精度Q值和AUC值较高但MCC值较低，引入MACCS分子指纹符的RP模型在外部测试集验证中的总体预测精度Q值、MCC值和AUC值都较高。综合内部5倍交叉验证、测试集验证、外部测试集验证结果，使用该5种模型对数据库进行综合预测。

表30.3　5种不同模型对外部测试集的活性预测能力分析

模型	分子描述符和指纹符	引入数量	Q	MCC	AUC
NB-2	MD+ECFP_4	13	0.906	0.745	0.985
NB-3	MD+ECFP_6	13	0.906	0.745	0.984
RP-2	MD+ECFP_4	13	0.944	0.847	0.969
RP-3	MD+ECFP_6	13	0.944	0.847	0.969
RP-4	MD+MACCS	13	0.944	0.984	0.996

4. 优势和劣势结构片段分析

朴素贝叶斯模型可以分析得到对特定化合物成为活性化合物具有较大影响的优势和

劣势片段。本文根据NB-3（MD+ECFP_6）模型对结构片段的贝叶斯打分总结了15个优势片段和15个劣势片段，为合理化设计3CL^{pro}抑制剂提供参考，如图30.2所示。在15个优势片段中，我们发现其中大部分结构片段中都含有酰胺键；在15个劣势片段中，大部分结构片段中都含有磺酰基，且大部分结构片段中含有氮负离子。这提示酰胺键的存在有利于抑制3CL^{pro}的活性，而磺酰基和氮负离子的存在不利于抑制3CL^{pro}的活性。

A

分数：1.300　分数：1.295　分数：1.284　分数：1.270　分数：1.270

AND Enantiomer　AND Enantiomer

分数：1.262　分数：1.262　分数：1.253　分数：1.253　分数：1.244

分数：1.244　分数：1.244　分数：1.244　分数：1.235　分数：1.235

B

分数：−3.357　分数：−3.241　分数：−3.232　分数：−2.960　分数：−2.855

分数：−2.798　分数：−2.783　分数：−2.657　分数：−2.587　分数：−2.471

分数：−2.471　分数：−2.451　分数：−2.430　分数：−2.430　分数：−2.396

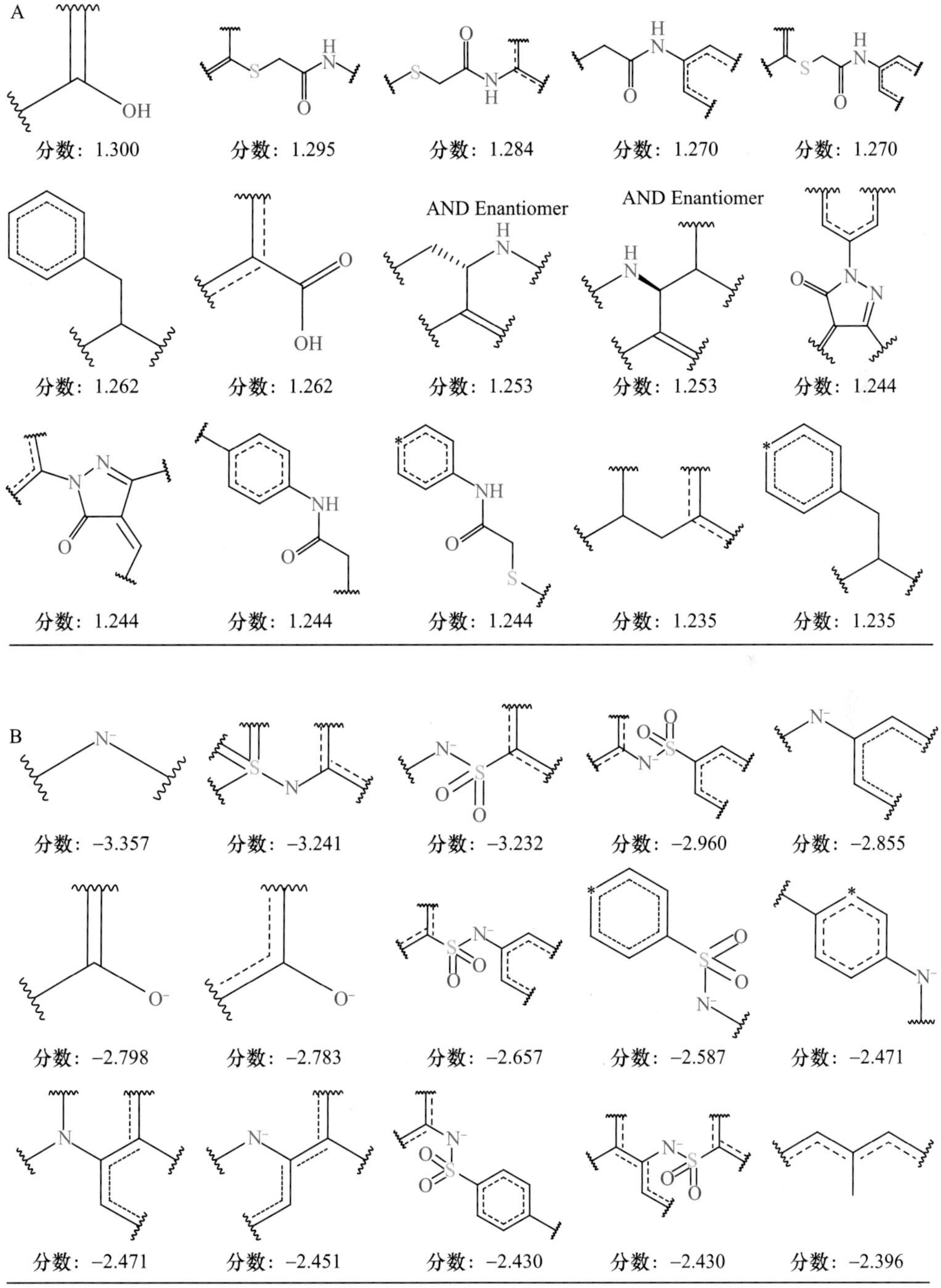

图30.2　15个优势片段（A）和15个劣势片段（B）展示图

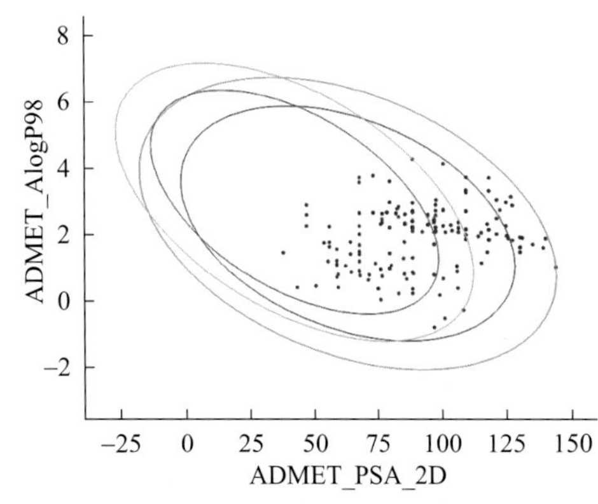

图30.3　202种化合物的ADME参数分布

5. 化合物预测结果

对本实验室天然分子数据库中的5766个天然化学成分进行预测，其中同时被5种模型预测为活性化合物且在NB-3（MD+ECFP_6）模型中EstPGood值>0.6的化合物有347个。对347个化合物进行ADME分析，剔除符合以下任意一条规则的化学成分：①溶解度<−8；②有CYP2D6酶抑制活性；③吸收利用度≥2。符合条件的有202个化合物，ADME参数分布见图30.3；之后进行毒性预测分析，剔除毒性可能性>0.7的化合物。最后符合条件的化合物有139个，从中挑选出31个化合物进行进一步的体外活性验证。

第三节　3CL^{pro}抑制剂的预测与实验验证

一、实验方法

1. 3CL^{pro}抑制活性检测

2019-nCoV M^{pro}/3CL^{pro} Inhibitor Screening Kit中的3CL^{pro}蛋白酶与天然新型冠状病毒3CL^{pro}的氨基酸序列相同，该试剂盒采用荧光共振能量转移（fluorescence resonance energy transfer，FRET）方法，荧光供体（Edans）和荧光受体（Dabcyl）被连接到2019-nCoV 3CL^{pro}蛋白酶的天然底物上的两端，当该底物被2019-nCoV 3CL^{pro}蛋白酶切割后，两个基团分开，即可检测到Edans的荧光，如图30.4所示。反应在96孔黑色板中进行，每个样品孔中依次加入93 μl 3CL^{pro} Assay Reagent、5 μl样品，模型孔中加入93 μl 3CL^{pro} Assay Reagent和5 μl溶剂DMSO，空白对照中加入93 μl Assay Buffer和5 μl溶剂DMSO，使用振荡器振荡1分钟，充分混匀；各孔中快速加入2 μl底物，使用振荡器振荡1分钟，充分混匀，37ºC避光孵育15～20分钟后使用多功能酶标仪（SpectraMax M5，Molecular Devices）进行荧光检测，设置激发波长为340 nm、发射波长为490 nm，然后根据式（30.5）计算

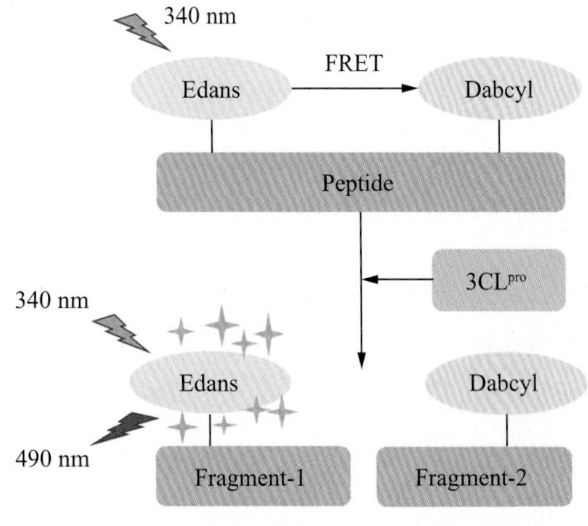

图30.4　SARS-CoV-2 3CL^{pro}的FRET检测原理

出受试样品的抑制活性。

抑制率（%）＝（$RFU_{酶活性对照}$－$RFU_{样品}$）/（$RFU_{酶活性对照}$－$RFU_{空白对照}$）×100%　式（30.5）

2．CPE抑制试验

VeroE6细胞由广州呼吸健康研究院呼吸疾病全国重点实验室病毒室提供，SARS-CoV-2（滴度为$TCID_{50}=10^{-6.5}$/100 μl）由广州海关技术中心BSL-3实验室（呼吸疾病全国重点实验室高致病病原微生物研究室）提供。VeroE6细胞使用DMEM培养基（加10%胎牛血清、100 μg/ml青霉素和100 μg/ml链霉素）培养。在无菌96孔培养板中，每孔加入100 μl浓度为1×10^5 cells/ml的VeroE6细胞，37℃ 5% CO_2培养24小时；培养板实验组和病毒对照组加入100 $TCID_{50}$病毒液100 μl/孔，37℃ 5% CO_2培养箱吸附2小时；弃去96孔培养板中的细胞培养液，加入100 μl/孔的不同浓度化合物；同时设立细胞对照、空白对照（溶剂对照）、病毒对照（阴性对照）和阳性药物对照；细胞37℃ 5% CO_2孵箱孵育3天。光学显微镜下观察细胞病变（CPE），细胞出现病变程度按以下6级标准记录："－"无病变出现；"±"为细胞病变少于10%；"+"为细胞病变约25%；"++"为细胞病变约50%；"+++"为约75%的细胞出现病变："++++"为75%以上的病变。采用Reed-Muench法或GraphPad Prism5.0计算半数有效浓度（IC_{50}）。判断药效标准：具有50%的抑制病毒CPE的浓度视为有效浓度。

3．分子对接

分子对接方法被广泛应用于基于结构的虚拟筛选以及研究蛋白质复合物结构中配体分子与蛋白质结构之间的可能结合方式。DS 2018软件包中的CDOCKER是一种基于CHARMm分子力场的对接方法，其在分子对接过程中首先通过分子动力学方法随机搜索小分子构象，随后采用模拟退火方法将各个构象在受体活性位点区域进行优化，从而产生更加准确的对接结果。为了保证分子对接的可靠性，我们选择分辨率<2.5 Å且具有配体复合物的蛋白质晶体结构建立分子对接模型。从蛋白质数据库（protein data bank，PDB）（http://www1.rcsb.org）中下载得到$3CL^{pro}$蛋白与其活性配体的晶体复合物结构（PDB ID：6LU7），该PDB蛋白结构的分辨率为2.16 Å。在分子对接之前，对$3CL^{pro}$蛋白晶体进行预处理，定义好活性口袋，然后将$3CL^{pro}$晶体结构中的配体分子剪切出来，并重新对接回预先定义好的活性位点。对接结束后，计算对接得到的配体分子构象与晶体结构中的初始构象之间的均方根差值（root-mean-square deviation，RMSD）。对接后出现10个构象，有一半以上的RMSD值<2 Å，认为该对接方法适用于研究的体系。在此基础上，对具有潜在抗$3CL^{pro}$活性的化学成分进行对接分析与验证。

二、实验结果

1．$3CL^{pro}$抑制活性检测

以依布硒（ebselen）为阳性对照，采用FRET方法检测31个化合物对$3CL^{pro}$的

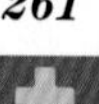

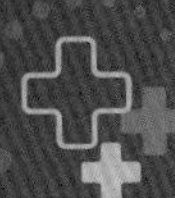

抑制活性。检测到cbselen的IC_{50}值为0.76 μmol/L，与之前的文献报道相近（IC_{50}＝0.67 μmol/L）。31个化合物中shikonin和（＋）-shikonin对3CL^pro^有较强的抑制活性，IC_{50}值分别为4.38 μmol/L和4.50 μmol/L，scutellarein的IC_{50}值为19.92 μmol/L，5, 3′, 4′-trihydroxyflavone的IC_{50}值为87.76 μmol/L。总的来说，这4种化合物表现出一定的$3CL^{pro}$抑制活性。具体结果见表30.4和图30.5。

2. VeroE6细胞的CPE抑制试验

在$3CL^{pro}$抑制活性检测的基础上，对化合物在VeroE6细胞中抑制SARS-CoV-2的活性进行了进一步评价。结果表明，5, 3′, 4′-trihydroxyflavone表现出一定的抗病毒活性（IC_{50}＝8.22 μmol/L）。5, 3′, 4′-trihydroxyflavone的TC_{50}值为131.66 μmol/L，选择指数（SI）为16。5, 3′, 4′-trihydroxyflavone的抗病毒活性和细胞毒性显示出良好的分离趋势，这表明5, 3′, 4′-trihydroxyflavone是具有前景的候选化合物，有助于开发更有效的$3CL^{pro}$抑制剂来对抗SARS-CoV-2。具体结果见表30.4和图30.5。

表30.4　化合物抗SARS-CoV-2 $3CL^{pro}$的抑制活性以及5, 3′, 4′-trihydroxyflavone在VeroE6细胞中抗SARS-CoV-2的抑制作用

化合物	$3CL^{pro}$ FRET分析	SARS-CoV-2 VeroE6细胞		
	IC_{50}/（μmol/L）	IC_{50}/（μmol/L）	TC_{50}/（μmol/L）	SI
（＋）-shikonin	4.38	＞100	ND	—
shikonin	4.50	＞100	ND	—
scutellarein	19.92	＞100	＞175	—
5, 3′, 4′-trihydroxyflavone	87.76	8.217	131.66	16
ebselen	0.76	ND	ND	—

注：ND：not determined。

3. 化合物与$3CL^{pro}$的结合模式分析

进一步利用CDOCKER对5, 3′, 4′-trihydroxyflavone、shikonin和scutellarein与$3CL^{pro}$蛋白进行对接结合分析，化合物与靶蛋白可能的作用方式见图30.6。$3CL^{pro}$蛋白原始配体

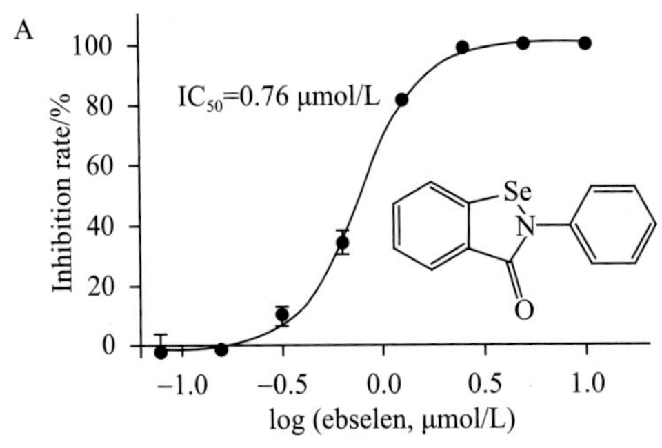

图30.5　Ebselen（A）、（＋）-shikonin（B）、shikonin（C）、scutellarein（D）和5,3′,4′-trihydroxyflavone（E）抗SARS-CoV-2 $3CL^{pro}$的抑制曲线和IC_{50}值以及5，3′，4′-trihydroxyflavone在VeroE6细胞中抗SARS-CoV-2的活性检测（F）

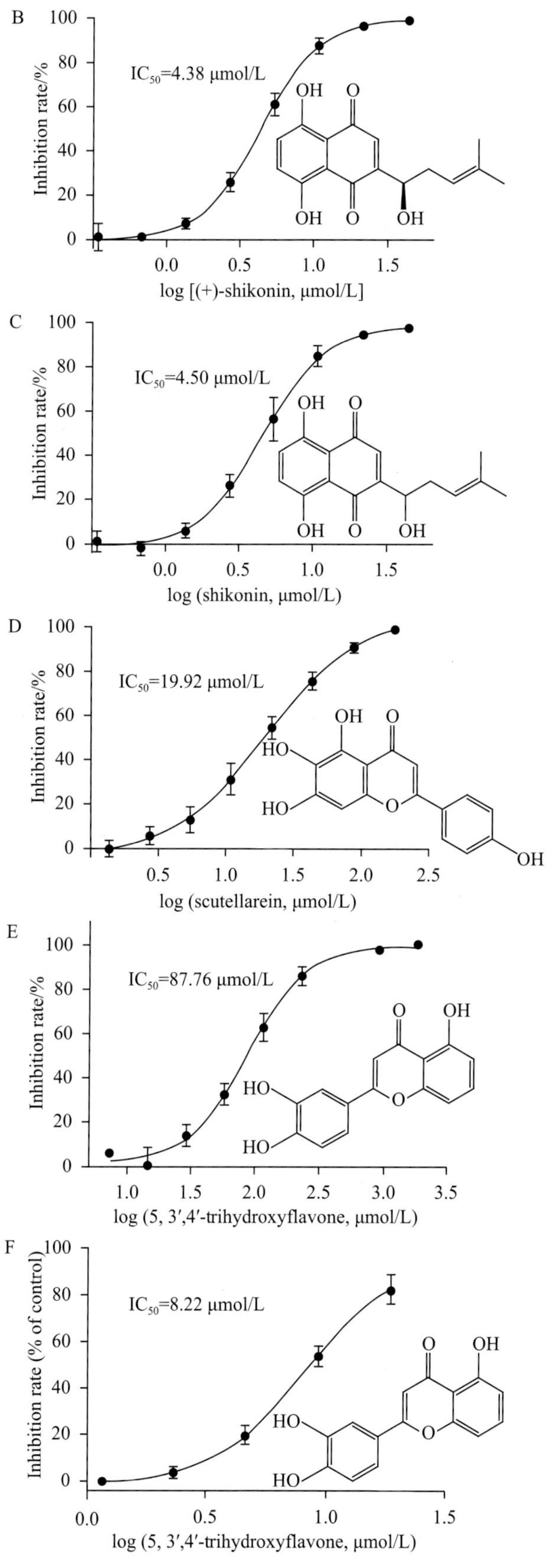
B
Inhibition rate/%
IC50=4.38 μmol/L
OH
O
OH
O
OH
log [(+)-shikonin, μmol/L]
C
Inhibition rate/%
IC50=4.50 μmol/L
OH
O
OH
O
OH
log (shikonin, μmol/L)
D
Inhibition rate/%
IC50=19.92 μmol/L
OH
O
HO
HO
O
OH
log (scutellarein, μmol/L)
E
Inhibition rate/%
IC50=87.76 μmol/L
O
OH
HO
O
HO
log (5, 3′,4′-trihydroxyflavone, μmol/L)
F
Inhibition rate (% of control)
IC50=8.22 μmol/L
O
OH
HO
O
HO
log (5, 3′,4′-trihydroxyflavone, μmol/L)

图30.5（续）

N3可与Glu166、His163、Gly143、Thr190、Gln189、His164、Phe140氨基酸残基形成氢键，与Gln189、His164、Glu166、Met165、His172氨基酸残基形成碳氢键作用，另外还包括与Ala191、Pro168氨基酸残基的Pi-Alkyl作用及与Leu167、Met49、His41、Met165氨基酸残基的Alkyl作用。5, 3′, 4′-trihydroxyflavone可与His163、Phe140、Glu166氨基酸残基形成与N3相似的氢键作用，另外还可与Ser144氨基酸残基形成另外一个氢键作用及与Met165氨基酸残基形成Pi-Alkyl作用和His41氨基酸残基形成Pi-Pi T-shaped作用；scutellarein可以与His163、Phe140、Glu166、Met165和His41氨基酸残基形成

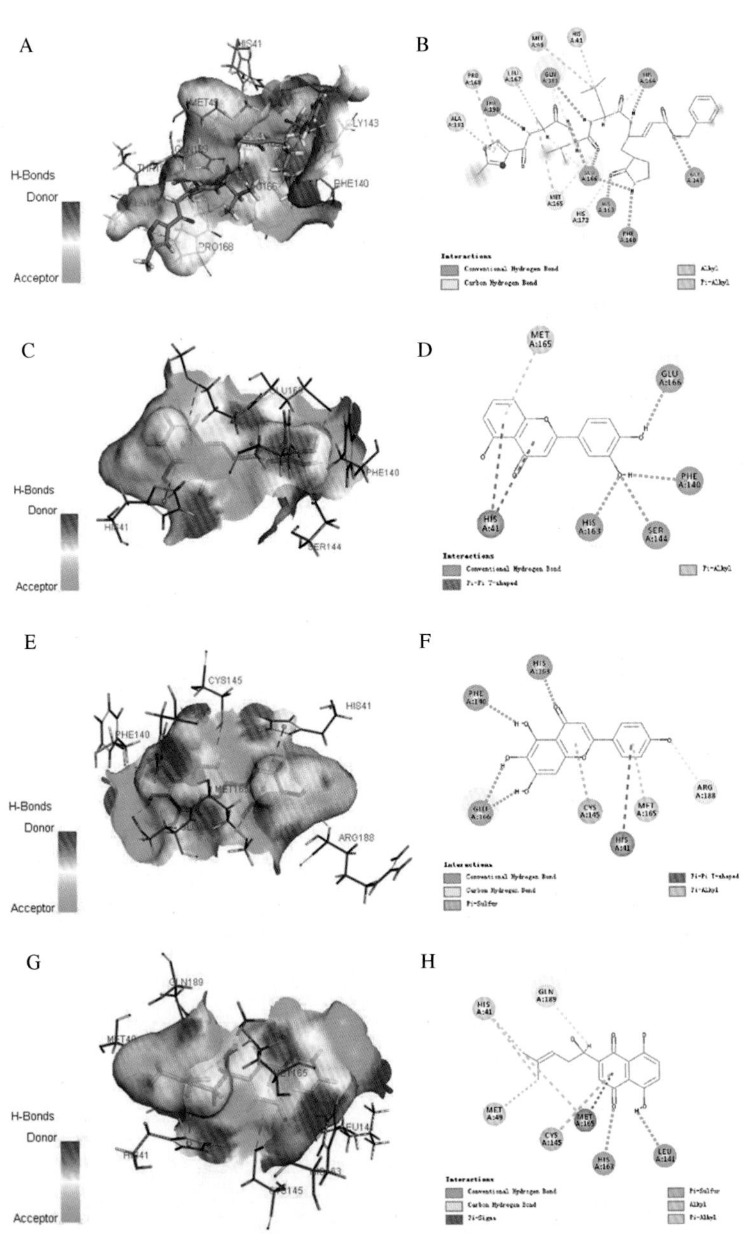

图30.6　N3（A，B）、5，3′，4′-trihydroxyflavone（C，D）、scutellarein（E，F）和shikonin（G，H）与SARS-CoV-2 3CL^{pro}活性位点的受体-配体相互作用图

类似于5, 3′, 4′-trihydroxyflavone的氢键、Pi-Alkyl作用和Pi-Pi T-shaped作用，另外，scutellarein可与Arg188和Cys145氨基酸残基分别形成碳氢键和Pi-Sulfur作用；shikonin可与$3CL^{pro}$蛋白中的His163氨基酸残基形成与N3相似的氢键作用，与Gln189氨基酸残基形成碳氢键作用，与Met49、His41、Met165氨基酸残基形成Alkyl作用，另外，还可与Cys145形成Pi-Sulfur作用。

第四节　讨论与结论

近年来，新型冠状病毒的传播扰乱了全球多个国家的正常生活秩序，同时对国家的经济发展造成了巨大的影响。虽然相关药物也在紧急研制，但仍未有特效药物上市，所以通过筛选发现所有潜在和可用的药物，对控制病毒感染仍有重要作用。$3CL^{pro}$是冠状病毒复制所必需的酶，可切割多聚体蛋白产生非结构蛋白，还可能干扰的宿主天然抗病毒免疫反应，其在不同的冠状病毒中高度保守，且在人体内没有同源蛋白质，通过抑制该酶的活性，可有效干扰病毒复制和增殖，降低突变介导的耐药性。

本研究针对$3CL^{pro}$，利用NB和RP算法建立分类模型，首先搜集相关抑制剂及非活性化合物，通过相关性分析和逐步线性回归方法挑选优化分子描述符，并加入分子指纹符建立了8种分类模型，通过训练集内部5倍交叉验证、测试集验证和外部测试集验证评估了分类模型的预测能力，并从中挑选出较优模型，对本实验室通过前期工作搜集整合的天然产物分子数据库进行预测，得到139个化学成分被预测为阳性且具有良好的ADMET参数，对其中的31个化合物进行体外活性实验验证，其中（+）-shikonin、shikonin、scutellarein和5, 3′, 4′-trihydroxyflavone对SARS-CoV-2 $3CL^{pro}$表现出一定的抑制活性；在VeroE6细胞的CPE抑制试验中，5, 3′, 4′-trihydroxyflavone显示出抗SARS-CoV-2的作用。我们进一步通过CDOCKER分析了5, 3′, 4′-trihydroxyflavone、shikonin和scutellarein与SARS-CoV-2 $3CL^{pro}$的结合模式。

Shikonin是从天然植物宗阜根中所提取出的一种紫红色萘醌类天然色素，具有抗癌、抗炎、抗菌等作用，主要用于急性黄疸性或无黄疸性肝炎、慢性肝炎等疾病的治疗，之前已有文章报道Shikonin在荧光共振能量转移分析中可有效地抑制$3CL^{pro}$活性，与本文模型筛选后的体外试验结果相一致。Scutellarein是一种主要存在于菊科植物灯盏花（*Erigeron karvinskianus*）中的黄酮类化合物，具有消炎止痛、祛风除湿等功效，有研究表明其对冠状病毒有一定的抑制活性，本研究进一步通过模型筛选和荧光共振能量转移分析方法进一步验证了其对$3CL^{pro}$的抑制活性。然而，在VeroE6细胞的CPE抑制试验中，shikonin和scutellarein没有显示出抑制SARS-CoV-2的活性。目前还没有关于5, 3′, 4′-trihydroxyflavone可以抑制SARS-CoV-2 $3CL^{pro}$和SARS-CoV-2活性的相关报道。我们首先通过FRET检测发现5, 3′, 4′-trihydroxyflavone对SARS-CoV-2 $3CL^{pro}$活性具有一定的活性抑制，并在进一步的VeroE6细胞CPE抑制试验中发现了其对SARS-

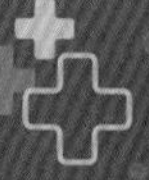

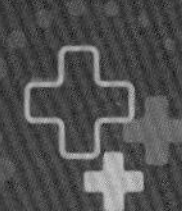

CoV-2的抑制活性。

总体来说，本研究基于机器学习算法构建了3CL^{pro}预测模型，应用该模型对天然化合物进行了预测，并进一步结合FRET分析和CPE抑制试验对相关活性化合物进行检测，发现了5, 3′, 4′-trihydroxyflavone对病毒3CL^{pro}和SARS-CoV-2均具有抑制活性，为其进一步的临床研究奠定了基础，为进一步发现抗新冠药物提供了重要思路和信息。

（赵　君　撰写，刘艾林　审校）

参考文献

BENDER A. Bayesian methods in virtual screening and chemical biology [J]. Methods Mol Biol, 2011, 672: 175-196. DOI:10.1007/978-1-60761-839-3_7.

HELMY Y A, FAWZY M, ELASWAD A, et al. The COVID-19 pandemic: a comprehensive review of taxonomy, genetics, epidemiology, diagnosis, treatment, and control [J]. J Clin Med, 2020, 9 (4): 1225. DOI:10.3390/jcm9041225.

HOFFMANN M, KLEINE-WEBER H, SCHROEDER S, et al. SARS-CoV-2 cell entry depends on ACE2 and TMPRSS2 and is blocked by a clinically proven protease inhibitor [J]. Cell, 2020, 181 (2): 271-280. e8. DOI:10.1016/j.cell.2020.02.052.

JIN Z, DU X, XU Y, et al. Structure of M^{pro} from SARS-CoV-2 and discovery of its inhibitors [J]. Nature, 2020, 582 (7811): 289-293. DOI:10.1038/s41586-020-2223-y.

RUSSO M, MOCCIA S, SPAGNUOLO C, et al. Roles of flavonoids against coronavirus infection [J]. Chem Biol Interact, 2020, 328: 109211. DOI:10.1016/j.cbi.2020.109211.

STEGMANN G, JACOBUCCI R, SERANG S, et al. Recursive partitioning with nonlinear models of change [J]. Multivariate Behav Res, 2018, 53 (4): 559-570. DOI:10.1080/00273171.2018.1461602.

TAHIR U L QAMAR M, ALQAHTANI S M, ALAMRI M A, et al. Structural basis of SARS-CoV-2 3CL^{pro} and anti-COVID-19 drug discovery from medicinal plants [J]. J Pharm Anal, 2020, 10 (4): 313-319. DOI:10.1016/j.jpha.2020.03.009.

ZHAO J, MA Q, LIU A, et al. Exploration of SARS-CoV-2 3CL^{pro} inhibitors by virtual screening methods, FRET detection, and CPE assay [J]. J Chem Inf Model, 2021, 61 (12): 5763-5773. DOI:10.1021/acs.jcim.1c01089.

第三十一章 基于网络邻近法和宿主-病毒相互作用组的抗流感病毒药物发现

第一节 引　　言

据WHO报道，流感病毒每年大约可感染全球10亿人，可见流感仍然是人类面临的主要健康威胁。作为一种非细胞型微生物，流感病毒必须利用宿主细胞组件才能完成基因的复制和表达，感染后机体症状的严重程度也取决于病毒和宿主因素。长期以来，病毒因素一直是研究的重点，并且已经确定了多种靶向病毒蛋白的药物，包括NA抑制剂和M2离子通道等。但是抗原漂移和抗原转移现象可以导致流感病毒的基因变异和基因重组，加之药物的滥用现状，使得流感病毒的耐药毒株逐年增多。因此，针对宿主关键因素发现药物，理论上可以避免病毒耐药性的问题。本章将基于人类PPI网络和上市药物及天然产物，构建抗流感网络系统，采用网络医学的研究方法，探索药物-靶标与流感宿主蛋白网络之间的关系，以期发现与宿主蛋白密切相关的抗流感活性化合物或上市药物。

第二节 基于网络邻近法和宿主-病毒相互作用组的抗流感病毒药物发现

本节将在流感病毒相关的宿主蛋白网络和药物-靶标网络的基础上，计算上市药物和天然产物与流感疾病模块之间的最近网络距离，结合算法打分值和文献调研挑选出具有潜在活性的抗流感候选药物，为细胞水平的药效评价提供依据。

一、信息收集与预测方法

1. 人类蛋白质-蛋白质相互作用（PPI）网络的构建

为了构建一个全面的人类PPI网络，我们整理了以下5种类型的实验数据：①采用高通量酵母双杂交体系（Y2H）检测到的二元PPI；②实验检测激酶与底物的相互作用；③通过亲和纯化-质谱（AP-MS）实验鉴定的PPI；④低通量实验的信号网络；⑤蛋白质三维相互作用组。删除重复的关系对。

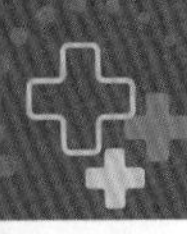

2. 上市药物和天然产物的药物-靶标网络的构建

我们从DrugBank、PharmGKB、ChEMBL、TTD、BindingDB和IUPHAR/BPS 6个权威数据库中收集了FDA批准药物的药物-靶标相互作用（DTI），并根据以下标准挑选高质量的DTI：①用于表示结合亲和力的抑制常数（K_i）、解离常数（K_d）、半数抑制浓度（IC_{50}）或半数有效浓度（EC_{50}）均≤10 μmol/L；②靶标属于人源（Homo sapiens）蛋白；③靶标具有特定的UniProt登记号；④在UniProt数据库中靶蛋白标记为“已审核”。

此外，我们整合了TCMDB、CNPD、TCMID、TCMSP、TCM@Taiwan和UNPD数据库及文献来源的DTI，用于构建天然产物的化合物-蛋白质网络。保留符合以下5条标准的高质量DTI：①K_i、K_d、IC_{50}或EC_{50}≤10 μmol/L；②靶标属于人源蛋白；③靶标具有特定的UniProt登记号；④化合物可以用规范的SMILES格式表示；⑤化合物具有1个以上的碳原子。

3. 流感病毒相关宿主蛋白的收集

从已发表的文献中收集了与流感病毒相关的宿主蛋白，根据GeneCards和UniProt数据库，将收集到的蛋白质名称统一为基因符号，同时删除重复基因。

4. 网络邻近法预测发现潜在活性化合物

基于人类PPI网络和流感病毒相关宿主蛋白的收集，采用网络邻近法，计算流感病毒相关宿主蛋白与上市药物作用靶标及天然产物作用靶标的最短距离，得到距离邻近度打分值（Z值），同时在重复测试期间计算P值，对于给定的宿主蛋白质集合，如果满足$Z<-1.5$且$P<0.05$的条件，则将该化合物-蛋白质组视为距离显著靠近。

5. 上市药物/天然产物的选择标准

从预测得到的苗头化合物中，选择$Z<-1.5$且$P<0.05$的化合物，通过文献调研，再根据以下标准选择和购买化合物：①具有除流感病毒以外的其他病毒的抑制活性；②无抗流感病毒的体内活性；③具有可获得性。

二、信息收集与计算结果

1. 流感相关宿主靶标集的收集

从包含体内外试验证据的文献中，我们尽可能多地收集高质量的流感病毒相关宿主靶标。宿主靶标类型包括免疫应答相关靶标、流感病毒复制的相关靶标以及其他类靶标。其中参与病毒复制的宿主靶标包括入胞相关靶标、病毒核糖核蛋白（vRNP）复合物入核相关靶标、vRNA复制相关靶标、vRNP组装相关靶标、vRNP核输出相关靶标、病毒装配和出胞相关靶标等。去除重复后我们共收集到流感病毒相关宿主靶标161个，具体靶标见附录中的附表2。

2. 苗头上市药物和天然产物的发现

从上市药物和天然产物的筛选结果中，以$Z<-1.5$且$P<0.05$为标准初步筛选化合

物，得到符合条件的上市药物和天然产物各152个和539个。通过文献调研，挑选出具有抗病毒活性且无体内抗流感病毒活性报道的化合物，最终筛选得到12个苗头上市药物（表31.1）和26个苗头天然产物（表31.2）并进行购买以用于后续体外试验评价和验证。

表31.1　具有抗流感病毒活性的苗头上市药物

药物	最短距离	Z打分	P值	PMID
沙美特罗	1.707	−1.587	0.038	27572397
莫西沙星	1.994	−1.606	0.001	32546446
托瑞米芬	1.608	−2.257	0.012	27362232
氟西汀	1.646	−1.772	0.027	27572397
马烯雌酮	1.765	−2.140	0.017	27169275
阿莫地喹	1.952	−1.778	0.025	30395872
左氧氟沙星	1.905	−2.984	0.000	25781448
环丙沙星	1.952	−2.610	0.000	33120225
厄贝沙坦	1.707	−2.761	0.007	26086883
炔雌酚	1.768	−2.045	0.013	27169275
盐酸布替萘芬	2.029	−1.548	0.038	33430659
盐酸帕罗西汀	1.654	−2.137	0.016	10773489

表31.2　具有抗流感病毒活性的苗头天然产物

药物	最短距离	Z打分	P值	PMID
缬氨酸	1.726	−1.698	0.03	33012699
巯嘌呤	1.696	−2.099	0.017	25542975
异鼠李素	1.589	−3.413	0.006	21351490
松果菊苷	1.517	−2.886	0.012	26677709
卡瓦胡椒素A	1.663	−1.932	0.024	30832429
冬凌草甲素	1.123	−3.618	0.003	30346067
秋水仙碱	1.935	−2.108	0.011	27140338
大黄酚	1.446	−1.836	0.026	24395532
咖啡酸	1.916	−2.174	0.01	28687324
东莨菪素	1.394	−1.722	0.032	12060240
白杨素	1.508	−1.527	0.043	2125682
毛蕊糖苷	1.613	−3.528	0.004	31277257
γ-倒捻子素	1.952	−2.556	0.003	8792678
β-拉帕醌	1.5	−2.678	0.011	77223
咖啡酸苯乙酯	1.761	−2.226	0.008	26649239
棕榈油酸	1.899	−2.29	0.009	921248
千金藤素	1.839	−2.466	0.004	22387093
秋水仙素	1.935	−2.108	0.011	27140338

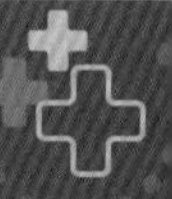

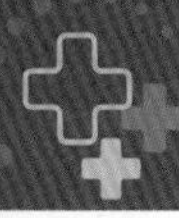

续表

药物	最短距离	Z打分	P值	PMID
菊苣酸	1.747	−2.324	0.013	24759764
茶黄素3, 3′-二没食子酸酯	1.785	−2.593	0.003	23716050
环孢素	1.702	−2.745	0.001	21752960
双香豆素	1.71	−2.204	0.015	30779774
银杏酸	1.822	−2.967	0.001	22847190
双脱甲氧基姜黄素	1.844	−2.514	0.004	29333037
五味子甲素	1.776	−3.734	0	19640714

三、结论

总之，我们通过查阅文献整理形成了含有161个与流感病毒相关的高质量宿主蛋白靶标集，并在PPI网络背景下，基于上市药物/天然产物-宿主靶标作用对，采用网络邻近法预测得到具有抗流感病毒潜在药效的38个苗头化合物，其中上市药物12个和天然产物26个，为进一步研究奠定基础。

第三节　苗头药物体外抗流感病毒活性评价

本研究中，我们将采用体外细胞试验评价苗头化合物的抗流感病毒活性。以犬肾（MDCK）细胞作为实验细胞，这是从犬的肾脏组织中分离得到的上皮样贴壁细胞，具有增殖快、易培养及不易变异的特点，因其对不同亚型的流感病毒的敏感性强且感染率高，而被广泛用于流感病毒的扩增和检测中。我们选取H1N1和H3N2两种不同亚型的流感病毒建立体外细胞感染模型，以评价上述预测得到的苗头化合物抗流感病毒的有效性和活性特异性，同时我们还建立了达菲与金刚烷胺双耐的H1N1毒株的细胞感染模型，以评价苗头化合物是否具有包括抗耐药病毒在内的广谱抗流感病毒药效作用，以期发现比现有药物更具优势的活性化合物。此外，我们还设计了不同的给药方式，旨在评价化合物起效的作用特点，为体外抗流感药效的机制研究提供思路。

一、实验材料

1. 实验细胞

MDCK由本实验室传代冻存，以含10%胎牛血清及0.01 mol/L HEPES的DMEM培养基进行培养，置于37℃培养箱中培养。

2. 流感病毒

A/Puerto Rico/8/34（H1N1）、A/Minfang/151/2000（H3N2）和A/HebeiXinhua/SWL1106/2017（耐达菲与金刚烷胺H1N1株）均由中国疾病预防控制中心病毒病预防控制所馈赠。

3. 苗头化合物

12个上市药物和26个天然产物购于上海陶素生化科技有限公司，以DMSO配制浓度为10 mg/ml的化合物储备液。

4. 实验仪器

Ⅱ级生物安全柜（Thermo Scientific，USA），Spectra Max M5酶标仪（Molecular Devices，USA），倒置显微镜（Nikon，Japan），CO_2细胞孵育箱（Sanyo，Japan），离心机，高压蒸汽灭菌锅。

5. 实验试剂和耗材

胎牛血清（Gibco），1×DMEM培养基（Gibco，LOT：8120019），HEPES（Gibco，LOT：2152913），TPCK胰酶（Gibco），0.25% EDTA-胰酶（Gibco，LOT：2120734），Phosphate Buffered Saline缓冲液（Biological Industries，LOT：0044619），结晶紫（北京欣经科生物技术有限公司，LOT：FN1079140），草酸铵，乙醇，乙酸，5%苯扎溴铵溶液（新洁尔灭），84消毒液。25 cm^2、75 cm^2细胞培养瓶（Corning，USA），普通96孔细胞培养板（Costar 3599），5 ml移液管，200 μl、1.5 ml、50 ml无菌离心管，细胞冻存管，无菌巴氏吸管，多种微量移液枪（Eppendorf，Germany）及相应规格的枪头。

二、实验方法

1. 草酸铵结晶紫光度法检测细胞活性

草酸铵结晶紫染料的配制：

A：结晶紫10 g，95%乙醇100 ml；B：草酸铵4 g，超纯水400 ml。

A和B溶液混合，用滤纸过滤后，置于常温即可。

洗脱液的配制：乙醇50%，乙酸0.1%。

96孔板每孔细胞加入50 μl草酸铵结晶紫染液，室温放置30分钟，用清水清洗多次，洗去多余的染色液，并吸干残留的水分，每孔加入100 μl脱色液，轻轻振荡3～5分钟，用酶标仪在570 nm波长下检测吸光度，记录实验结果。

2. 病毒$TCID_{50}$测定

$TCID_{50}$是指能使细胞培养板孔中或者试管内的半数细胞产生病变的病毒量。将MDCK细胞以2×10^4个/孔的密度铺于96孔板，长成单层细胞后备用。取同一批次的病毒的3个分装管，置于冰上融化后，分别以病毒原液为起始浓度，用DMEM培养基（0.01 mol/L HEPES和1 μg/ml TPCK胰酶）10倍梯度稀释出12个浓度，每个浓度各取100 μl分别加入3块96孔板的相应孔中，各设4个复孔，同时设置空白对照组。置

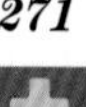

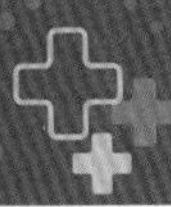

于34℃培养箱中1小时后，用PBS清洗2遍，各孔加入100 μl含有0.01 mol/L HEPES和1 μg/ml TPCK胰酶的DMEM培养基。置于34℃培养箱中培养2天，观察细胞板在不同浓度的病毒作用下的病变情况。

采用血凝法检测细胞上清培养液的病毒滴度，将可致凝血的病毒液浓度视为细胞感染浓度。取一定量的新鲜火鸡血细胞，1200 r/min 10分钟离心后，用PBS重悬、离心、清洗3遍，最后用PBS将火鸡红细胞配制成1%的浓度。取3块96孔板透明U形板，将3块细胞板的上清液分别吸取50 μl到对应的U形板的孔中，并在每个孔中加入50 μl的1%火鸡红细胞，轻轻拍打混匀后，静置30分钟。对血凝结果依据下列标准进行判断。

结果判断	凝集状态
++++	红细胞完全凝集，均匀地铺于底部
+++	基本同上，但孔底有大圈
++	孔底有中等的大圈
+	孔底有小圆点，四周有少许凝结块
−	红细胞完全不凝集，集中地沉于孔底形成小圆点

注：结果以++为终点，对应稀释度的倒数为血凝滴度。根据Karber公式计算$TCID_{50}$：$\log TCID_{50}=L-d(s-0.5)$。其中，$L$为所用病毒的最低稀释度，$d$为每log稀释度的间距，$s$为被感染细胞的比例之和。

3. 细胞毒性试验

将MDCK细胞以2×10^4个/孔的密度铺于96孔板中，待长成单层细胞后备用。用DMEM培养基（加入0.01 mol/L HEPES）稀释待测化合物储备液至100 μg/ml工作液。细胞用PBS清洗2遍后，待测化合物工作液各取100 μl加到相应的细胞孔中，并设置溶剂对照组（1% DMSO）。将细胞板置于34℃培养箱中培养48小时，显微镜下观察细胞状态并拍照，用结晶紫法检测细胞活性。

对具有细胞毒性的待测化合物进行复筛。对于初筛细胞毒性较强的化合物，以100 μg/ml为初始浓度，以10倍稀释度将细胞毒性化合物梯度稀释5个浓度；对于初筛细胞毒性较弱的化合物，以100 μg/ml为初始浓度，以3倍稀释度将细胞毒性化合物梯度稀释5个浓度。各取100 μl加到相应的细胞孔中，培养48小时后，用结晶紫法检测细胞活性，以得到各待测化合物的最大无细胞毒性浓度。

4. 细胞病变效应（CPE）抑制试验

将MDCK细胞以2×10^4个/孔的密度铺于96孔板中，待长成单层细胞后备用。取3种病毒置于冰上融化后，以100 $TCID_{50}$的浓度进行细胞攻毒。待测化合物以TC_0作为给药浓度，TC_0＞100 μg/ml时给药浓度为100 μg/ml，同时设置正常对照组、模型对照组和阳性药（扎那米韦）组，耐药株病毒感染模型以奥司他韦、金刚烷胺和扎那米韦作为阳性药。将细胞以PBS清洗2遍后，样品孔和阳性药孔的加药方式根据以下4种方案进行操作。

（1）细胞给药后攻毒：往每个样品细胞孔中加入100 μl样品（阳性药）稀释液，

孵育1小时后，移除样品（阳性药）稀释液，每孔加入100 μl 100 $TCID_{50}$病毒液，继续孵育1小时。移除病毒液，并洗去游离的病毒，每孔加入100 μl样品（阳性药）稀释液进行维持培养，细胞置于34℃孵箱中培养48小时。用结晶紫法测定细胞存活率，根据下列公式计算各样品对两种病毒的抑制率。

$$\text{CPE抑制率（\%）}=\frac{OD_{样品孔}-OD_{模型孔}}{OD_{正常孔}-OD_{模型孔}}\times 100\%$$

（2）药物和病毒同时作用于细胞：往每个样品细胞孔中加入含有100 $TCID_{50}$病毒和样品（阳性药）的混合液100 μl，34℃孵育1小时。移除上清液，并洗去游离的病毒，每孔加入100 μl样品（阳性药）稀释液进行维持培养，细胞置于34℃孵箱中培养48小时。用结晶紫法测定细胞存活率，并计算各样品对两种病毒的抑制率。

（3）细胞攻毒后给药：往每个样品细胞孔中加入100 μl 100 $TCID_{50}$病毒液，孵育1小时。移除病毒液，洗去游离的病毒，每孔加入100 μl样品（阳性药）稀释液作为维持液，置于34℃孵箱中培养48小时。用结晶紫法测定细胞存活率，并计算各样品对两种病毒的抑制率。

（4）药物和病毒预孵育后再作用于细胞：将病毒和样品（阳性药）进行混合，使混合液中含有100 $TCID_{50}$病毒且药物终浓度为给药浓度。混合后置于34℃孵育1小时，取100 μl混合液加入各样品（阳性药）孔中，置于34℃孵箱中培养48小时。用结晶紫法测定细胞存活率，并计算各样品对两种病毒的抑制率。

三、实验结果

1. 病毒$TCID_{50}$测定

结果见表31.3。病毒的最低稀释倍数为10^{-1}，则L为（−1）；d为（−1）。H1N1的s为1+1+1+1+1+2/4＝5.5，log $TCID_{50}=L-d(s-0.5)=-1-1\times(5.5-0.5)=-6$，即$TCID_{50}=10^{-6}$；H3N2的$s$为1+1+1+1+1+1/4＝5.25，log $TCID_{50}=L-d(s-0.5)=-1-1\times(5.25-0.5)=-5.75$，即$TCID_{50}=10^{-5.75}$；耐药H1N1的$s$为1+1+1+1+1＝5，log $TCID_{50}=L-d(s-0.5)=-1-1\times(5-0.5)=-5.5$，即$TCID_{50}=10^{-5.5}$。

表31.3　3个病毒毒株在MDCK细胞中的$TCID_{50}$测定

病毒滴度	感染H1N1的细胞比例	感染H3N2的细胞比例	感染耐药H1N1的细胞比例	病毒滴度	感染H1N1的细胞比例	感染H3N2的细胞比例	感染耐药H1N1的细胞比例
10^{-1}	4/4	4/4	4/4	10^{-7}	0	0	0
10^{-2}	4/4	4/4	4/4	10^{-8}	0	0	0
10^{-3}	4/4	4/4	4/4	10^{-9}	0	0	0
10^{-4}	4/4	4/4	4/4	10^{-10}	0	0	0
10^{-5}	4/4	4/4	4/4	10^{-11}	0	0	0
10^{-6}	2/4	1/4	0	10^{-12}	0	0	0

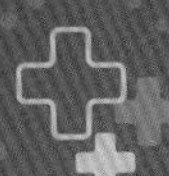

2. 待测化合物的细胞毒性

溶剂对照组（1% DMSO）孔的吸光度与正常对照组没有统计学差异，可知溶剂本身对细胞没有毒性。各待测化合物的最大无细胞毒性浓度（TC_0）结果如表31.4所示。

表31.4　待测化合物在MDCK细胞中的TC_0

药物	分类	TC_0 /（μg/ml）	药物	分类	TC_0 /（μg/ml）
沙美特罗	上市药物	10	大黄酚	天然药物	＞100
莫西沙星	上市药物	＞100	咖啡酸	天然药物	＞100
托瑞米芬	上市药物	10	东莨菪素	天然药物	33.3
氟西汀	上市药物	10	白杨素	天然药物	33.3
马烯雌酮	上市药物	33.3	毛蕊糖苷	天然药物	＞100
阿莫地喹	上市药物	11.1	γ-倒捻子素	天然药物	10
左氧氟沙星	上市药物	＞100	β-拉帕醌	天然药物	1
环丙沙星	上市药物	＞100	咖啡酸苯乙酯	天然药物	＞100
厄贝沙坦	上市药物	33.3	棕榈油酸	天然药物	＞100
炔雌酚	上市药物	10	千金藤素	天然药物	10
盐酸布替萘芬	上市药物	＞100	秋水仙素	天然药物	＞100
盐酸帕罗西汀	上市药物	10	菊苣酸	天然药物	＞100
缬氨酸	天然药物	1	茶黄素3, 3′-二没食子酸酯	天然药物	＞100
巯嘌呤	天然药物	1	环孢素	天然药物	3.7
异鼠李素	天然药物	1	双香豆素	天然药物	＞100
松果菊苷	天然药物	＞100	银杏酸	天然药物	0.1
卡瓦胡椒素A	天然药物	＞100	双脱甲氧基姜黄素	天然药物	3.7
冬凌草甲素	天然药物	10	五味子甲素	天然药物	10
秋水仙碱	天然药物	1			

3. 苗头化合物的体外抗流感药效评价

各待测化合物以TC_0作为最大浓度（当TC_0＞100 μg/ml时，最大浓度为100 μg/ml）用于3种流感病毒病毒诱导的CPE抑制试验中，试验结果如表31.5～表31.7所示。对于H1N1毒株，在12个上市药物和26个天然产物中，有7个化合物具有较好的活性（IC_{50}＜100 μg/ml）。其中，沙美特罗和白杨素的活性最优，4种作用方式的IC_{50}范围分别为6.49～10.5 μg/ml和2.03～20.67 μg/ml。沙美特罗在不同的给药方式下IC_{50}差距不大；4种作用方式中，白杨素、千金藤素和茶黄素3, 3′-二没食子酸酯在药物和病毒预孵育后再作用于细胞的给药方式下显示了显著更强的药效（IC_{50}均小于10 μg/ml），说明这些化合物除了抑制病毒复制外，还可以直接抑制病毒感染力。

表31.5　苗头化合物对H1N1诱导的细胞感染模型中不同给药方式的IC_{50}值

药物	IC_{50}/（μg/ml）			
	给药后接种病毒	病毒和药物同时作用	病毒接种后给药	病毒和药物预孵育
沙美特罗	7.75±0.57	6.49±0.25	10.50±0.84	8.22±1.09
大黄酚	45.85±3.55	49.87±2.56	70.16±8.01	22.80±2.16
咖啡酸	86.73±4.05	33.66±5.14	37.66±2.24	22.43±3.31
白杨素	10.79±2.22	15.12±3.05	20.67±0.70	2.03±0.59
千金藤素	未测出	未测出	未测出	6.51±0.25
菊苣酸	30.54±2.33	51.99±1.90	52.94±5.23	47.91±1.50
茶黄素3, 3′-二没食子酸酯	38.93±1.75	31.28±3.00	22.50±2.19	5.62±0.80
扎那米韦	0.93±0.16	0.12±0.03	0.35±0.09	0.16±0.03

注：数据表示为平均值±SD（n=3）。

H3N2诱导的CPE抑制试验结果如表31.6所示。38个待测物中，对于H3N2有抑制活性的化合物同样是上述7个。其中，沙美特罗、白杨素和茶黄素3, 3′-二没食子酸酯的抑制作用较强，4种作用方式的IC_{50}＜13.61 μg/ml。在4种给药方式中，沙美特罗、大黄酚、白杨素、千金藤素在药物和病毒同时作用于细胞的作用方式下显示了最小的IC_{50}（＜8.94 μg/ml），显示了较好的直接抑制病毒活性和多种给药方式的抗病毒作用。

表31.6　苗头化合物对H3N2诱导的细胞感染模型中不同给药方式的IC_{50}值

药物	IC_{50}/（μg/ml）			
	给药后接种病毒	病毒和药物同时作用	病毒接种后给药	病毒和药物预孵育
沙美特罗	9.13±1.01	8.94±0.73	未测出	13.61±2.57
大黄酚	53.36±3.25	8.90±2.35	59.26±2.41	17.91±1.66
咖啡酸	79.68±14.42	80.64±6.14	41.51±4.20	35.98±5.05
白杨素	6.93±1.77	5.09±0.97	13.52±1.64	13.34±1.55
千金藤素	未测出	4.68±3.20	未测出	未测出
菊苣酸	61.53±5.49	52.01±1.07	60.50±3.84	58.91±9.52
茶黄素3, 3′-二没食子酸酯	5.14±1.27	5.76±0.85	7.38±0.69	1.63±0.22
扎那米韦	0.78±0.29	0.38±0.05	0.98±0.14	1.02±0.28

注：数据表示为平均值±SD（n=3）。

对于达菲与金刚烷胺双重耐药H1N1毒株，化合物的评价结果如表31.7所示。达菲与金刚烷胺在100 μg/ml的剂量下未检测出抗该病毒活性，证明该病毒是达菲与金刚烷胺双重耐药毒株。在38个苗头化合物中，有6个化合物具有较好的抑制作用。其中，沙美特罗、白杨素和茶黄素3, 3′-二没食子酸酯的抑制作用较强，4种作用方式的IC_{50}范围为1.7～13.51 μg/ml。

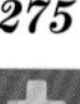

表31.7　苗头化合物对双重耐药毒株A/河北新华/SWL1106/2017诱导的细胞感染模型中不同给药方式的IC_{50}值

药物	IC_{50}/（μg/ml）			
	给药后接种病毒	病毒和药物同时作用	病毒接种后给药	病毒和药物预孵育
沙美特罗	6.60±0.46	6.14±0.62	8.05±1.29	10.92±1.60
大黄酚	38.75±2.17	78.09±5.47	79.34±5.87	22.86±1.75
咖啡酸	58.63±8.71	47.42±5.94	39.15±3.17	25.01±3.25
白杨素	6.85±1.60	7.69±1.71	13.51±0.87	5.69±0.84
菊苣酸	71.98±5.39	91.43±6.14	83.73±0.91	53.3±1.51
茶黄素3, 3′-二没食子酸酯	6.11±0.18	9.69±0.92	4.99±0.88	1.70±0.11
奥司他韦	未测出	未测出	未测出	未测出
金刚烷胺	未测出	未测出	未测出	未测出
扎那米韦	0.20±0.03	0.27±0.09	4.43±1.23	0.35±0.12

注：数据表示为平均值±SD（n=3）。

四、结论

本章中，我们对38个苗头化合物（12个上市药物和26个天然产物）进行了体外抗流感病毒活性评价（H1N1、H3N2和1个双重耐药毒株）。结果发现，沙美特罗、大黄酚、咖啡酸、白杨素、千金藤素、菊苣酸和茶黄素3, 3′-二没食子酸酯这7个化合物对2种或3种流感病毒具有较好的抑制活性（IC_{50}＜100 μg/ml）。其中，沙美特罗、白杨素和茶黄素3, 3′-二没食子酸酯对3种流感病毒病毒的抑制活性最强（IC_{50}＜20.67 μg/ml）。对于普通型H1N1毒株，白杨素、千金藤素和茶黄素3, 3′-二没食子酸酯在药物和病毒预孵育后再作用于细胞的方式下，抑制作用明显强于其他3种给药方式，说明这3个化合物除了可以抑制病毒复制外，还可能具有直接抑制病毒活性的作用，提示可能存在多靶标的作用机制。茶黄素3, 3′-二没食子酸酯在抗耐药H1N1病毒上显示出比普通型H1N1病毒更优的药效。总之，本研究通过细胞水平活性评价得到7个具有体外抗流感病毒活性的化合物，为后续深入的药效和机制研究奠定基础。

第四节　苗头药物抗流感病毒的初步机制研究

基于网络邻近法和细胞水平的抗流感病毒活性评价，我们发现了7个活性化合物，其中部分化合物在药物和病毒预孵育后再作用于细胞的给药方式中显示了较好的抗流感药效，提示这些化合物可能具有直接杀伤病毒的活性。而封闭病毒的表面抗原是直接抗病毒的作用方式之一。

流感病毒有2种表面糖蛋白：神经氨酸酶（NA）和血凝素（HA），均位于流感病毒表面。其中，HA具有识别和结合宿主细胞表面含有唾液酸（SA）的糖蛋白或脂蛋白的功能。NA可催化水解HA与唾液酸形成的糖苷键，使病毒完成释放。HA和NA在病毒感染和释放中发挥重要作用，因此药物可以通过它们发挥抗病毒作用。本研究中，将对前期预测得到的38个苗头化合物（12个上市药物和26个天然产物）进行NA和HA抑制活性的评价，以探索它们对流感病毒糖蛋白的作用。

一、实验材料和仪器

MDCK细胞由本实验室冻存。A/PR/8/34（H1N1）作为NA来源，由中国疾病预防控制中心病毒病预防控制所馈赠。12个上市药物和26个天然产物购于上海陶素生化科技有限公司，以DMSO配制浓度为10 mg/ml的化合物储备液。NA底物MUNANA（Sigma Aldrich），扎那米韦（上海复蓝国际贸易有限公司，LOT：091209-005LY），2, 2, 2-三溴乙醇（Sigma Aldrich，LOT：MKBZ3419V），受体破坏酶（RDE）冻干粉（日本生研，LOT：579071），1%火鸡红细胞，PBS。96孔U形板，96孔黑底板。酶标仪（BioTek，USA）。

二、实验方法

1. NA抑制活性检测

本实验选取A/PR/8/34（H1N1）病毒作为NA来源，已知MUNANA是流感病毒NA特异性底物，NA和MUNANA通过水解反应产生的代谢产物可以在激发波长为360 nm和发射波长为450 nm的条件下测得荧光，荧光强度（RFU）变化可以灵敏地反映NA活性。

在反应体系（pH 6.5）中，取10 μl一定浓度的待测化合物与30 μl NA混合后反应1分钟，同时设置阳性药（扎那米韦）孔、酶活孔和本底孔。加入60 μl NA底物MUNANA，振荡混匀后，置于37℃孵育60分钟。加入150 μl NaOH溶液（34 mmol/L）终止体系反应。在360 nm激发波长和450 nm发射波长的参数条件下测定荧光强度值，根据下列公式计算待测化合物的NA抑制率。

$$\text{NA抑制率（\%）} = \frac{F_{\text{酶活孔}} - F_{\text{待测样品孔}}}{F_{\text{酶活孔}} - F_{\text{本底孔}}} \times 100\%$$

其中，$F_{\text{酶活孔}}$、$F_{\text{待测样品孔}}$和$F_{\text{本底孔}}$分别表示NA酶活性孔、待测样品孔和本底孔的荧光值。

2. 红细胞凝集抑制试验

目前已发现多种哺乳动物和禽类动物的红细胞可被流感病毒的HA所识别并结合，从而发生红细胞凝集现象。在流感病毒液中加入特异性抗HA的血清可抑制红细胞凝集现象，即为红细胞凝集抑制。

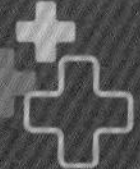

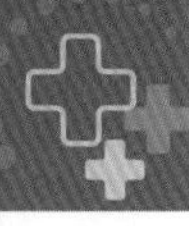

（1）特异性抗流感病毒HA的血清制备

病毒感染小鼠：取5只小鼠，用2, 2, 2-三溴乙醇麻醉后，给每只小鼠滴鼻接种50 μl稀释度为LD_{50}的PR8病毒。自由饮食、饮水，饲养环境自然照明，14天后摘眼球取全血。

血清处理：5000 r/min 10分钟离心全血，取上清，冻存于−80℃备用。采用霍乱滤液处理法去除血清中的非特异性抑制素，具体操作为用PBS溶解RDE冻干粉，分装后冻存于−20℃。每1单位的血清中加入4单位的RDE，37℃水浴18小时，此后置于56℃水浴50分钟以破坏残余的RDE活性，最后置于4℃保存。

（2）4个血凝单位的抗原制备

血凝滴定法：以H1N1作为HA来源，取冻存的H1N1病毒冰上溶解后，用PBS倍比稀释12个浓度，即2倍、4倍、8倍、16倍、32倍、64倍、128倍、256倍、512倍、1024倍、2048倍和4096倍稀释。取透明96孔U形板，每个浓度各做3个复孔，每个复孔加入50 μl病毒稀释液，并设置空白对照组（50 μl PBS）。各个孔中加入50 μL 1%火鸡红细胞，轻轻拍打振荡混匀后，静置30分钟。对血凝结果进行判断，确定4个血凝单位。

复核测定：取洁净透明的96孔U形板，从4个血凝单位的稀释度开始稀释PR8病毒液，用PBS连续倍比稀释4个浓度，每个浓度各做3个复孔，每个复孔加入50 μl病毒稀释液，并设置空白对照组（50 μl PBS）。各个孔中加入50 μl 1%火鸡红细胞，轻轻拍打振荡混匀后，静置30分钟。对血凝结果进行判断，结果中若第一个浓度孔为++++，第二个浓度孔为++，第三个浓度孔为−或+，则复核测定合格，否则需要重新确定4个血凝单位的抗原。

（3）红细胞凝集抑制试验：取透明96孔U形板，每孔加入25 μl浓度为1 mg/ml的待测药物（阳性对照孔加入25 μl抗HA血清，阴性对照孔加入25 μl溶剂），继续加入25 μl 4个血凝单位的H1N1病毒，同时设置50 μl溶剂的空白对照组。往各孔中加入50 μl 1%火鸡红细胞，轻轻混匀1分钟后置于室温静置30分钟。观察待测药物的血凝抑制作用。

三、实验结果

1. 苗头化合物的NA抑制活性

从38个化合物中，我们筛选出5个具有NA抑制活性的化合物，实验结果如表31.8所示。包括异异鼠李素、秋水仙碱、白杨素、菊苣酸和五味子甲素，其中五味子甲素显示了最好的抑制活性，对H1N1 NA的IC_{50}为（10.47±7.89）μg/ml。

表31.8　苗头化合物对NA（H1N1）的抑制活性评价

药物	检测浓度/（μg/ml）	抑制率/%	IC_{50}/（μg/ml）
异鼠李素	40	60.38±2.86	24.08±3.22
秋水仙碱	40	59.04±20.95	33.86±20.77
白杨素	40	50.94±2.49	38.77±3.41
菊苣酸	40	51.18±2.91	32.2±14.34

续表

药物	检测浓度/（μg/ml）	抑制率/%	IC_{50}/（μg/ml）
五味子甲素	40	80.86±2.6	10.47±7.89
扎那米韦	0.0004	97.65±0.45	0.000 018 6±0.000 000 8

2. 苗头化合物的HA抑制活性

4个血凝单位的HA抗原是通过H1N1病毒稀释500倍后制备得到的，HA抑制试验结果如图31.1所示。最后4个血清对照孔结果显示其具有抑制血凝的活性，说明含有特异抗H1N1-HA的血清制备成功。此外，结果显示氟西汀和盐酸帕罗西汀具有血凝抑制活性，氟西汀较盐酸帕罗西汀的抑制作用更明显。

ID	药物	ID	药物
1	缬氨酸	20	菊苣酸
2	巯嘌呤	21	茶黄素3,3′-二没食子酸酯
3	异鼠李素	22	环孢素
4	松果菊苷	23	双香豆素
5	卡瓦胡椒素A	24	银杏酸
6	冬凌草甲素	25	双脱甲氧基姜黄素
7	秋水仙碱	26	五味子甲素
8	大黄酚	27	沙美特罗
9	咖啡酸	28	莫西沙星
10	东莨菪素	29	托瑞米芬
11	白杨素	30	β-拉帕醌
12	毛蕊糖苷	31	马烯雌酮
13	γ-倒捻子素	32	阿莫地喹
14	氟西汀	33	左氧氟沙星
15	松果菊苷	34	环丙沙星
16	咖啡酸苯乙酯	35	厄贝沙坦
17	棕榈油酸	36	炔雌酚
18	千金藤素	37	盐酸帕罗西汀
19	秋水仙素	38	盐酸布替萘芬

1	2	3	4	5	6	7	8	9	10
11	12	13	14	15	16	17	18	19	20
21	22	23	24	25	26	27	28	29	30
31	32	33	34	35	36	37	38	病毒对照	病毒对照
阴性对照	阴性对照	病毒对照	病毒对照	血清对照	血清对照	血清对照	血清对照		

图31.1　苗头化合物对HA（H1N1）的抑制活性评价

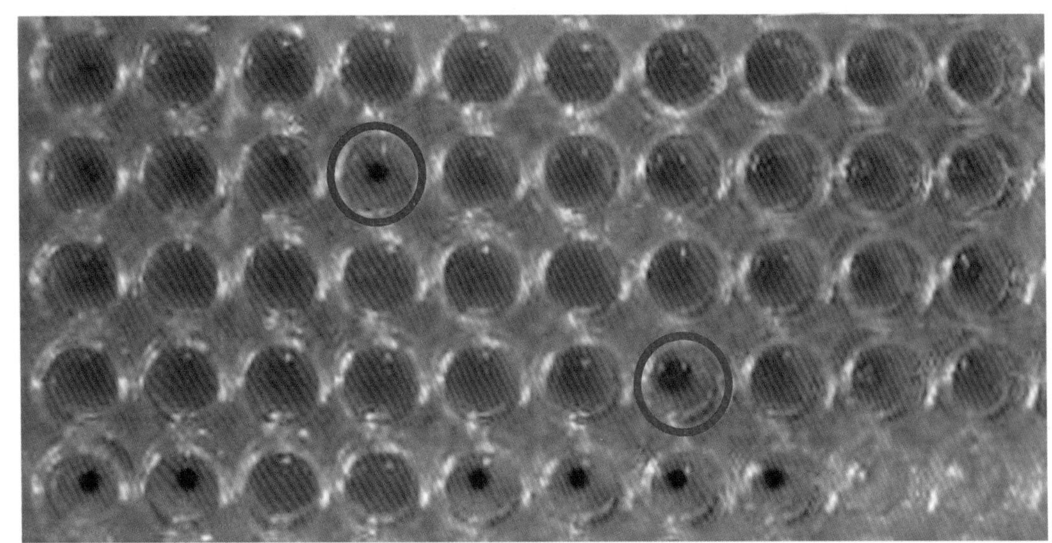

图31.1（续）

四、结论

本研究中，我们对基于宿主靶标预测得到的38个潜在抗流感活性化合物进行NA和HA两个病毒靶标抑制活性的检测，以确定这些化合物除了对宿主细胞的作用外，是否具有直接的抗流感病毒活性。在NA抑制试验结果中，异丹叶大黄素、秋水仙碱、白杨素、菊苣酸和五味子甲素显示出较好的抗H1N1病毒NA的活性。HA抑制试验结果发现氟西汀和盐酸帕罗西汀具有一定程度的抗H1N1病毒HA的活性。

在细胞水平实验中，具有抗流感病毒活性的7个化合物中只有白杨素和菊苣酸具有NA抑制活性，提示其他化合物通过何种靶标发挥药效作用还有待于研究。

第五节　讨论与结论

本章基于化合物（药物）-宿主靶标相互作用关系和流感-宿主蛋白网络，采用网络邻近法这一预测算法，从庞大的上市药和天然产物库中快速发现38个苗头化合物（12个上市药物和26个天然产物），利用病毒感染的细胞模型，从中筛选出7个具有显著抗流感药效的化合物，包括沙美特罗、大黄酚、咖啡酸、白杨素、千金藤素、菊苣酸和茶黄素3, 3′-二没食子酸酯。说明本研究是利用网络邻近法预测苗头药物的又一成功案例。

利用3个不同的流感病毒株（其中一个为耐药毒株）感染的细胞模型对苗头化合物进行评价，发现了多个化合物均具有抗流感病毒的有效性和广谱性，比临床用药有一定优势。此外，不同给药方式的药效评价反映了药物的作用特点，发现白杨素、千金藤素和茶黄素3, 3′-二没食子酸酯可以直接作用于病毒靶标。因此进一步探索了这些天然产物/药物靶向病毒蛋白的作用，其中白杨素和菊苣酸的抗病毒活性可以部分通过NA抑制作用来发挥抗流感的药效作用。

有些苗头化合物具有NA和HA抑制作用，但在细胞水平并没有表现出明显的抗病毒活性。如在HA抑制试验中，氟西汀和盐酸帕罗西汀可抑制HA活性，但两者在细胞水平上并没有显示出抗流感活性。究其原因，一方面是氟西汀和盐酸帕罗西汀的对HA（H1N1）的抑制活性不强，另一方面可能由于两者在MDCK细胞上的抗流感病毒的有效浓度高于最大无细胞毒性浓度（TC_0＝10 μg/ml）。

综上所述，通过网络邻近法预测苗头化合物和流感病毒感染的细胞模型的筛选评价，我们确定了7个具有体外抗流感活性的化合物：沙美特罗、大黄酚、咖啡酸、白杨素、千金藤素、菊苣酸和茶黄素3, 3′-二没食子酸酯，其抗流感病毒的作用机制还有待于深入研究。

（许律捷　撰写，刘艾林　审校）

参考文献

GOUNDER A P, BOON A. Influenza pathogenesis: the effect of host factors on severity of disease [J]. J Immunol, 2019, 202: 341-350. DOI:10.4049/jimmunol.1801010.

POTIER M, MAMELI L, BELISLE M, et al. Fluorometric assay of neuraminidase with a sodium (4-methylumbelliferyl-alpha-D-*N*-acetylneuraminate) substrate [J]. Anal Biochem, 1979, 94: 287-296. DOI:10.1016/0003-2697 (79) 90362-2.

YOON S W, WEBBY R J, WEBSTER R G. Evolution and ecology of influenza A viruses [J]. Curr Top Microbiol Immunol, 2014, 385: 359-375. DOI:10.1101/cshperspect.a038489.

ZHOU Y, HOU Y, SHEN J, et al. Network-based drug repurposing for novel coronavirus 2019-nCoV/SARS-CoV-2 [J]. Cell Discov, 2020, 6: 14. DOI:10.1038/s41421-020-0153-3.eCollection 2020.

第三十二章 基于网络邻近法和宿主-病毒相互作用组的抗新型冠状病毒药物发现

第一节 引 言

新型冠状病毒肺炎简称新冠肺炎（corona virus disease 2019，COVID-19），是由新型冠状病毒（SARS-CoV-2）引起的急性呼吸道传染病，2020—2023年对全球公共卫生和经济发展构成严重威胁。为满足临床用药需求，在国家重大专项和北京协和抗病毒重大项目的资助下，我们课题组开展了抗新冠病毒创新药物的发现研究，取得了若干研究成果，本章介绍的研究成果即是其中之一。

与从头新药设计相比，药物重定位是一种有效的药物发现策略，从具有较好药代动力学和药效动力学特征的上市药物中发现新的适应证可以显著缩短新药研发时间并降低成本。此外，天然产物已被证明是发现潜在治疗药物的丰富宝库。目前已开展多项针对天然产物治疗COVID-19的临床试验，结果显示多种天然产物具有较好的治疗潜力。例如黄芩苷和大蓟苷均被证实可阻断SARS-CoV-2 3CL^{pro}的蛋白质水解活性。由此可见，从已上市药物和天然产物中发现新的候选化合物，可以为开发COVID-19新型治疗方案提供有效策略。

本章构建了一个基于网络的研究框架，以说明抗SARS-CoV-2的候选化合物的发现过程（图32.1）。首先，我们从文献中收集了3个高质量的SARS-CoV-2相关宿主蛋白数据集。为了从上市药物和天然产物中发现抗COVID-19的活性药物，我们通过计量病毒-宿主相互作用网络和每种药物靶标网络在人类蛋白质相互作用网络背景下的网络邻

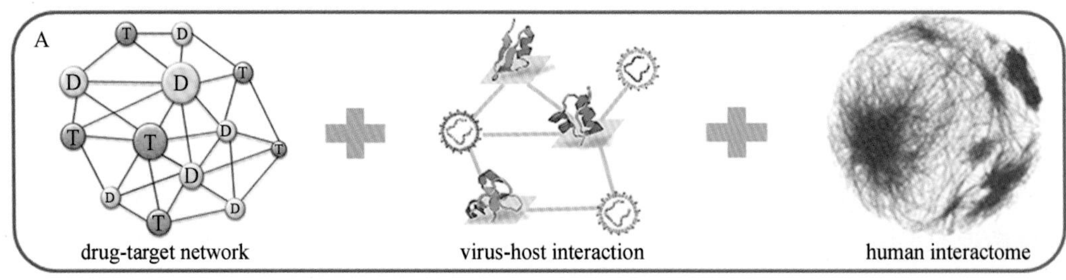

图32.1 抗新冠肺炎候选药物的网络邻近法计算预测与验证的示意图

A. 药物-靶标网络、病毒-宿主相互作用和人类相互作用组；B. 网络邻近方法原理；C. 候选药物的计算预测，包括上市药物和天然产物；D. 潜在候选物的体外验证和作用机制的网络分析与解读。注：drug-target network：药物-靶标网络；virus-host interaction：病毒-宿主相互作用；human interactome：人类相互作用组；host genes：宿主基因；drug candidate：药物候选物；network analysis：网络分析。

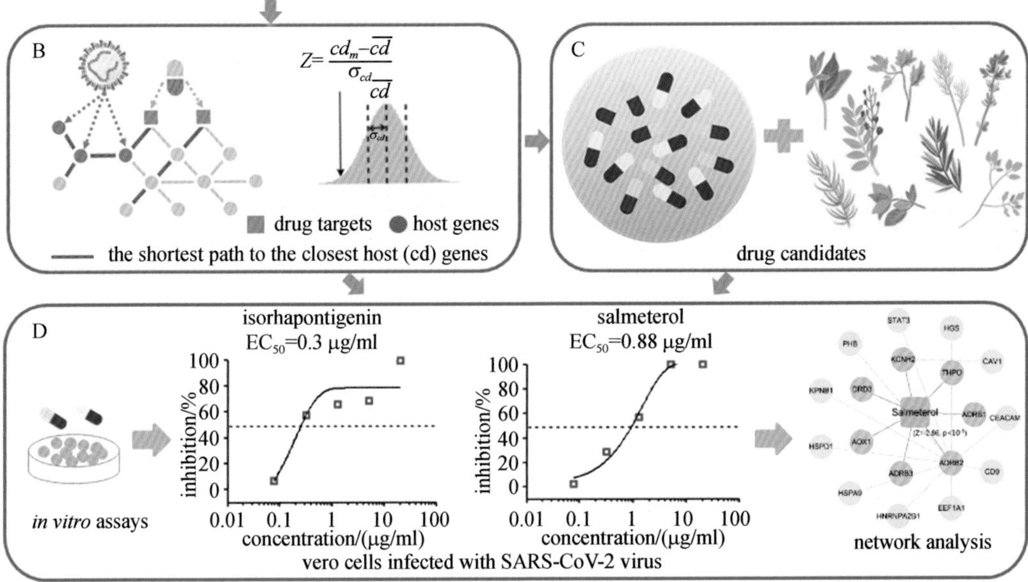

图 32.1（续）

近度，建立了每种化合物与COVID-19之间的关联。在此基础上，从中选择几种候选药物进行体外抗病毒活性验证。最后，通过网络分析来探究候选药物抗SARS-CoV-2的作用机制。

第二节　基于网络邻近法的抗新型冠状病毒药物发现

一、方法

1. 人类蛋白质-蛋白质相互作用组的建立

为了构建一个全面的人类PPI网络，我们整理了以下5种类型的实验数据：①采用高通量酵母双杂交体系检测到的二元PPI；②实验检测激酶与底物的相互作用；③通过亲和纯化-质谱实验鉴定的PPI；④低通量实验的信号网络；⑤蛋白质三维相互作用组。删除重复的配对后，整合得到连接17 706个人类蛋白质的351 444个PPI。

2. 上市药物和天然产物的药物-靶标网络的构建

我们从DrugBank、PharmGKB、ChEMBL、TTD、BindingDB和IUPHAR/BPS 6个权威数据库中收集了FDA批准药物的药物-靶标相互作用（DTI），并根据以下标准挑选高质量的DTI：①用于表示结合亲和力的抑制常数（K_i）、解离常数（K_d）、半数抑制浓度（IC_{50}）或半数有效浓度（EC_{50}）均≤10 μmol/L；②靶标属于人源（Homo sapiens）蛋白；③靶标具有特定的UniProt登记号；④在UniProt数据库中将靶蛋白标记为“已审核”。最终，我们获取了1608个获批药物与2251个蛋白质靶标之间的相互作用对，

共计15 367个DTI。

此外，我们整合了TCMDb、CNPD、TCMID、TCMSP、TCM@Taiwan和UNPD数据库及文献来源的DTI，用于构建天然产物的化合物-蛋白质网络。保留符合以下5条标准的高质量DTI：①K_i、K_d、IC_{50}或EC_{50}≤10 μmol/L；②靶标属于人源蛋白；③靶标具有特定的UniProt登记号；④化合物可以规范的SMILES格式表示；⑤化合物具有1个以上的碳原子。最终过滤得到3882个天然产物和5643个蛋白质靶标相互作用的38 220个DTI。

3. 病毒-宿主相互作用组的构建

我们从3篇文献中获得病毒-宿主蛋白相互作用网络。Zhou等共整合了119种高质量的宿主蛋白，基于网络医学平台，通过药物重定位方法发现潜在的抗SARS-CoV-2药物。Gordon等利用AP-MS系统绘制了SARS-CoV-2蛋白与人类蛋白质靶标之间的相互作用，并鉴定了332对与SARS-CoV-2相关的高质量的人类PPI。Bojkova等则揭示了SARS-CoV-2感染人类细胞后的细胞应答的蛋白质组学特征，并识别了489种与SARS-CoV-2相关的宿主蛋白。综上，我们整合了3个宿主蛋白集，并获得906个宿主蛋白。

4. 网络邻近法识别活性化合物

采用网络邻近法计算SARS-CoV-2相关宿主靶标与上市药物和天然产物作用靶标之间的网络距离，并计算重复测试期间的P值。对于给定的宿主蛋白质集合，如果满足$Z<-2$且$P<0.05$的条件，则将该化合物-蛋白质组视为距离显著靠近。如果一个上市药物或天然产物被3套宿主蛋白集合中的至少2套预测为距离显著靠近，则认为该上市药物或天然产物是抗COVID-19的潜在活性化合物。计算方法见第十八章。

二、结果

1. 宿主基因集的相关性分析

为了确定3个基因集在生物学水平上是否具有正相关性，我们利用费希尔精确检验方法（Fisher's exact test approach）对3组宿主基因进行了相关性分析。如图32.2A和图32.2B所示，Gorden等和Bojkova等公布的基因组具有17个重叠基因（$P=0.003$），包括SRP54、GDF15、IMPDH2、DNMT1、TARS2、DCTPP1、RHOA、GGCX、DDX21、RAB5C、DDX10、PRIM2、CRTC3、PSMD8、ALG11、FBN1和TOR1A，两者具有最高度相关性。Zhou等公布的宿主基因集与Gorden等的宿主基因集有6个重叠的基因（$P=0.013$），数据呈显著相关性。另外，Zhou等和Bojkova等公布的基因组之间有12个重叠的宿主基因（$P=2.843\times10^{-5}$）。以上结果表明，3个宿主基因集具有显著的正相关性，证明了所选基因数据集的合理性。

为了进一步阐明这些宿主基因潜在的特定作用机制，我们使用了Zhou等的119个经实验验证的高质量宿主基因进行了生物学过程和分子功能注释。如图32.2C所示，这

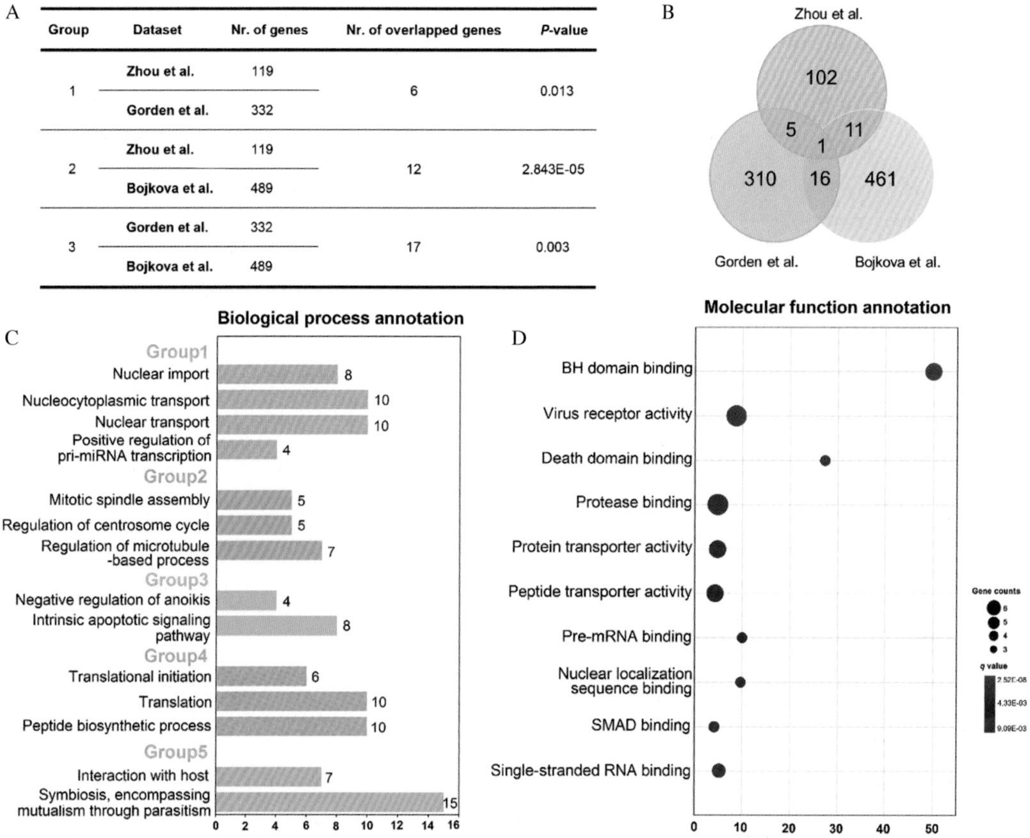

A

Group	Dataset	Nr. of genes	Nr. of overlapped genes	*P*-value
1	Zhou et al.	119	6	0.013
	Gorden et al.	332		
2	Zhou et al.	119	12	2.843E-05
	Bojkova et al.	489		
3	Gorden et al.	332	17	0.003
	Bojkova et al.	489		

图32.2　Zhou等3个宿主基因集的概述及基因集富集分析

（A）3个不同宿主基因集的相关性分析。（B）维恩图显示了3个宿主基因集的数量及其重叠情况。（C）Zhou等119个宿主基因集的生物学过程注释结果。5个生物过程组以不同颜色显示。（D）Zhou等119个宿主基因集的分子功能注释结果。注：Nr of genes：每个宿主基因集中的基因数量；Nr of overlapped genes：每两个宿主基因集之间的重叠基因数。注释结果（图C～D）是通过使用Cytoscape软件（v3.2.1）中的Cluego插件获得的。

些宿主基因涉及5类生物过程，例如核输入和与宿主的相互作用。最近有研究表明，SARS-CoV-2可有效地阻断STAT1和STAT2的核输入，从而削弱IFN刺激基因的转录诱导。同样，根据分子功能的富集分析（图32.2D），这些宿主基因可能参与病毒受体活性和单链RNA结合的调控等。

2. 上市药物和天然产物的药物-靶标的网络分析

我们分别整理了上市药物和天然产物与特定SARS-CoV-2宿主蛋白的作用关系对。图32.3所示为上市药物的D-T网络，包含连接331种药物与137种人宿主蛋白的490个DTI，每种药物的平均连接度（D）为1.48。连接度最高的宿主蛋白是SIGMAR1（D=83），其次是ABCC1（D=21）和SMAD3（D=13）。文献表明，这些靶标在COVID-19进程中起着至关重要的作用。SMAD3是TGF-β1信号的主要转录因子，靶向TGF-β介导的Smad2/3信号传导可能在COVID-19感染的病例中预防或治疗肺纤维化。此外，HDAC2作为DTI网络中连接度排序前10位的宿主蛋白之一，是人肺脏中ACE2的潜在调节蛋白，ACE2是SARS-CoV-2与宿主细胞结合并进入宿主

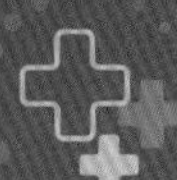

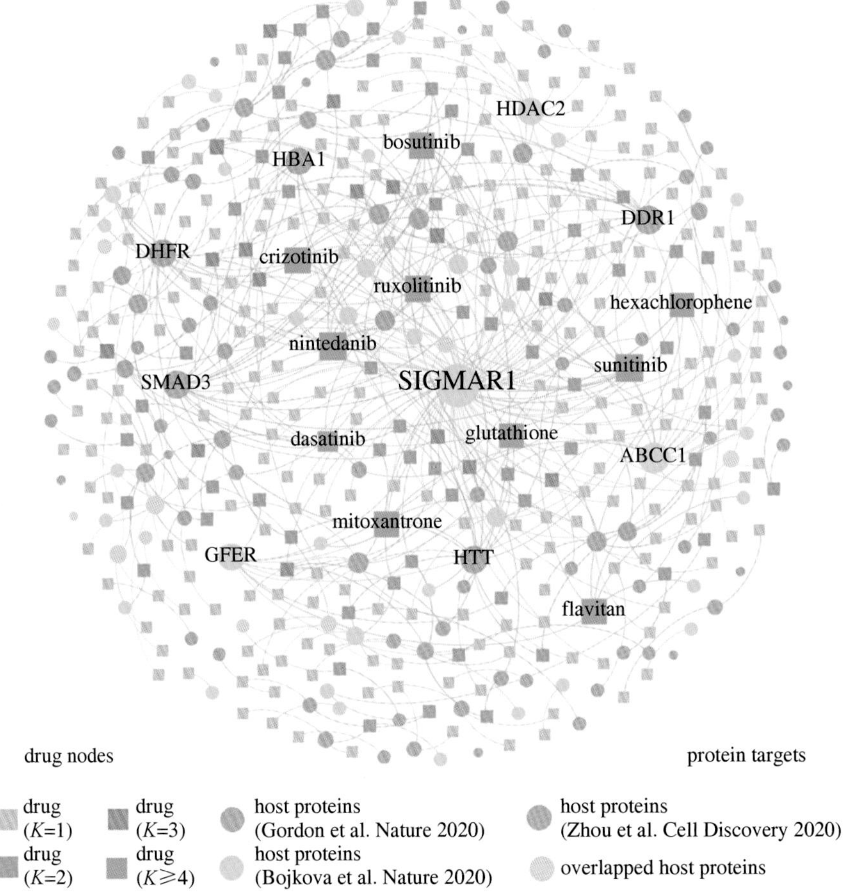

图 32.3　Drugbank数据库中上市药物的药物-靶标网络

该网络包含490个DTI，331种药物与137种人类宿主蛋白相互作用。圆点代表宿主蛋白靶标，而方形节点代表药物。标签（label）的字体大小和节点大小与连接度成比例。仅显示前10种药物的标签及最高连接度的靶标。注：drug nodes：药物节点；protein targets：蛋白质靶标；host proteins：宿主蛋白；overlapped host proteins：重叠宿主蛋白。

细胞的重要靶标。同时，有10种获批药物对宿主蛋白的靶向度（K）>5：尼达尼布（nintedanib，K=11），舒尼替尼（sunitinib，K=11），鲁索替尼（ruxolitinib，K=8），博舒替尼（bosutinib，K=8），克唑替尼（crizotinib，K=7），黄素腺嘌呤二核苷酸钠（flavitan，K=6），达沙替尼（dasatinib，K=6），米托蒽醌（mitoxantrone，K=6），六氯酚（hexachlorophene，K=5），谷胱甘肽（glutathione，K=5）。近期的研究表明它们与COVID-19治疗具有显著相关性，例如鲁索替尼可通过抑制JAK/STAT途径对COVID-19发挥潜在作用。

同样，图32.4表示在除去离子和有机溶剂后，将997种天然产物与259种人类宿主蛋白连接的2002个相互作用对。天然产物的平均K值为2.01，而宿主蛋白的平均K值为7.73。在997种天然产物中，K值排序最高的前10个是小檗碱（berberine，K=28），柠檬酸（citric acid，K=23），白藜芦醇（resveratrol，K=23），表没食子儿茶素没食子酸酯（EGCG，K=22），姜黄素（curcumin，K=21），槲皮素（quercetin，K=20），

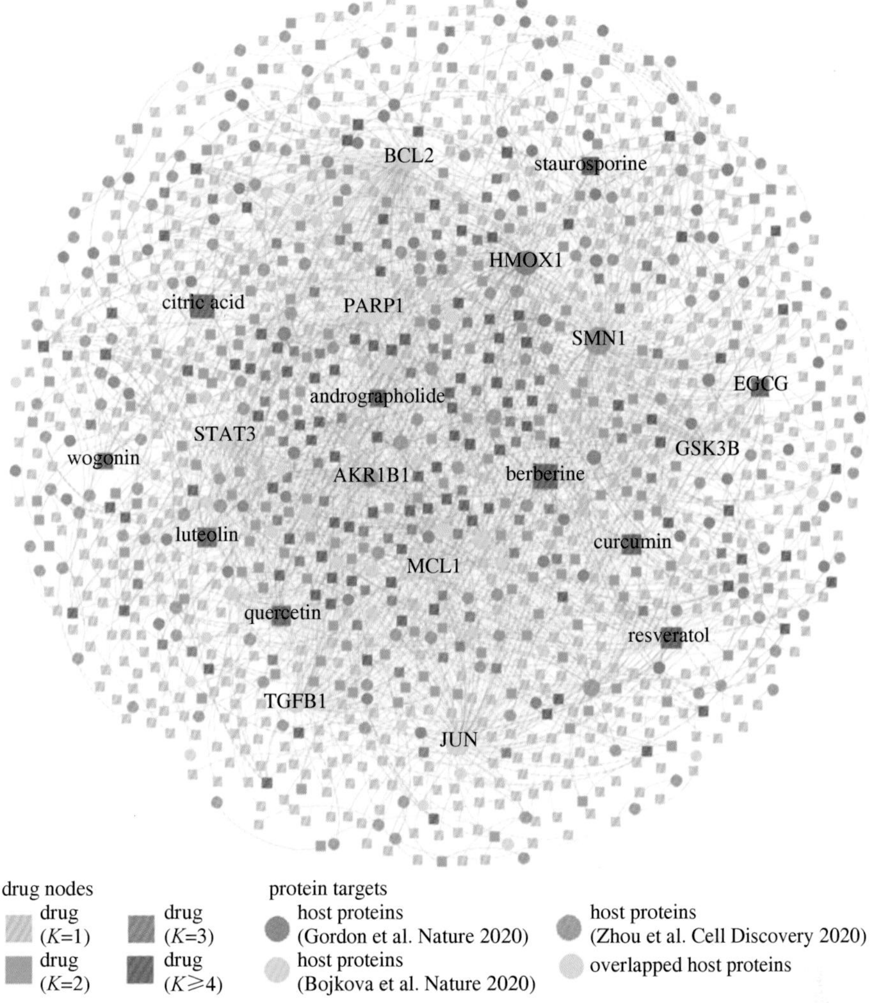

图32.4 天然产物的化合物-蛋白网络

该网络包括2002个相互作用，涵盖997种天然产物与259种人类宿主蛋白。圆点代表宿主蛋白靶标，而方形节点代表天然产物。标签字体大小和节点大小与连接度成比例。只显示前10种天然产物和最高连接度的蛋白质的标签。

木犀草素（luteolin，K=18），星形孢菌素（staurosporine，K=13），穿心莲内酯（rographolide，K=12）和汉黄芩素（wogonin，K=11）。经文献调研发现，以上天然产物显示出抗COVID-19的药效潜力。以白藜芦醇为例，它抑制了SARS-CoV-2在Vero细胞中的复制，EC_{50}值为4.48 μmol/L。网络分析表明姜黄素可与21种宿主蛋白相互作用，可抑制SARS-CoV-2的入胞和复制过程，以及COVID-19引起的肺损伤。

我们还发现天然产物的C-T网络中化合物的平均连接度（K=2.01）略高于获批药物的C-T网络中化合物的平均连接度（K=1.48）（$P=1.97\times10^{-5}$，单方Wilcoxon检验），表明天然产物具有多靶标的效应。总之，我们构建的药物-靶标或化合物-蛋白网络分析有助于从天然产物和受批药物中发现COVID-19的潜在治疗药物。

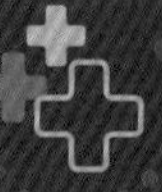

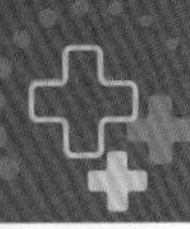

3. 抗COVID-19候选药物识别

在人类相互作用组网络中，对病毒–宿主相互作用组进行系统的鉴定和表征，可以促进COVID-19治疗方案和药物的发展。本研究中，我们应用了网络邻近法，通过整合DTI网络、HCoV宿主蛋白和人类PPI网络，来评定化合物与COVID-19之间的相关性。总共计算出229种上市药物与COVID-19相关。经文献调研，我们发现在229种上市药物中有139种（60.7%）具有抗SARS-CoV-2、抗其他类病毒或抗炎活性。

从上述139种上市药物中，我们进一步筛选了候选药物，包括已报道有抗SARS-CoV-2的活性的3种药物，以及50个满足以下条件的药物：①确定的抗病毒作用；②具有抗炎活性；③具有网络预测活性。如图32.5所示，根据世界卫生组织的ATC药品分类代码，我们将53种上市药物分为9类。其中，全身使用的抗感染药物有7种，在除“others”以外的所有上市药物中占最大比例（13.2%）。另外，通过本研究的方法，可以识别到全身性抗感染药类中已知的几种抗SARS-CoV-2药物（例如利巴韦林和阿扎那韦）都与COVID-19具有显著的相关性。阿扎那韦（*Z*-score＝−2.815）被确定为有潜力的候选药物，据报道阿扎那韦单独使用或与利托那韦联用时可抑制SARS-CoV-2在Vero细胞和人肺上皮细胞中的复制。接下来，我们系统检索了针对50种候选药物的体内抗病毒作用证据，以缩小具有抗SARS-CoV-2潜在活性上市药物的范围。其中，19种网络预测活性药物已有文献报道，其在体内具有抗病毒作用。此外，如果候选药物被3套宿主基因集同时识别为阳性，也将其作为潜在活性药物保留。共保留了20种活性候选药物有待进一步验证（图32.5）。

同时，我们识别到432种天然产物与COVID-19相关，其中76个（17.6%）已被报道具有抗病毒作用，156个（36.1%）已被证实具有抗炎特性，表明采用的网络邻近法有较高的命中率。同样地，根据上述标准，我们选择了74种潜在活性的天然产物作图（图32.6），结构分析表明，这些天然产物可分为5个簇。其中，第5簇包含的天然产物数量最多（n=29），其次是第3簇（n=22）和第4簇（n=18）。最近的研究表明，第4簇中经典的抗抑郁药氟西汀（*Z*＝−3.153）可以有效地抑制SARS-CoV-2在Calu-3和VeroE6细胞中的入胞和增殖环节。

我们将已报道具有体内抗病毒作用和抗炎作用的23种潜在天然产物（图32.6）进行分析，文献证实了23种天然产物中有4种具有抗SARS-CoV-2作用，包括秋水仙碱、氟西汀、麦考酚酸和岩藻依聚糖。例如麦考酚酸是一种具有广泛抗病毒活性的高效免疫抑制剂，对SARS-CoV-2感染的VeroE6/TMPRSS2单层细胞具有很强的抗病毒活性（EC_{50}＝0.87 μmol/L）。岩藻依聚糖常被用作营养补充剂，其浓度为15.6 μg/ml时显示出对SARS-CoV-2的抑制活性。

综上所述，我们采用网络邻近法从上市药物和天然产物中预测出新颖、有潜力并具有多种证据支撑的抗SARS-CoV-2活性药物，这些药物值得通过实验方法，甚至随机对照临床试验进行验证。

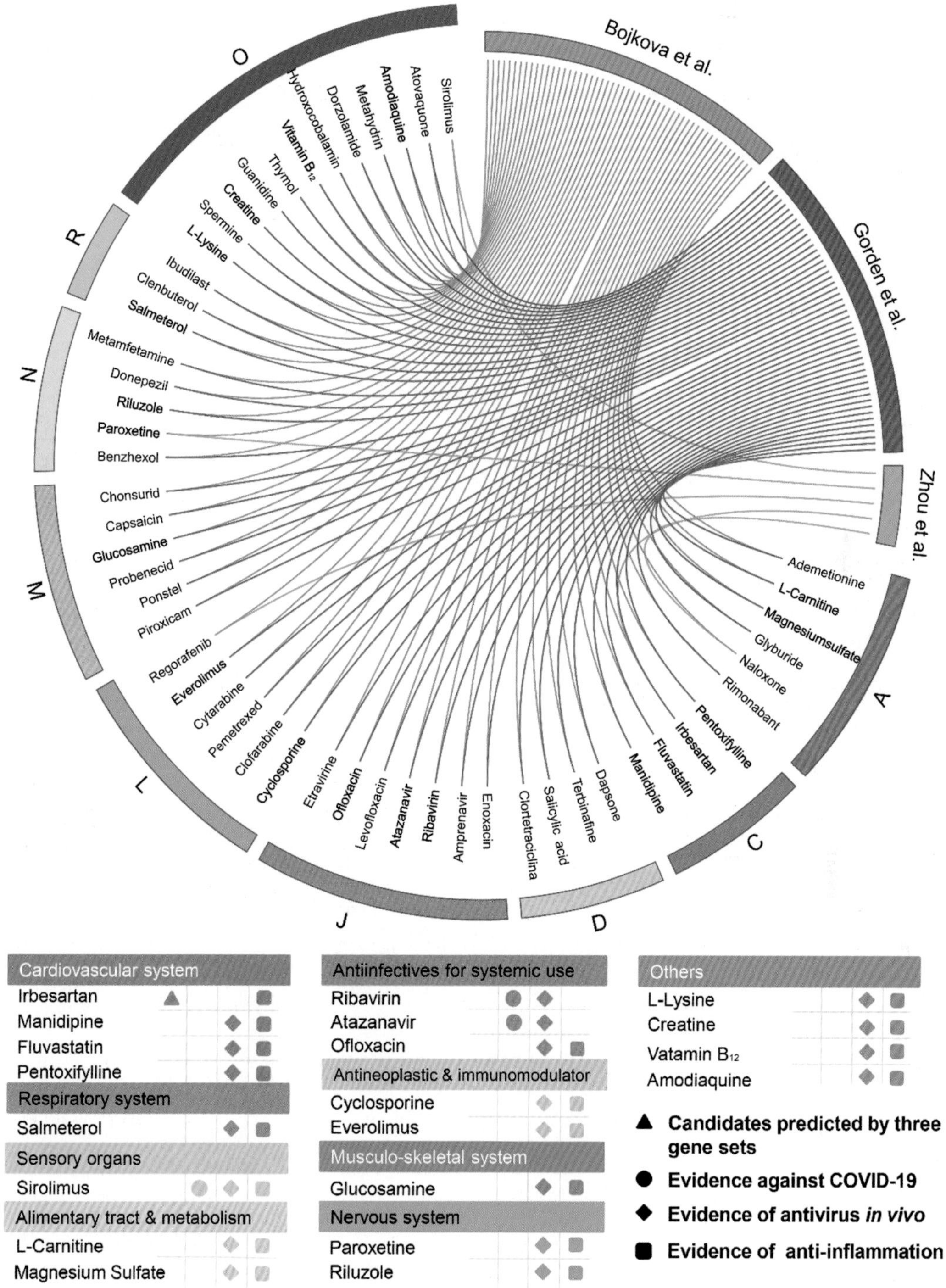

Cardiovascular system				
Irbesartan	▲			■
Manidipine			◆	■
Fluvastatin			◆	■
Pentoxifylline			◆	■
Respiratory system				
Salmeterol			◆	■
Sensory organs				
Sirolimus		●	◆	■
Alimentary tract & metabolism				
L-Carnitine			◆	■
Magnesium Sulfate			◆	■

Antiinfectives for systemic use			
Ribavirin	●	◆	
Atazanavir	●	◆	
Ofloxacin		◆	■
Antineoplastic & immunomodulator			
Cyclosporine		◆	■
Everolimus		◆	■
Musculo-skeletal system			
Glucosamine		◆	■
Nervous system			
Paroxetine		◆	■
Riluzole		◆	■

Others		
L-Lysine	◆	■
Creatine	◆	■
Vatamin B_{12}	◆	■
Amodiaquine	◆	■

▲ **Candidates predicted by three gene sets**

● **Evidence against COVID-19**

◆ **Evidence of antivirus *in vivo***

■ **Evidence of anti-inflammation**

图32.5 基于网络的上市药物抗新冠肺炎的计算机预测

Circos图显示通过网络邻近度分析确定的53种潜在候选药物。所有药物都按照其一级解剖学治疗化学分类（ATC）代码进行分组。根据体内抗病毒和抗炎的多项数据，选择了20个最佳候选药物。注：A：消化道及代谢疾病用药；C：心血管系统用药；D：皮肤科用药；J：抗感染药物。

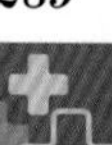

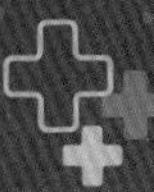

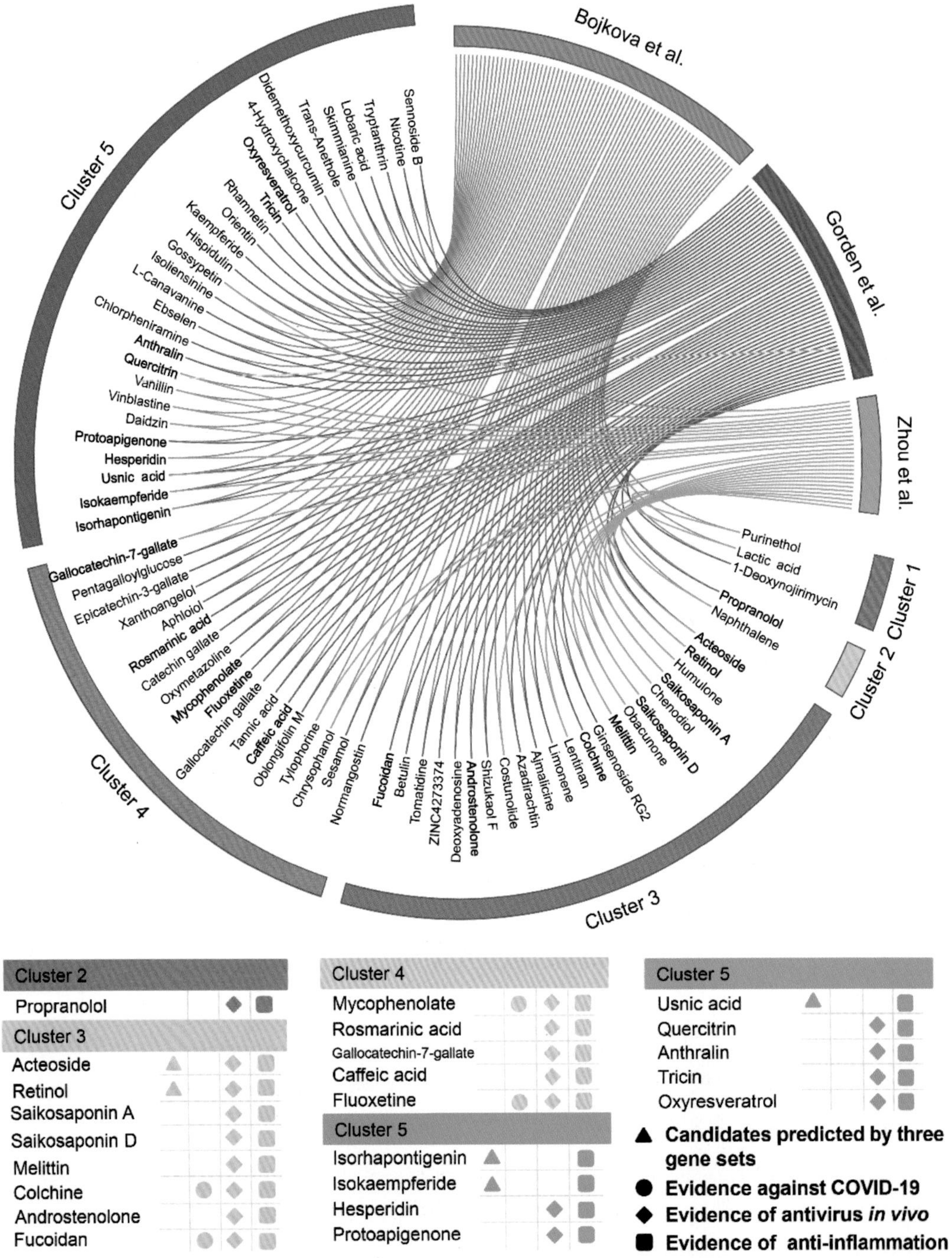

Bojkova et al.
Gorden et al.
Zhou et al.
Cluster 1
Cluster 2
Cluster 3
Cluster 4
Cluster 5

Sennoside B, Nicotine, Tryptanthrin, Lobaric acid, Skimmianine, Trans-Anethole, Didemethoxycurcumin, 4-Hydroxychalcone, **Oxyresveratrol**, **Tricin**, Rhamnetin, Orientin, Kaempferide, Hispidulin, Gossypetin, Isoliensinine, L-Canavanine, Ebselen, Chlorpheniramine, **Anthralin**, **Quercitrin**, Vanillin, Vinblastine, Daidzin, **Protoapigenone**, **Hesperidin**, **Usnic acid**, **Isokaempferide**, **Isorhapontigenin**

Gallocatechin-7-gallate, Pentagalloylglucose, Epicatechin-3-gallate, Xanthoangelol, Aphloiol, **Rosmarinic acid**, Catechin gallate, Oxymetazoline, **Mycophenolate**, **Fluoxetine**, Gallocatechin gallate, Tannic acid, **Caffeic acid**, Oblongifolin M, Tylophorine, Chrysophanol, Sesamol, Normangostin

Fucoidan, Betulin, Tomatidine, ZINC4273374, Deoxyadenosine, **Androstenolone**, Shizukaol F, Costunolide, Azadirachtin, Ajmalicine, Limonene, Lentinan, **Colchine**, Ginsenoside RG2, **Melittin**, Obacunone, **Saikosaponin D**, Chenodiol, **Saikosaponin A**, Humulone, **Retinol**, **Acteoside**, Naphthalene, **Propranolol**, 1-Deoxynojirimycin, Lactic acid, Purinethol

	▲	●	◆	■
Cluster 2				
Propranolol			◆	■
Cluster 3				
Acteoside	▲		◆	■
Retinol	▲		◆	■
Saikosaponin A			◆	■
Saikosaponin D			◆	■
Melittin			◆	■
Colchine		●	◆	■
Androstenolone			◆	■
Fucoidan		●	◆	■
Cluster 4				
Mycophenolate		●	◆	■
Rosmarinic acid			◆	■
Gallocatechin-7-gallate			◆	■
Caffeic acid			◆	■
Fluoxetine		●	◆	■
Cluster 5				
Isorhapontigenin	▲			■
Isokaempferide	▲			■
Hesperidin			◆	■
Protoapigenone			◆	■
Cluster 5				
Usnic acid	▲			■
Quercitrin			◆	■
Anthralin			◆	■
Tricin			◆	■
Oxyresveratrol			◆	■

▲ **Candidates predicted by three gene sets**
● **Evidence against COVID-19**
◆ **Evidence of antivirus *in vivo***
■ **Evidence of anti-inflammation**

图 32.6　基于网络的天然产物抗新冠肺炎的计算机预测

Circos图显示了通过网络邻近度分析确定的74种天然产物。所有天然产物都通过其骨架结构聚集在一起。基于体内抗病毒和抗炎的多项数据，选择了23种最佳候选天然产物。

第三节　抗新型冠状病毒活性验证与机制探讨

一、实验材料

实验细胞：Vero细胞购自ATCC（CCL-81），在含有10%胎牛血清的DMEM培养基中培养，置于37℃ 5% CO_2浓度的培养箱中孵育。

实验病毒：C-Tan-nCoV武汉毒株01属于SARS-CoV-2病毒株，从临床病例中分离得到。

待测药物：购买于上海陶素生化科技有限公司，纯度为95%～99%，用DMSO配制成10 mg/ml的储备液，使用前稀释成相应的浓度。

二、实验方法

抗病毒活性测定实验。本实验由中国疾病预防控制中心病毒病预防控制所完成，实验内容如下：选取Vero细胞进行抗SARS-CoV-2候选药物的体外抗病毒药效评价。首先，将Vero细胞（1×10^4个/孔）接种于96孔板中培养24小时后，以候选药物预处理1小时。随后，以0.01 MOI SARS-CoV-2（100 PFU/孔）感染Vero细胞2小时。去除病毒后，细胞在含有梯度浓度药物的培养基中孵育48小时。收集Vero细胞的上清液，使用RT-PCR对总病毒RNA进行定量分析。

三、抗SARS-CoV-2候选药物的体外活性评价

首先我们排除了对COVID-19具有确定药效的上市药物和天然产物，选择具有抗炎和抗其他病毒作用的上市药物和天然产物用于进一步分析验证，共挑选了19种天然产物和17种上市药物（图32.5和图32.6），利用RT-qPCR检测试验评价其抗SARS-CoV-2活性的实验。结果表明了包括橙皮苷（hesperidin）、异丹叶大黄素（isorhapontigenin）、沙美特罗（salmeterol）和没食子儿茶素-7-没食子酸酯（gallocatechin-7-gallate）均显示出对SARS-CoV-2的抑制活性。如图32.7所示，橙皮苷抑制SARS-CoV-2生长，其EC_{50}值为1.25 μg/ml（图32.7A）；而异丹叶大黄素抑制病毒复制的EC_{50}值为0.3 μg/ml（图32.7B）。橙皮苷具有多种生物活性，例如抗氧化、抗炎和抗病毒等活性。Bellavite等揭示了橙皮苷与SARS-CoV-2的关键蛋白“刺突”蛋白以及主要蛋白酶具有较低的结合能，表明橙皮苷具有抗病毒作用。此外，沙美特罗和没食子儿茶素-7-没食子酸酯的EC_{50}值分别为0.88 μg/ml和0.98 μg/ml时均显示出抗病毒作用（图32.7C～D）。作为新型的宿主cdc2样激酶1抑制剂，没食子儿茶素-7-没食子酸酯对流感病毒表现出强大的

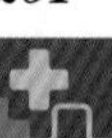

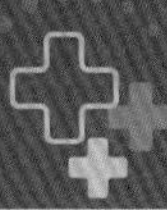

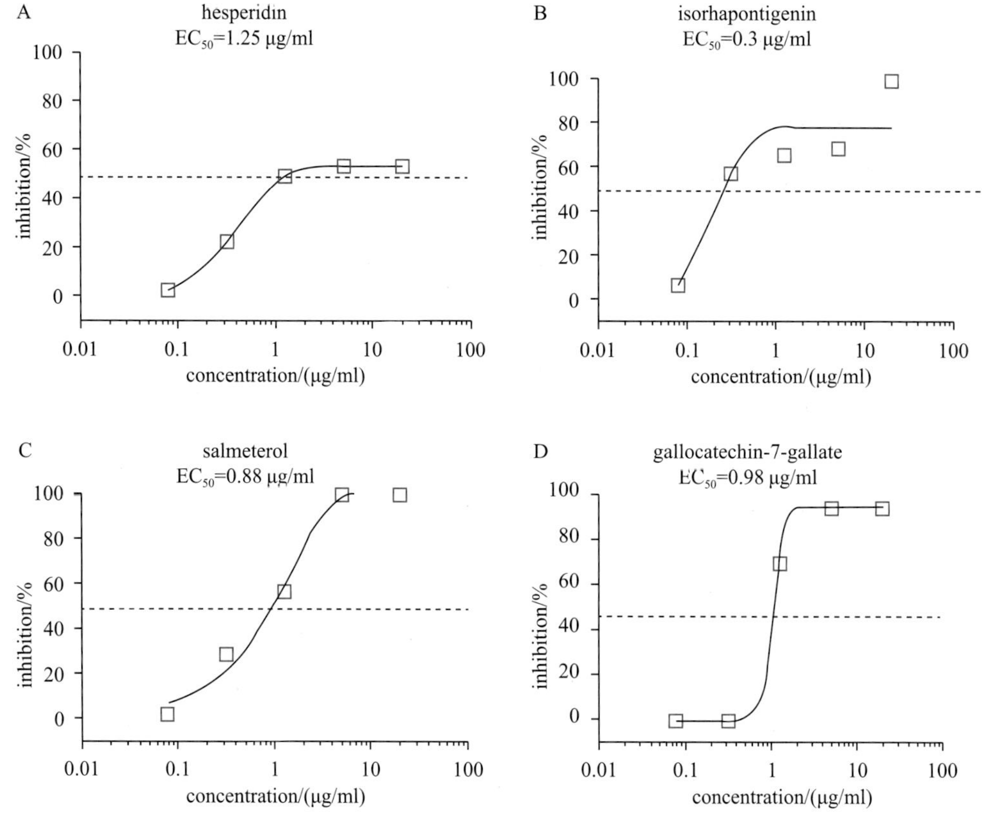

图 32.7　3 种天然产物（hesperidin、isorhapontigenin、gallocatechin-7-gallate）和 1 种上市药物（salmeterol）的体外抗 SARS-CoV-2 型活性

体内外活性，可以显著提高H1N1病毒感染的模型小鼠的存活率，并降低肺病毒滴度，表明该化合物有望成为抗SARS-CoV-2的候选药物。

综上所述，4种候选药物（特别是isorhapontigenin）在抗病毒实验中表现出显著活性，说明这些化合物可以作为抗SARS-CoV-2的候选药物，值得进一步开发。

四、沙美特罗和异丹叶大黄素抗COVID-19的作用机制

本节中，我们选择了经FDA批准用于治疗哮喘的药物沙美特罗（salmeterol）和天然产物异丹叶大黄素（isorhapontigenin）进一步解释它们的作用机制。如图32.8A所示，沙美特罗靶向7种非CoV宿主蛋白（ADRB1、ADRB2、ADRB3、AOX1、DRD3、KCNH2和THPO），表明其抗COVID-19的药效不是直接通过靶向CoV相关宿主蛋白而发挥作用。我们将11个直接靶标的邻近蛋白（例如CEACAM1和STAT3）添加到PPI网络中，计算出沙美特罗在COVID-19上显示出明显的相关性（$Z=-2.86$，$P<10^{-5}$）。最近有研究通过机器学习方法发现沙美特罗是抗SARS-CoV-2感染的潜在活性药物，但其详细的分子机制仍不清楚。图32.8A表明沙美特罗可以通过整合的PPI与STAT3相互

作用，STAT3已确定可影响ACE2的表达，而ACE2被认为是治疗COVID-19患者的潜在关键靶标。因此，沙美特罗可能通过作用于STAT3来对抗COVID-19。

异丹叶大黄素是一种从多种植物（如牛膝草）和水果（如葡萄）中分离出来的天然生物活性化合物，在体内外表现出多种生物活性，包括抗病毒和抗炎作用。异丹叶大黄素对抗COVID-19的确切分子机制仍不清楚。网络分析（图32.8B）表明，异丹叶大黄素与1种宿主蛋白和20个邻近蛋白（例如CD209和PARP1）相互作用。通过网络邻近法识别出异丹叶大黄素与COVID-19的关联性较高（$Z=-4.69$，$P=0.005$）。据报道CD209与S-RBD结合并介导SARS-CoV-2 S-假型病毒进入，PARP1的激活被证明是一系列导致患者死亡事件的终点，这应该成为COVID-19免疫治疗的关注点。此外，异丹叶大黄素也可以靶向STAT3，这可能是异丹叶大黄素的另一种作用机制。综上所述，基于系统药理学的网络分析为阐明候选药物的抗SARS-CoV-2机制提供了新的思路。

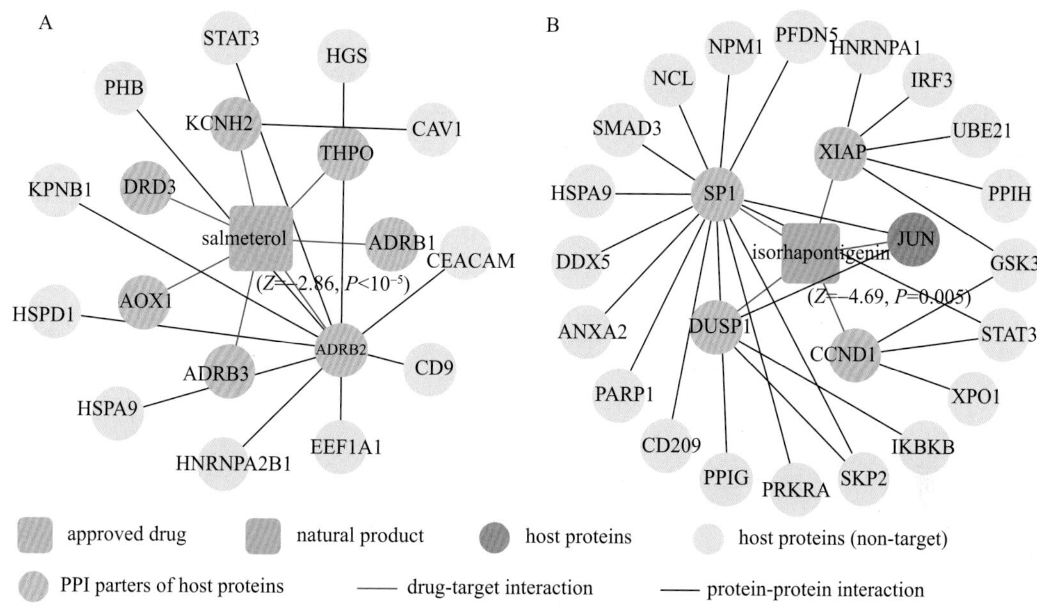

图32.8　上市药物（salmeterol）和天然产物（isorhapontigenin）与新冠肺炎的关联预测

（A）salmeterol的药物靶标网络连接宿主蛋白的11个相应靶标和7个蛋白质–蛋白质相互作用的邻近蛋白。（B）isorhapontigenin与1个宿主蛋白和25种蛋白质–蛋白质相互作用的邻近蛋白药物–靶标网络。以Zhou等的宿主基因集为基础，构建了药物–靶标网络。approved drug：批准药物；natural product：天然产物；host protein(non-target)：宿主蛋白（非靶标）；PPI partners of host proteins：宿主蛋白的相互作用对；drug-target interaction：药物–靶标相互作用；protein-protein interaction：蛋白质–蛋白质相互作用。

第四节　讨论与结论

目前，COVID-19疫情对全球生命健康依然构成严重威胁，然而目前尚未发现用于临床治疗的特效药物。因此，确定潜在的预防或治疗药物迫在眉睫。本研究中，我们提出了一种基于网络的新的研究框架，以发现抗SARS-CoV-2的潜在上市药物或天然

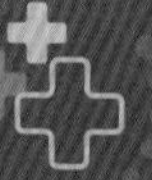

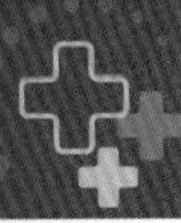

产物。首先，我们针对上市药物或天然产物分别构建了药物-靶标网络，基于化合物-蛋白质网络和人类PPI中的病毒-宿主相互作用组，通过网络邻近法从上市药物或天然产物中预测出与COVID-19存在潜在关联的药物，并在SARS-COV-2感染的Vero细胞模型中验证了4种候选药物橙皮苷、异丹叶大黄素、沙美特罗和没食子儿茶素-7-没食子酸酯的抗SARS-CoV-2活性，最后通过蛋白-蛋白相互作用网络来分析候选药物治疗COVID-19的潜在分子机制。综上所述，本章基于丰富的现有药物库和天然产物库，以及网络分析框架为发现COVID-19的潜在治疗药物提供有力的方法和策略，以及解析潜在的抗COVID-19作用机制。

与前期研究相比，本研究采用的方法作了明显的改进。首先，将SARS-CoV-2蛋白质组学中的高质量宿主蛋白整合到人类蛋白质相互作用组中，以完善目前已知的COVID-19疾病蛋白，并提高了对潜在候选药物预测的准确性。此外，与之前仅集中于药物重新定位的研究相比，本章框架还可用于预测治疗COVID-19的天然产物。

总之，本研究建立的基于网络方法学的研究框架可以为预测抗COVID-19的潜在活性药物提出一种有效的策略。同时，本方法也可以应用于其他疾病新型候选药物的发现。

（郑一夫、方坚松　撰写，刘艾林　审校）

参考文献

BADAWY A A. Immunotherapy of COVID-19 with poly (ADP-ribose) polymerase inhibitors: starting with nicotinamide [J]. Biosci Rep, 2020, 40: 350-352.

BELLAVITE P, DONZELLI A. Hesperidin and SARS-CoV-2: new light on the healthy function of citrus fruits [J]. Antioxidants (Basel), 2020, 9: 180-185.

BOJKOVA D, KLANN K, KOCH B, et al. Proteomics of SARS-CoV-2-infected host cells reveals therapy targets [J]. Nature, 2020, 583: 469-472.

CHEN R R, LI Y J, CHEN J J, et al. A review for natural polysaccharides with anti-pulmonary fibrosis properties, which may benefit to patients infected by 2019-nCoV [J]. Carbohydr Polym, 2020, 247: 116740.

CHENG F, LU W, LIU C, et al. A genome-wide positioning systems network algorithm for in silico drug repurposing [J]. Nat Commun, 2019, 10: 3476.

CHU X Y, YANG S Z, ZHU M Q, et al. Isorhapontigenin improves diabetes in mice via regulating the activity and stability of PPARgamma in adipocytes [J]. J Agric Food Chem, 2020, 68: 3976-3985.

DEL R C, MALANI P N. 2019 novel coronavirus-important information for clinicians [J]. JAMA, 2020, 323: 1039-1040.

DING Z, SUN G, ZHU Z. Hesperidin attenuates influenza A virus (H1N1) induced lung injury in rats through its anti-inflammatory effect [J]. Antivir Ther, 2018, 23: 611-615.

FANG J, GAO L, MA H, et al. Quantitative and systems pharmacology 3. Network-based identification of new targets for natural products enables potential uses in aging-associated disorders [J]. Front Pharmacol,

2017, 8: 747.

FANG J, LIU C, WANG Q, et al. In silico polypharmacology of natural products [J]. Brief Bioinform, 2018, 19: 1153-1171.

FANG J, LIU A, TAN W, et al. Network-based identification and experimental validation of drug candidates toward SARS-CoV-2 via targeting virus-host interactome [J]. Frontiers in Genetics, 2021: 728960. DOI:10.3389/fgene.2021.728960.

FINTELMAN-RODRIGUES N, SACRAMENTO C Q, RIBEIRO L C, et al. Atazanavir, alone or in combination with ritonavir, inhibits SARS-CoV-2 replication and proinflammatory cytokine production [J]. Antimicrob Agents Chemother, 2020, 64.

GORDON D E, JANG G M, BOUHADDOU M, et al. A SARS-CoV-2 protein interaction map reveals targets for drug repurposing [J]. Nature, 2020, 583: 459-468.

LI C, XU L J, LIU A L, et al. Anti-influenza effect and action mechanisms of the chemical constituent gallocatechin-7-gallate from *Pithecellobium clypearia* Benth [J]. Acta Pharmacol Sin, 2018, 39: 1913-1922.

MIORIN L, KEHRER T, SANCHEZ-APARICIO M T, et al. SARS-CoV-2 Orf6 hijacks Nup98 to block STAT nuclear import and antagonize interferon signaling [J]. Proc Natl Acad Sci U S A, 2020, 117: 28344-28354.

JO S, KIM S, KIM D Y, et al. Flavonoids with inhibitory activity against SARS-CoV-2 $3CL^{pro}$ [J]. J Enzyme Inhib Med Chem, 2020, 35: 1539-1544.

KATO F, MATSUYAMA S, KAWASE M, et al. Antiviral activities of mycophenolic acid and IMD-0354 against SARS-CoV-2 [J]. Microbiol Immunol, 2020, 64: 635-639.

MATSUYAMA T, KUBLI S P, YOSHINAGA S K, et al. An aberrant STAT pathway is central to COVID-19 [J]. Cell Death Differ, 2020, 27: 3209-3225.

NUNNARI G, SANFILIPPO C, CASTROGIOVANNI P, et al. Network perturbation analysis in human bronchial epithelial cells following SARS-CoV2 infection [J]. Exp Cell Res, 2020, 395: 112204.

PINTO B, OLIVEIRA A, SINGH Y, et al. ACE2 expression is increased in the lungs of patients with comorbidities associated with severe COVID-19 [J]. J Infect Dis, 2020, 222: 556-563.

SCHLOER S, BRUNOTTE L, GORETZKO J, et al. Targeting the endolysosomal host-SARS-CoV-2 interface by clinically licensed functional inhibitors of acid sphingomyelinase (FIASMA) including the antidepressant fluoxetine [J]. Emerg Microbes Infect, 2020, 9: 2245-2255.

SONG S, PENG H, WANG Q, et al. Inhibitory activities of marine sulfated polysaccharides against SARS-CoV-2 [J]. Food Funct, 2020, 11: 7415-7420.

STEBBING J, PHELAN A, GRIFFIN I, et al. COVID-19: combining antiviral and anti-inflammatory treatments [J]. Lancet Infect Dis, 2020, 20: 400-402.

TIAN W, ZHANG N, JIN R, et al. Immune suppression in the early stage of COVID-19 disease [J]. Nat Commun, 2020, 11: 5859.

YANG M, WEI J, HUANG T, et al. Resveratrol inhibits the replication of severe acute respiratory syndrome coronavirus 2 (SARS-CoV-2) in cultured Vero cells [J]. Phytother Res, 2021, 35: 1127-1129.

ZHOU Y, HOU Y, SHEN J, et al. Network-based drug repurposing for novel coronavirus 2019-nCoV/SARS-CoV-2 [J]. Cell Discov, 2020, 6: 14.

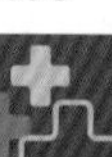

第三十三章 沙美特罗体内外抗甲型流感病毒的药效确证与机制研究

第一节 引　言

甲型流感病毒（influenza A virus）是流感病毒各种亚型中对人类危害最大的病原体，可引起免疫反应，造成严重的炎症和肺损伤。随着耐药菌株的增加和病毒基因组的快速变异，寻找靶向宿主蛋白的药物将成为抗流感病毒新药研发的新策略，并带来新的希望。

在第三十二章中我们基于流感病毒相关宿主蛋白网络、人类蛋白质-蛋白质相互作用网络和上市药物/天然产物-靶点网络，利用网络距离法发现了沙美特罗（salmeterol），得到了初步的体外抗流感病毒药效验证。沙美特罗是上市药物，临床用于治疗哮喘和慢性支气管炎。文献报道其对鼻病毒、呼吸道合胞病毒和SARS-CoV-2等多种病毒也具有抑制作用，但其抗流感病毒的体内外药效与机制研究尚未见报道。本章通过一系列体内外试验评价沙美特罗抗甲型流感病毒的药效与机制，为沙美特罗扩大新的适应证提供实验依据。

第二节 沙美特罗体内外抗甲型流感病毒的药效作用

一、实验材料

1. 药物与试剂

沙美特罗（CAS：94749-08-3）购自TargetMol Chemicals股份有限公司，用DMSO配制成10 mg/kg的储备液，体内试验用0.5% CMC-Na配制成相应浓度的沙美特罗。扎那米韦购自上海富兰化工有限公司，磷酸奥司他韦购自上海罗氏制药有限公司。

胎牛血清（FBS）、DMEM培养基、0.25% EDTA-胰蛋白酶购自美国Gibco。结晶紫购自北京新景科生物技术有限公司。二甲基亚砜（DMSO）、3-（4, 5-Dimethylthiazol-2-yl）-2, 5-diphenyltetrazolium bromide（MTT）和2, 2, 2-三溴乙醇购自美国Sigma-Aldrich股份有限公司。小鼠TNF-α、IL-6、CCL2/MCP-1Elisa试剂盒购自联科生物技术有限公司。FITC抗小鼠CD3抗体、PerCP/Cyanine5.5抗小鼠CD4抗体、PE抗小鼠CD8抗体和

APC抗小鼠CD19抗体购自美国BioLegend。抗β-肌动蛋白和抗NLRP3的一级抗体来源于Cell Signaling Technology，Inc（USA）。Anti-fragilis（IFITM3）抗体购自Abcam（Cambridge，MA，USA）。抗甲型流感M2、抗RIG-1、抗ASC/TMS1/PYCARD、抗caspase1 1和抗IL-1β的一级抗体来自Santa Cruz Biotechnology（Santa Cruz，CA）。抗小鼠、抗兔二抗购自北京金普来生物科技有限公司。

2. 病毒与细胞

甲型流感病毒A/Puerto Rico/8/34（H1N1）、A/Minfang/151/2000（H3N2）、A/Hebei Xinhua/SWL1106/2017（对奥司他韦和金刚烷胺具有耐药性的H1N1毒株），以及犬肾细胞（MDCK）和人肺泡基底上皮细胞（A549）由中国疾病预防控制中心病毒病预防控制所馈赠。

二、实验方法

1. 细胞病变效应（CPE）抑制试验

将MDCK细胞以2×10^4个/孔的密度培养于96孔培养板，待细胞长成单层细胞后备用。取3种流感病毒毒株（H1N1、H3N2和耐药H1N1毒株），以100$TCID_{50}$浓度进行细胞攻毒［$TCID_{50}$（H1N1）$=10^{-6}$,$TCID_{50}$（H3N2）$=10^{-5.75}$，耐药$TCID_{50}$（H1N1）$=10^{-5.5}$］，沙美特罗的最大给药浓度为TC_0，同时设有正常组、感染模型组和阳性药组（扎那米韦）。对于耐药病毒感染组，阳性药为奥司他韦、金刚烷胺和扎那米韦。将含有病毒和化合物的100 μl特定浓度病毒和化合物的混合液加入细胞孔中，在37℃的温度下培养1小时，弃上清液，并用PBS清洗2遍。然后加入100 μl药物稀释液，细胞在37℃温孵48小时。用结晶紫法检测细胞存活率，根据下列公式计算样品对病毒的抑制率。

$$\text{CPE抑制率（\%）}=\frac{OD_{\text{样品孔}}-OD_{\text{模型孔}}}{OD_{\text{正常孔}}-OD_{\text{模型孔}}}\times100\%$$

其中，$OD_{\text{样品孔}}$、$OD_{\text{模型孔}}$和$OD_{\text{正常孔}}$分别表示病毒感染样品孔、病毒感染孔和未感染孔的吸光度值。

2. 动物与给药

SPF级雄性BALB/c小鼠（15～17 g）购自北京华阜康生物科技有限公司［许可证号为SCXK（北京）2019-0008］，饲养于中国医学科学院药物研究所实验动物中心。动物饲养在室温20～25℃自然光照的标准环境中，动物的给药和维护均获得北京协和医学院和中国医学科学院的动物护理和使用伦理委员会的批准。

小鼠腹腔注射2, 2, 2-三溴乙醇溶液麻醉，鼻内接种100 μl 5LD_{50}（$5\times10^{-5.1}$）流感病毒稀释液，感染小鼠随机分为5组，每组17只：模型组、奥司他韦10 mg/kg（阳性药物）组、沙美特罗0.1 mg/kg组、沙美特罗0.3 mg/kg组、沙美特罗1 mg/kg组；另取17只小鼠作为对照组，对照组小鼠用无菌生理盐水代替病毒稀释液。感染后4小时，对照组和模型组小鼠灌胃给予0.5% CMC-Na，其他组给予不同浓度的沙美特

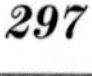

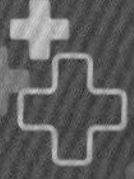

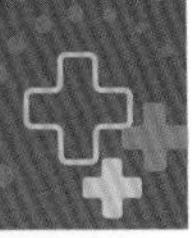

罗或奥司他韦，每天1次，共给药6天。第6天各组取7只小鼠颈椎脱臼法处死，经75%乙醇浸泡后无菌取肺和脾，用生理盐水清洗并称重。肺指数和脾指数为器官重量（mg）与小鼠体重（g）的比值。肺组织在液氮中快速冷冻，然后转移到-80℃冰箱中冻存。其余10只小鼠连续观察21天，每天记录各组的死亡小鼠数、存活状态、体重和肛门温度。

3. 统计分析

使用GraphPad Prism软件7.0版（GraphPad software股份有限公司，CA，USA）进行统计。数据表示为平均值±平均值标准误差（SEM），实验结果通过两组比较的t检验或多组比较的Dunnett多重比较检验的单因素方差分析（one-way ANOVA test）进行分析。$P<0.05$被认为具有统计学意义。

三、研究结果

1. 沙美特罗在MDCK细胞内的抗流感病毒作用

本课题组在前期通过网络距离法发现沙美特罗具有潜在的抗流感病毒活性，为了验证沙美特罗对流感病毒的抑制活性，我们进行了体内和体外试验。体外试验分别采用3种病毒株（H1N1、H3N2，以及耐药H1N1）感染MDCK细胞，考察沙美特罗对细胞病变效应（CPE）的抑制作用。结果显示，沙美特罗抑制H1N1、H3N2的IC_{50}值分别为（6.49±0.25）μg/ml、（8.94±0.73）μg/ml。100 μg/ml的沙美特罗能够有效地抑制耐药H1N1，IC_{50}值为（6.14±0.62）μg/ml，而阳性药奥司他韦和金刚烷胺在该浓度下对耐药H1N1没有抑制作用。CPE抑制试验结果表明，沙美特罗在体外对普通型和耐药流感病毒株均具有显著的抑制活性（表33.1）。

表33.1 沙美特罗在H1N1、H3N2和耐药H1N1诱导的CPE抑制试验中的IC_{50}值

	IC_{50}/（μg/ml）		
	H1N1-induced	H3N2-induced	drug-resistant H1N1-induced
salmeterol	6.49±0.25	8.94±0.73	6.14±0.62
zanamivir	0.12±0.03	0.38±0.05	0.27±0.09
oseltamivir	NT	NT	＞100
amantadine	NT	NT	＞100

注：NT：未测。

2. 沙美特罗体内抗流感病毒的疗效

体内试验中，采用BALB/c小鼠，经鼻接种流感病毒稀释液建模，用于评价沙美特罗的抗流感病毒药效，结果见图33.1～图33.3。结果显示，与模型组相比，沙美特罗高剂量组（1 mg/kg）给药21天后，感染小鼠的存活率提高至90%（表33.2），体重下降及体温下降均得到显著改善。以上结果证明，沙美特罗在体内对流感病毒感染具有显著的改善作用。

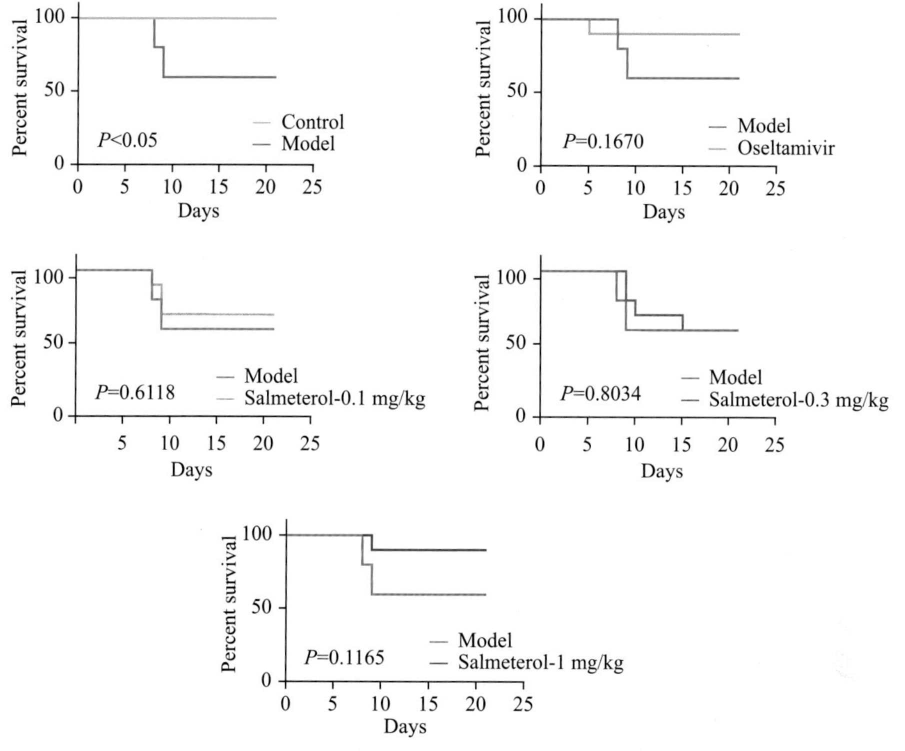

图 **33.1** 沙美特罗和奥司他韦在**A/PR/8/34**（**H1N1**）感染小鼠模型中的生存曲线

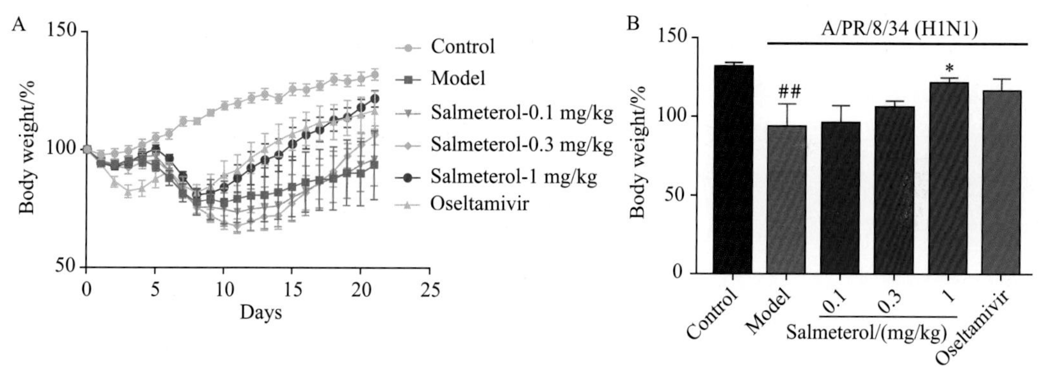

图 **33.2** 沙美特罗对感染小鼠体重的影响

（A）各组小鼠21天体重的变化；（B）各组小鼠第21天的体重。

数据表示为平均值±SEM（n=6～10），##P<0.01 *vs*正常组，*P<0.05 *vs*模型组。

表 33.2 沙美特罗能够延长流感病毒 A/PR/8/34

（H1N1）感染小鼠的存活时间［数据表示为平均值±SEM（n=10）］

组别	接种鼠数/只	存活数/只	存活率/%	平均存活时间/天
control	10	10	100	21±0
model	10	6	60	15.6±2.207#
salmeterol-0.1 mg/kg	10	7	70	17±2.039
salmeterol-0.3 mg/kg	10	6	60	16.5±1.91
salmeterol-1 mg/kg	10	9	90	19.7±1.3
oseltamivir	10	9	90	19.4±1.6

注：#P<0.05 *vs* control。

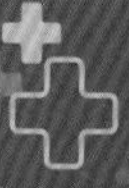

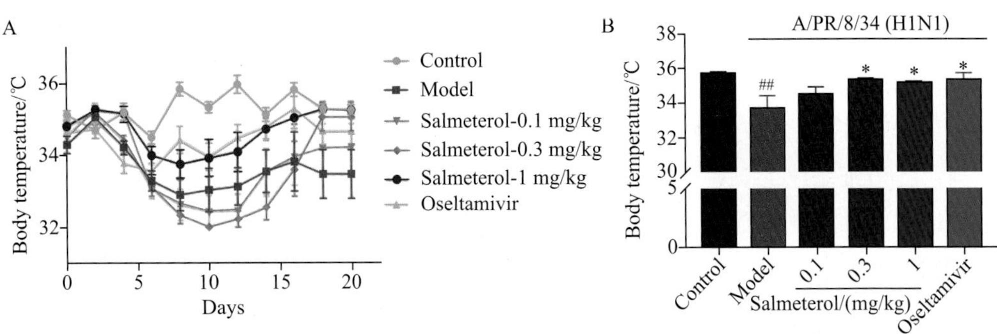

图33.3　沙美特罗对感染小鼠体温的影响

（A）各组小鼠21天体温的变化；（B）各组小鼠第21天的体温。
数据表示为平均值±SEM（n=6～10），##P<0.01 *vs*正常组，*P<0.05 *vs*模型组。

第三节　沙美特罗抗流感病毒作用机制

一、实验方法

1. 肺部HE染色

每组中随机选择3只小鼠的左肺叶，用4%多聚甲醛固定，然后进行组织脱水、石蜡包埋、切片并用苏木精-伊红（HE）染色，由武汉谷歌生物技术有限公司完成。

2. 定量实时PCR检测

用TRIzol®试剂提取小鼠肺和A549细胞的总RNA，使用PrimeScriptTM RT试剂盒进行逆转录，反应体系和条件参见说明书。在CFX96实时PCR系统（Bio-Rad）中使用特异性引物和SYBR®Premix Ex TaqTM Ⅱ进行cDNA的实时PCR分析。PCR反应条件如下：95℃条件下预热变性30秒（1个循环），然后95℃持续5秒（40个循环），并在60℃温度下退火30秒。使用Bio-Rad CFX Manager软件通过CT定量分析方法（$2^{-\Delta\Delta C_t}$）进行数据分析。

3. 酶联免疫吸附试验（ELISA）检测

肺组织研磨稀释液中的MCP-1、IL-6和TNF-α水平采用ELISA检测试剂盒进行检测，按照试剂盒的说明书进行实验。

4. 淋巴细胞检测

将脾脏置于40 μm细胞筛中，在RPMI-1640细胞培养基中用注射器胶研磨，收集悬浮液并通过离心除去上清液。沉淀中加入3 ml红细胞裂解液，混合均匀，在室温下放置5分钟。通过离心丢弃红色上清液后，用PBS洗涤白色沉淀2次并离心。弃去上清液后，沉淀中加入500 μl PBS溶液制成悬浮液，取100 μl加入CD3、CD4、CD8和CD19抗体的混合物，避光孵育30分钟，同时设有空白管和单染管。染色后，红细胞用PBS洗涤2次，然后制成悬浮液。通过流式细胞术（FACS-Verse，Becton，Dickinson and Company）

自动分析$CD3^+$、$CD4^+$、$CD8^+$ T淋巴细胞和$CD19^+$ B淋巴细胞。使用FlowJo-V10软件对结果进行分析。

5. A549细胞活力检测

将A549细胞以2×10^5个/孔的密度培养在96孔板中，并以5 $TCID_{50}$（10^{-4}）的浓度感染H1N1。将100 μl含有不同浓度沙美特罗（3 μmol/L、10 μmol/L、30 μmol/L）和病毒的混合物加到细胞孔中，37℃孵育，持续1小时。然后弃去上清液，并用缓冲液清洗2遍。再次向每个孔中加入100 μl药物稀释液，在37℃下培养48小时。用MTT法检测细胞活力。通过显微镜观察确定A549的细胞病变效应。

6. 蛋白质印迹分析（Western blot analysis）

使用放射免疫沉淀分析（RIPA）裂解缓冲液（含蛋白酶抑制剂和磷酸酶抑制剂）裂解肺组织和A549细胞，然后置于冰上30分钟，4℃，12 000 r/min离心10分钟。收集上清液，用BCA检测蛋白浓度，加入5×loading Buffer，并在100℃下煮沸10分钟，−80℃下存放。用8%～12% SDS-PAGE凝胶电泳分离含有等量蛋白质的样品，然后将其转移到固定的聚偏二氟乙烯（PVDF）膜上，将其与5%脱脂奶粉（溶于TBST溶液）在室温下孵育2小时，然后将蛋白条带与第一抗体在4℃孵育过夜。第2天用TBST溶液洗涤4～5次后，将蛋白质条带与辣根过氧化物酶（HRP）标记的二抗在室温下孵育2小时。最后，在电化学发光（ECL）系统（中国上海天能化学发光成像仪Tanon 5200）中测量蛋白质条带的信号密度。用Gel Pro Analyzer 4.0（Media Cybernetics, MD，USA）软件进行蛋白质条带的灰度值统计分析。

7. 统计分析

同本章第二节。

二、研究结果

1. 沙美特罗在体内抗流感病毒的作用机制

流感病毒会通过呼吸道迅速感染小鼠肺部，引发肺部炎症，对肺组织造成不同程度的损伤。肺指数可反映肺炎程度，肺指数越高，肺炎越严重。高剂量（1 mg/kg）的沙美特罗能够显著降低感染小鼠的肺指数（图33.4），同时对感染小鼠出现的肺表面水肿、充血及体积变大有改善作用。HE染色结果显示，沙美特罗能够有效改善小鼠感染后出现的一系列肺组织病理改变，如肺泡壁增厚、炎症细胞浸润、局部肺泡扩张等，且具有剂量依赖性，表明沙美特罗能够有效改善流感病毒感染小鼠的肺部炎症。结果见图33.5。

PCR结果显示，沙美特罗能够降低感染小鼠肺组织中HA和M2的基因表达，表明沙美特罗对流感病毒的复制也具有抑制作用，且具有剂量依赖性，结果见图33.6。为了在分子水平上揭示沙美特罗对小鼠感染流感病毒后出现的炎症反应的抑制作用，作者采用ELASA法检测小鼠肺组织的炎症因子水平。结果表明，与模型组相比，沙美特

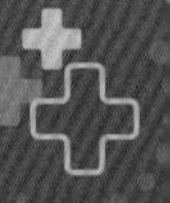

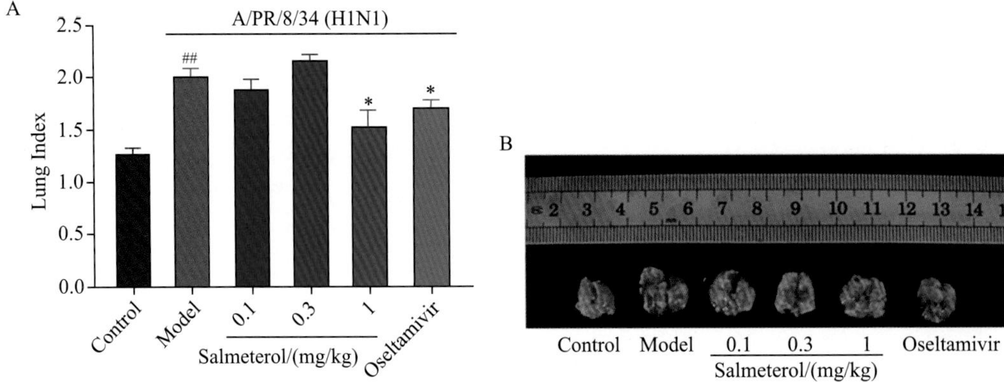

图 33.4　沙美特罗对肺的影响

（A）各组小鼠的肺指数，数据表示为平均值±SEM（n=5～6）。
##P<0.01 vs 正常组；*P<0.05 vs 模型组。（B）各组小鼠肺的外观。

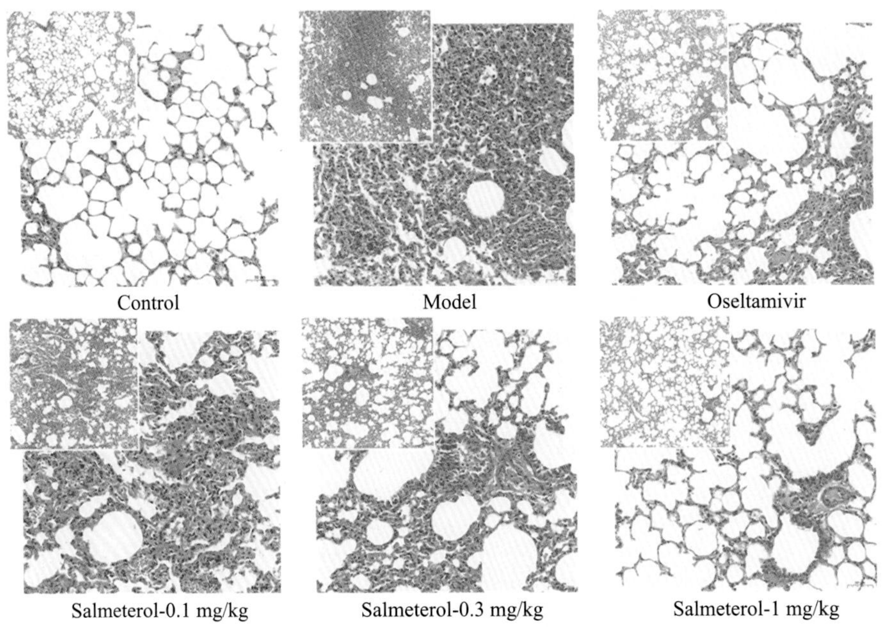

图 33.5　沙美特罗对甲型流感病毒 A/PR/8/34（H1N1）感染小鼠肺组织病理特征的影响（HE 染色；放大倍数：10× 和 20×）

罗高剂量组（1 mg/kg）能够显著降低小鼠肺组织中TNF-α、IL-6和MCP-1的表达水平。结果见图33.7。

脾脏在清除流感病毒与提高免疫力方面具有重要地位。沙美特罗中（0.3 mg/kg）、高（1 mg/kg）剂量组能够有效提高流感病毒感染小鼠的脾指数，并改善脾萎缩，结果见图33.8。流式检测结果显示，与模型组相比，沙美特罗能够减少感染小鼠中CD3标记的T淋巴细胞数量，同时提高$CD4^+/CD8^+$比例，表明沙美特罗能够改善流感病毒感染导致的免疫系统紊乱。结果见图33.9。

Western blot结果显示，沙美特罗能够剂量依赖性地降低感染小鼠肺组织中M2蛋

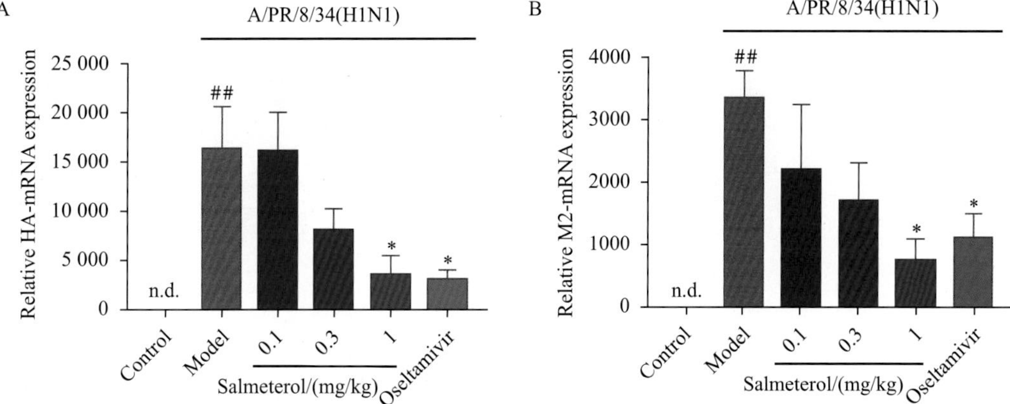

图33.6 沙美特罗对感染小鼠肺组织HA（A）和M2（B）mRNA表达的影响

数据表示为平均值±SEM（n=5～6）。*P<0.05 vs模型组；##P<0.01 vs正常组。

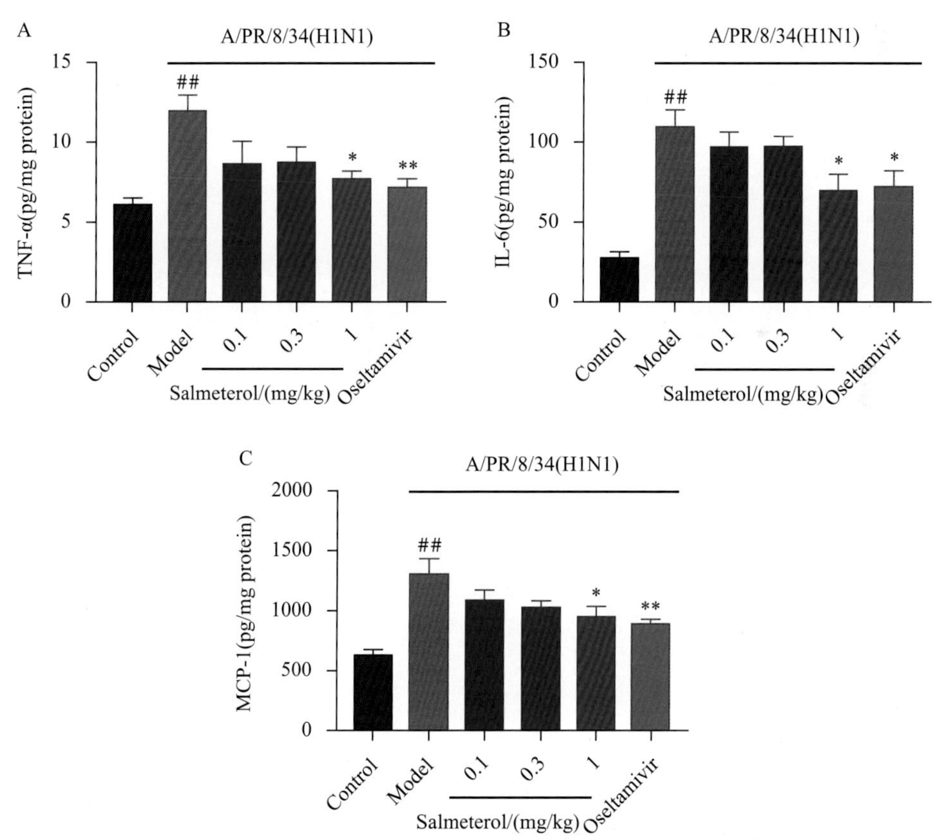

图33.7 沙美特罗对感染小鼠肺组织中TNF-α、IL-6和MCP-1表达的影响

（A）TNF-α的结果；（B）IL-6的结果；（C）MCP-1的结果。数据表示为平均值±SEM（n=5～6）。##P<0.01 vs正常组；*P<0.05和**P<0.01 vs模型组。

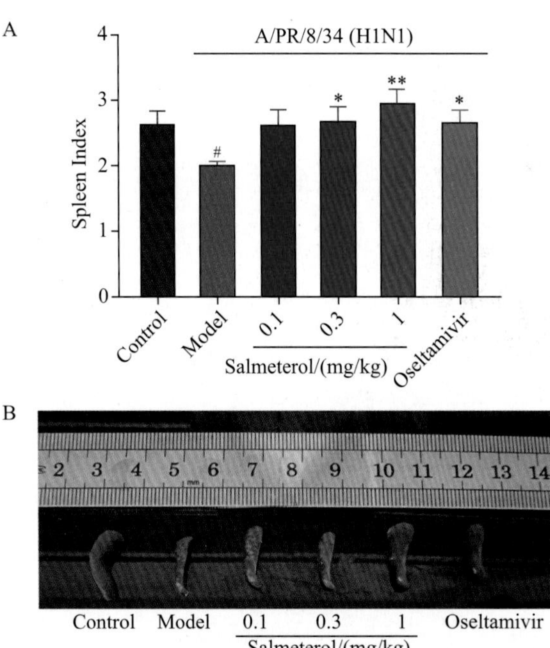

图 33.8　沙美特罗对免疫器官脾脏的影响

数据表示为感染后第5天小鼠脾脏指数的平均值±SEM（n=5～6）。（A）脾脏指数。（B）各组脾脏外观。#P<0.05 *vs* 正常组；*P<0.05和**P<0.01 *vs* 模型组。

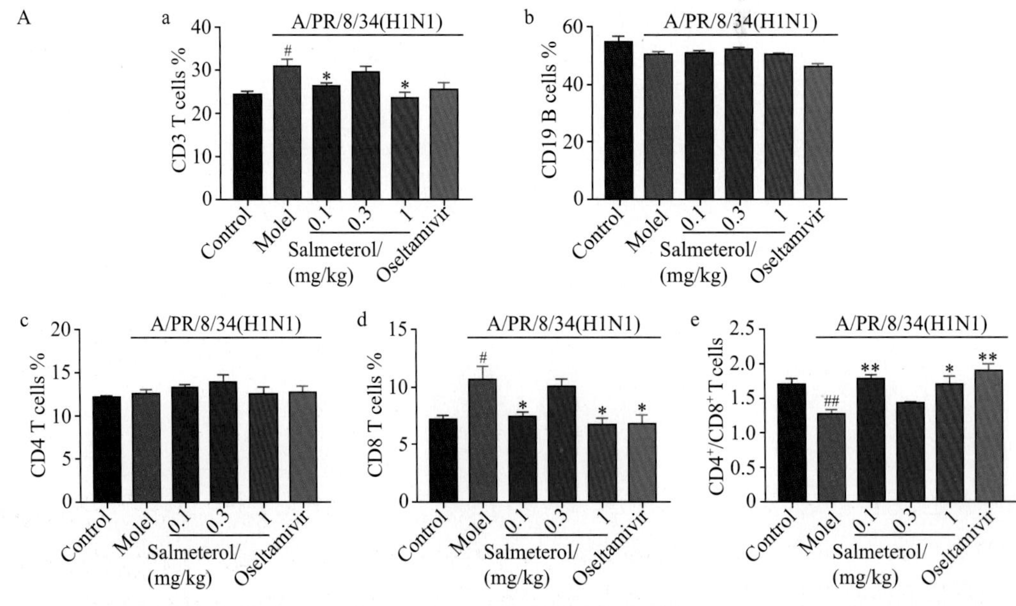

图 33.9　沙美特罗对流感病毒感染小鼠脾脏的 CD3⁺、CD4⁺、CD8⁺、CD4⁺/CD8⁺和 CD19⁺的影响

（A）各组脾脏中的CD3$^+$%（a）、CD19$^+$%（b）、CD4$^+$%（c）、CD8$^+$%（d）和CD4$^+$/CD8$^+$（e）的统计数据。（B）CD3$^+$%在各组脾脏中的流式数据，对照组（a）、模型组（b）、salmetrol-0.1 mg/kg组（c）、salmetrol-0.3 mg/kg组（d）、salmeterol-1 mg/kg组（e）和oseltamivir组（f）。（C）各组脾脏中的CD4$^+$/CD8$^+$流式数据，其中对照组（a）、模型组（b）、salmetrol -0.1 mg/kg组（c）、salmetrol -0.3 mg/kg组（d）、salmetrol -1 mg/kg组（e）、oseltamivir组（f）。#P<0.05和##P<0.01 *vs* 正常组；*P<0.05和**P<0.01 *vs* 模型组。数据表示为平均值±SEM（n=5～6）。

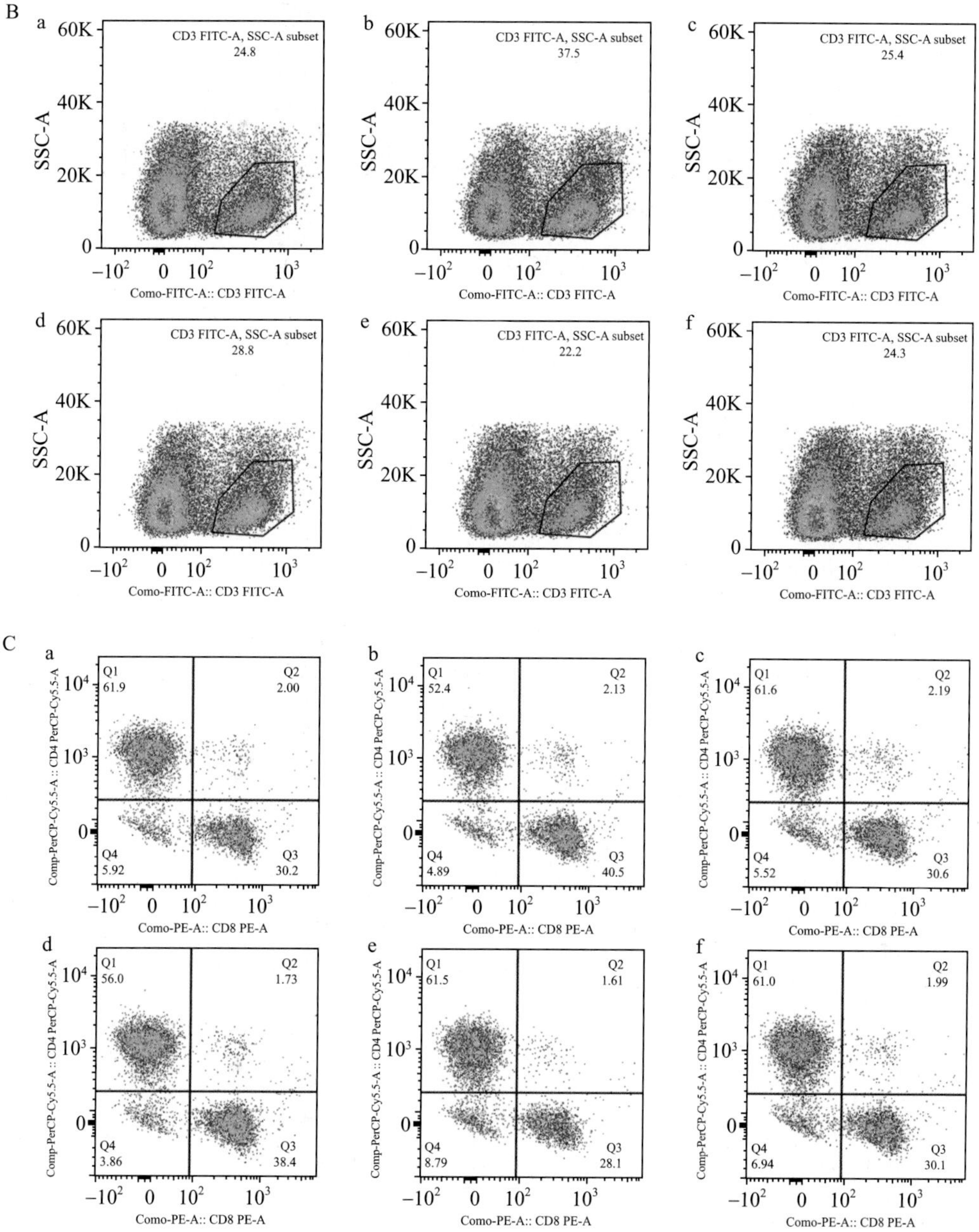

图33.9（续）

白的表达，这与PCR的结果是一致的。同时，沙美特罗显著降低干扰素诱导跨膜蛋白IFITM3的表达，表明沙美特罗能够在早期阻碍流感病毒进入宿主细胞。此外，沙美特罗剂量依赖性地降低感染小鼠肺组织中NLRP3炎症小体以及ASC、caspase 1、IL-1β的蛋白质表达，从而减少炎症因子的产生并抑制炎症损伤。如图33.10所示。

2. 沙美特罗减少A549细胞的病毒损伤并抑制炎症小体的产生

肺癌人肺泡基底上皮细胞A549已被广泛用于流感病毒复制的体外研究。我们使用A549细胞进一步研究沙美特罗在体外对流感病毒的抑制作用机制。高剂量（30 μmol/L）

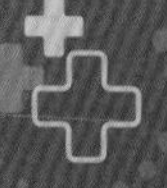

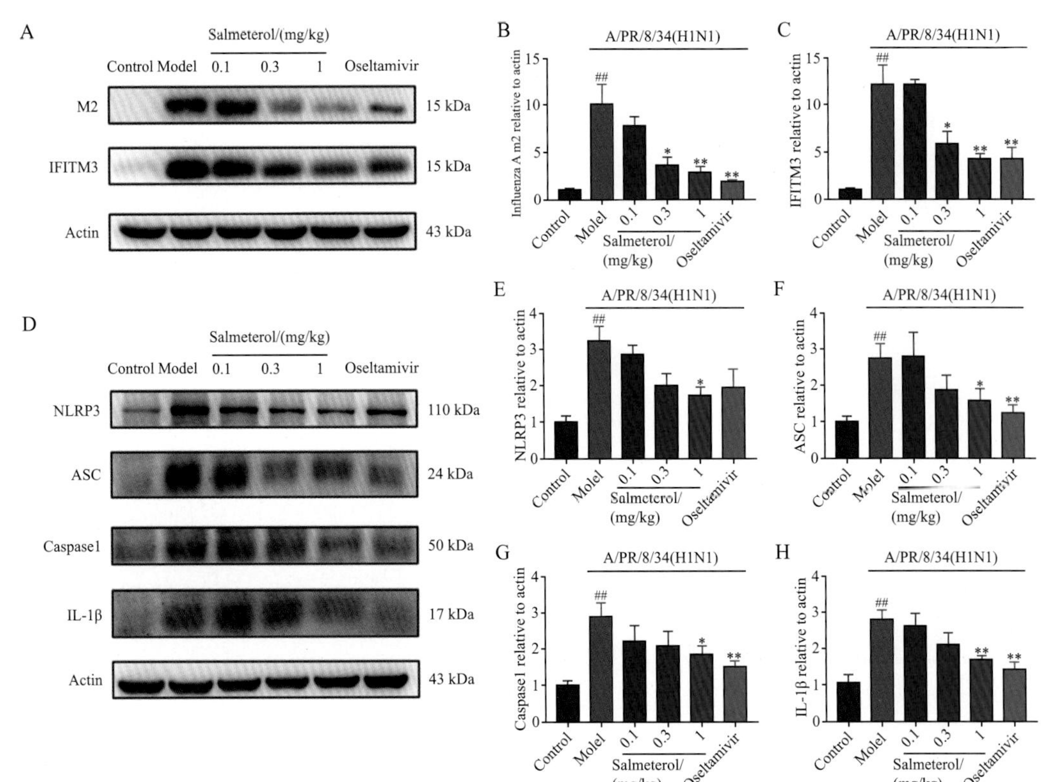

图33.10　沙美特罗抑制流感病毒A/PR/8/34（H1N1）感染小鼠肺组织的M2、IFITM3、炎症小体和IL-1β的表达

（A）蛋白质表达的代表性条带；（B）流感病毒M2的定量表达；（C）IFITM3的定量表达；（D）蛋白质表达的代表性条带；（E）NLRP3的定量表达；（F）ASC的定量表达；（G）caspase 1的定量表达；（H）IL-1β的定量表达。###*P*＜0.01和###*P*＜0.001 *vs*正常组；**P*＜0.05和***P*＜0.01 *vs*模型组。

的沙美特罗可以提高感染流感病毒病毒株的A549细胞存活率，并改善细胞病变效应。PCR结果表明，沙美特罗剂量依赖性地降低感染后的A549细胞的M2和MCP-1基因表达水平。Western blot结果显示，与模型组相比，高剂量的沙美特罗显著降低A549细胞的M2、RIG-1以及NLRP3小体的蛋白质表达，表明沙美特罗能够有效减少肺泡细胞感染流感病毒后的病毒载量并减少炎症反应，这与体内发现的结果是一致的。如图33.11所示。

第四节　讨论与结论

甲型流感病毒是一种常见的病原体，能引起严重的急性呼吸系统疾病，甚至导致高发病率和死亡率的大流感。疫苗只能用于预防现有的病毒，市场上的抗病毒药物存在一定的局限性和耐药性，因此应对现有或未知的公共卫生威胁仍然是人类面临的一大挑战，开发新的抗流感病毒药物或新的治疗方案仍然是非常紧迫的任务。

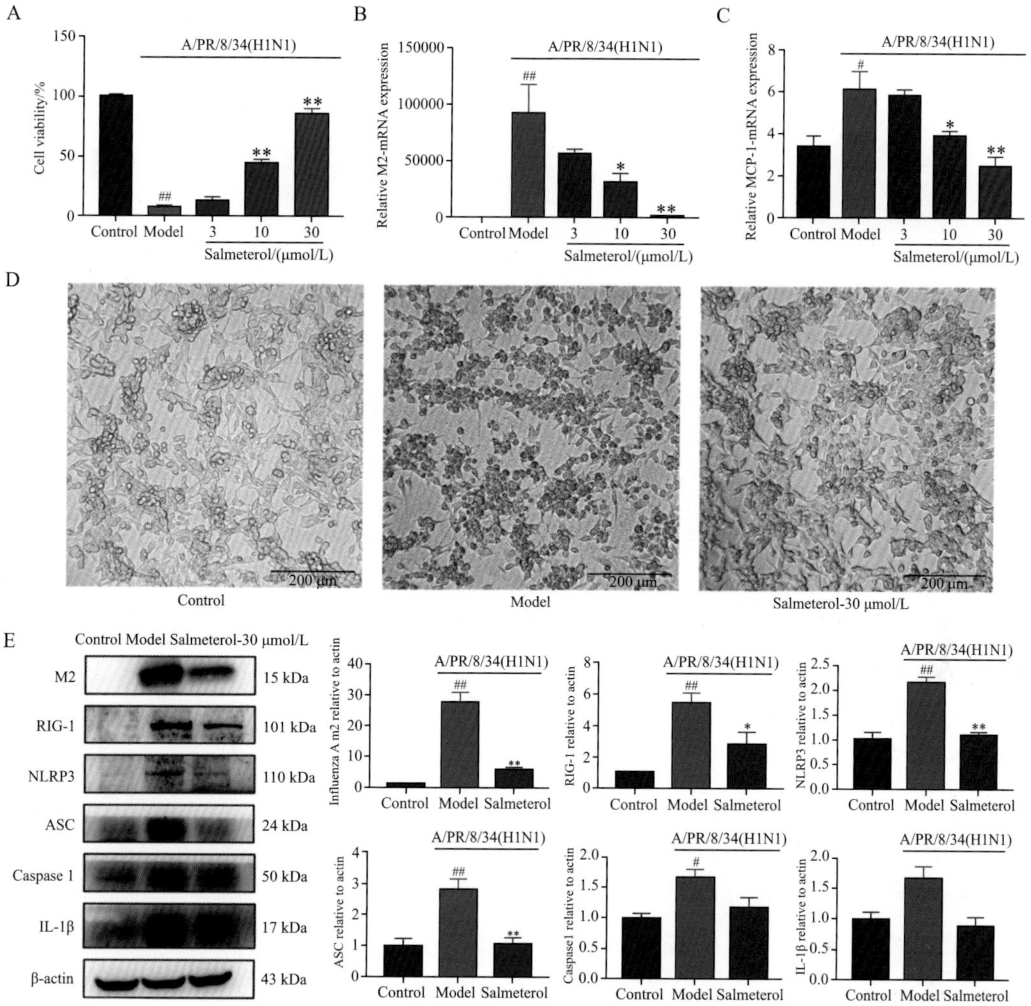

图 33.11　沙美特罗提高了甲型流感病毒 A/PR/8/34（H1N1）感染的 A549 细胞的活力，并抑制了 M2、RIG-1 和炎症小体的表达

（A）细胞活力；（D）细胞病变效应；沙美特罗对 A549 细胞 M2（B）和 MCP-1（C）mRNA 表达的影响；（E）甲型流感病毒对 M2、RIG-1、NLRP3、ASC、caspase 1 和 IL-1β 的蛋白质表达和代表性条带的定量蛋白质表达。#*P*＜0.05 和 ##*P*＜0.01 *vs* 正常组；**P*＜0.05 和 ***P*＜0.01 *vs* 模型组。

本课题组在前面使用网络距离法对上市药物进行虚拟筛选，发现沙美特罗具有潜在的抗流感病毒活性。本章结合体内和体外试验，首次确证了沙美特罗具有显著的抗流感病毒药效作用。

由常见 H1N1、H3N2 毒株和耐药 H1N1 毒株引起的细胞病变效应（CPE）抑制试验中，沙美特罗对不同毒株引起的细胞病变效应均表现出良好的抑制活性。在原代 HAE 细胞中的药效评价结果显示，沙美特罗能够保护原代 HAE 细胞免受甲型流感病毒引起的细胞病变效应和紧密连接损伤。在体内药效评价中，我们发现 H1N1 病毒能够使小鼠出现体重减轻和体温下降等感染症状；而沙美特罗能够延长被感染小鼠的生存时间，增加小鼠的体重，并维持小鼠的体温，显示出对抗流感病毒感染的极佳效果。

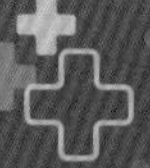

在此基础上，我们进一步研究了沙美特罗对抗流感病毒感染的作用机制。在暴露于H1N1病毒后，小鼠的肺部会通过呼吸道迅速被感染，引起肺部炎症反应，如支气管壁增厚、炎症细胞浸润、肺水肿、充血和物质含量增加，导致肺部质量增加。因此，肺指数的显著增加对判断肺炎程度很重要。我们的研究显示，沙美特罗能显著降低被感染小鼠的肺指数，并改善被感染小鼠的肺部病理状态。通过检测相关基因的表达水平，考察被感染小鼠体内H1N1病毒的复制情况。PCR分析结果显示沙美特罗能够显著降低小鼠肺部流感病毒HA和M2基因的表达，Western Blot分析结果显示沙美特罗能显著降低流感病毒M2蛋白和IFITM3蛋白的表达水平，表明沙美特罗可以抑制小鼠体内H1N1病毒的复制并减少病毒负荷。

流感病毒能在被感染小鼠的肺部引起明显的炎症特征。检测肺匀浆中TNF-α、IL-6和MCP-1等炎症因子的表达水平，可以在一定程度上反映药物缓解肺部炎症的能力。我们发现，在被感染小鼠的肺部，TNF-α、IL-6和MCP-1的表达水平较高，而沙美特罗能在一定程度上降低炎症因子的表达水平。Western blot分析显示，沙美特罗能够抑制NLRP3炎症小体的形成，并降低NLRP3、ASC、caspase-1和IL-1β蛋白的表达，从而减少上述炎症因子的产生并缓解炎性症状。

脾脏是反映身体免疫调节状态的主要器官之一。我们发现，H1N1病毒能显著降低小鼠的脾指数，而沙美特罗能显著增加脾指数，使脾脏的外观、形状和重量更接近于正常小鼠。流式分析结果显示，沙美特罗能显著增加$CD4^+/CD8^+$比例，并纠正和调节病毒感染导致的小鼠免疫系统失衡。各组小鼠脾脏中B淋巴细胞的数量没有显著性差异，这可能是由于病毒感染较轻。然而，由于生物体的复杂性和可变性，各种信号通路和细胞因子在体内相互促进和相互制约，形成了复杂的蛋白质调控网络。因此，沙美特罗对抗流感的深层免疫学机制还有待进一步研究。

综上所述，我们的研究发现沙美特罗可以在体外抑制病毒复制和减少细胞病变效应，同时沙美特罗可以在体内改善被感染小鼠的生存状态、延长生存时间、调节机体的免疫功能并缓解炎症反应。沙美特罗的抗流感病毒作用及其作用机制研究属于老药新用的范畴，本研究为沙美特罗扩大临床适应证提供科学实验基础和理论基础。

（赵　君、刘艾林　撰写）

参考文献

BASILE K, KOK J, DWYER D E. Point-of-care diagnostics for respiratory viralinfections [J]. Expert Rev Mol Diagn, 2018, 18 (1): 75-83. DOI:10.1080/14737159.2018.1419065.

HATCHWELL L, GIRKIN J, DUN M D, et al. Salmeterol attenuates chemotactic responses in rhinovirus-induced exacerbation of allergic airways disease by modulating protein phosphatase 2A [J]. J Allergy Clin Immunol, 2014, 133 (6): 1720-1727. DOI:10.1016/j.jaci.2013.11.014.

HUTCHINSON E C. Influenza virus [J]. Trends Microbiol, 2018, 26 (9): 809-810. DOI:10.1016/

j.tim.2018.05.013.

MEDIGESHI G R, KUMAR R, DHAMIJA E, et al. *N*-desmethylclozapine, fluoxetine, and salmeterol inhibit postentry stages of the dengue virus life cycle [J]. Antimicrob Agents Chemother, 2016, 60 (11): 6709-6718. DOI:10.1128/AAC.01367-16.

PARK E S, DEZHBORD M, LEE A R, et al. The roles of ubiquitination in pathogenesis of influenza virus infection [J]. Int J Mol Sci, 2022, 23 (9): 4593. DOI:10.3390/ijms23094593.

PUSHPAKOM S, IORIO F, EYERS P A, et al. Drug repurposing: progress, challenges and recommendations [J]. Nat Rev Drug Discov, 2019, 18 (1): 41-58. DOI:10.1038/nrd.2018.168.

SCALERA N M, MOSSAD S B. The first pandemic of the 21st century: a review of the 2009 pandemic variant influenza A (H1N1) virus [J]. Postgrad Med, 2009, 121 (5): 43-47. DOI:10.3810/pgm.2009.09.2051.

SINGAM R, JENA P K, BEHERA S, et al. Combined fluticasone propionate and salmeterol reduces RSV infection more effectively than either of them alone in allergen-sensitized mice [J]. Virol J, 2006, 3: 32. DOI:10.1186/1743-422X-3-32.

ZHAO J, XU L, LIU A, et al. The efficacy and mechanism of salmeterol against influenza A virus in vitro and in vivo [J]. Int Immunopharmacol, 2023, 119: 110226. DOI:10.1016/j.intimp.2023.110226.

ZHOU Y, LIU Y, GUPTA S, et al. A comprehensive SARS-CoV-2-human protein-protein interactome network identifies pathobiology and host-targeting therapies for COVID-19 [J]. Res Sq [Preprint], 2022: rs.3.rs-1354127. DOI:10.21203/rs.3.rs-1354127/v2.

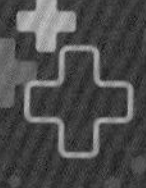

第三十四章 复方一枝蒿抗流感有效成分的预测与网络机制研究

第一节 引 言

复方一枝蒿颗粒是维吾尔医学中治疗感冒的纯中药临床经验方，收载于《国家中成药标准汇编》，处方由板蓝根、大青叶、一枝蒿三味中药组成，主要用于治疗咽喉肿痛和感冒发热等。根据文献报道，板蓝根是通过多种化学成分与多个靶标的作用来发挥抗流感病毒作用的。板蓝根凝集素可阻断新生流感病毒的核蛋白表达，对流感病毒具有直接杀灭作用；其尿苷、鸟苷、腺苷等核苷类成分能干扰病毒核酸合成，发挥直接的抗流感病毒作用；其多糖类成分具有免疫调节作用，发挥间接的抗流感病毒作用。大青叶水提物可从细胞免疫和体液免疫两个方面调节免疫功能，发挥间接的抗流感病毒作用。一枝蒿中的酮酸和黄酮类化合物可以抑制神经氨酸酶活性和膜融合作用，发挥直接的抗流感病毒作用；一枝蒿的提取物还有增强免疫功能，发挥间接的抗病毒作用。综上研究表明，复方一枝蒿具有抑制流感病毒复制和调节机体免疫的双重作用。但复方一枝蒿中具有抑制流感病毒复制及调节机体免疫作用的具体成分及其作用机制尚未见系统的研究报道。

在本章中，研究了甲型流感病毒（IAV）和宿主相互作用网络中的多个关键靶标，包括病毒蛋白和宿主蛋白。基于朴素贝叶斯算法（NB）、递归分割法（RP）和CDOCKER方法，建立了针对IAV的化合物-蛋白质相互作用（CPI）的多靶标系统。应用该系统来预测复方一枝蒿（CYZH）中化学成分的潜在靶标。然后通过体外试验验证最有潜力的化学成分。最后借助网络药理学分析方法，阐述了该复方的作用机制。本章的工作流程如图34.1所示。

第二节 化合物-靶标相互作用预测模型的建立和CYZH有效成分预测

一、实验材料与方法

1. 数据收集和准备

（1）流感靶标的收集：已知流感靶标从Thomson Reuters Integrity数据库（https://

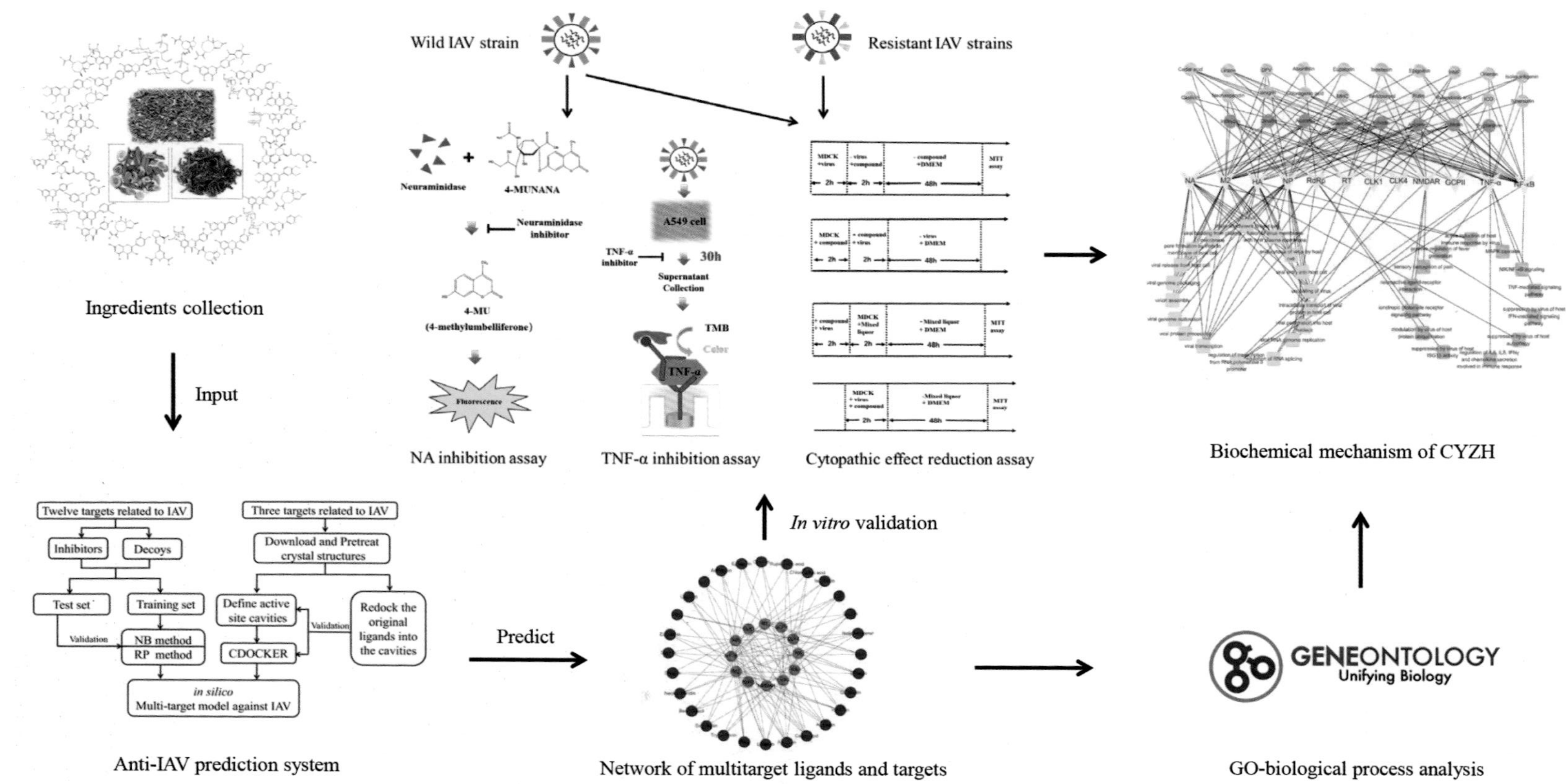

图 34.1　基于机器学习的预测模型构建、CYZH 中潜在抗流感成分的确证及基于网络药理学方法阐明作用机制的研究方案

integrity.clarivate.com）收集，至少进入Ⅰ期临床试验的新药靶标则从治疗靶标数据库（https://db.idrblab.org/ttd/）进行检索补充。

（2）活性化合物与非活性化合物的收集：从BindingDB数据库（www.bindingdb.org/）收集靶标的活性配体的化学结构和药理学信息。

（3）数据的准备：根据以下标准对活性化合物数据集进行优化，即如果化合物的IC_{50}＞10 μmol/L，则删除该化合物；删除重复的结构；基于SMARTS规则过滤出携带电荷的分子并转化为酸或碱的盐。使用DUD-E（http://dude.docking.org/）在线工具生成诱饵化合物，作为非活性化合物。对于每个靶标，活性化合物和3倍量的诱饵化合物按比例随机分为训练集和测试集，训练集与测试集的比值为3∶1。对于配体数＜50的靶标，分子对接被认为是更好的靶标识别选择。从RCSB蛋白质数据库（http://www.rcsb.org/）获得靶标的晶体结构被导入Discovery Studio 2016（Accelrys Software，Inc.，San Diego，CA，USA）用于对接计算。基于以下标准准备蛋白质结构，即纠正缺失的氢原子和缺失的残基，去除水分子和与受体分子结合的配体，将蛋白质结构的能量值最小化。

（4）CYZH化学成分的收集：CYZH（板蓝根、大青叶、一枝蒿）的化学成分来源于TCMSP数据库（http://lsp.nwsuaf.edu.cn/tcmsp.php）、DrugBank数据库（https://www.drugbank.ca/）和PubChem Compound数据库（https://www.ncbi.nlm.nih.gov/pccompound）。将重复的数据删除后，对成分进行分类以进行进一步预测。

2. 计算方法与预测系统

该预测建模系统集成了基于配体和基于结构的算法，包括使用NB和RP算法的机器学习方法，以及CDOCKER算法用于没有足够量的抑制剂的靶标。模型构建过程如图34.2所示。

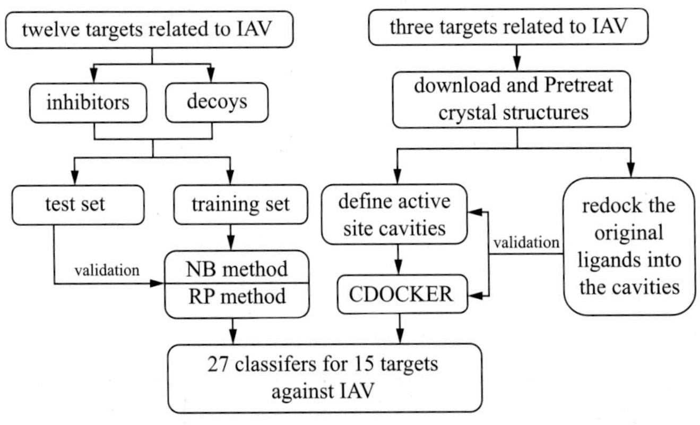

图34.2 针对IAV的化合物-靶标相互作用预测模型的构建流程

（1）朴素贝叶斯（NB）：NB分类器是一种用于分类的统计方法，它基于可以区分活性化合物和诱饵化合物（非活性化合物）差异的特征（分子指纹和性质）出现的频率。它基于函数的核心，由先验概率和数据生成后验概率，如式（34.1）所示。分类预测器可以处理大型数据集，具有快速学习能力，能够容忍随机噪声，并具有预测活性数据样本的可能性。

$$P(Y|X)=\frac{P(X|Y)P(Y)}{P(X)} \quad 式(34.1)$$

此处X和Y都是独立事件。$P(X)$是给定分子在数据集中出现的边际概率；$P(Y)$是由数据集中的一组化合物引起的先验概率；$P(X|Y)$是特定分子在数据集中被分类为具有生物活性的条件概率。

扩展连接指纹图谱（ECFP）是一种具有快速计算能力的圆形拓扑指纹图谱，具有立体化学信息和化学子结构。由于碎片不能太大也不能太小，因此选择每个指纹直径为6的ECFP_6指纹。在构建NB分类器模型时，使用ECFP_6指纹和默认分子描述符进行小分子描述。

（2）递归分割法（RP）：RP是一种分类方法，它通过一组分层规则递归地将一组化合物分割为越来越小的子集，直到主动响应变量均匀。因此，复合组被分割为相似的响应节点。所开发的RP模型具有“决策树”的特点，它可以揭示非独立特性（活性类）和独立特性（分子指纹和性质）之间的关系，因此它可以用于将样品分为活性化合物和诱饵化合物。ECFP_6指纹和默认分子描述符也被用作化学描述符。

（3）模型性能评价：采用5倍交叉验证和测试集验证方法评估NB和RP分类器模型。在5倍交叉验证中，数据集被随机分割为5个大小等分。该模型在5个交叉验证分割中的4个上进行训练，第五个子集用于评估模型的可靠性。两种验证方法均以马修斯相关系数（MCC）和受试者操作特征曲线下面积（AUC）作为重要指标。MCC可用于表示二元分类器系统的质量，其值在−1～+1之间变化。+1表示预测结果与观测结果无差异，0表示随机结果，−1表示预测结果与观测结果完全不一致。绘制ROC曲线来表征二元分类的诊断能力，而计算AUC来量化其能力，其范围在0～1之间，分数越大，性能越好。1表示分类器的性能最佳，0表示分类器的性能最差，0.5说明分类器的性能等同于随机分类。

（4）CDOCKER：分子对接是基于通过X射线衍射、核磁共振数据或同源建模获得的生物蛋白质的三维结构，是一种在空间结构和电学性质上识别互补靶标分子的过程。CDOCKER模块是基于CHARMm算法的分子对接程序，该程序可提供灵活的配体构象，并使用格点方法对配体和受体结合位点进行分子对接，实现配体与受体潜在结合模式的高精度对接结果。

为了确定对接数据的可靠性，首先用CDOCKER方法将共结晶配体重新对接到活性口袋中，然后计算对接后构象与初始构象之间的均方根偏差（RMSD）值。通常RMSD值越小，对接构型对配体结合方式的影响越好。

二、实验结果

1. 靶标的数据收集

流感是一种复杂的疾病，有许多症状，包括咳嗽、流鼻涕、发热、头痛和肺炎，这些症状与宿主的呼吸系统、神经系统和免疫系统有关。从IAV-宿主相互作用网络中选择了15个靶标（表34.1）。IAV包含一个由8个RNA片段组成的基因组，编码以下蛋白质：表面蛋白HA、NA和M2离子通道；基质蛋白1（M1）位于膜下；RdRp的3个亚基分别为聚合酶碱性蛋白1（PB1）、聚合酶碱性蛋白2（PB2）和聚合酶酸性蛋白（PA）；包裹病毒基因组的核衣壳蛋白（NP）；非结构蛋白1（NS1）；核输出蛋白（NEP/NS2）。

表34.1　流感靶标的名称和分类

靶标蛋白	缩写	分类	建模方法
血凝素	HA	病毒靶标	CDOCKER
核蛋白	NP	病毒靶标	CDOCKER
基质蛋白2	M2	病毒靶标	CDOCKER
神经氨酸酶	NA	病毒靶标	NB & RP
以RNA为模板的RNA聚合酶	RdRp	病毒靶标	NB & RP
逆转录酶	RT	病毒靶标	NB & RP
Cdc2样激酶1	CLK1	辅助病毒复制的宿主细胞靶标	NB & RP
Cdc2样激酶4	CLK4	辅助病毒复制的宿主细胞靶标	NB & RP
阿片受体	OPR	神经内分泌免疫调节相关靶标	NB & RP
多巴胺受体	D_2R	神经内分泌免疫调节相关靶标	NB & RP
N-甲基-D-天冬氨酸受体	NMDAR	神经内分泌免疫调节相关靶标	NB & RP
谷氨酸羧肽酶Ⅱ	GCPⅡ	神经内分泌免疫调节相关靶标	NB & RP
皮质类固醇11β-脱氢酶同工酶1	HSD11B1	神经内分泌免疫调节相关靶标	NB & RP
肿瘤坏死因子-α	TNF-α	神经内分泌免疫调节相关靶标	NB & RP
核因子κB	NF-κB	神经内分泌免疫调节相关靶标	NB & RP

除了病毒因子外，宿主因子在IAV感染周期的每个步骤中都有参与。Cdc2样激酶1（CLK1）调控M2基因的选择性剪接，本课题组前期研究发现CLK1是流感的重要宿主因子。同样，CLK4是影响IAV感染的另一个宿主CLK家族亚型。此外，神经内分泌免疫调节（NIM）网络通过体内平衡和防御外界病原体，在免疫和感染性疾病的发展过程中发挥关键作用。当宿主的先天性免疫和适应性免疫系统受到入侵病毒的诱导时，多种细胞信号通路被触发。早期的研究结果表明，NF-κB和TNF-α通路可以被激活来调节细胞因子和趋化因子的表达，维持宿主对流感病毒的防御反应。Ⅱ期临床试验的抗病毒药物ATL101靶向谷氨酸羧肽酶Ⅱ（GCPⅡ），该酶属于TNF-α信号通路。甘草酸是一种已进入Ⅲ期临床试验的天然产物，作用于IL-1信号通路中的皮质类固醇11β-脱氢酶同工酶1（HSD11B1）。阿片受体（OPR）是一种广泛分布于神经细胞、免疫细胞、口腔和呼吸道上皮细胞上的受体，有证据表明OPR在炎症和呼吸道病毒性疾病中具有功能作用。多巴胺受体（D_2R）和*N*-甲基-D-天冬氨酸受体（NMDAR）定位于中枢神经系统神经元，与由IAV引起的中枢神经系统功能缺陷有关。

2. 数据集分析和模型评估

（1）mt-QSAR模型的化学空间多样性分析：通常，mt-QSAR分类模型的预测精度受数据集化学空间多样性的影响较大，化学空间狭窄的分类模型往往导致其应用范围受限。基于此考虑，将统计数据分为每个靶标的训练集和测试集（表34.2）。Tanimoto相似性系数（TSI）可用于化学空间区域的测量，TSI值越小，数据集的多样性越大。结果显示，TSI值在0.084～0.117之间，表明数据集具有足够的多样性。

表34.2　流感靶标数据集的详细信息

靶标	训练集				测试集			
	活性化合物	非活性化合物	总数	TSI	活性化合物	非活性化合物	总数	TSI
NA	160	484	644	0.117	54	162	216	0.116
RdRp	166	498	664	0.111	55	165	220	0.113
RT	172	516	688	0.100	57	171	228	0.105
CLK1	126	378	504	0.100	42	126	168	0.097
CLK4	88	264	352	0.112	29	87	116	0.111
OPR	425	1275	1700	0.089	142	426	568	0.087
D_2R	176	528	704	0.092	59	177	236	0.096
NMDAR	41	123	164	0.112	13	39	52	0.103
GCP Ⅱ	118	354	472	0.108	39	117	156	0.108
HSD11B1	1900	5700	7600	0.096	633	1899	2532	0.097
TNF-α	878	2634	3512	0.102	293	879	1172	0.098
NF-κB	848	2544	3392	0.084	282	846	1128	0.086

（2）mt-QSAR模型的性能评价：利用训练集进行了5倍交叉验证，以避免模型的过拟合。随后，使用生成的模型预测各自的测试集。验证结果如表34.3所示。24个分类模型训练集的5倍交叉验证结果显示，MCC值在0.8～1之间（平均值为0.936），AUC值在0.969～1之间（平均值为0.989），说明24个分类器的质量较高。然而，5倍交叉验证并不能完全代表模型的真实预测能力，因此又进行了测试集验证。24个模型中有23个模型的MCC值＞0.6；MCC值范围为0.327～1，平均值为0.851。24个模型中有23个模型的AUC值＞0.9；AUC值范围为0.779～1，平均值为0.970。这些数据表明，这些模型具有较强的预测能力，可以用于预测化合物活性。

表34.3　基于NB和RP分类器的12个流感靶标的5倍交叉验证和测试集验证

	5倍交叉验证				测试集验证			
	NB		RP		NB		RP	
靶标	MCC	AUC	MCC	AUC	MCC	AUC	MCC	AUC
NA	1.000	1.000	0.967	0.981	0.977	1.000	0.965	0.917
RdRp	0.992	0.995	0.960	0.991	0.915	1.000	0.940	0.973
RT	0.992	0.996	0.800	0.969	0.891	0.993	0.327	0.779
CLK1	0.974	0.990	0.854	0.981	0.954	0.993	0.769	0.917
CLK4	0.992	0.999	0.954	0.978	1.000	1.000	0.809	0.961

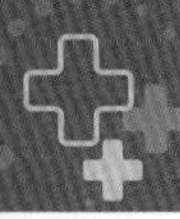

续表

	5倍交叉验证				测试集验证			
	NB		RP		NB		RP	
OPR	0.983	0.998	0.901	0.994	0.995	1.000	0.868	0.983
D2R	0.989	0.997	0.895	0.994	0.978	1.000	0.868	0.978
NMDAR	0.984	0.999	0.884	0.994	0.648	1.000	0.648	1.000
GCP Ⅱ	0.994	1.000	0.919	0.982	1.000	1.000	1.000	1.000
HSD11B1	0.983	0.994	0.911	0.992	0.973	0.998	0.868	0.974
TNF-α	0.949	0.981	0.802	0.973	0.846	0.988	0.663	0.923
NF-κB	0.940	0.989	0.834	0.981	0.835	0.990	0.685	0.917

（3）CDOCKER模型的验证：由于缺乏抑制剂，我们使用CDOCKER替代QSAR方法构建HA、NP和M2的对接模型。分别下载HA、NP和M2的X射线晶体结构（PDB ID为3UBE、4DYN和6BKL）。首先，使用CDOCKER算法将共结晶配体重新对接到活性腔中。HA、NP和M2的CDOCKER能量（CE）最低值分别为−31.98 kcal/mol、−21.9 kcal/mol和−6.45 kcal/mol，而对应的RMSD值分别为0.73 Å、1.16 Å和2.0 Å，表明所定义的活性腔的CDOCKER模型可用于对接预测。受体之间的非键相互作用和最稳定的共结晶配体构象如图34.3所示。

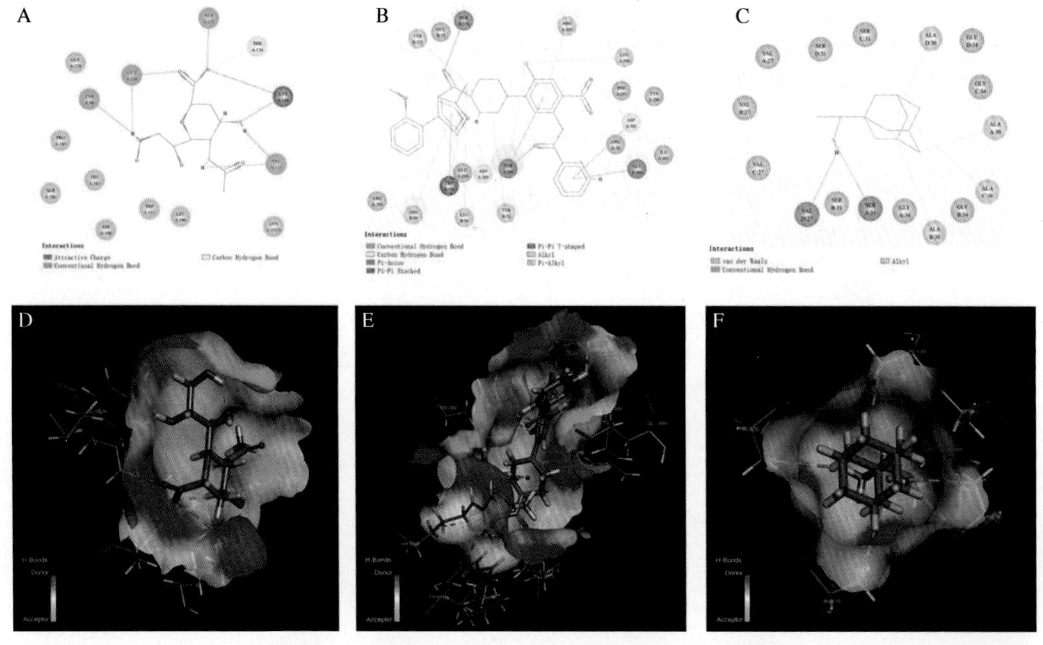

图34.3　靶蛋白与共结晶配体的非键相互作用图

（A，D）表示HA与o-唾液酸的相互作用。（B，E）表示NP与*N*-［4-氯酰-5-［4-［［3-（2-甲氧基苯基）-5-甲基-1，2-噁唑-4-基］羰基］哌嗪-1-基］-2-硝基苯基］吡啶-2-羧基酰胺主要通过π-π T形、π-π堆叠、烷基和氢键形成较强的相互作用。（C，F）表示M2与金刚烷胺通过关键氨基酸残基VAL27和SER31形成较强的非键相互作用。

3. CYZH有效成分的预测

为了探索CYZH成分与15种抗IAV靶标的相互作用，利用上述预测模型对203种成分进行了预测。基于mt-QSAR模型，只有NB和RP模型预测均为阳性结果的化合物才被认为对其靶标具有潜在活性。基于CDOCKER模型，对一个靶标的CE低于共结晶配体的最低CE的化合物才被认为对该靶标具有活性。每个靶标预测的活性化学成分数量如图34.4A所示。

M2、NMDAR、NF-κB、RT、GCP Ⅱ 和CLK1靶标的活性化合物数量均超过29.8个的平均值。作用于不同靶标的化合物数量如图34.4B所示。最后，确定了28种化学

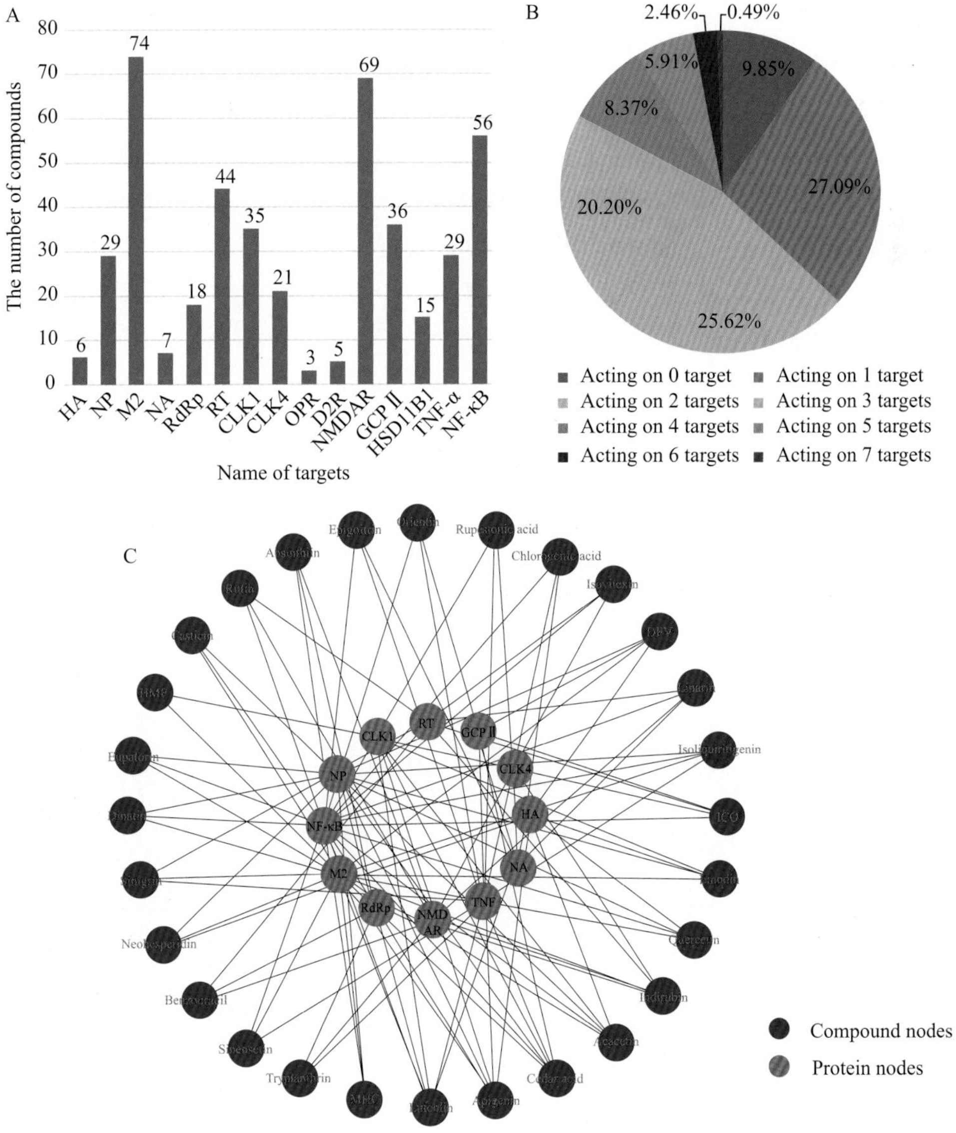

图34.4　CYZH有效成分预测结果分析

A．每个靶标对应的化学成分数量；B．作用于不同靶标的化合物数量的比例；C．CYZH中的28个多靶标定向配体和基于IAV预测系统的靶标网络。蓝色圆圈代表药物，红色圆圈代表靶蛋白。

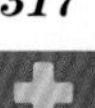

成分，它们均作用于3个或3个以上靶标且含有1个或1个以上病毒靶标。化学成分-靶标相互作用分析如图34.4C所示。12个靶标与28种化学成分相互作用，其中NF-κB、M2、NP和TNF-α与超过10种化学成分存在相互作用，化学成分数目分别为19个、18个、13个和11个。

第三节　复方一枝蒿抗流感有效成分的预测与验证

一、实验材料与方法

1. 基因本体生物过程分析

基因本体（GO）聚类是一种在线工具，用于系统地提取基因列表中共享的生物功能，这些基因列表是由GO表示的生物过程（BP）、细胞成分（CC）和分子功能（MF）术语的丰富注释组成的。GO-BP注释是基于特定的、可追溯的证据，GO-BP可提供相关基因产物的活性，有助于了解生物过程的信息。

2. 病毒株、细胞和试剂

流感病毒毒株A/Puerto Rico/8/34（H1N1野生型）、A/Minfang/151/2000（H3N2野生型）、A/HebeiXinhua/SWL1106/2017（奥司他韦和金刚烷胺耐药H1N1）和A/FujianXinluo/SWL2457/2014（金刚烷胺耐药H1N1）来源于中国疾病预防控制中心病毒病预防控制所。将病毒在9日龄鸡胚蛋中35℃孵育48小时，取出后−80℃保存。血凝滴度分别为1：2048、1：32、1：256和1：64。

犬肾细胞（MDCK）和人肺癌细胞系（A549）细胞购于中国医学科学院基础医学研究所细胞中心。MDCK和A549细胞分别在Dulbecco's Modified Eagle培养基（DMEM）和RPMI 1640培养基中，在5% CO_2、90%相对湿度和37℃条件下添加10%胎牛血清培养。

人TNF-α酶联免疫吸附测定试剂盒（编号为eh009）购于中国上海ExCell Bio公司。NA的荧光底物MUNANA（Lot#M8639）、MTT（Lot#M5655）和TPCK处理胰蛋白酶（Lot#SLBW1439）购自Sigma Aldrich。

CYZH的潜在有效成分分别购自四川维科奇生物科技有限公司和上海源叶生物科技有限公司。扎那米韦（批号为1724088）、纯度为98%的利巴韦林（批号为020M4003）和磷酸奥司他韦（批号为BP903）购自Sigma Aldrich。将CYZH的化学成分、利巴韦林和磷酸奥司他韦的原液溶解在二甲基亚砜（DMSO）中，其浓度均为100 mmol/L。这些溶液被稀释到每次检测的指定浓度。

3. 神经氨酸酶抑制活性检测

神经氨酸酶（NA）抑制试验在96孔板上进行。以A/PR/8/34（H1N1）、A/Minfang/151/2000（H3N2）、A/HebeiXinhua//SWL1106/2017（奥司他韦和金刚烷胺耐药H1N1）

和A/FujianXinluo//SWL2457/2014（金刚烷胺耐药H1N1）为NA来源。将含有30 μl NA的反应混合物与10 μl化合物样品（样品孔，每个样品有4个梯度稀释浓度）、10 μl扎那米韦（对照品孔）或水（模型孔）进行振动混合1分钟。另外，用40 μl水设置空白孔。随后，在每个反应缓冲溶液中加入60 μl荧光底物MUNANA，使其总体积达到100 μl。该步骤完成后，样品孔中化合物的最终浓度分别为0.8 μmol/L、4 μmol/L、20 μmol/L和100 μmol/L。振动混合1分钟，37℃孵育60分钟后，加入150 μl（34 mmol/L）NaOH溶液，终止反应。在激发波长为360 nm、发射波长为450 nm的条件下测量荧光，利用荧光值通过下面的公式计算样品的抑制率（%）。对于抑制率＞50%的样品，进行IC_{50}检测。每次测量均为3次。

$$抑制率（\%）=\frac{F_{酶对照}-F_{待测样品}}{F_{酶对照}-F_{空白对照}}$$

其中，$F_{酶对照}$、$F_{待测样品}$和$F_{空白对照}$分别表示模型孔、样品孔和空白孔的荧光值。

4. TNF-α抑制试验

A549细胞单层接种于96孔板。细胞清洗后，用化合物样品（100 μmol/L）和H1N1病毒A/PR/8/34（100 $TCID_{50}$）同时处理。另外，用无血清培养基制备对照孔和带病毒的模型孔。96孔板在37℃ 5% CO_2条件下孵育30小时，收集细胞培养孔的上清液。采用酶联免疫吸附法（ELISA），根据试剂盒制造商的方案检测细胞培养孔上清液样品中表达的TNF-α水平。每次测量均为3次。

5. 细胞毒性试验

将MDCK细胞铺在96孔板中，在37℃下在5% CO_2的潮湿环境中孵育，直到达到80%～90%的密度。将细胞清洗后，药物组的细胞用28个100 μmol/L化合物分别孵育，阴性对照组的细胞中加入空白溶剂，然后继续孵育48小时。每个细胞孔中加入100 ml MTT（0.5 mg/ml），静置4小时。甲臜被溶解于DMSO（100 μl/孔）中，用分光光度法在570 nm波长下测量吸光度。每次测量均为3次。

6. 细胞病变效应CPE抑制试验

MDCK细胞接种于96孔板，培养至形成单层细胞。采用野生型和耐药型两种A型病毒株进行4种不同模式的药物活性评价：①病毒感染后给药。在吸附流感病毒（100 $TCID_{50}$）2小时后，将原液2倍系列稀释，共6个稀释度（3.125 μmol/L、6.25 μmol/L、12.5 μmol/L、25 μmol/L、50 μmol/L和100 μmol/L）加入细胞孔中。②给药后病毒感染。将细胞与6个稀释度的样品药物预孵育2小时，然后以100 $TCID_{50}$的浓度流感病毒感染细胞2小时。③病毒与药物预孵育。将流感病毒的100 $TCID_{50}$与6个稀释度的样品药物预孵育2小时，然后加入细胞。④病毒感染同时给药。细胞分别用6个系列稀释的实验样品和流感病毒（100 $TCID_{50}$）同时处理2小时。另外，每个板上设置对照孔（无血清培养基）和模型孔（病毒感染2小时）。去除病毒液后，加入含有TPCK的胰蛋白酶的维持液。所有微孔板在37℃和5% CO_2条件下孵育48小时。如上一节所述，通过MTT法测定细胞活力。每次实验均重复3次。利用吸光度值计算

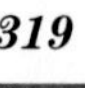

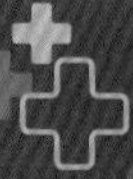

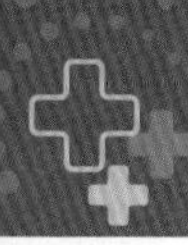

抑制率（%），计算公式如下：

$$抑制率（\%）=\frac{OD_{样品孔}-OD_{病毒感染孔}}{OD_{正常孔}-OD_{模型孔}}\times 100\%$$

其中，$OD_{正常孔}$、$OD_{病毒感染孔}$和$OD_{样品孔}$分别表示对照孔、模型孔和样品孔的吸光度。

二、实验结果

1. 体外试验验证

将预测的28种多靶标化学成分应用于体外验证研究，通过对NA和TNF-α的活性验证其在蛋白质水平上的活性，以及在细胞水平上的整体抗病毒功效。

（1）CYZH化学成分对NA的抑制活性：NA是存在于流感病毒表面的一种相对稳定的同型四聚体。它已被认为是一种经典的抗流感药物靶标，并参与流感病毒子代颗粒的释放。预测结果表明，28个化学成分中有4个对NA具有潜在活性。对4种潜在活性化学成分进行NA抑制试验，IC_{50}值如表34.4所示。绿原酸和荭草苷对H1N1和H3N2病毒NA的IC_{50}值均在100 μmol/L以下，表明NA模型的命中率为50%，两种化合物对病毒NA具有抑制活性。然而，在这个浓度下，对耐药毒株的NA没有表现出活性。

表34.4 CYZH化学成分对野生型和耐药IAV毒株的NA的抑制活性评价/（μmol/L）

化合物	A/PR/8/34（H1N1）	A/Minfang/15/90（H3N2）	A/HebeiXinhua/SWL1106/2017	A/FujianXinluo/SWL2457/2014
绿原酸	64.61±6.97	57.15±2.98	N/A	N/A
荭草苷	53.71±9.98	72.54±2.97	N/A	N/A
表告依春	N/A	N/A	N/A	N/A
一枝蒿酮酸	N/A	N/A	N/A	N/A
扎那米韦	0.000 017 6±0.000 013	0.000 075±0.000 005	0.000 019 6±0.000 007 4	0.000 091 3±0.000 0214

注：数据以mean±SD表示（$n=3$）。N/A：$IC_{50}>100$ μmol/L。

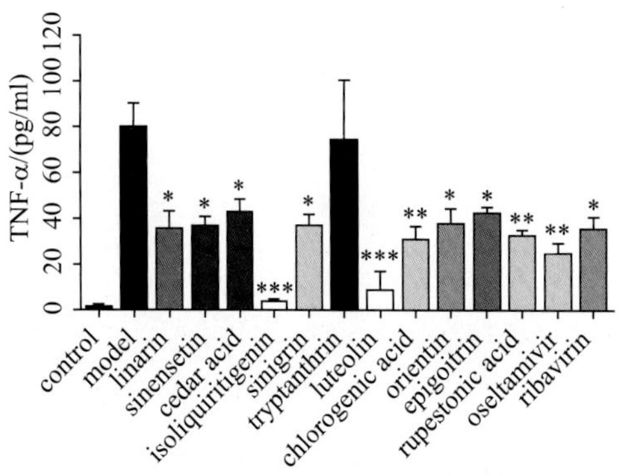

图34.5 CYZH化学成分对病毒感染的A549细胞中TNF-α表达的影响

数据以mean±SD表示（$n=3$）。与模型组比较，$^*P<0.05$，$^{**}P<0.01$，$^{***}P<0.001$。

（2）CYZH化学成分对TNF-α水平的影响：TNF-α可加重流感感染后的炎症并增加发病率，而中和TNF-α可通过减少肺浸润和肺损伤来延长生存期。ELISA法检测各组细胞培养上清液中TNF-α的表达。对预测得到的28种化合物进行活性检测，结果表明其中11种对TNF-α有活性，分别是蒙花苷、甜橙素、雪松酸、异甘草素、芥子苷、色胺酮、木犀草素、绿原酸、荭草苷、表告依春和一枝蒿酮酸。如图34.5所示，ELISA结果显示，与模型组相比，除色胺酮外，其他化合物均显著降低TNF-α的表达，其中异甘草素和木犀草素对TNF-α的影响大于阳性药物。基于这些结果，TNF-α预测模型显示出较强的预测能力，准确率为10/11。

2. CYZH化学成分对野生型和耐药IAV毒株诱导的CPE抑制试验活性

为了评估28种预测活性化学成分的直接抗病毒活性，我们在MDCK细胞中检测了它们的细胞毒性作用。结果表明，所有化学成分的最大无毒浓度（TC_0）值均＞100 μmol/L。

采用野生型和耐药IAV进行细胞病变效应（CPE）抑制试验。野生型毒株A/Puerto Rico/8/34（H1N1）和A/Minfang/151/2000（H3N2）的CPE抑制试验检测结果见表34.5。奥司他韦和利巴韦林对两株病毒的4种作用模式中，IC_{50}均＜100 μmol/L。金合欢素在病毒感染后再给药的方式下，对H1N1的抗病毒活性比奥司他韦更强。当H1N1病毒与药物同时孵育的给药方式下，槲皮素、木犀草素、大黄素和芹菜素的IC_{50}值低于奥司他韦或利巴韦林，这表明它们具有降低H1N1病毒活性或抑制病毒吸附的作用。H3N2诱导的CPE抑制试验结果显示，在病毒感染前给药时，金合欢素、靛玉红和色氨酸的IC_{50}值与奥司他韦和利巴韦林相似，这表明它们可能对细胞有潜在的预防病毒感染的作用。与奥司他韦或利巴韦林相比，金合欢素、槲皮素和芹菜素在与H3N2病毒孵育后加入细胞的给药方式上作用更强，可能是由于其减弱了H3N2活性或病毒吸附所致。总体而言，两种野生型IAV病毒株的CPE抑制试验结果提示，金合欢素、靛玉红、色胺酮、槲皮素、木犀草素、大黄素和芹菜素对细胞有保护作用。

表34.5 CYZH化学成分对野生型病毒株的活性评价/（μmol/L）

化合物	A/PR/8/34（H1N1）				A/Minfang/151/2000（H3N2）			
	病毒接种后给药	给药后接种病毒	病毒和药物预孵育	病毒和药物同时作用	病毒接种后给药	给药后接种病毒	病毒和药物预孵育	病毒和药物同时作用
金合欢素	62±5.91	N/A	77.44±25.7	N/A	N/A	72.54±11.74	12.46±5.46	20.46±0.86
靛玉红	N/A	N/A	N/A	N/A	N/A	52.58±27.42	N/A	N/A
色胺酮	N/A	N/A	72.01±23.57	N/A	N/A	76.33±3.4	17.74±1.74	31.83±11.56
槲皮素	N/A	N/A	8.59±1.34	5.41±0.14	N/A	N/A	9.99±2.84	18.33±3.52
木犀草素	N/A	N/A	4.53±0.92	7.08±0.3	N/A	N/A	44.69±19.99	N/A
大黄素	N/A	N/A	55.85±9.8	6.53±0.29	N/A	N/A	18.24±1.02	55.86±6
芹菜素	N/A	N/A	16.69±1.77	9.06±0.41	N/A	N/A	9.28±2.03	15.84±1.1
奥司他韦	83.44±15.6	11.41±7.44	74.89±20.7	4.45±0.24	77.94±22.1	54.45±14.24	6.25±2.6	8.47±1.73
利巴韦林	16.1±1.47	47.51±7.94	10.4±2.19	16.35±2.95	22.51±6.16	62.45±16.24	9.18±0.99	21.65±0.97

注：数据以mean±SD表示（n=3）。N/A：IC_{50}＞100 μmol/L。

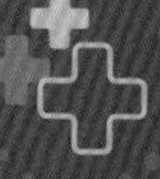

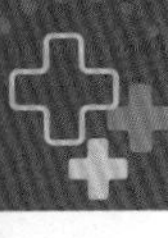

耐药A/HebeiXinhua/SWL1106/2017（奥司他韦和金刚烷胺耐药H1N1）和耐药A/FujianXinluo/SWL2457/2014（金刚烷胺耐药H1N1）感染细胞的CPE抑制试验结果见表34.6。在对奥司他韦和金刚烷胺双重耐药的H1N1 CPE抑制试验中，利巴韦林的IC_{50}值为29.8～57.9 μmol/L，而奥司他韦对耐药病毒感染模型没有影响。除病毒感染后给药的方式外，槲皮素、木犀草素、芹菜素的IC_{50}值均＜100 μmol/L，槲皮素和木犀草素的疗效均优于利巴韦林。以上实验结果表明，这些化合物可以阻止病毒感染或降低病毒活性，或降低耐奥司他韦和金刚烷胺的H1N1在细胞上的吸附。当对金刚烷胺耐药毒株进行测试时，奥司他韦和利巴韦林在CPE抑制试验中显示出抑制活性。与奥司他韦相比，在病毒感染后给药的方式下，槲皮素、木犀草素和芹菜素的抑制作用较强。与利巴韦林相比，槲皮素和芹菜素在病毒感染前预防给药的模式下活性更强。总的来说，槲皮素、木犀草素和芹菜素在耐药毒株感染的CPE抑制试验中表现出抑制作用。

表34.6　CYZH化学成分对耐药毒株的活性评价/（μmol/L）

化合物	A/HebeiXinhua/SWL1106/2017				A/FujianXinluo/SWL2457/2014			
	病毒接种后给药	给药后接种病毒	病毒和药物预孵育	病毒和药物同时作用	病毒接种后给药	给药后接种病毒	病毒和药物预孵育	病毒和药物同时作用
槲皮素	N/A	19.1±1.95	6.93±4.6	14.59±1.8	20.73±14.71	86.1±13.83	7.73±3.04	37.05±18.16
木犀草素	N/A	47.17±7.14	15.22±4.46	20.13±10.56	31.86±1.99	N/A	1.14±1.02	24.95±9.62
芹菜素	N/A	38.99±3.82	31.63±10.26	35.38±3.98	28.12±2.37	36.52±5.79	32.11±4.13	40.46±4
奥司他韦	N/A	N/A	N/A	N/A	86.87±7.8	N/A	25.37±8.32	25.5±8.36
利巴韦林	57.9±10.54	39.87±9.71	29.8±6.4	36.2±13.7	25.94±14.6	86.7±9.8	24.64±3.1	26.2±2.4

注：数据以mean±SD表示（n=3）。N/A：IC_{50}＞100 μmol/L。

3. 基因本体生物过程分析

对CYZH中的28个多靶标化合物进行基因本体生物过程（GO-BP）分析，探讨其可能的作用机制。构建的化合物-靶标-生物过程网络如图34.6所示。靶标参与了病毒复制，也参与了免疫反应、炎症、细胞凋亡和神经保护，这些过程统称为NIM相关过程。这些过程包括MAPK级联，NF-κB信号通路，TNF介导的信号通路，IFN介导的信号通路，IL-6、IL-8、IFN-γ和趋化因子分泌的调节，宿主自噬和ISG15活性的调节，嗜离子性谷氨酸受体信号通路，疼痛和发热产生的调节。结果表明，CYZH成分作用于多靶标、多通路，其作用可直接影响IAV复制，并调节机体的免疫和神经保护作用。

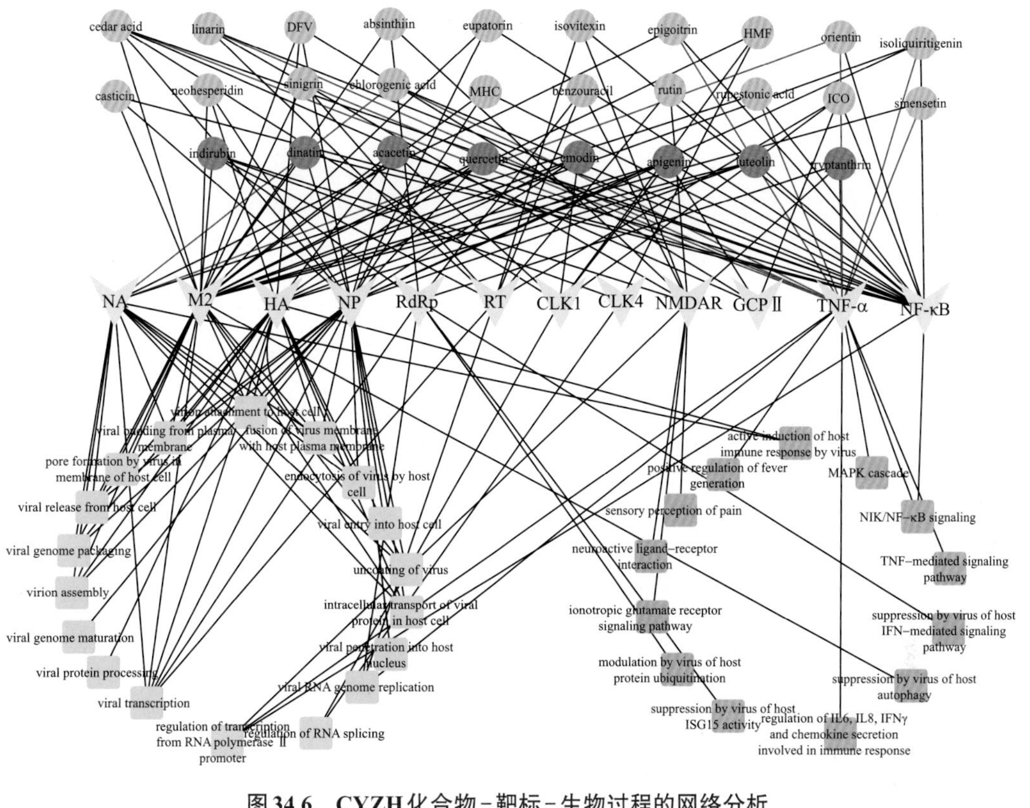

图34.6　CYZH化合物-靶标-生物过程的网络分析

第四节　讨论与结论

由禽流感病毒株引起的大流行仍然是对公共卫生的严重威胁。由于甲型流感病毒（IAV）的高突变率和目前的耐药毒株，迫切需要新的治疗方法。CYZH是一种抗流感药物，但关于其抑制机制的信息尚不清楚。为了发现新的抗IAV药物，我们收集了CYZH的203个成分，并采用机器学习算法NA和RP以及分子对接模块CDOCKER相结合的方法构建了针对IAV的化合物-靶标相互作用预测系统。获得了28个潜在活性化合物，预测它们对3个或更多靶标具有活性。其中，一枝蒿酮酸是一枝蒿中的主要活性成分。以往的研究证实，其具有明显或中度抗流感活性。据报道，板蓝根的一种标记化合物表告依春通过抑制病毒在体外的附着和增殖，对流感病毒FM1发挥抗病毒活性。本研究构建的模型预测这些化合物具有抗IAV作用。

为了确认28种化合物的特异性靶标和多靶标特征以及预测模型的可靠性，我们在单靶标（NA和TNF-α）上进行了生物学实验，并在细胞水平上评估了它们的抗病毒作用。结果表明，绿原酸和荭草苷对野生型流感病毒NA均有抑制作用（IC_{50}＜100 μmol/L），与预测结果相符。然而，它们对耐药病毒NA的抑制活性低于野生毒株。蒙花苷、甜橙素、雪松酸、异甘草素、芥子苷、色胺酮、木犀草素、绿原酸、荭草苷、表告依春和

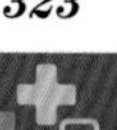
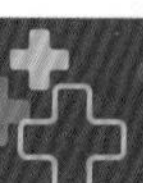

一枝蒿酮酸对TNF-α的表达有显著影响，这与预测结果几乎一致。本研究首次发现一枝蒿酮酸可靶向TNF-α，提示一枝蒿酮酸可能通过激活TNF-α通路调节细胞因子和趋化因子的表达，维持宿主对流感病毒的防御反应。从这两个实验中我们了解到绿原酸和荭草苷是至少可对抗IAV的双靶配体。细胞实验中，金合欢素、靛玉红、色氨酸、槲皮素、木犀草素、大黄素和芹菜素对野生型H1N1和H3N2病毒均有抑制作用（IC_{50}＜100 μmol/L）。在CPE抑制试验中，槲皮素、木犀草素和芹菜素对耐药IAV毒株感染的细胞显示出保护作用（IC_{50}＜100 μmol/L）。两种NA抑制剂绿原酸和荭草苷在100 μmol/L浓度范围内对病毒诱导的CPE试验无抑制作用，我们推测它们在NA抑制试验中的效果不够强，因此在浓度＞100 μmol/L时可能在CPE试验中有效。对CYZH靶标的GO-BP分析结果表明，CYZH化学成分参与了病毒复制、免疫反应、炎症、细胞凋亡和神经保护的生物过程。

近年来，多靶标定向配体以系统地发现新药的研究越来越受到关注。多药理学已成为一门前沿交叉学科，有效药物平均通过调节6个靶标来发挥其治疗作用。与单靶标药物相比，靶向多个蛋白质的药物具有更高的疗效，并且可以避免因单靶标突变或几个靶标在不同位置同时突变而产生的耐药性。多靶标定向研究有助于发现多靶标药物，并可能为已知药物提供新的适应证或作用机制。在我们的研究中，有15个靶标，包括病毒蛋白和涉及宿主呼吸系统、神经系统和免疫系统的宿主蛋白，这些蛋白质具有保护宿主免受病原体侵害、直接阻断病毒复制、改变生物网络由无序状态向正常状态转变的功能。

中药是通过靶向人体多种蛋白质来发挥疗效的。网络药理学是建立"处方－化学成分－蛋白质/基因－通路－疾病"网络的有效工具，可以通过计算过程发现有效成分或标志物，以揭示协同作用的药物组合及其机制。在我们的研究中，为了提高多靶标预测模型的可靠性，我们使用NB和RP两种机器学习算法建立的预测模型对12个靶标的化合物－蛋白质相互作用（CPI）进行预测。对于缺乏足够的抑制剂而不能基于配体结构建立预测模型的3个关键靶标，采用分子对接方法探索其CPI。这种综合预测系统在预测化合物－靶标之间相互作用方面的功能强大。

目前的研究还存在一些局限性。例如一些具有预测活性的新结构化合物尚未得到，因此无法对其活性进行验证。我们相信，这些将在未来获取到并进行实验验证。此外，为了使现有的模型更加强大，活性化合物应该不断地从在线数据库、文献和实验中补充到训练集中。

通过多靶标虚拟筛选模型、通路分析和实验验证，我们揭示了CYZH抗IAV感染的活性是通过多个化学成分与多个靶标相互作用的结果，包括阻断病毒复制、调节宿主免疫反应、抗炎作用、神经保护、自噬和细胞凋亡。实验结果证实，CYZH中的绿原酸和荭草苷可同时靶向NA和TNF-α，直接和间接抑制IAV。与靶向病毒蛋白的药物相比，CYZH在限制病毒复制、通过免疫系统激活调节机体稳态、通过作用于神经保护靶标减少流感引起的宿主神经损伤等方面具有优势。

本研究为CYZH的开发和临床应用提供了理论依据，为发现抗流感多靶标药物提供了信息。在细胞实验中首次报道了7个活性化合物，其中槲皮素、木犀草素和芹菜素表现出显著的抗IAV活性。这些化合物作为有前景的广谱候选化合物，其体内药效、作用机制和结构改造等方面的研究有待于进一步深入。此外，对NA、TNF-α和IAV诱导的细胞病变作用具有活性的化学成分的高阳性率表明，构建的机器学习模型和分子对接模型预测功能强大，可以提高筛选和发现中药中抗流感活性候选物的效率，并降低其成本。

综上所述，我们利用NA、RP和CDOCKER算法构建了一个基于流感病毒靶标和宿主靶标的化合物-靶标相互作用预测系统，这些靶标参与病毒复制和NIM相关过程。将该预测系统应用于中药方剂CYZH中有效成分的预测，揭示了其有效成分和多药理特征。利用实验方法验证了其预测结果，发现了几种对野生型和耐药型IAV均有抑制活性的化学成分。结合GO-BP分析，部分揭示了CYZH抗流感的网络作用机制。本研究将为开发广谱抗病毒药物奠定实验基础，为发现抗流感新药提供高效的多靶标预测工具。

（许律捷　撰写，刘艾林　审校）

参考文献

ANIGHORO A, BAJORATH J, RASTELLI G. Polypharmacology: challenges and opportunities in drug discovery [J]. J Med Chem, 2014, 57 (19): 7874-7887. DOI:10.1021/jm5006463.

BHUVANENDRAN S, HANAPI N A, AHEMAD N, et al. Embelin, a potent molecule for Alzheimer's disease: a proof of concept from blood-brain barrier permeability, acetylcholinesterase inhibition and molecular docking studies [J]. Front Neurosci, 2019, 13: 495. DOI:10.3389/fnins.2019.00495.

BROOKE C B. Population diversity and collective interactions during influenza virus infection [J]. J Virol, 2017, 91: e01164-17. DOI:10.1128/JVI.01164-17.

GU S, YIN N, PEI J F, et al. Understanding molecular mechanisms of traditional Chinese medicine for the treatment of influenza viruses infection by computational approaches [J]. Mol BioSyst, 2013 (11): 2696-2700. DOI:10.1039/c3mb70268e.

LI C, FANG J S, LIAN W W, et al. In vitro antiviral effects and 3D QSAR study of resveratrol derivatives as potent inhibitors of influenza H1N1 neuraminidase. Chem [J]. Biol Drug Des, 2015, 85: 427-438. DOI:10.1111/cbdd.12425.

XU L, JIANG W, LIU A, et al. Discovery of multitarget-directed ligands against influenza A virus from compound Yizhihao through a predictive system for compound-protein interactions [J]. Front Cell Infect Microbiol, 2020, 10: 16. DOI:10.3389/fcimb.2020.00016.eCollection 2020.

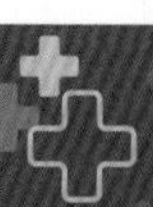

第三十五章 小柴胡汤抗人冠状病毒感染的物质基础与网络机制研究

第一节 引 言

冠状病毒（CoV）是一种可感染多种动物的单链RNA病毒，可导致呼吸道、肝脏、肠道和神经系统不同程度的病变。冠状病毒共包含α-冠状病毒、β-冠状病毒、γ-冠状病毒和δ-冠状病毒4个亚科，其中α和β亚科能够感染包括人类在内的哺乳动物。目前，人类冠状病毒（HCoV）包括HCoV-OC43（β-CoV）、HCoV-229E（α-CoV）、HCoV-NL63（α-CoV）和HCoV-HKU1（β-CoV）。此外，还包含近20年来世界范围内流行的高致病性冠状病毒有3种，分别是严重急性呼吸综合征冠状病毒（SARS-CoV）、中东呼吸综合征冠状病毒（MERS-CoV）和严重急性呼吸综合征冠状病毒2型（SARS-CoV-2）。因此，有效的抗HCoVs药物的研究和开发仍然是亟待解决的问题。

初步的临床实践证据表明，中药方剂的使用可以缩短住院时间、降低并发症发生机会和死亡率，对COVID-19患者取得了有益的效果。清肺排毒汤（QFPDD）由4种经典中医方剂组成，是目前中国新冠病毒感染诊疗方案的常用方剂。来自我国9个省54家医院的782例COVID-19患者的回顾性多中心研究显示，与感染3周后开始QFPDD治疗相比，开始治疗时间为感染后少于1周、感染后1～2周和感染后2～3周的恢复时间明显缩短，调整后的风险比分别为3.81（2.65～5.48）、2.63（1.86～3.73）和1.92（1.34～2.75）。小柴胡汤作为QFPDD的四方之一，具有缓解SARS-CoV-2感染后发热、乏力、厌食、咽喉痛等症状的作用。临床观察表明，改良版的XCHD对COVID-19患者疗效显著，治疗1～2周后的有效率为96.43%。早期治疗可使轻至中度症状患者的病情得到完全缓解，防止病情向重症发展。XCHD是由7种药材组成的，分别是柴胡、黄芩、半夏、生姜、人参、炙甘草和大枣。已有研究表明，XCHD通过调节下丘脑，抵抗多种RNA和DNA病毒感染、改善免疫功能和恢复体温等。柴胡已被证明可以抑制流感病毒、肝炎病毒和其他病毒感染。黄芩被证实能增强白细胞吞噬、增加游离抗体、抑制活性物质释放和调节免疫功能。虽然XCHD的药理作用使其成为治疗COVID-19的一种选择，但在评估其疗效，鉴定其功能成分以及探索其抗COVID-19的分子机制方面存在很大的挑战。

中药具有成分复杂、靶标多、协同作用强等特点。系统药理学是最近在中药研究中发展起来的，它提供了一个网络视角来探索成分和靶标之间的关系，为识别活性物质基础、预测相应靶标和阐明中药治疗不同疾病的分子机制提供了有效途径。例如利用该策略揭示了黄连-吴茱萸对非酒精性脂肪性肝炎的有效成分和作用机制，也解释了连花清温胶囊治疗COVID-19的作用机制。

在本章中，我们提出了一个基于系统药理学的框架来鉴定XCHD的有效物质基础，并探索XCHD抗HCoV的潜在机制（图35.1）。我们首先构建了XCHD的中药-化学成分-靶标（H-C-T）网络，该网络整合了XCHD中的化学成分、已发表文献中的已知靶标以及基于bSDTNBI方法的预测靶标。然后将HCoV相关靶标基因投入H-C-T网络中，以确定可被XCHD调节的HCoV相关靶标。我们应用特异性抗HCoV化学成分-靶标（C-T）网络、蛋白质-蛋白质相互作用（PPI）网络、基因组富集、综合通路分析等方法，全面探索XCHD影响的潜在生物学功能和信号通路。此外，采用基于网络的分析和药物相似性预测相结合的方法，利用虚拟筛选策略识别XCHD中的抗HCoV活性成

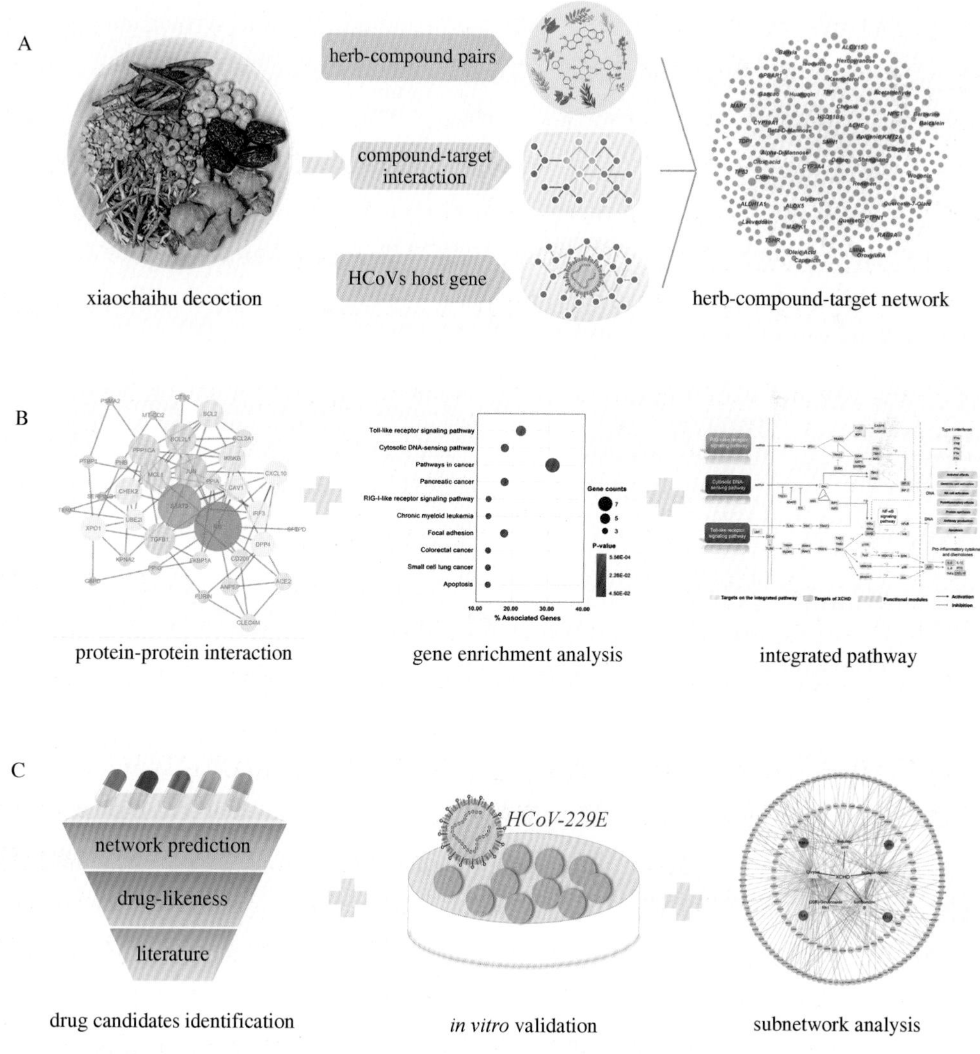

图35.1　基于系统药理学的XCHD抗HCoV物质基础与分子机制的研究流程图

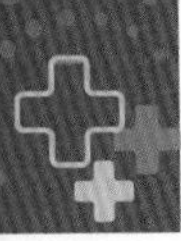

分。最后通过体外HCoV-229E病毒诱导的细胞病变效应抑制试验验证了预测化学成分的抗HCoV活性，并通过子网络分析验证了预测化学成分的抗HCoV活性主要候选活性化学成分在XCHD中的协同作用机制。

第二节　小柴胡汤抗人冠状病毒感染的有效成分发现

一、实验方法

1. XCHD中药成分的收集

XCHD由柴胡、黄芩、半夏、生姜、人参、炙甘草和大枣7种中药组成，每种中药的学名见表35.1。XCHD中所有成分的化学结构从以下数据库中收集：TCMID（traditional Chinese medicine integrative database for herb molecular mechanism analysis）数据库、TCM Database@Taiwan数据库、TCMSP（traditional Chinese medicine systems pharmacology database and analysis platform）数据库、TCMIO（a comprehensive database of traditional Chinese medicine on immuno-oncology）数据库、TCM-MESH（the database and analytical system for network pharmacology analysis for TCM preparations）数据库。通过Open Babel（version 2.3.2）将所有化学成分转换为InChIKey和SMILES格式，并将结构相同的化学成分进行合并。

表35.1　XCHD所含中药的名称和对应的拉丁名

中药	拉丁名	中药	拉丁名
柴胡	*Bupleurum chinensis* DC.	人参	*Panax ginseng* C. A. Mey
黄芩	*Scutellaria baicalensis* Georgi	生姜	*Zingiber officinale* Rosc
炙甘草	*Glycyrrhiza uralensis* Fisch.	大枣	*Ziziphus jujuba* Mill.
半夏	*Pinellia ternata*（Thunb.）Breit.		

从上述中药中提取的用于体外评价的化学成分均从Topscience生化技术有限公司购买。采用核磁共振或高效液相色谱-质谱法进行质量控制评价，确保纯度均大于95%。

2. XCHD成分的靶标识别

XCHD已知靶标和预测靶标均纳入本研究。已知靶标是从先前的数据库中提取的，该数据库包含从ChEMBL（v21）和Binding DB收集的7030个实验验证的化学成分-靶标相互作用（CTI）。采用bSDTNBI方法建立预测网络模型，通过子结构-药物-靶标网络的资源扩散过程对天然产物的潜在靶标进行优先排序。可调参数α（不同节点类型的初始资源分配）、β（不同边缘类型的加权值）、γ（枢纽节点的影响）和k（资源扩散过程数）分别设为0.1、0.1、−0.5和2。每个化学成分的子结构项使用来自PaDEL-Descriptor（version 2.18）的分子指纹Klekota-Roth计算。

3. HCoV相关宿主基因的收集

我们从已发表的文献中收集了与各HCoV相关的宿主基因，HCoV的种类包括HCoV-OC43、HCoV-229E、HCoV-NL63、HCoV-HKU1、SARS-CoV、MERS-CoV和SARS-CoV-2。根据GeneCards和UniProt，将收集到的蛋白质名称统一为基因编号，同时删除重复基因。

4. 药物相似性筛选

本研究采用基于随机森林（RF）方法的分类模型进行药物相似性分析，分析可在ADMETlab平台（https://admetmesh.scbdd.com/）进行，于2021年4月完成。具体来说，RF模型使用来自DrugBank的6731个阳性样本和来自ChEMBL的6769个IC_{50}或K_i值＜10 μM的阴性样本进行训练。得到的模型具有良好的泛化新化学实体的能力，在外部测试集上的分类精度为0.800，AUC得分为0.867。更详细的信息可以在先前的研究中找到。

5. 多层次网络构建

在我们的研究中，我们构建了3种类型的网络来探索XCHD抗HCoV的分子机制，包括化学成分–靶标（C-T）网络、靶标–通路网络和蛋白质–蛋白质相互作用（PPI）网络，这些网络由Gephi（v0.9.2，https://gephi.org/）和Cytoscape（v3.2.1，http://www.cytoscape.org/）构建。化学成分、通路和靶标基因用节点表示，相互作用用边表示。每个节点的度是由连接到它的边的数量来定义的，它代表了节点在网络中的层次结构。对于PPI网络，通过STRING数据库生成相互作用蛋白质之间的功能关系。将蛋白质类型定义为“Homo Sapiens”，并将PPI边缘所需交互作用评分的可靠性评分设置为大于0.4。

6. 细胞毒性试验和细胞病变效应（cytopathic effect，CPE）抑制试验

将Huh7细胞接种于96孔培养板，置于37℃和5% CO_2的湿润环境中培养至长成单层。在细胞毒性试验中，样品孔中加入8个梯度稀释的待测样品，并设置空白对照组。在CPE抑制试验中，样品孔细胞同时加入100 $TCID_{50}$病毒量的HCoV-229E和8个梯度稀释的待测样品进行处理，在每块细胞板上设置阳性药（利巴韦林）孔、病毒对照孔和正常对照孔。

在CPE抑制试验中，细胞分成只感染100 $TCID_{50}$ HCoV-229E，以及同时感染100 $TCID_{50}$ HCoV-229E和不同的药物。以利巴韦林治疗为阳性对照，对HCoV229E感染进行抑制。细胞孵育至病毒孔CPE达到4+（0表示无CPE，1+表示CPE为1%～25%，2+表示CPE为26%～50%，3+表示CPE为51%～75%，4+表示CPE为76%～100%）。采用Reed-Muench法计算各样品的半数毒性浓度（TC_{50}）和半数抑制浓度（IC_{50}）。

二、实验结果

1. XCHD的HCoV相关靶标分析

临床前研究和临床试验表明，中药的多组分协同作用与各组分之间的相互作用有关。为了分析XCHD的化学成分和药效学物质基础，去除具有相同化学结构的重复物

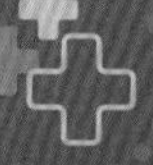

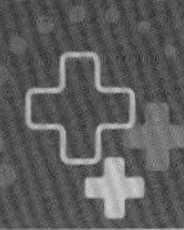

后，得到XCIID中共有1899个化学成分。柴胡、黄芩、半夏、生姜、人参、炙甘草和大枣的成分数分别为538个、175个、270个、472个、627个、18个和253个。

为了了解这些中药抗HCoV的潜在协同作用机制，我们利用UpSet Wayne图分析了XCHD调控的HCoV相关基因的分布（图35.2）。这7种中药共调控了37个HCoV相关靶标，其中柴胡、黄芩、半夏、生姜、人参、炙甘草和大枣成分靶向的HCoV相关宿主基因分别有31个、11个、22个、16个、18个、1个和30个。值得关注的是，IKBKB是唯一被所有中药靶向的共同基因（表35.2），表明IKBKB可能是协同作用的最关键的靶标。此外，我们还观察到6种中药靶向6个基因、5种中药靶向4个基因。靶标分布反映了XCHD协同抗HCoV的潜在机制。

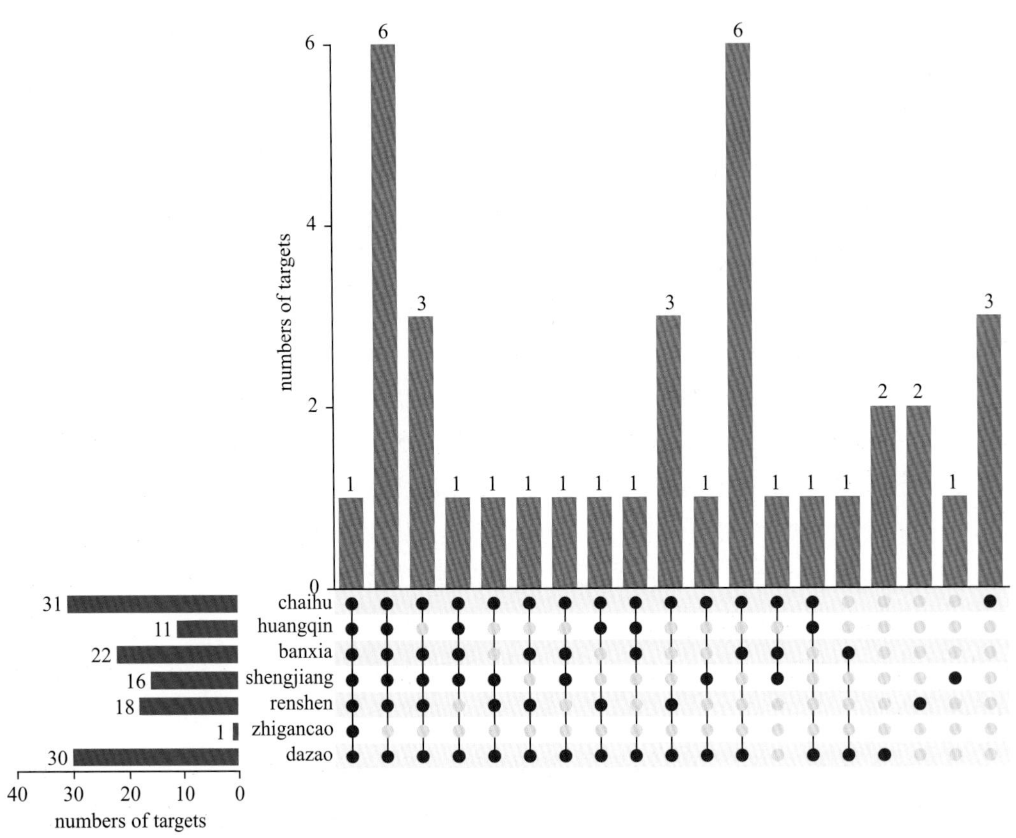

图35.2　XCHD中的每味中药与HCoV相关的靶标分布

（蓝条表示每味中药的靶标数量，红条表示单味或多味中药覆盖的靶标数量；圆点表示与相应中药中的成分相关的靶标。）

表35.2　XCHD中的每味中药及其对应的HCoV相关宿主靶标

中药	作用靶标
柴胡	ACE2，ANPEP，BCL2，BCL2A1，BCL2L1，CAV1，CD209，CHEK2，CLEC4M，CTSS，CXCL10，DPP4，FKBP1A，FURIN，G6PD，GBF1，HGS，IKBKB，IL6，IRF3，JUN，KPNA2，MCL1，PPIA，PPP1CA，PTBP1，SERPING1，SFTPD，STAT3，TGFB1，XPO1
黄芩	ACE2，BCL2，BCL2L1，CAV1，CHEK2，IKBKB，IL-6，JUN，MCL1，STAT3，TGFB1
半夏	ANPEP，BCL2，BCL2A1，BCL2L1，CHEK2，DPP4，FURIN，G6PD，GBF1，HGS，IKBKB，IL-6，IRF3，JUN，KPNA2，MCL1，PPIA，PPIG，PPP1CA，PTBP1，STAT3，TGFB1

续表

中药	作用靶标
生姜	BCL2，BCL2L1，CXCL10，DPP4，FKBP1A，FURIN，G6PD，IKBKB，IL-6，IRF3，JUN，MCL1，PPIA，PSMA2，STAT3，TGFB1
人参	ACE2，ANPEP，BCL2，CD209，CLEC4M，DPP4，FKBP1A，FURIN，IKBKB，IL-6，JUN，MCL1，PPIA，SFTPD，STAT3，TERF1，TGFB1，UBE2I
炙甘草	IKBKB
大枣	ACE2，ANPEP，BCL2，BCL2A1，BCL2L1，CAV1，CD209，CHEK2，CLEC4M，COX-2，CXCL10，DPP4，FKBP1A，FURIN，GBF1，HGS，IKBKB，IL-6，IRF3，JUN，KPNA2，MCL1，PHB，PPIA，PPIG，PPP1CA，PTBP1，SFTPD，STAT3，TGFB1

2. XCHD抗HCoV的网络构建及分析

在本研究中，为了确定XCHD抗HCoV的有效成分，我们进行了基于系统药理学框架的分析，获得了XCHD中的344个成分与2656个已知靶标和561个预测靶标相关联。通过合并已知和预测的靶标，我们获得了2823个XCHD的潜在靶标。此外，通过整合中药-化学成分对和化合物-靶标相互作用（CTI），构建了一个由4729个节点（7种中药、1899种化学成分和2823个靶标）和47 587条边（24 545种中药-化学成分对和45 133个CTI）组成的H-C-T网络。如图35.3A所示，显示了相关度（*D*）>20的化

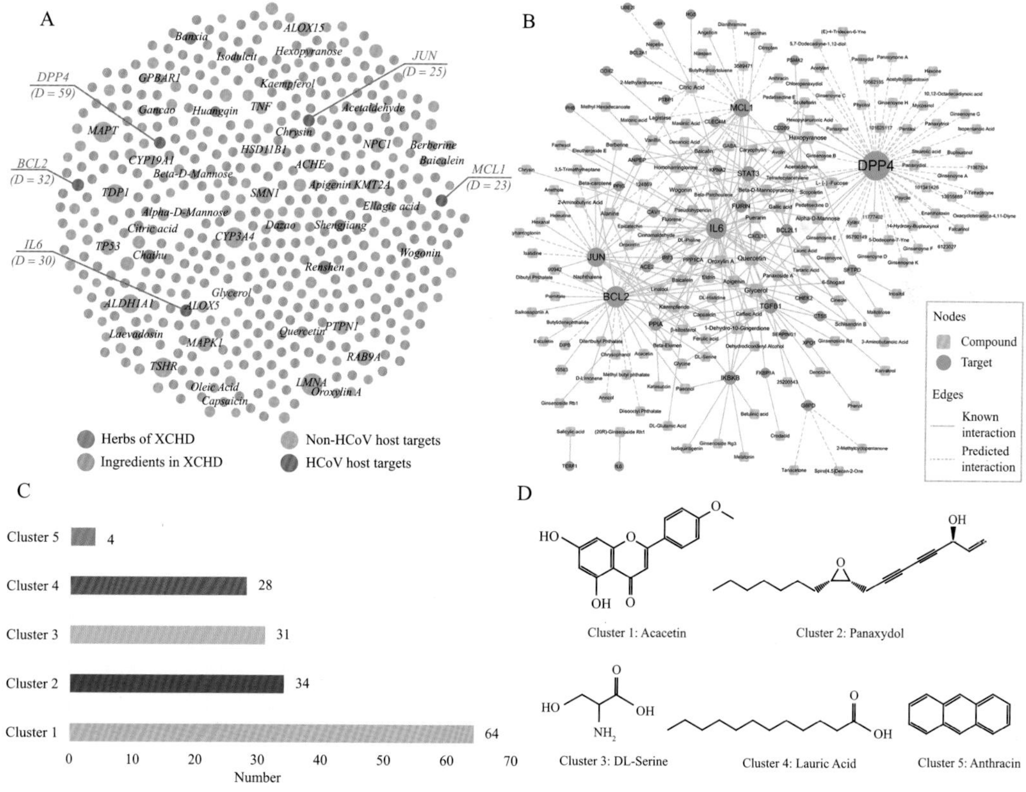

图35.3 XCHD抗HCoV的网络构建

A：XCHD的中药-化学成分-靶标（H-C-T）网络。只显示相关度>20的节点，显示前20个相关度最高的靶标和化学成分的标签。B：XCHD抗HCoV的特异性化学成分-靶标（C-T）网络。节点大小与度成正比。C：161个靶向HCoV相关基因的XCHD成分。D：化学成分的骨架聚类分析后，每个团簇中心的化学结构。

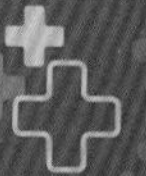

学成分和靶标。值得注意的是，H-C-T网络还显示了几个重要的HCoV相关基因，包括DPP4（D=59）、BCL2（D=32）、IL6（D=30）、JUN（D=25）和MCL1（D=23），且相关度（D>20）较高。总之，XCHD中的成分可能通过调节多个HCoV相关靶标来预防HCoV感染。

在我们的研究中，从药理学文献中提取了90个HCoV相关靶标。将这些基因定位到H-C-T网络中，探讨XCHD与HCoV感染的关系。为此，我们从H-C-T网络中提取HCoV特异性CTI，构建C-T网络，进一步探索XCHD中的潜在抗HCoV成分及其对应的靶标。我们的分析显示，161个化学成分与网络中的37个HCoV相关靶标相关联（图35.3B和表35.3）。在这些相互作用中，12个化学成分与4个以上的靶标相互作用，8个靶标与10个以上的化学成分相关联。网络中的每个靶标和化学成分的平均相关度分别为7.62和1.73。这些结果提示了XCHD抗HCoV作用的潜在候选化学成分和治疗靶标。

表35.3　XCHD中的37个潜在HCoV宿主靶标列表

靶标	靶标全称
MCL1	BCL2 family apoptosis regulator
BCL2L1	BCL2 like 1
BCL2A1	BCL2 related protein A1
BCL2	BCL2，apoptosis regulator
CXCL10	C-X-C motif chemokine ligand 10
CLEC4M	C-type lectin domain family 4 member M
CD209	CD209 molecule
FKBP1A	FK506 binding protein 1A
JUN	Jun proto-oncogene，AP-1 transcription factor subunit
ANPEP	alanyl aminopeptidase，membrane
ACE2	angiotensin Ⅰ converting enzyme 2
CTSS	cathepsin S
CAV1	caveolin 1
CHEK2	checkpoint kinase 2
COX2	cytochrome coxidase subunit Ⅱ
DPP4	dipeptidyl peptidase 4
XPO1	exportin 1
FURIN	furin，paired basic amino acid cleaving enzyme
G6PD	glucose-6-phosphate dehydrogenase
GBF1	golgi brefeldin A resistant guanine nucleotide exchange factor 1
HGS	hepatocyte growth factor-regulated tyrosine kinase substrate
IKBKB	inhibitor of kappa light polypeptide gene enhancer in B-cells kinase beta
IRF3	interferon regulatory factor 3
IL6	interleukin 6

续表

靶标	靶标全称
KPNA2	karyopherin subunit alpha 2
PPIA	peptidylprolyl isomerase A
PPIG	peptidylprolyl isomerase G
PTBP1	polypyrimidine tract binding protein 1
PHB	prohibitin
PSMA2	proteasome subunit alpha 2
PPP1CA	protein phosphatase 1 catalytic subunit alpha
SERPING1	serpin family G member 1
STAT3	signal transducer and activator of transcription 3
SFTPD	surfactant protein D
TERF1	telomeric repeat binding factor 1
TGFB1	transforming growth factor beta 1
UBE2I	ubiquitin conjugating enzyme E2 I

应用Discovery Studio对161个调节HCoV相关基因的XCHD成分进行化学骨架聚类分析。使用FCFP6的化学指纹，将具有相似谷本距离（Tanimoto distance）的化学成分聚集在一起。这些化学成分团簇分为5组，第1～5组化学成分的数量分别为64个、34个、31个、28个和4个（图35.3C）。每个团簇中心的结构分别为acacetin，panaxydol，DL-serine，lauric acid和anthracin（图35.3D）。

3. XCHD抗HCoV活性成分的虚拟筛选

我们利用计算机辅助技术精确识别了XCHD中具有抗HCoV作用的活性成分。根据系统药理学分析，我们在XCHD中鉴定出161个化学成分，可调节37个HCoV相关靶标。我们进一步利用基于机器学习模型来评估这161种化学成分的药物相似性。基于随机森林算法建立预测模型，采用MACCS指纹图谱描述化学结构。利用该模型，我们筛选出了先前报道的具有抗病毒功能的化学成分。通过综合考虑化学结构、含量、可用性和可及性等因素，我们最终在XCHD化学成分中筛选了30个潜在抗HCoV的候选化合物（表35.4）。

4. XCHD抗HCoV活性成分的体外验证

对上述筛选出的30种化学成分，通过体外试验验证是否能够在体外显示抗HCoV活性。如表35.5所示，CPE抑制试验结果显示，30个化学成分中有16个化学成分（命中率为53.3%）对HCoV-229E病毒具有抑制活性，选择指数（SI）值＞1。与阳性对照药利巴韦林（SI＞49.44±19.59）相比，5种化学成分在Huh7细胞中表现出令人满意的抗HCoV活性（SI＞5），分别为来自大枣的桦木酸（SI＝46.77）、黄芩中的白杨素（SI＝7.49）、柴胡和炙甘草中的异甘草素（SI＝6.98）、人参中的五味子素B（SI＝6.7）和（20*R*）-人参皂苷Rh_1（SI＞5.20）。综上所述，上述5种化学成分可能是XCHD发挥抗HCoV作用的有效成分。

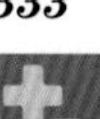

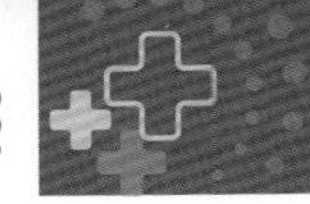

表 35.4 XCHD 抗 HCoV 的 30 个候选化学成分的信息

PubChem ID	名称	药物相似性预测概率	InChIKey	SMILES	PMID
638278	异甘草素	0.906	DXDRHHKMWQZJHT-FPYGCLRLSA-N	Oc1cc（O）ccc1C（=O）C=Cc1ccc（O）cc1	32117796；24397541
1203	表儿茶素	0.744	PFTAWBLQPZVEMU-UHFFFAOYSA-N	Oc1cc2OC（c3ccc（c（c3）O）O）C（Cc2c（c1）O）O	29478125；33107812
5281607	白杨素	0.686	RTIXKCRFFJGDFG-UHFFFAOYSA-N	O1c2c（C（=O）C=C1c1ccccc1）c（O）cc（O）c2	29057920；24598537；33138197
11092	丹皮酚	0.802	UILPJVPSNHJFIK-UHFFFAOYSA-N	COc1ccc（c（c1）O）C（=O）C	25461891；25860871
12901617	人参皂苷 Rg_3	0.784	RWXIFXNRCLMQCD-UHFFFAOYSA-N	O1C（CO）C（O）C（O）C（OC2OC（CO）C（O）C（O）C2O）C1OC1CCC2（C（CCC3（C2CC（O）C2C3（CCC2C（O）（CCC=C（C）C）C）C）C）C1（C）C）C	24004833；28329914
5281605	黄芩素	0.636	FXNFHKRTJBSTCS-UHFFFAOYSA-N	O1c2c（c（O）c（O）c（O）c2）C（=O）C=C1c1ccccc1	21286764；20118546
689043	咖啡酸	0.828	QAIPRVGONGVQAS-DUXPYHPUSA-N	Oc1cc（ccc1O）C=CC（O）=O	179253；25050906
5281703	汉黄芩素	0.544	XLTFNNCXVBYBSX-UHFFFAOYSA-N	O1c2c（C（=O）C=C1c1ccccc1）c（O）cc（O）c2OC	17280723；29521106
5280443	芹菜素	0.722	KZNIFHPLKGYRTM-UHFFFAOYSA-N	O1c2c（C（=O）C=C1c1ccc（O）cc1）c（O）cc（O）c2	14598216；18553272
896	褪黑素	0.896	DRLFMBDRBRZALE-UHFFFAOYSA-N	COc1ccc2c（c1）c（CCNC（=O）C）c［nH］2	33662449
5385074	葛根素	0.65	HKEAFJYKMMKDOR-UHFFFAOYSA-N	O1C（C（O）C（O）C（O）C1CO）c1c2OC=C（C（=O）c2ccc1O）c1ccc（O）cc1	33200026
64971	桦木酸	0.54	QGJZLNKBHJESQX-FZFNOLFKSA-N	CC（=C）C1CC［C@］2（［C@H］1［C@H］1CC［C@H］3［C@@］（［C@］1（C）CC2）（C）CC［C@@H］1［C@］3（C）CC［C@@H］（C1（C）C）O）C（=O）O	33080251
5281855	鞣花酸	0.91	AFSDNFLWKVMVRB-UHFFFAOYSA-N	O1c2c-3c（cc（O）c2O）C（Oc2c-3c（cc（O）c2O）C1=O）=O	32937663
10208	大黄酚	0.81	LQGUBLBATBMXHT-UHFFFAOYSA-N	Cc1cc（O）c2c（c1）C（=O）c1c（C2=O）c（O）ccc1	32811746
5281666	山柰素	0.65	SQFSKOYWJBQGKQ-UHFFFAOYSA-N	O=C1C（O）=C（C2=CC=C（OC）C=C2）OC3=CC（O）=CC（O）=C13	32272109
370	没食子酸	0.842	LNTHITQWFMADLM-UHFFFAOYSA-N	OC（=O）c1cc（O）c（c（c1）O）O	32081739

续表

PubChem ID	名称	药物相似性预测概率	InChIKey	SMILES	PMID
64982	黄芩苷	0.508	IKIIZLYTISPENI-ZFORQUDYSA-N	O1C（C（O）=O）C（O）C（O）C（O）C1Oc1cc2OC（=CC（=O）c2c（O）c1O）c1ccccc1	30392049
222284	β-谷固醇	0.74	KZJWDPNRJALLNS-VJSFXXLFSA-N	OC1CC2=CCC3C4CCC（C（CCC（C（C）C）CC）C）C4（CCC3C2（CC1）C）C	29673001
5320315	千层纸素 A	0.542	LKOJGSWUMISDOF-UHFFFAOYSA-N	O1c2c（c（O）c（OC）c（O）c2）C（=O）C=C1c1ccccc1	27195463
5280343	槲皮素	0.948	REFJWTPEDVJJIY-UHFFFAOYSA-N	O1c2c（C（=O）C（O）=C1c1cc（O）c（O）cc1）c（O）cc（O）c2	26851778
167928	柴胡皂苷 A	0.632	KYWSCMDFVARMPN-MSSMMRRTSA-N	O1C（CO）C（O）C（O）C（O）C1OC1C（O）C（OC（OC2CCC3（C（CCC4（C3C=CC35OCC6（C3CC（CC6）（C）C）C（O）CC45C）C）C2（CO）C）C）C1O）C	26637810
311	柠檬酸	0.958	KRKNYBCHXYNGOX-UHFFFAOYSA-N	OC（=O）C（CC（=O）O）（CC（=O）O）O	26319879
108130	五味子素 B	0.598	RTZKSTLPRTWFEV-UHFFFAOYSA-N	O1c2c（OC1）cc1CC（C）C（Cc3c（-c1c2OC）c（OC）c（OC）c（OC）c3）C	25740376
12855917	人参皂苷 Rh_1	0.836	RAQNTCRNSXYLAH-UHFFFAOYSA-N	O1C(CO)C(O)C(O)C(O)C1OC1C2C(C)(C)C(O)CCC2(C2CC（O）C3C（CCC3C（O）（CCC=C（C）C）C）（C）C2（C1）C）C	23811558
840	L-（－）-岩藻糖	1	SHZGCJCMOBCMKK-UHFFFAOYSA-N	O1C（C）C（O）C（O）C（O）C1O	19129677
185617	黄芩素	0.552	DJSISFGPUUYILV-ZFORQUDYSA-N	O1C（C（O）=O）C（O）C（O）C（O）C1Oc1cc2OC（=CC（=O）c2c（O）c1O）c1ccc（O）cc1	16023998
5280460	东莨菪内酯	0.6	RODXRVNMMDRFIK-UHFFFAOYSA-N	O1c2cc（O）c（OC）cc2C=CC1=O	12060240
445858	阿魏酸	0.756	KSEBMYQBYZTDHS-HWKANZROSA-N	O（C）c1cc（ccc1O）C=CC（O）=O	10704056
5280442	刺槐素	0.556	DANYIYRPLHHOCZ-UHFFFAOYSA-N	O1c2c（C（=O）C=C1c1ccc（OC）cc1）c（O）cc（O）c2	8825617
2775	柠檬油素	0.656	NXJCRELRQHZBQA-UHFFFAOYSA-N	COc1cc（OC）c2c（c1）oc（=O）cc2	6303427

表 35.5　XCHD 各组分在 HCoV-229E 诱导 CPE 抑制试验中的活性评价

化合物	PubChem ID	TC_{50}[a]	IC_{50}[b]	SI[c]	来源	结构
异甘草素	638278	12.93	1.85	6.98	柴胡；炙甘草	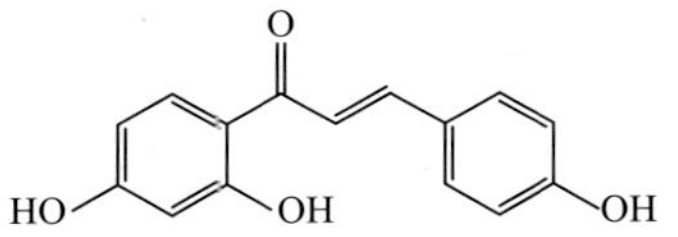
刺五加苷 E	71312557	＞50	50	＞1.0	人参	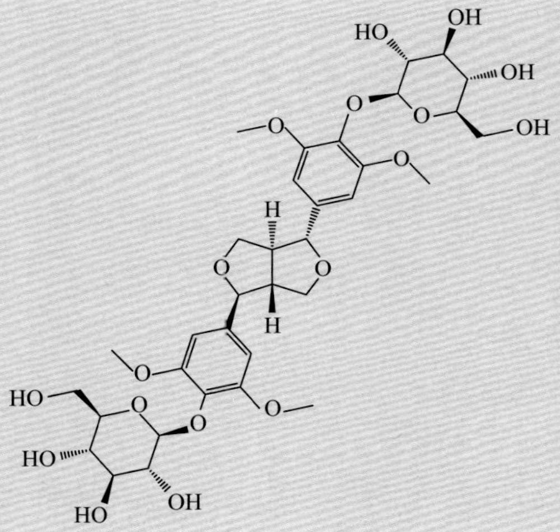
人参皂苷 Rb_1	9898279	＞50	50	＞1.0	人参	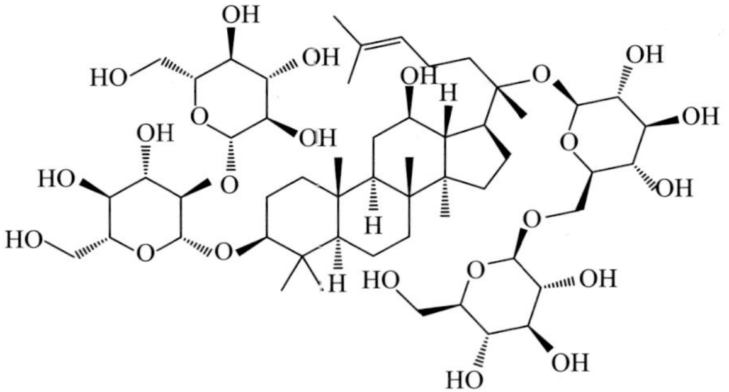

续表

化合物	PubChem ID	TC_{50}[a]	IC_{50}[b]	SI[c]	来源	结构
山柰素	5281666	28.87	16.67	1.73	柴胡；人参	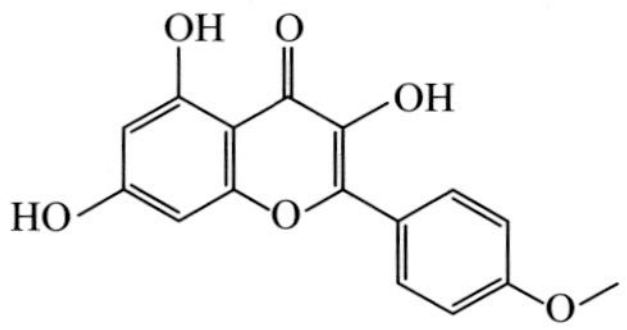
柠檬酸	311	＞50	50	＞1.0	柴胡；人参；大枣	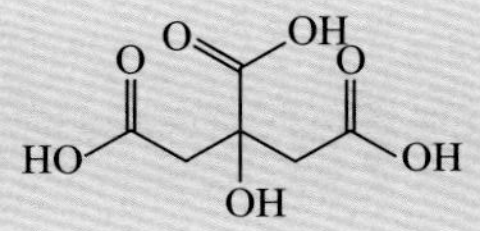
柠檬油素	2775	28.87	16.67	1.73	柴胡；生姜	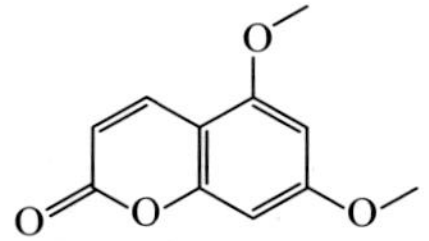
6-姜烯酚	5281794	3.21	1.44	2.23	半夏；生姜	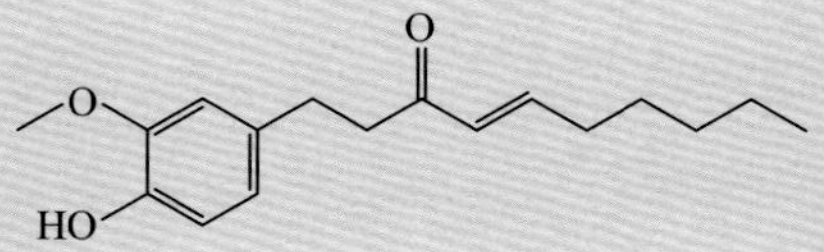
（+）-儿茶素水合物	107957	＞50	38.8	＞1.29	大枣	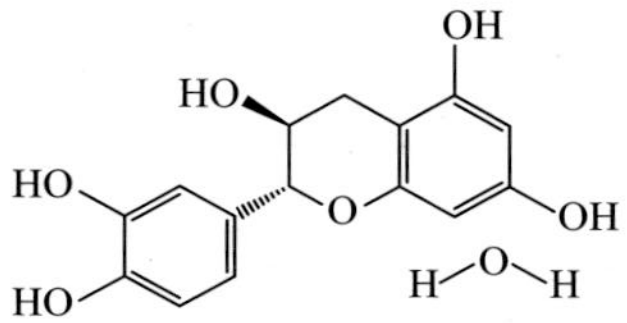

续表

化合物	PubChem ID	TC_{50}[a]	IC_{50}[b]	SI[c]	来源	结构
桦木酸	64971	16.67	0.36	46.77	大枣	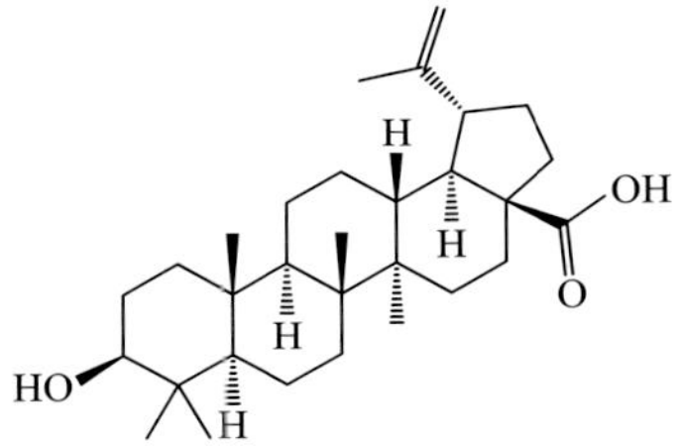
（20*R*）-人参皂苷 Rh_1	21599923	＞50	9.62	＞5.20	人参	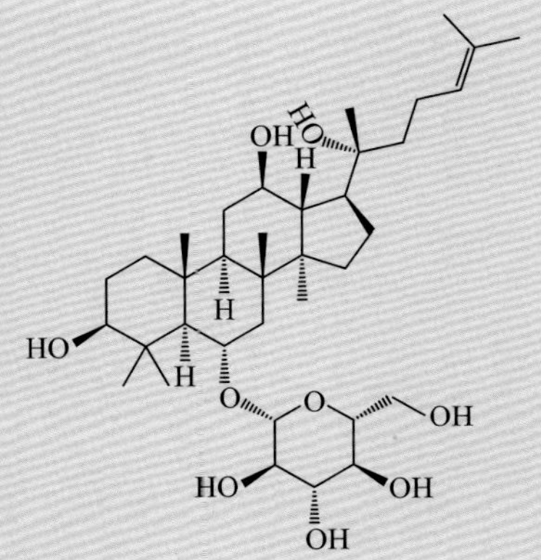
水杨酸甲酯	4133	＞50	34.67	＞1.44	柴胡	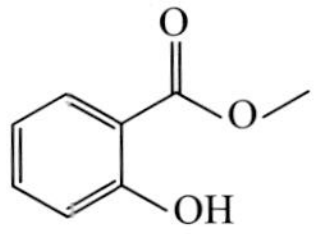
东莨菪内酯	5280460	＞50	50	＞1.0	柴胡；大枣	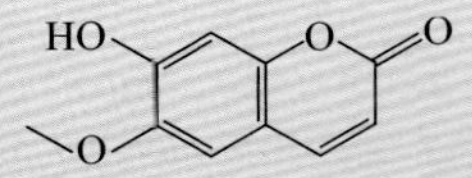

续表

化合物	PubChem ID	TC_{50}[a]	IC_{50}[b]	SI[c]	来源	结构
白杨素	5281607	34.67	4.63	7.49	黄芩	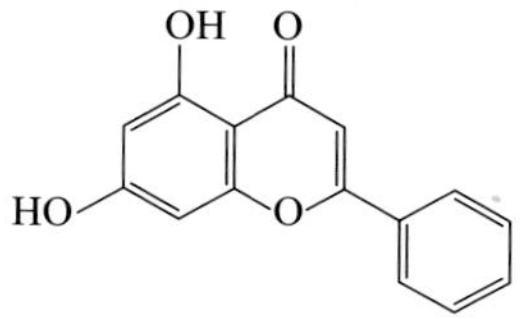
五味子素B	108130	28.87	4.31	6.7	人参	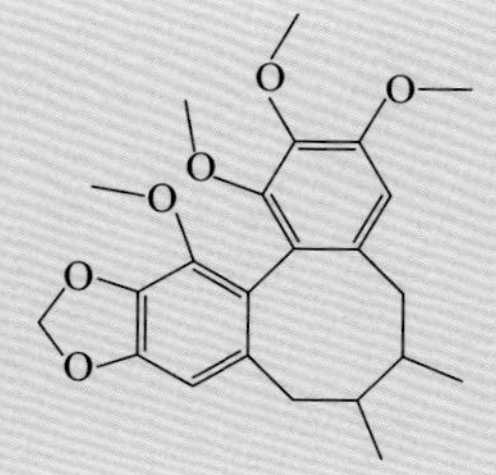
人参皂苷Rg_3	9918693	＞50	16.67	＞3.0	人参	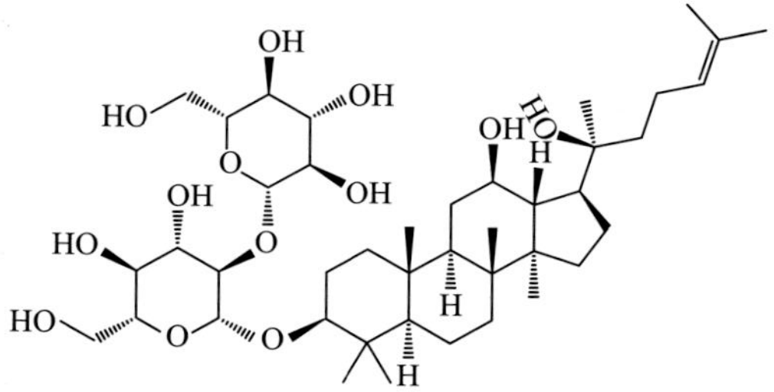
L-（−）-岩藻糖	3034656	＞50	28.87	＞1.73	人参	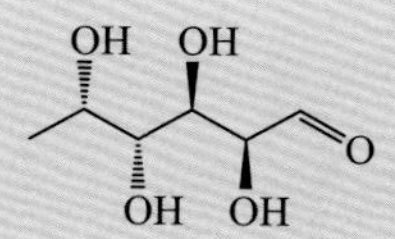

续表

化合物	PubChem ID	TC_{50}[a]	IC_{50}[b]	SI[c]	来源	结构
丹皮酚	11092	>50	50	>1.0	半夏；人参	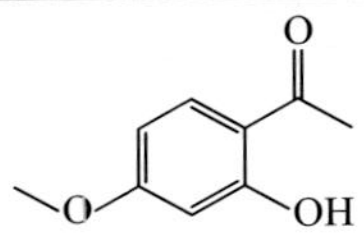
利巴韦林[d]	37542	>100	2.2±0.87	>49.44±19.59	—	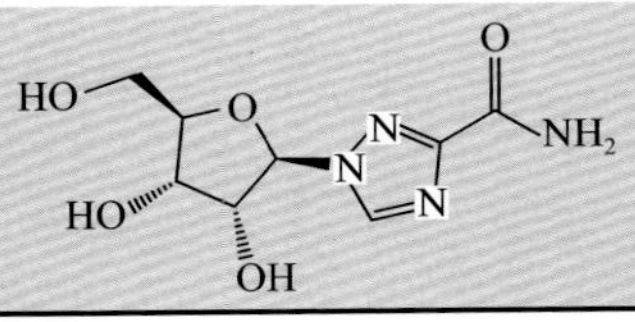

注：[a] TC_{50}：半数细胞毒性浓度（μg/ml）；[b] IC_{50}：半数抑制浓度（μg/ml）；[c] SI：选择指数，TC_{50}/IC_{50}；[d] 阳性对照药物。

第三节 小柴胡汤抗人冠状病毒感染的网络机制研究

一、实验方法

1. 基因富集分析

为了探究XCHD的作用靶标如何通过通路调节发挥抗HCoV作用，我们利用DAVID 6.8数据库（https://david.ncifcrf.gov/）对XCHD作用的HCoV宿主靶标进行生物信息学功能注释，寻找其可能作用的信号通路以及可能参与的生物过程。对基因本体论注释的生物过程、分子功能、细胞成分进行分析以及对生物学通路进行富集，筛选出具有统计学意义（$P<0.05$）的结果进行可视化展示。

2. LibDock分子对接

分子对接是一种在空间结构上和电学性质上为靶标识别互补分子的过程。通过PDB蛋白质数据库（https://www.rcsb.org）下载目标蛋白质结构，蛋白质结构和小分子结构均导入Discovery Studio 2016软件系统。完成蛋白质和小分子结构修饰后，利用LibDock模块进行分子对接，LibDock打分作为对分子构象亲和力的评估。

二、实验结果

1. XCHD抗HCoV核心靶标的蛋白质-蛋白质相互作用（PPI）网络构建

为了探索XCHD蛋白的抗HCoV活性，我们构建了XCHD调控的37个HCoV相关靶标的PPI网络。圆的直径越大、颜色越亮的节点表示蛋白质相互作用对越多，如图35.4A所示，这35个蛋白质中共有95个蛋白质相互作用对，每个蛋白质的平均相互作用数为5.43。其中，IL-6和STAT3是核心蛋白质，相关度分别为17和15（图35.4B）。考虑到IL-6和STAT3在免疫功能中的关键作用，XCHD可以通过促进炎症信号及调节先天性免疫和适应性免疫反应来预防HCoV感染。

2. HCoV相关的XCHD宿主靶基因富集分析

为了探索XCHD抗HCoV的分子机制，我们对HCoV相关宿主靶标进行GO注释和KEGG通路富集。如图35.5A所示，XCHD调控的HCoV相关靶标定位于细胞的各个亚结构，包括细胞膜、细胞质、线粒体、高尔基体、细胞核等，这些靶标参与病毒结合、糖结合、酶结合和转化生长因子β受体结合。此外，它们的功能还包括酶抑制、蛋白质转运、转录激活等活性，还参与病毒的细胞进入、转运、基因复制、免疫反应功能调节、急性炎症等活动。

我们进一步利用KEGG通路富集分析揭示了这37个蛋白质的生物学通路。如图35.5B所示，肿瘤相关通路Toll样受体（TLR）信号通路（hsa046620，$P=5.56\times10^{-4}$）、

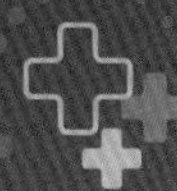

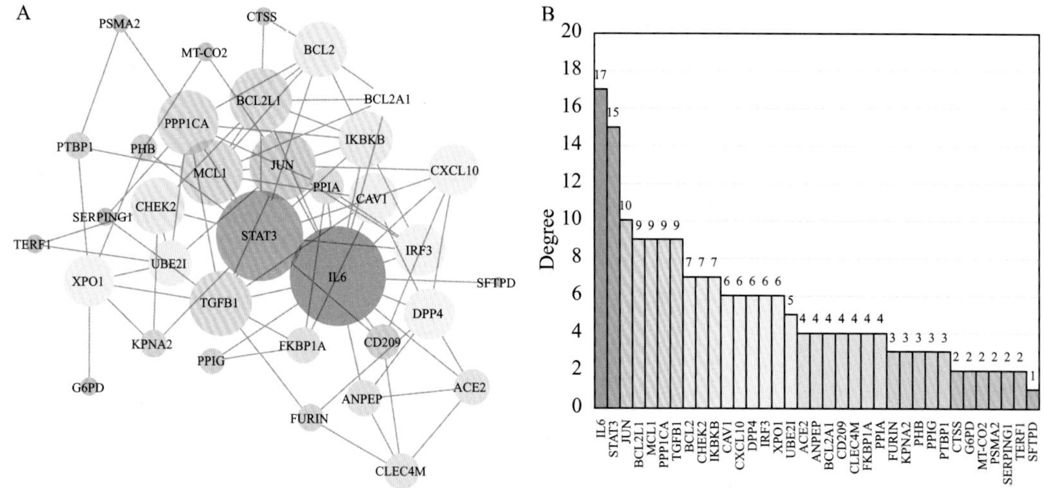

图 35.4　XCHD 抗 HCoV 核心靶标的蛋白质–蛋白质相互作用（PPI）网络构建

A：XCHD 作用于 HCoV 相关靶标的蛋白质–蛋白质相互作用（PPI）。其中，节点表示靶标，边表示靶标之间的相互作用。颜色亮度和节点大小与度成正比。B：PPI 网络中靶标的连接度。

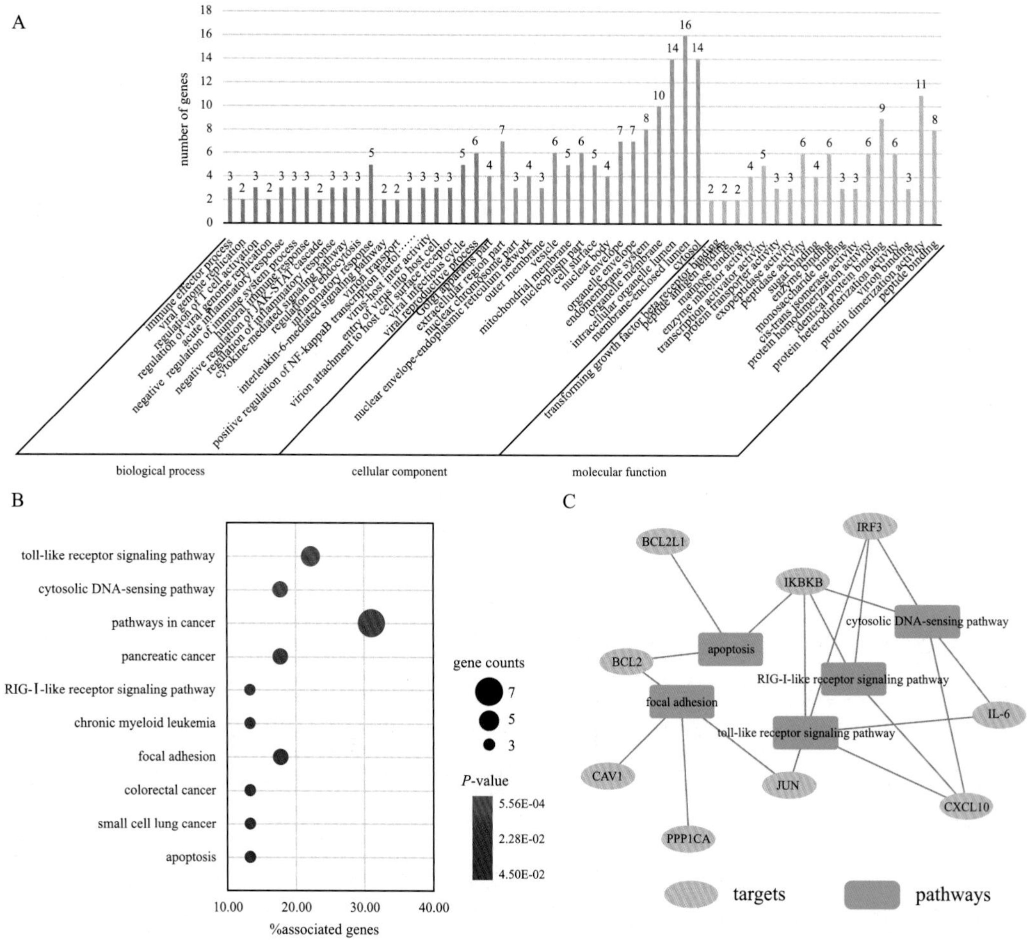

图 35.5　XCHD 抗 HCoV 相关宿主靶标基因富集分析

A：GO 术语注释；B：KEGG 通路富集；C：靶标通路网络。

视黄酸诱导基因（RIG）-Ⅰ样受体信号通路（hsa04622，$P=0.031$）、细胞质DNA传感通路（hsa04623，$P=0.001$）、黏着斑（hsa04510，$P=0.042$）和细胞凋亡（hsa04210，$P=0.045$）均具有显著性富集（$P<0.05$为显著）。此外，我们构建了一个靶标-通路网络来说明这些HCoV相关靶标与富集通路之间的关系。该网络由9个靶标和5个潜在信号通路之间的19个靶标-通路相互作用组成（图35.5C）。综上所述，基因富集分析表明XCHD主要通过调节宿主细胞的免疫功能来预防HCoV感染。

3. XCHD抗HCoV的整合通路

因为XCHD通过调节免疫相关通路发挥抗HCoV作用。为了进一步阐明XCHD抗冠状病毒的潜在机制，我们构建了一个以RIG-Ⅰ样受体信号通路、细胞质DNA传感通路和TLR信号通路为重点的3个通路整合模型（图35.6）。

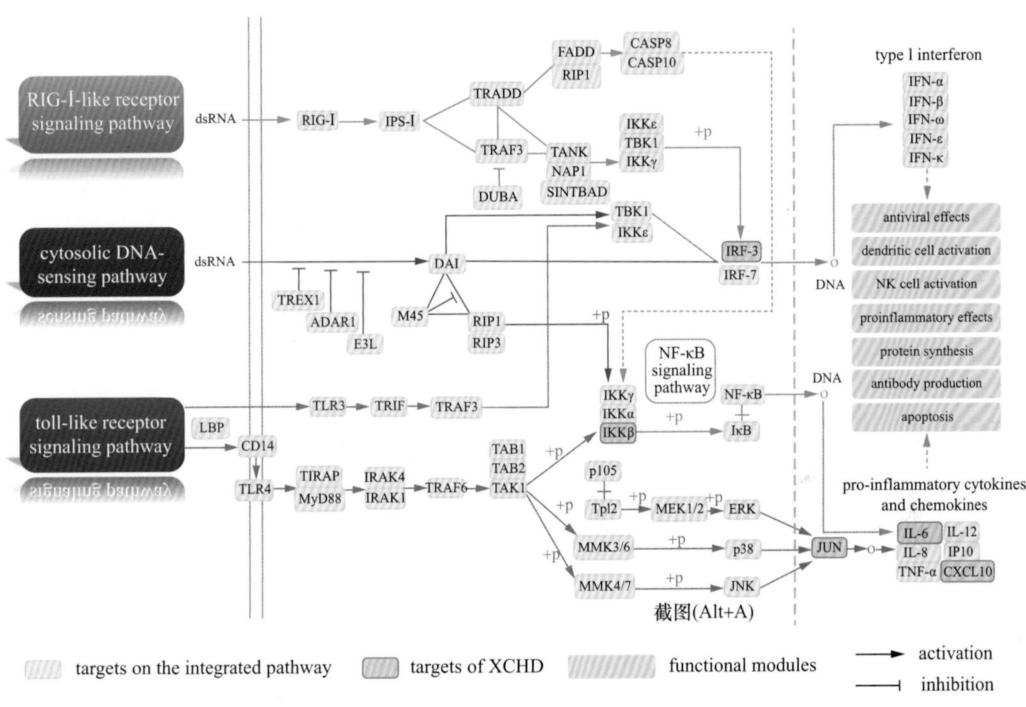

图35.6 XCHD抗HCoV的整合通路

MERS-CoV感染后，RIG-Ⅰ样受体信号通路可被激活，触发炎症级联反应。XCHD中的化学成分可以通过调节IRF3、IKBKB和CXCL10等基因的表达，靶向RIG-Ⅰ样受体信号通路中的几种关键蛋白质。细胞质DNA传感通路与Ⅰ-IFN和促炎性细胞因子的表达有关。如图35.6所示，XCHD中的化学成分作用于细胞质DNA传感通路中涉及的多个靶标，包括IL-6、IRF3、IKBKB和CXCL10，这表明XCHD在细胞质DNA传感模块中可能具有关键作用。TLR信号通路通过髓样分化因子88（MyD88）对SARS-CoV感染提供强有力的防御。研究发现，XCHD中的许多化学成分靶向参与TLR信号通路的关键基因，包括IRF3、IL-6和JUN，说明XCHD可以通过TLR信号通路触发多种细胞因子和趋化因子的产生。

综上所述，IRF3、IKBKB、JUN、IL-6和CXCL10是XCHD抗HCoV的关键调控靶标。IRF3、IKBKB和CXCL10均存在于这3种通路中。IL-6在细胞质DNA传感通路和TLR信号通路中均有表现。JUN又称为AP1，仅在TLR信号通路中出现。

4. 基于化学成分-靶标子网络研究XCHD中5种活性化学成分的协同效应

体外试验结果显示，桦木酸、白杨素、异甘草素、五味子素B和（20*R*）-人参皂苷Rh_1是XCHD中最有希望抗HCoV的成分。为了研究它们是否具有抗HCoV的协同作用，我们从H-C-T网络中提取相应的CTI，建立了5个化学成分的C-T子网络。如图35.7所示，已知的CTI共有175对，预测的CTI共有133对。5种化学成分与174种靶蛋白相连，白杨素、异甘草素、桦木酸、五味子素B和（20*R*）-人参皂苷Rh_1的相关度分别为98、60、39、38和33。此外，5种化学成分同时靶向CYP3A4、LMNA、MAPT、RAB9A

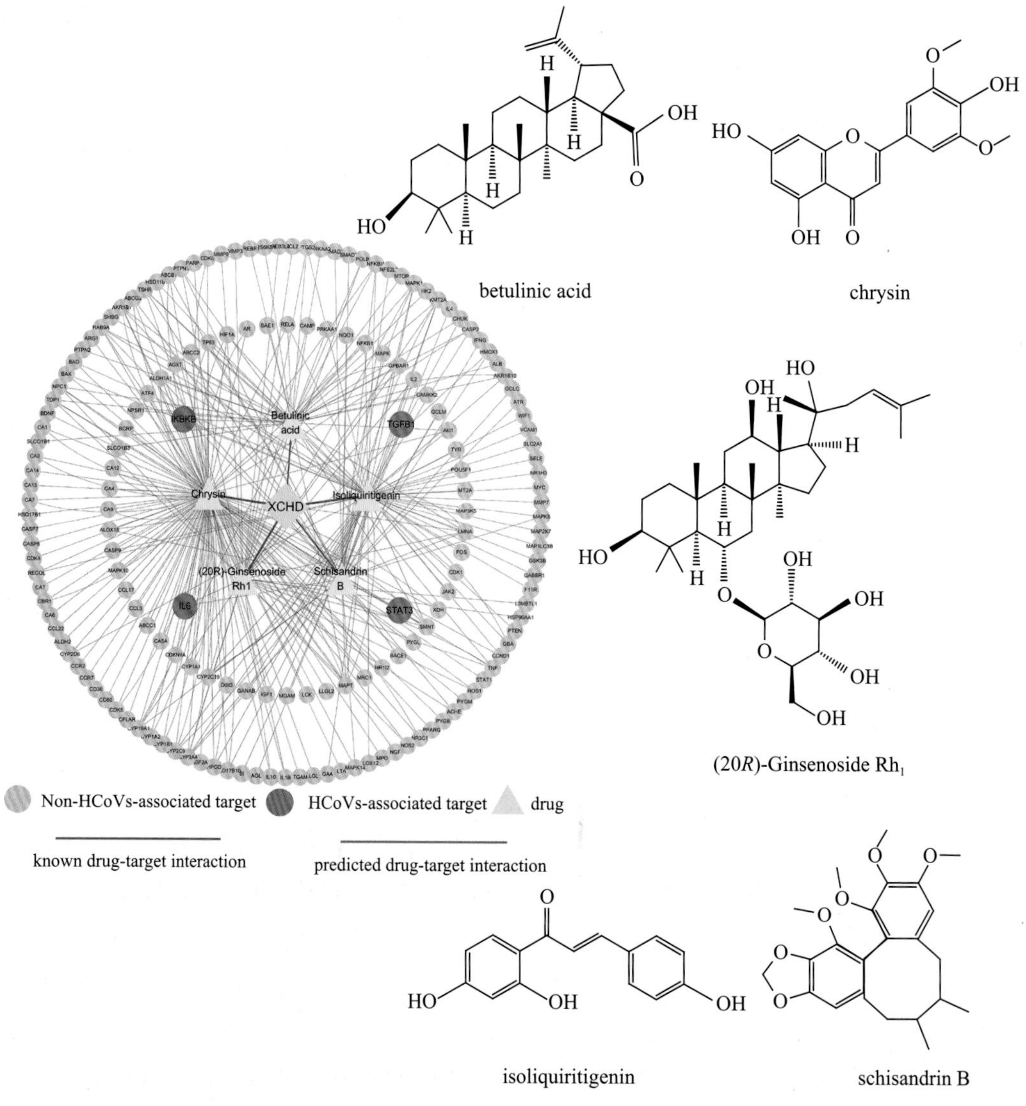

图35.7　XCHD抗HCoV的5种活性化学成分的化合物-靶标（C-T）网络和化学结构

和SMN1 5种蛋白质，提示XCHD可能通过调控这些靶标发挥协同抗HCoV作用。值得注意的是，XCHD中的5个化学成分作用于4个与HCoV相关的关键靶标，包括IL-6、STAT3、IKBKB和TGFB1，表明XCHD具有多靶标抗HCoV机制。总的来说，XCHD可能通过这些化学成分靶向和调控共享基因发挥协同作用，并且影响4个关键靶标发挥抗HCoV活性。

5. 基于LibDock对关键成分和HCoV相关靶标的构象亲和力的评估

IKBKB、IL-6、STAT3和TGFB1的X射线晶体结构的PDB ID分别为3BRT、1ALU、6NJS和4KV5。白杨素、异甘草素、桦木酸、五味子素B和（20*R*）-人参皂苷Rh_1与各自关键靶标的LibDock对接结果见表35.6。当与IKBKB对接时，桦木酸和异甘草素的LibDock得分分别为123.317和101.826，与利巴韦林（阳性对照化合物）的LibDock得分相近。而与IL-6的对接，（20*R*）-人参皂苷Rh_1以LibDock得分值110.3领先于利巴韦林（LibDock得分为85.4208）。五味子素B对STAT3和TGFB1也表现出良好的亲和性，其LibDock得分分别为102和53.5814，利巴韦林分别为100.454和83.9502。

表35.6　XCHD的4个HCoV相关靶标和5个关键分子的LibDock得分结果

靶标	化合物	LibDock得分
IKBKB	桦木酸	123.317
	异甘草素	101.826
	利巴韦林	122.055
IL-6	白杨素	77.7398
	五味子素B	65.3883
	（20*R*）-人参皂苷Rh_1	110.3
	利巴韦林	85.4208
STAT3	五味子素B	102
	利巴韦林	100.454
TGFB1	五味子素B	53.5814
	利巴韦林	83.9502

第四节　讨论与结论

当前，新冠病毒感染的治疗方案依然短缺，HCoV的变异使得更多的病毒变异株被发现。在这场抗击新冠病毒感染的艰苦战役中，中医药已在中国广泛应用，治疗了85%以上的感染患者，并显示出良好的效果。包括XCHD在内的部分中药方剂已被提升为中国新冠病毒感染诊疗方案的推荐方剂。这对于我们从中药中开发抗新冠病毒感染天然产物具有重要启示，并具有进一步研发的巨大潜力。然而，如何识别其中的活性成分并阐明其作用机制仍然是一个挑战，阻碍了其进一步的临床转化和应用。

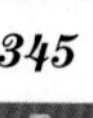

在本研究中，我们提供了一个基于系统药理学的框架来鉴定XCHD的潜在活性成分，并探索潜在的抗HCoV机制。该框架基于H-C-T网络，包括从多个权威数据库、预测网络模型和已发表的文献中获得的2454对中药-化学成分对、90个高质量的HCoV相关靶标、45624个已知和预测的化学成分-靶标相互作用。

目前已上市的抗HCoV（主要是SARS-CoV-2）药物的治疗机制包括抑制病毒蛋白（3C样蛋白酶和依赖于RNA的RNA聚合酶），阻断spike和ACE2相互作用，拮抗Janus激酶和细胞因子。本研究通过系统药理学分析发现，受XCHD影响的HCoV相关靶标可能抑制病毒的进入、转运和基因组复制，并可能参与TLR信号通路、RIG-Ⅰ样受体信号通路、细胞质DNA传感通路和IL-6/STAT3促炎信号转导轴等与先天性免疫和适应性免疫反应相关的其他生物过程。TLR信号通路、RIG-Ⅰ样受体和细胞质DNA传感通路已被充分证明与抗病毒功能高度相关。病毒感染后，RIG-Ⅰ样受体可以检测到病毒相关分子模式的存在，并触发Ⅰ-IFN和炎症介质的激活，以消除病毒病原体和被感染细胞。以往的研究表明，RIG-Ⅰ样受体信号通路的激活有助于MERS-CoV感染巨噬细胞的炎症级联反应。依赖DNA激活的IFN调节因子（DAI）是一种细胞质DNA传感器，是最近发现的模式识别受体（PRR）之一。DAI可以激活IRF3和/或NF-κB应答基因，诱导Ⅰ-IFN和促炎性细胞因子的表达。TLR信号通路有两条途径：由Toll-interleukin-1 receptor（TIR）-domain-containing adaptor诱导的TRIF介导的途径和MyD88介导的途径。后者激活NF-κB，诱导炎症反应。TLR信号通路在控制呼吸道病毒感染进展中的重要性高度依赖于TRIF和MyD88。有证据表明，通过TRIF接头蛋白的MyD88非依赖性信号转导对SARS-CoV感染具有强大的防御作用。IL-6/STAT3通路参与先天性免疫系统对病原体感染的非特异性急性反应。既往报道显示，STAT3可通过调节ACE2表达抑制SARS-CoV-2。

为了全面了解XCHD在不同信号通路上的抗HCoV作用，我们进一步提出了一个整合通路。同时，通过计算机预测和体外验证相结合，我们首次在XCHD中发现了16个对HCoV-229E病毒具有抑制活性的化学成分。其中，桦木酸、白杨素、异甘草素、五味子素B和（20*R*）-人参皂苷Rh_1的活性与抗病毒药物利巴韦林相当。LibDock进一步证实了5个关键化学成分对4个HCoV相关靶标（IKBKB、IL-6、STAT3和TGFB1）具有良好的亲和性。从大枣、黄芩、炙甘草中检出桦木酸、白杨素、异甘草素，含量分别为1602.008 mg/g、（36.23±8.48）mg/g、（0.281±0.008）mg/g。五味子素B和（20*R*）-人参皂苷Rh_1都是人参中含有的化学成分。10%（*W*/*V*）的人参根提取物可得1.17 mg/ml（20*R*）-人参皂苷Rh_1。此前已有研究证实，桦木酸可抑制寨卡病毒、登革热病毒、流感病毒和人类免疫缺陷病毒（HIV）等多种病毒。白杨素被发现具有抗流感病毒、疱疹病毒和肠病毒71的作用。在流感病毒感染后的小鼠模型中，异甘草素被证明可以降低发病率和肺部炎症。五味子素B被确定为HIV-1 RT抑制剂的新骨架。（20*R*）-人参皂苷Rh_1被报道可以消除HIV-1转导的人巨噬细胞的细胞保护表型。这些证据表明，这些化学成分对多种病毒都有作用，其抗HCoV作用将通过进一步的实验验证。

基于系统药理学的研究框架的进展：①通过整合高质量的HCoV相关蛋白质和经验证的CTI，构建H-C-T网络。通过加入bSDTNBI方法推断的计算预测靶标，进一步提高了H-C-T网络的完备性。②系统药理学方法独立于高质量的阴性样本或靶标的3D结构，这对于分子对接和机器学习等算法至关重要。③考虑到SARS-CoV-2研究所需的严格实验操作条件和有限的研究资源，目前的研究框架为药物开发提供了低门槛但高效率的计算方法。

然而，本研究尚有不足有待于解决。首先，虽然通过bSDTNBI方法将大规模的CTI从可访问数据库和计算数据中整合成C-T网络，但仍存在一定的不完整性。应考虑将药物诱导的转录组和蛋白质组数据更新到当前的C-T网络中。其次，由于多药配伍内在相互作用的复杂性和成分的多样性，目前的系统药理学分析并不能准确反映XCHD对患者HCoV抑制的实际生物学效应。最后，虽然我们通过体外HCoV-229E病毒诱导的细胞病变实验发现了XCHD中一些具有抗HCoV潜力的化学成分，但应该承认系统药理学分析对结果的有限实验验证。对其深入的分子机制、更广泛的抗病毒活性和特异性治疗效果的验证，还需通过体内试验和随机对照临床试验进一步验证。

总体上来说，系统药理学是一个新兴的研究领域，它可以用来寻找传统药物潜在的作用靶标。本章从XCHD中发现了几种抗HCoV的候选药物，它们是桦木酸、白杨素、异甘草素、五味子素B和（20*R*）-人参皂苷Rh_1。此外，我们的分析还揭示了XCHD抗HCoV的相关机制，包括TLR信号通路、RIG-Ⅰ样受体信号通路、细胞质DNA传感通路和IL-6/STAT3促炎信号转导轴。这些结果表明，系统药理学是研究中医药治疗疾病机制的有力工具。

（许律捷　撰写，刘艾林　审校）

参 考 文 献

CHENG F, ZHOU Y, LI J, et al. Prediction of chemical-protein interactions: multitarget-QSAR versus computational chemogenomic methods [J]. Mol Biosyst, 2012, 8 (9): 2373-2384. DOI:10.1039/c2mb25110h.

LI G, HILGENFELD R, WHITLEY R, et al. Therapeutic strategies for COVID-19: progress and lessons learned [J]. Nat Rev Drug Discov, 2023, 19: 1-27. DOI:10.1038/s41573-023-00672-y.

KIRSEBOM F C, KAUSAR F, NURIEV R, et al. Neutrophil recruitment and activation are differentially dependent on MyD88/TRIF and MAVS signaling during RSV infection [J]. Mucosal Immunol, 2019, 12 (5): 1244-1255. DOI:10.1038/s41385-019-0190-0.

SHAMIR I, ABUTBUL-AMITAI M, ABBAS-EGBARIYA H, et al. STAT3 isoforms differentially affect ACE2 expression: A potential target for COVID-19 therapy [J]. J Cell Mol Med, 2020, 24 (21): 12864-12868. DOI:10.1111/jcmm.15838.

TRABOULSI H, CLOUTIER A, BOYAPELLY K, et al. The flavonoid isoliquiritigenin reduces lung inflammation and mouse morbidity during influenza virus infection [J]. Antimicrob Agents Ch, 2015, 59

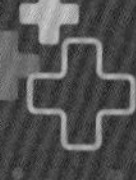

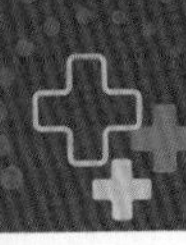

(10): 6317-6327. DOI:10.1128/AAC.01098-15.

XU L, CAI C, LIU A, et al. Systems pharmacology dissection of pharmacological mechanisms of Xiaochaihu decoction against human coronavirus [J]. BMC Complement Med Ther, 2023, 23 (1): 252. DOI:10.1186/s12906-023-04024-6.

YOKOTA S, OKABAYASHI T, FUJII N. The battle between virus and host: modulation of Toll-like receptor signaling pathways by virus infection [J]. Mediat Inflamm, 2010, 2010: 184328. DOI:10.1155/2010/184328.

YANG Y, ISLAM M S, WANG J, et al. Traditional Chinese medicine in the treatment of patients infected with 2019-new coronavirus (SARS-CoV-2): a review and perspective [J]. Int J Biol Sci, 2020, 16 (10): 1708-1717. DOI:10.7150/ijbs.45538.eCollection 2020.

ZUMLA A, CHAN J F, AZHAR E I, et al. Coronaviruses - drug discovery and therapeutic options [J]. Nat Rev Drug Discov, 2016, 15 (5): 327-347. DOI:10.1038/nrd.2015.37.

附　录

附表1　NA抑制活性化合物的化学信息，通过NA抑制剂高通量筛选模型发现的活性化合物主要有四种类型：黄酮类、二苯乙烯类、咖啡酸类和山酮类。黄酮类活性化合物的名称与化学结构已在本书的正文中介绍，附表2仅介绍二苯乙烯类、咖啡酸类和山酮类活性化合物的名称与化学结构信息。

（1）二苯乙烯类化合物（stilbenes）共25个

代号	名称	化学结构
KN-99002	ampelopsin E	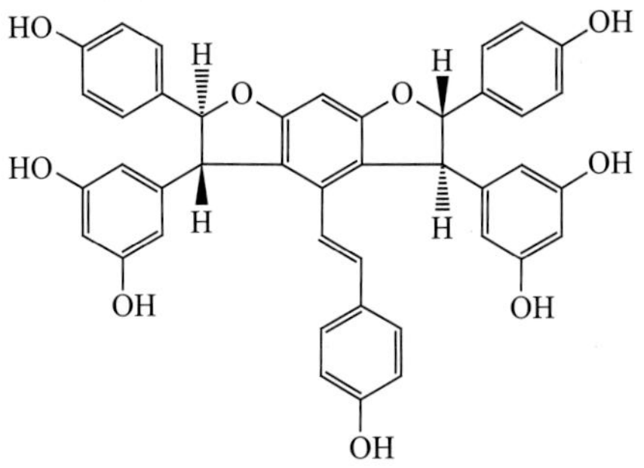
KN-99001	heyneanol A	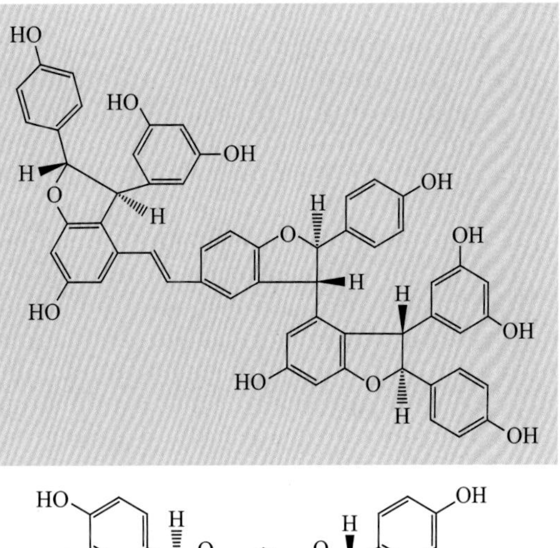
KN-99002	ampelopsin E	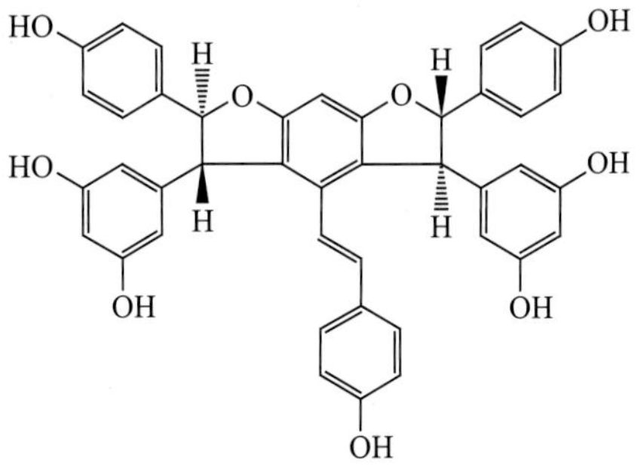

续表

代号	名称	化学结构
KN01070	amurensin B	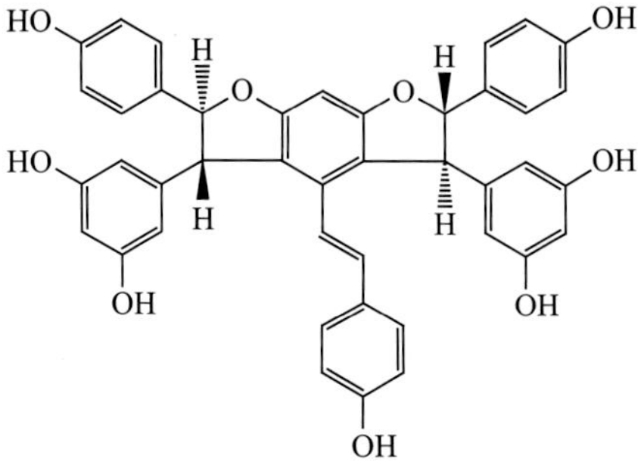
LE-1		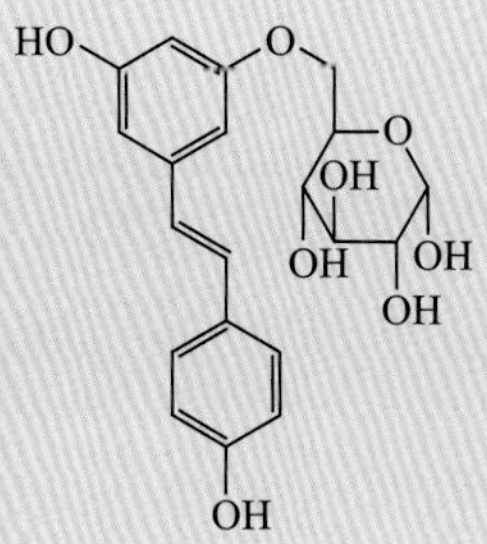
LE-2		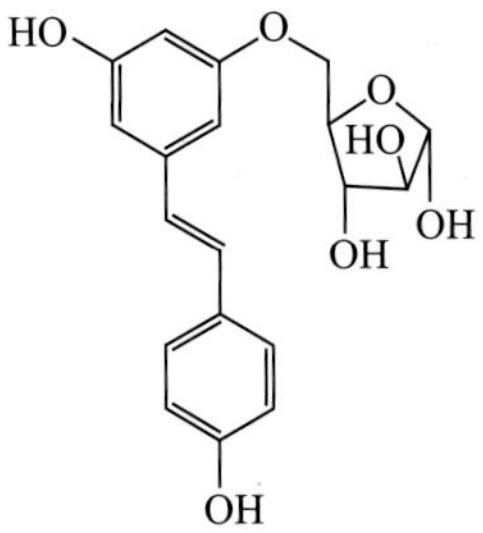
Fe-3（NN03010）	resisorhapontin A	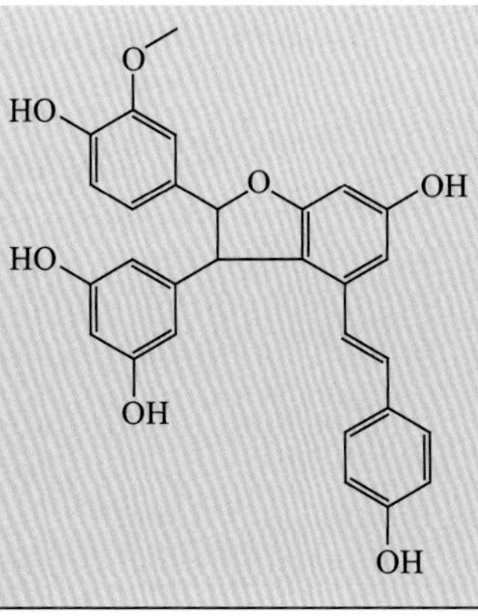

续表

代号	名称	化学结构
Fe-5（NN03011）	resisorhapontin C	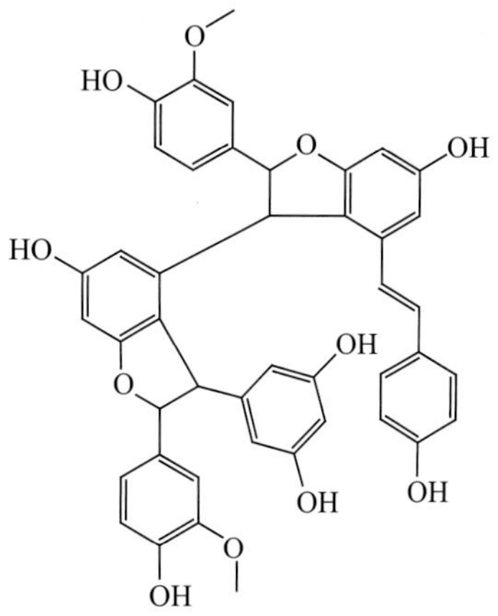
DGm-5	dehydrosheganssu B	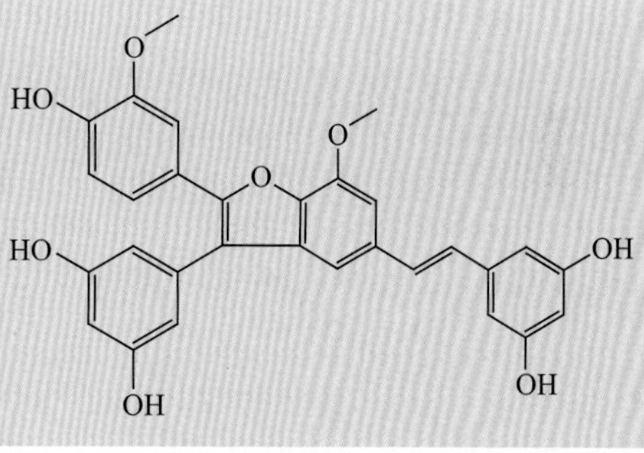
Br-1（NN03013）	broresol A	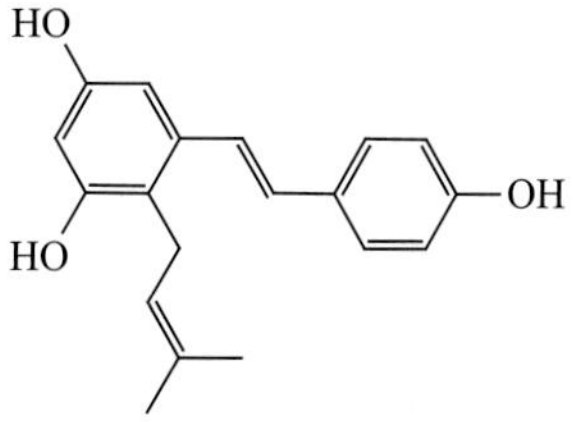
Gp-4	gnetupendin B	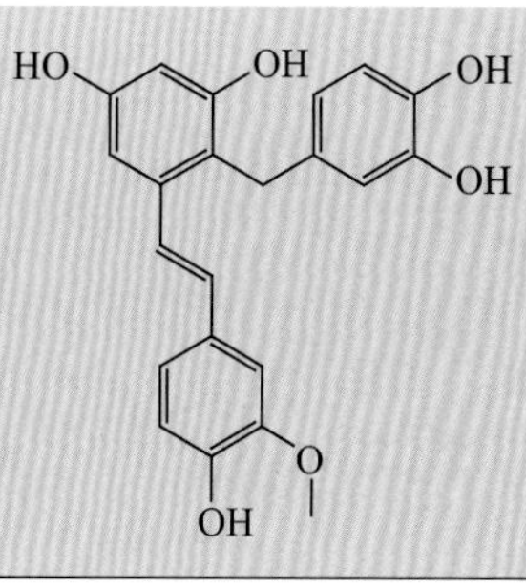

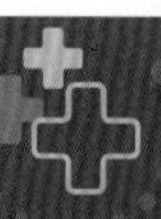

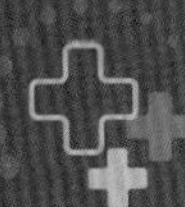

续表

代号	名称	化学结构
Gm-15	gnetumontanin B	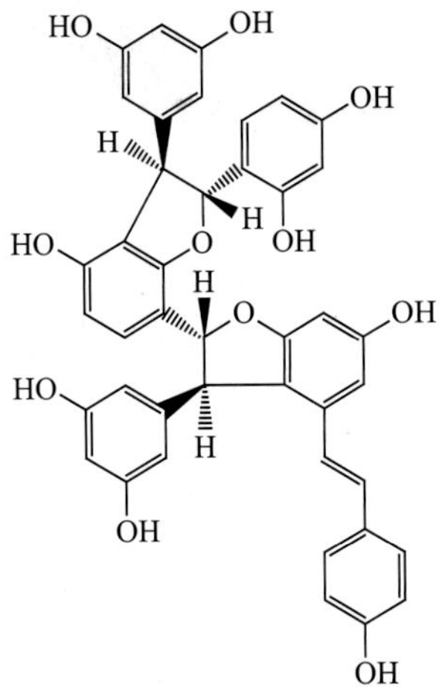
Gp-9	gnetin D	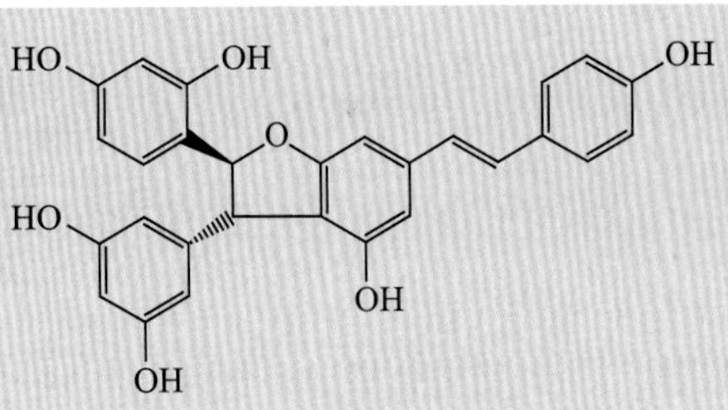
gnc-32	gnetulin	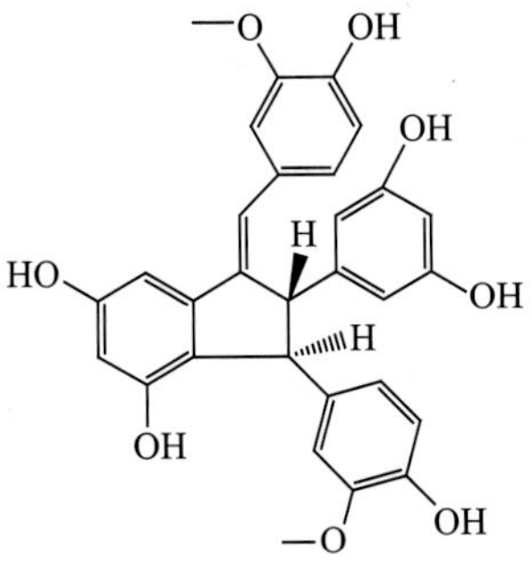
Gm-3	resveratrol；白藜芦醇	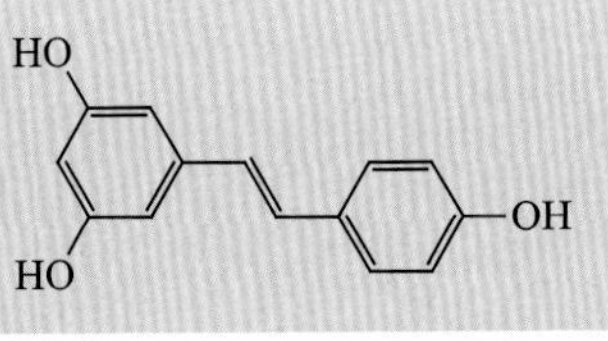
Gm-2	isorhapontigenin；异丹叶大黄素	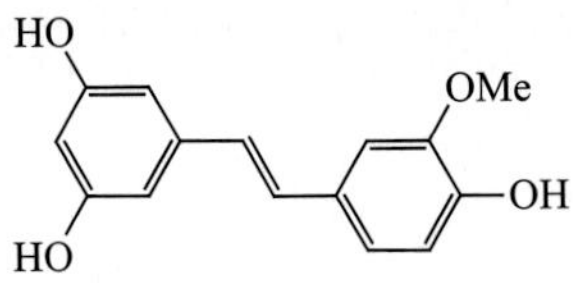

续表

代号	名称	化学结构
2	*E*-piceatannol	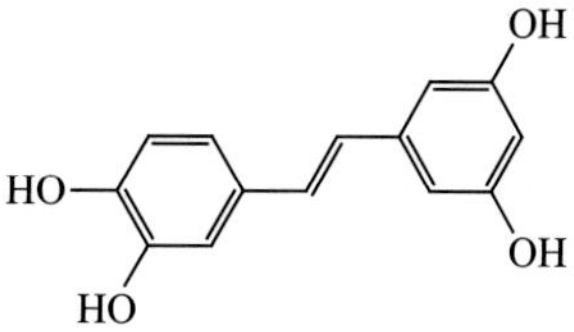
32	oxyresveratol	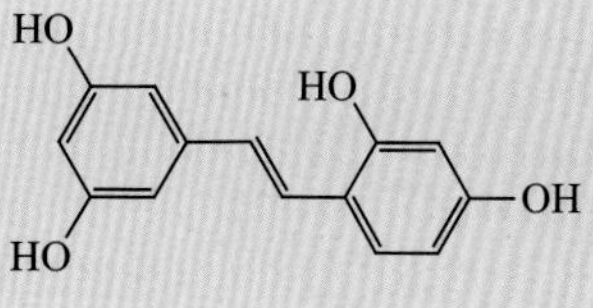
33	gnetol	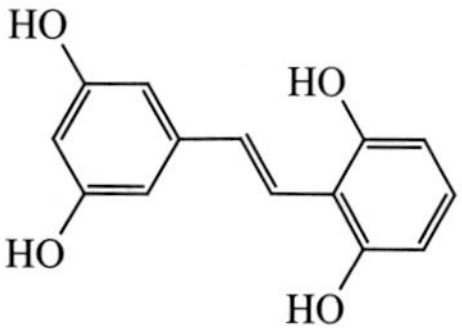
34	pinosylvine	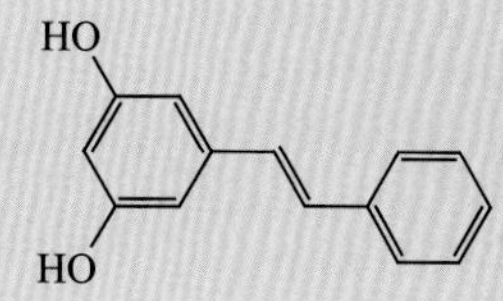
44	shegansu B	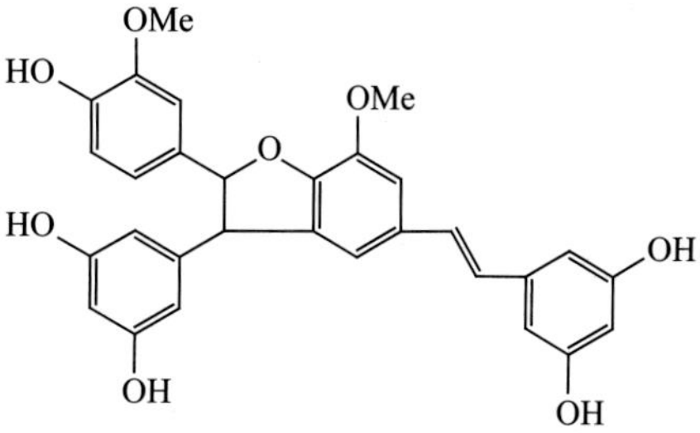
45	ε-viniferin	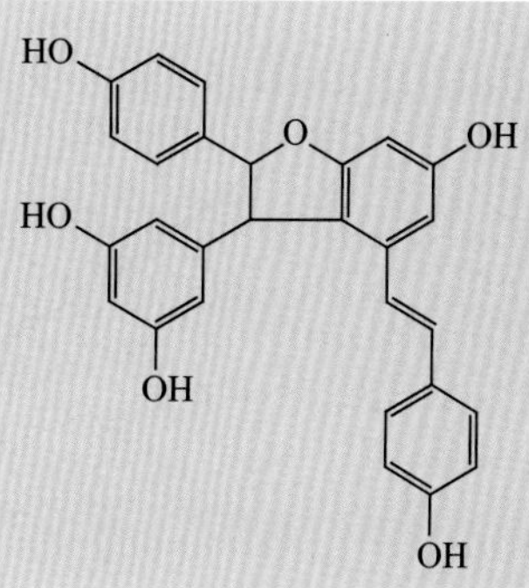
M1	2-（3,5-dihydroxyphenyl）-5,6-benzofurandiol	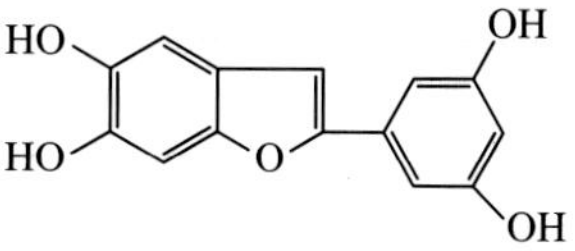

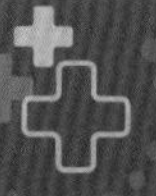

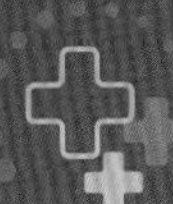

续表

代号	名称	化学结构
SY0170		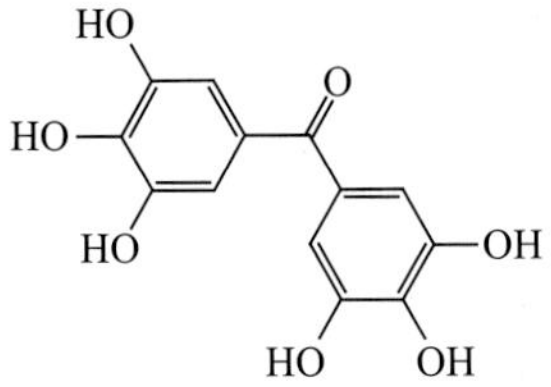
SY0450		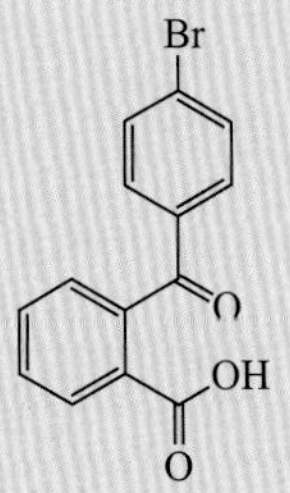

（2）咖啡酸类（caffeic acids）及其衍生物共48个

代号	名称	化学结构
G6H		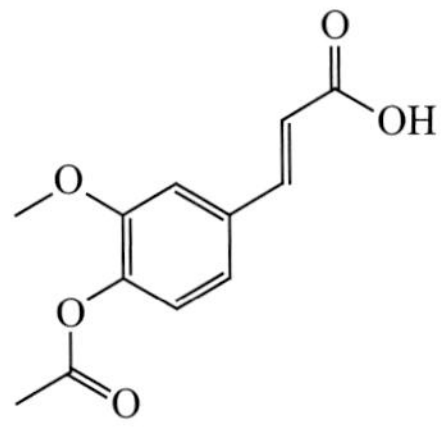
Q32-1		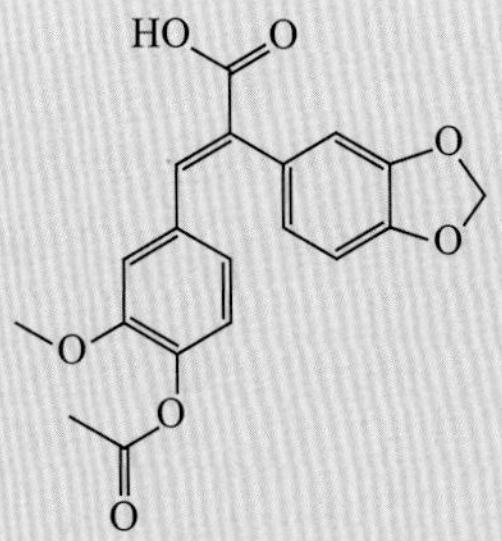
Q61		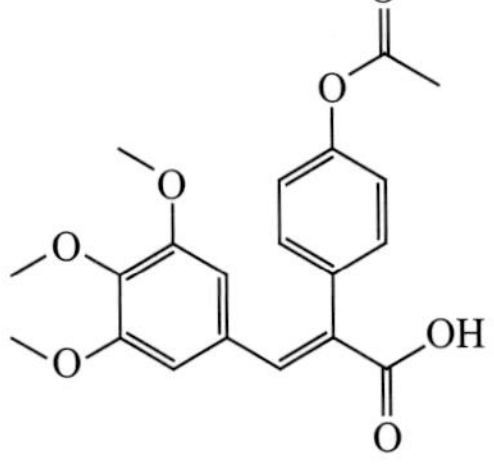

续表

代号	名称	化学结构
Q49-1		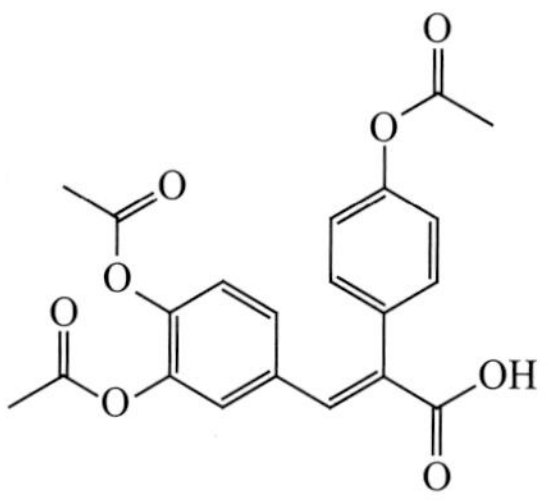
Q25		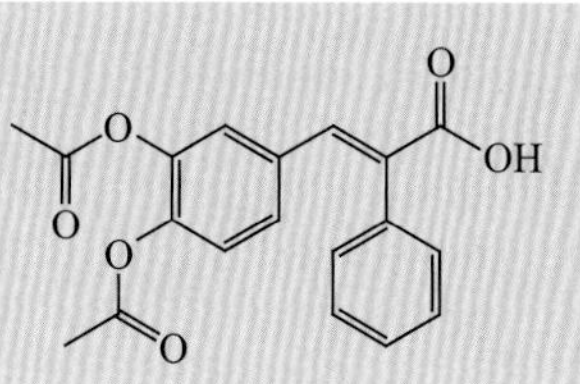
ZLY219		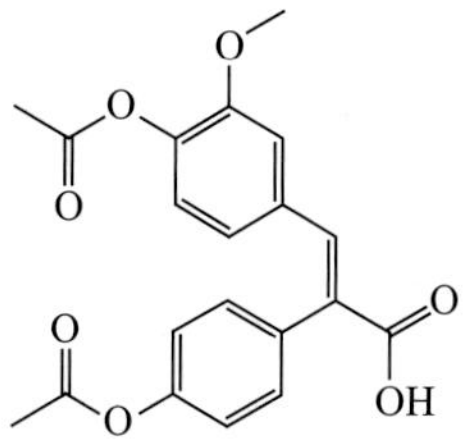
LZY44		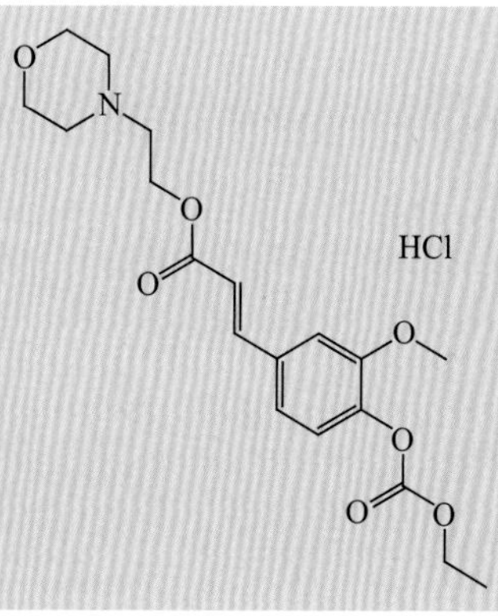
LZY45		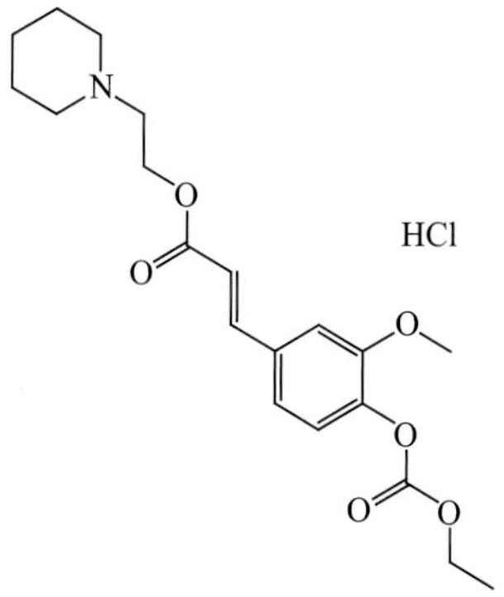

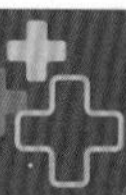

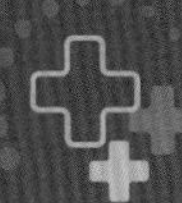

续表

代号	名称	化学结构
LZY68		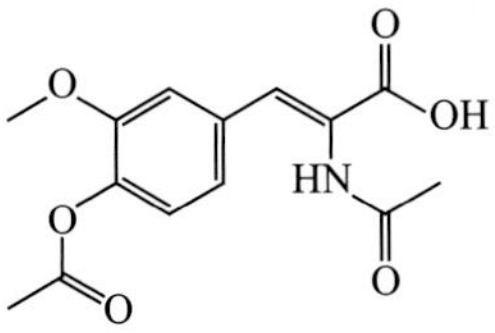
L9108		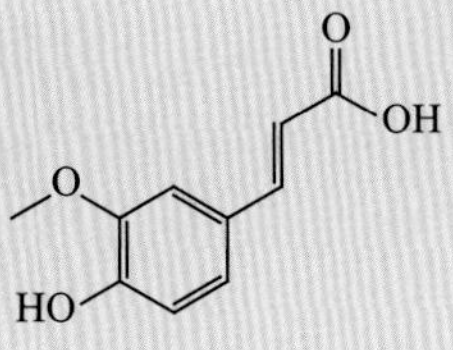
SY99507		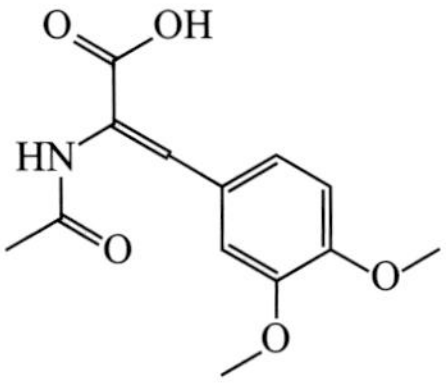
	ferulic acid； 阿魏酸	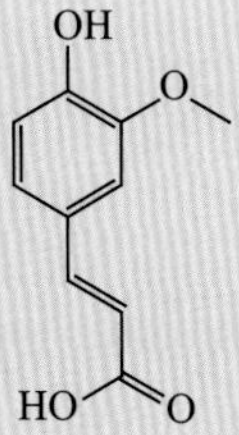
KN0041	caffeic acid	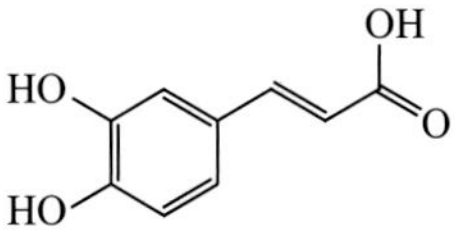
wxy-04		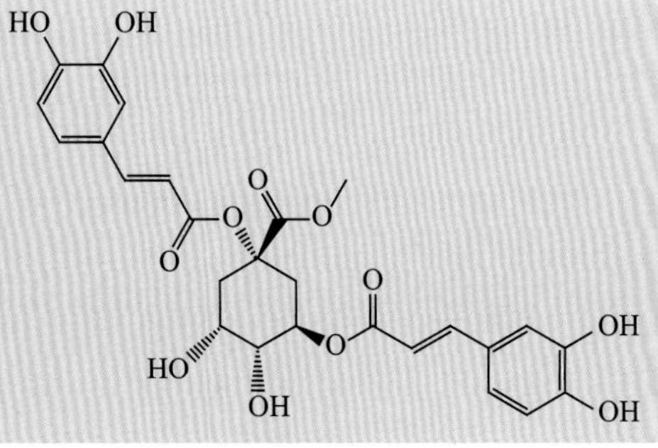
La3	verbascoside	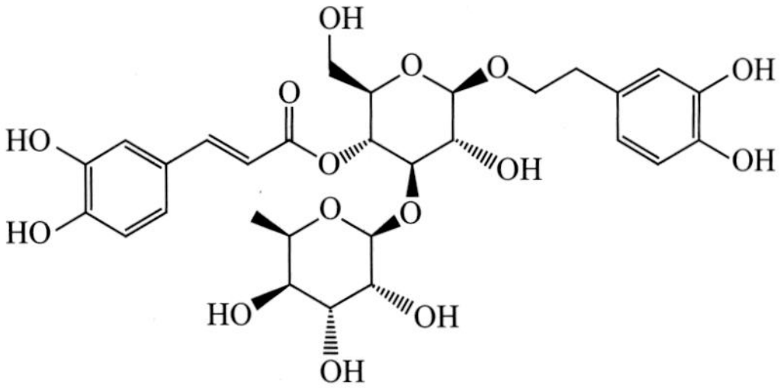

续表

代号	名称	化学结构
Ps-13	forsythoside B	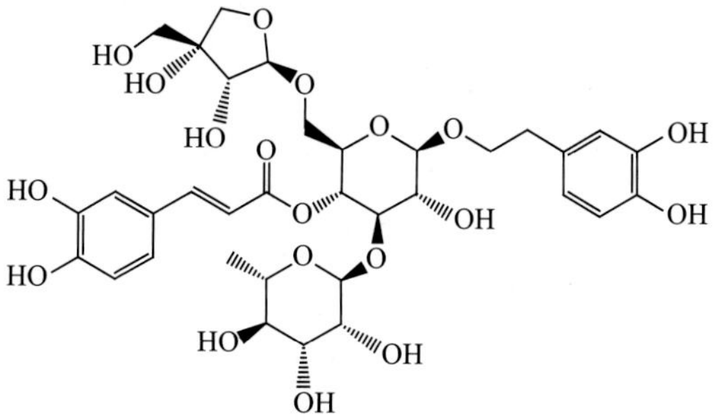
LC-1	sibirate	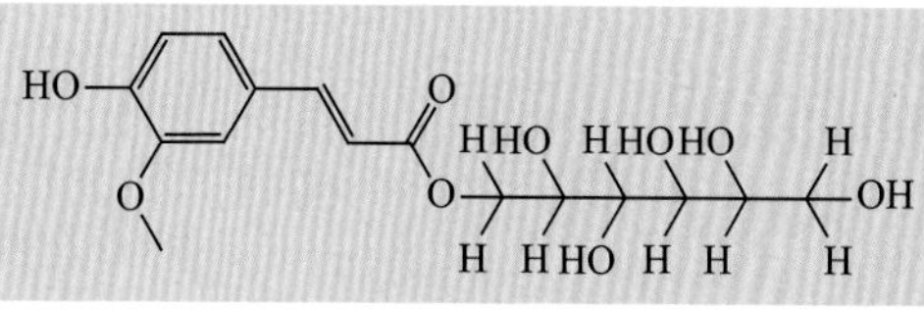
Y-1	cyrecheileside	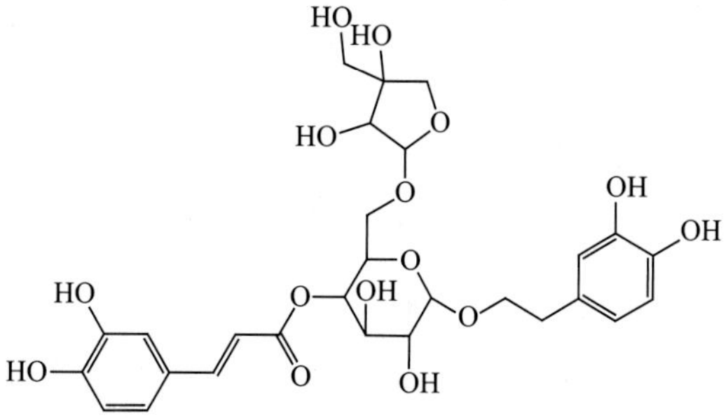
B-01186	cyrecheileside	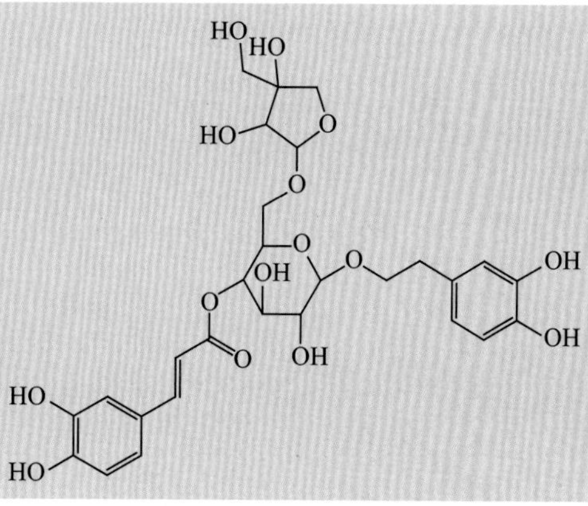
SW11	chlorogenic acid	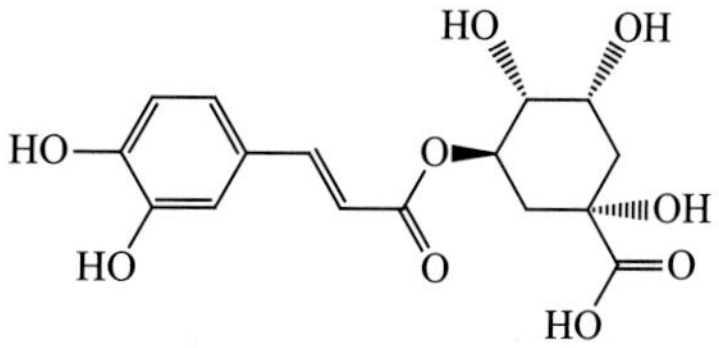
SWS-13	chlorogenil acid methyl ester	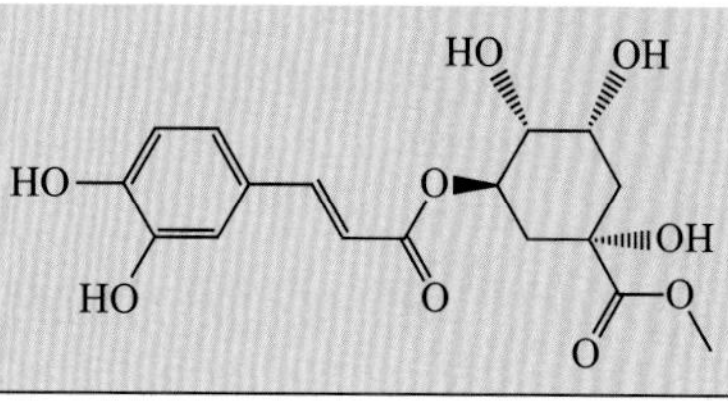

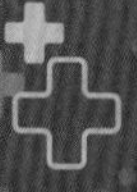

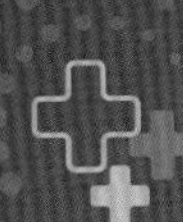

续表

代号	名称	化学结构
NX-1	isochlorogenic acid	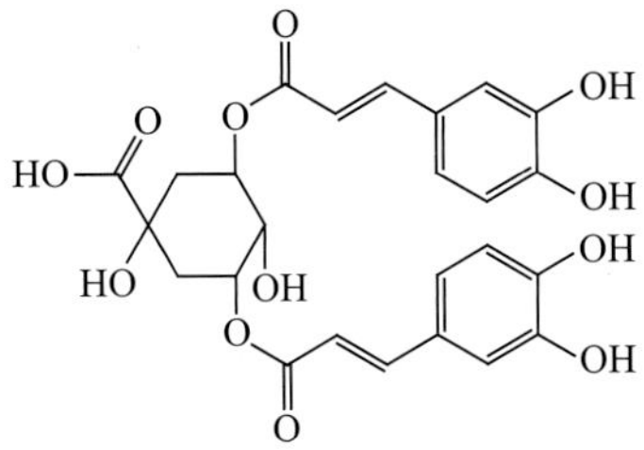
KN03001（B-03001）	tenuifoliose A	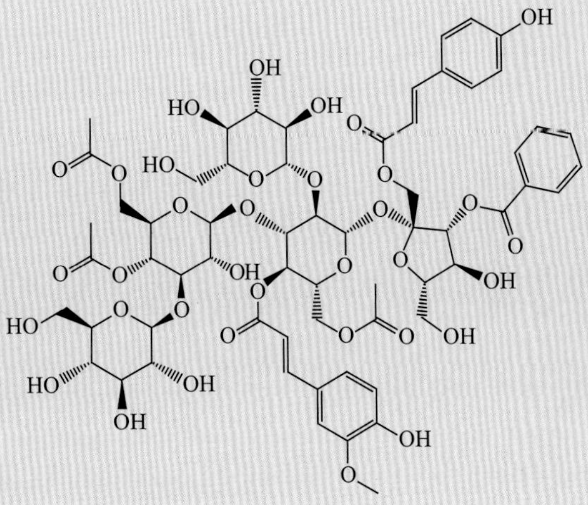
KN03008	magnesium lithospermate B	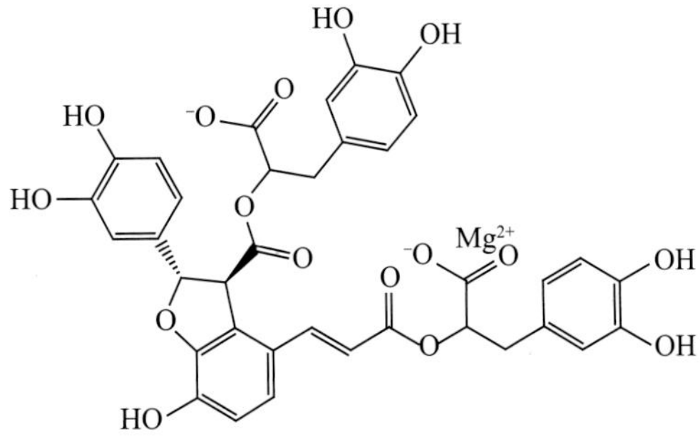
KN03060（B-03016）	tenuifoliose B	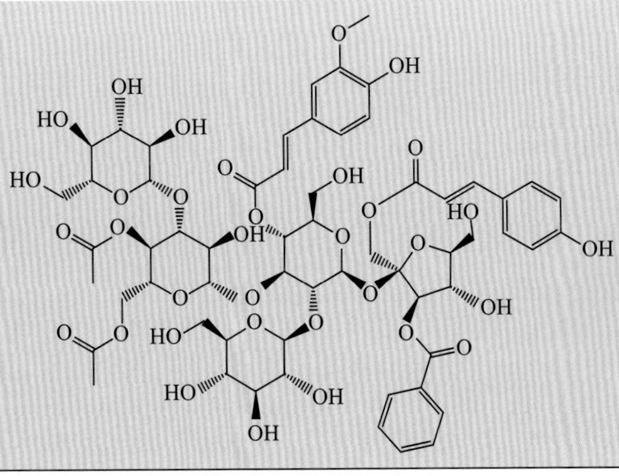

续表

代号	名称	化学结构
KN03061（B-03017）	tenuifoliose C	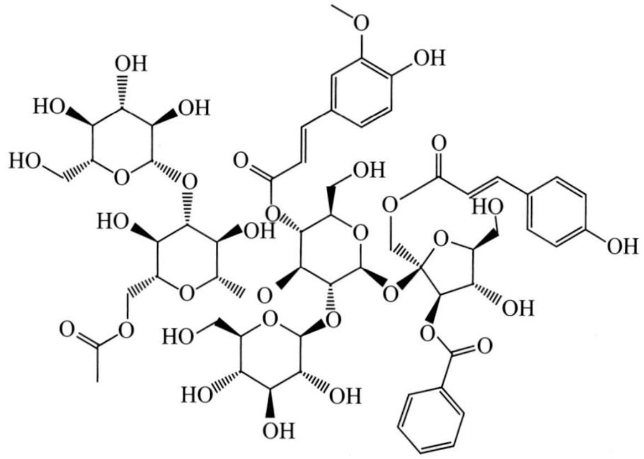
KA9		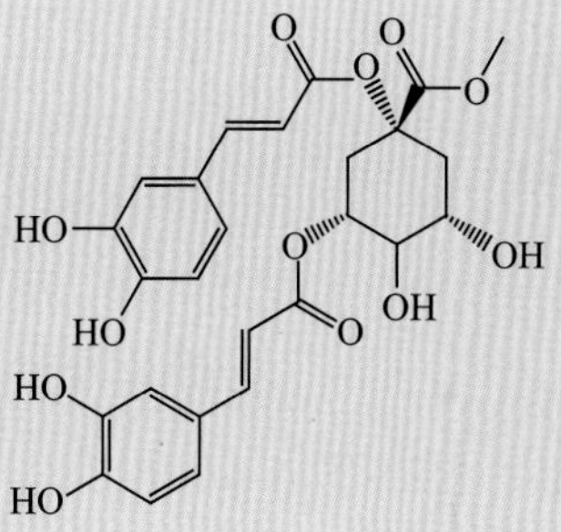
KA15		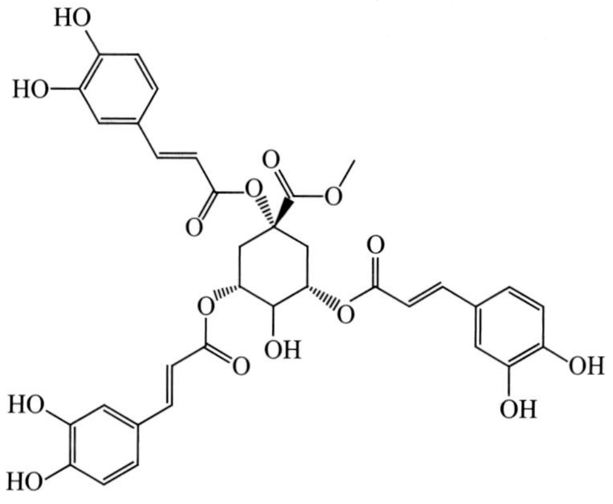
f-23	rosmarinic acid	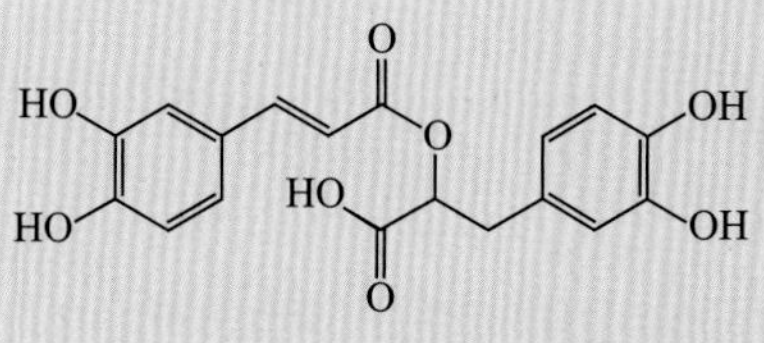

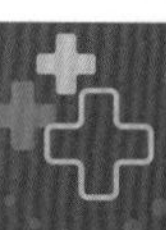

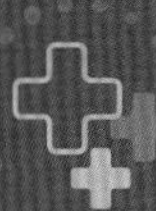

续表

代号	名称	化学结构
ME-4	myricaria B	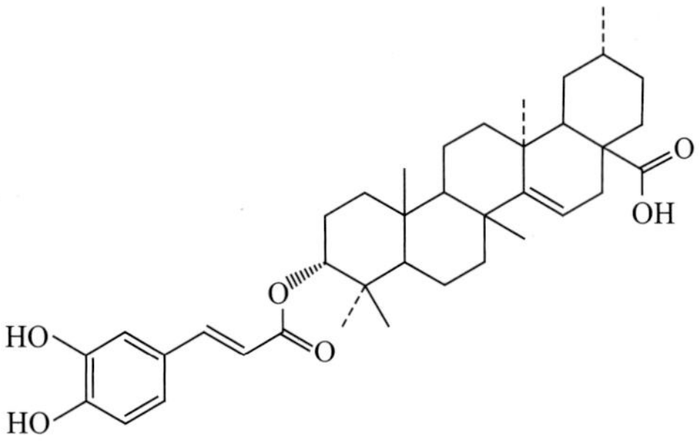
2	pyracrenic acid	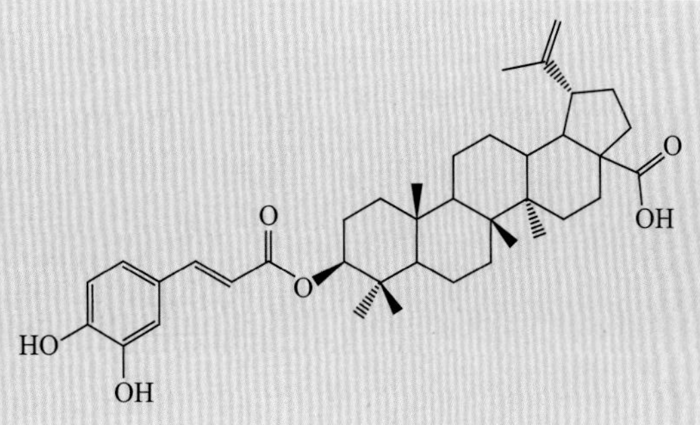
24	b-D-(3-*O*-sinapoyl)-frucofurannosyl-a-D-(6-*O*-sinapoyl) -glucopyranoside	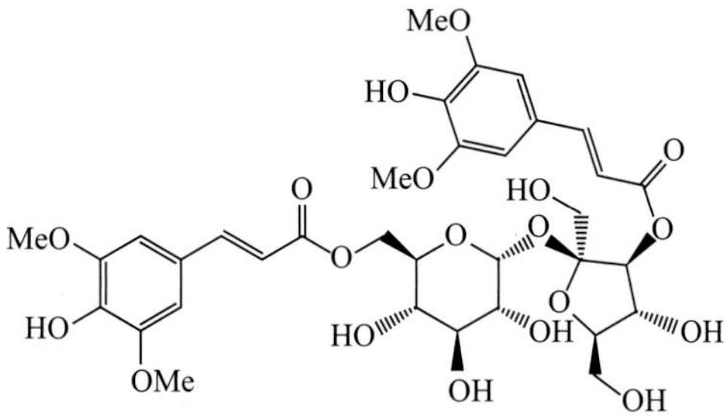
8	smilglaside	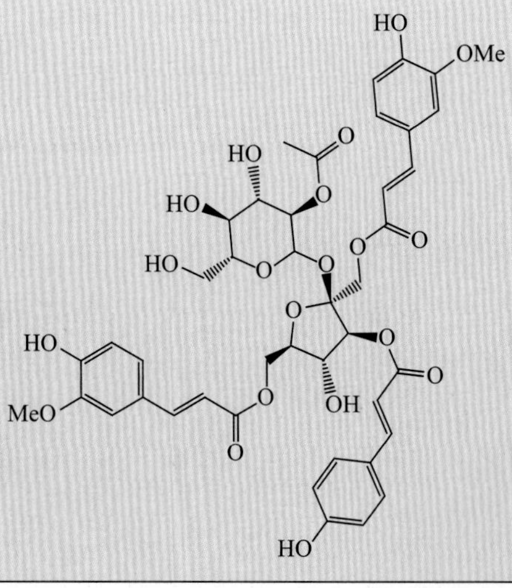

续表

代号	名称	化学结构
YZC201	macranthoin F； 灰毡毛忍素F	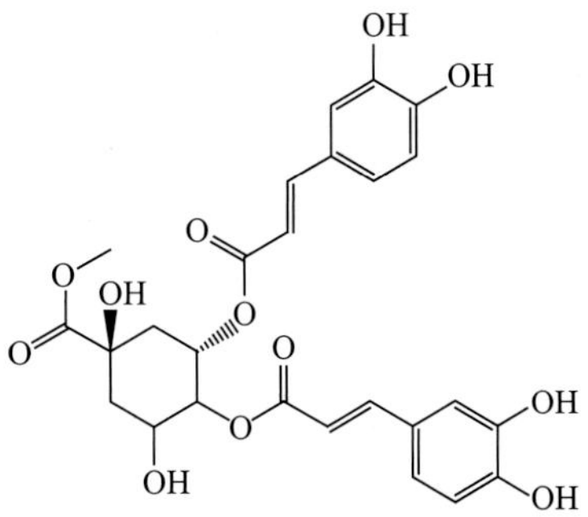
YZC205	3,4-di-*O*-caffeoylquinic acid； 3, 4-二氧-咖啡酰基奎尼酸	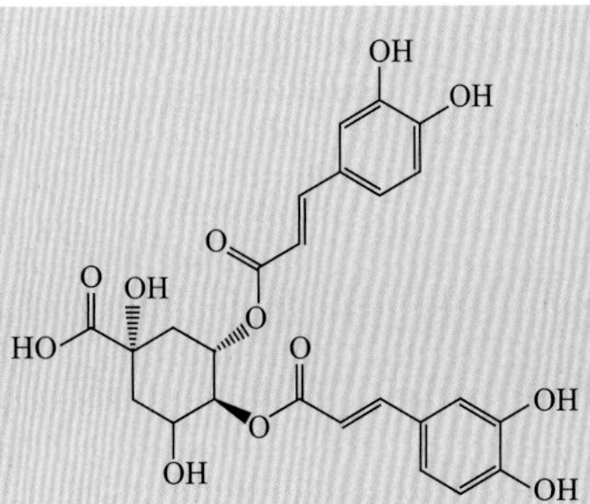
YJH-10		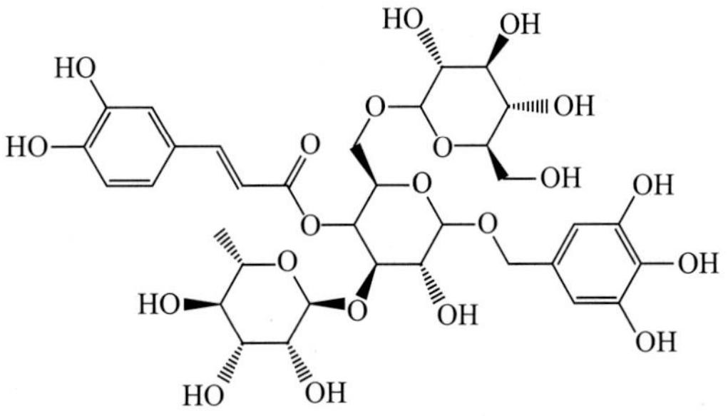
YJH-11		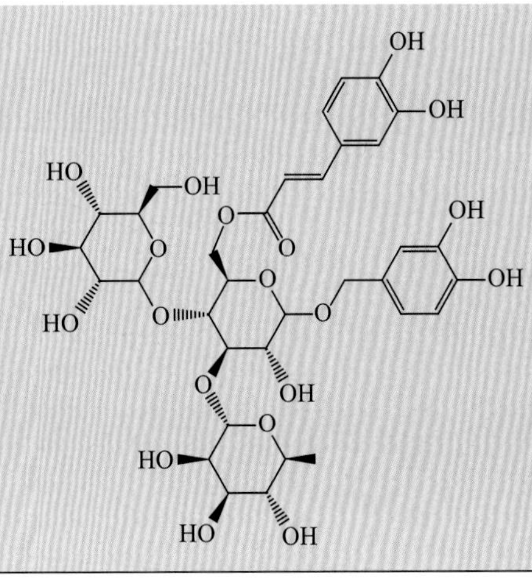

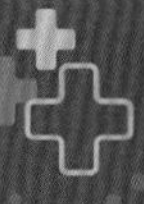

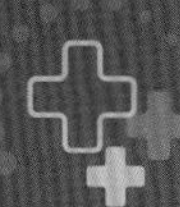

续表

代号	名称	化学结构
YZ05-052	hispidulin；粗毛豚草素	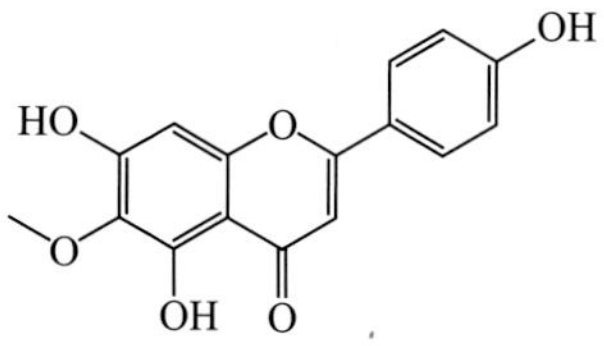
SIAC		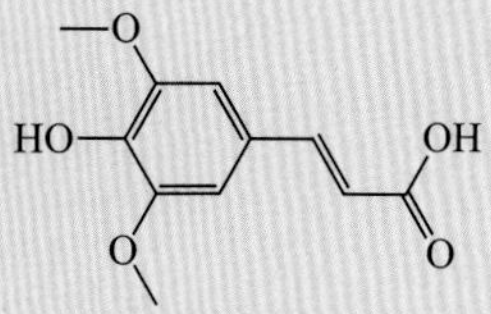
20050519-6	calceolarioside B	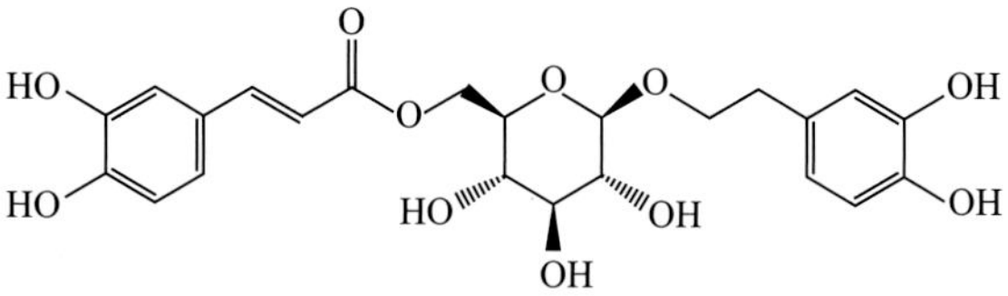
YZ05-013	3,6″-二芥子酸蔗糖酯	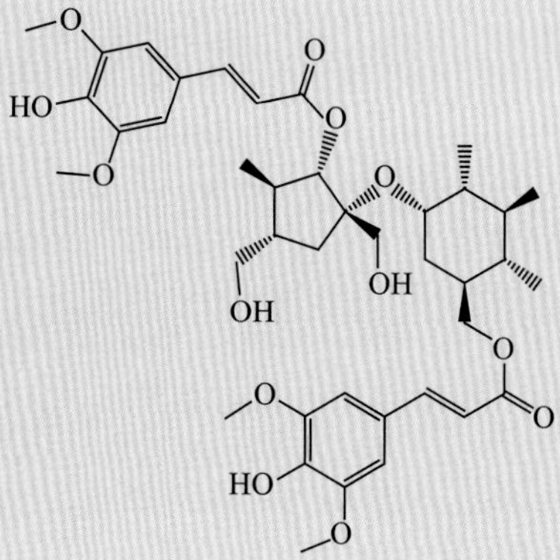
YZ05-015	tenuifolidide C	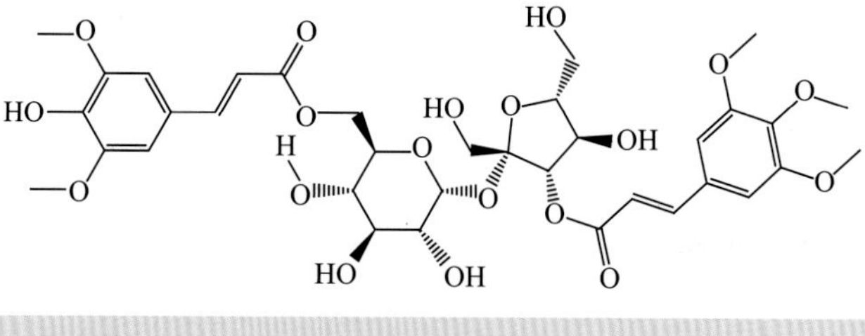
3	salvianolic acid B	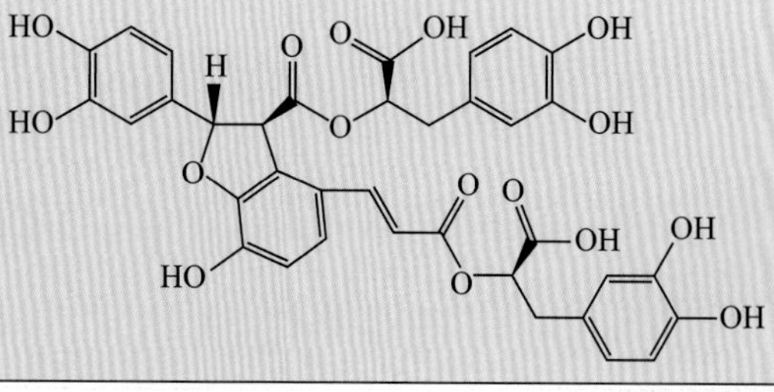

续表

代号	名称	化学结构
15	ethyl caffcate	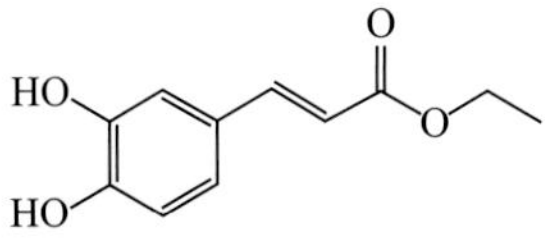
YJHxj-2		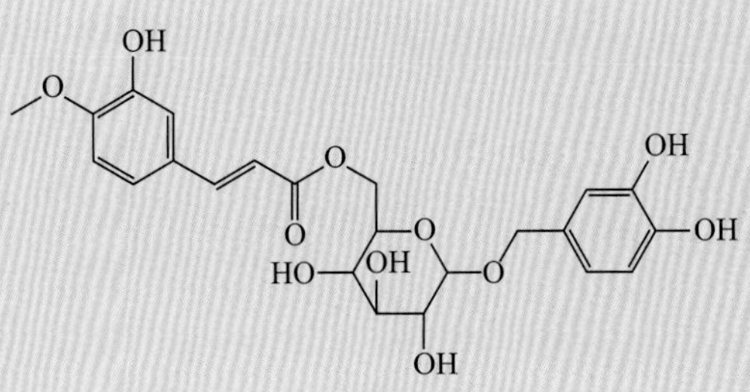
YJHxj-4		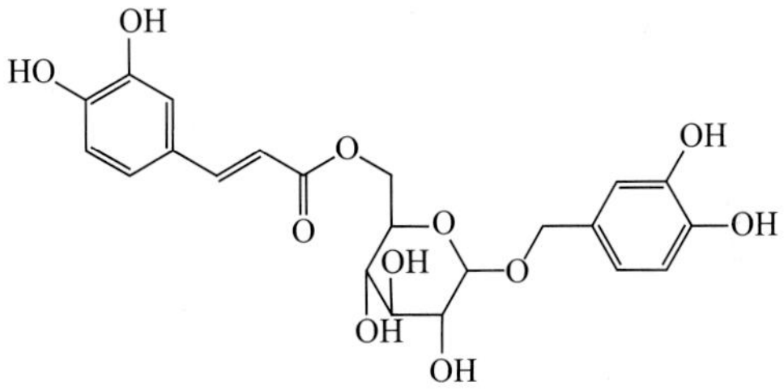
YJHxj-5		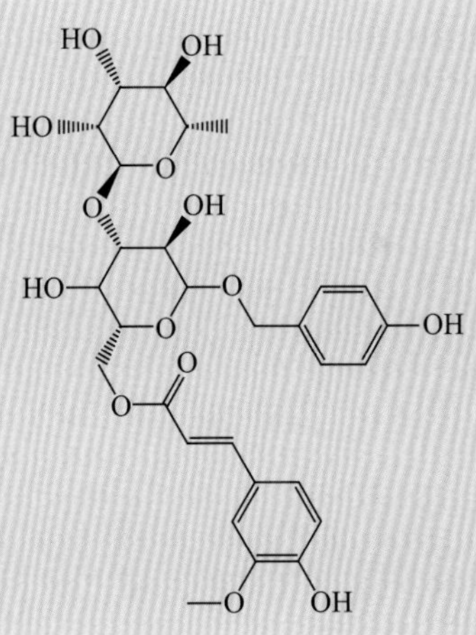
WS0605002		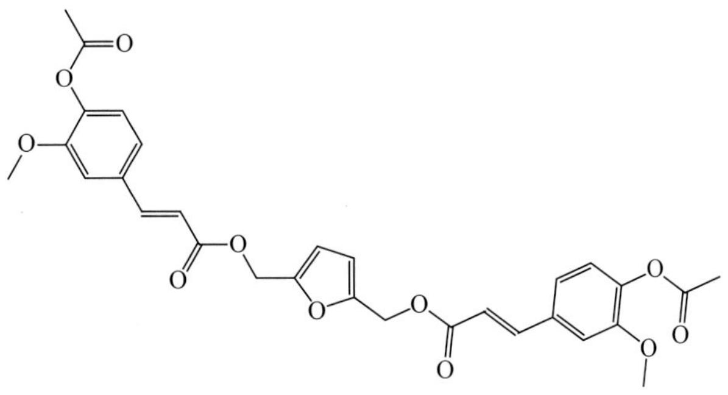

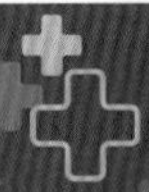

（3）山酮类化合物（xanthone）共38个

代号	名称	化学结构
YZ05-037	norathyriol	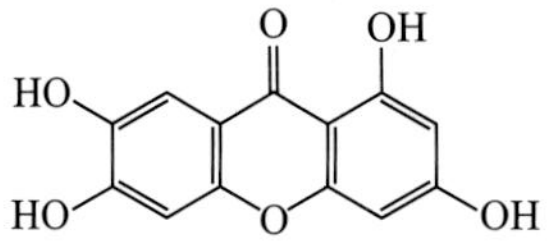
CaE2		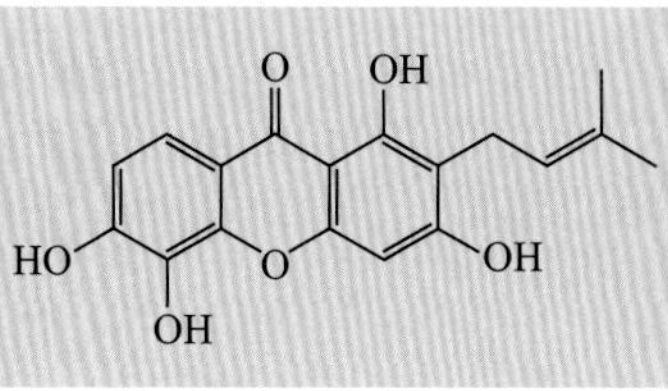
D-3-2	1,7-dihydroxy-2,3,5-trimethoxy-xanthone	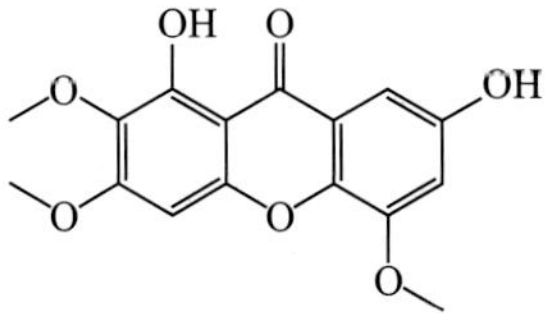
KN02057	1,7-dihydroxy-2,3,4,5-tetramethoxy-xanthone	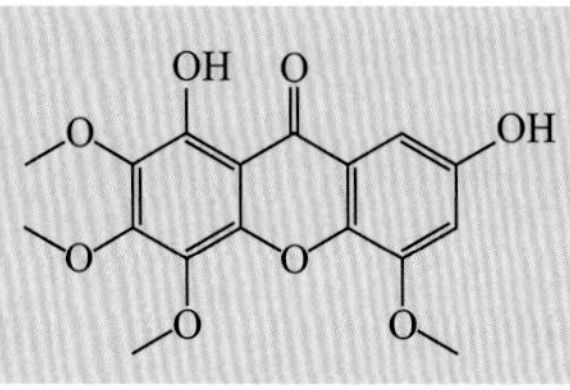
KN02058	1,5-dihydroxy-2,3-dimethoxy-xanthone	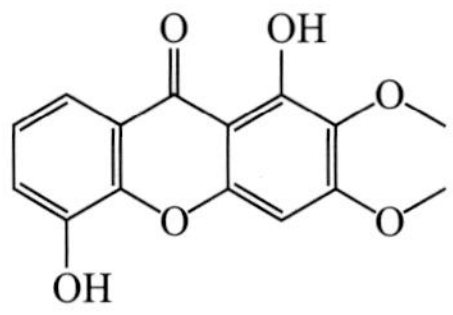
KN03030		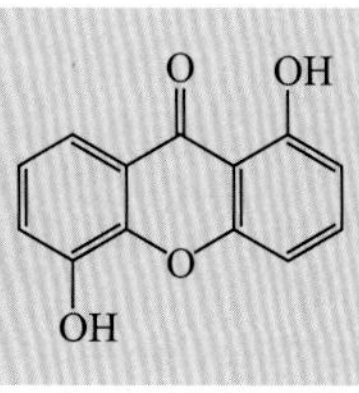
KN03074		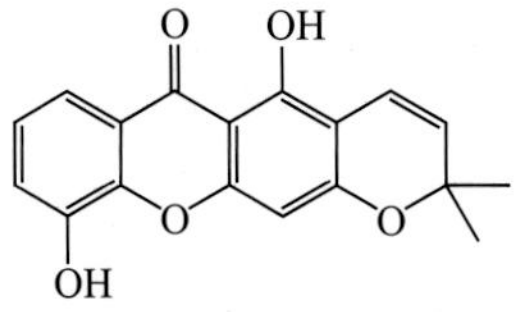
KN03076		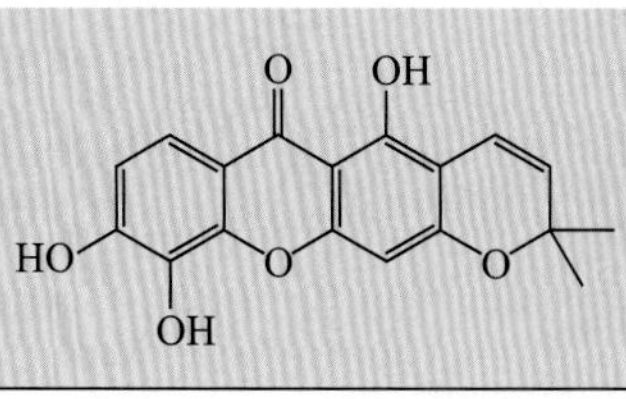

续表

代号	名称	化学结构
KN03077		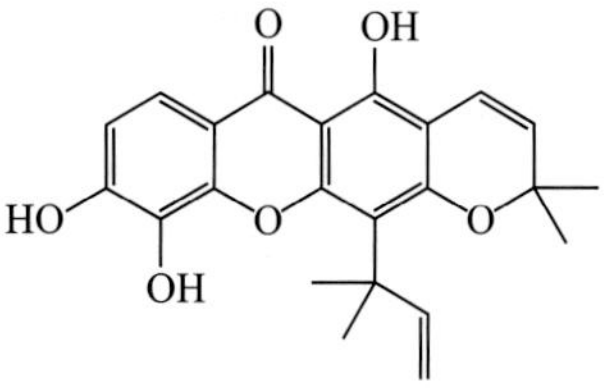
KN03078		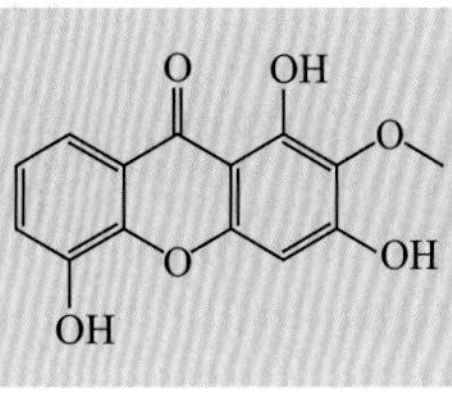
KN03079		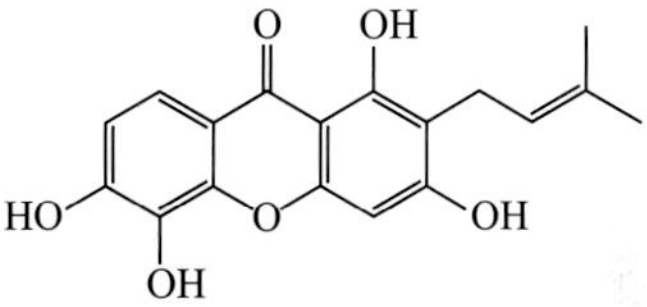
KN03080		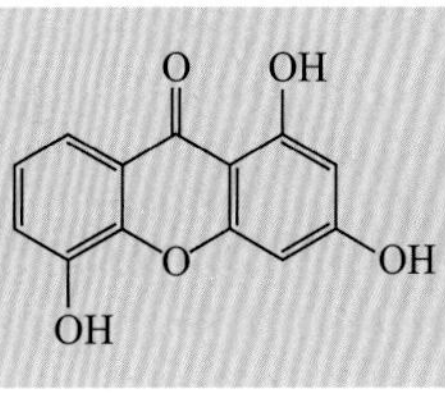
KN03075		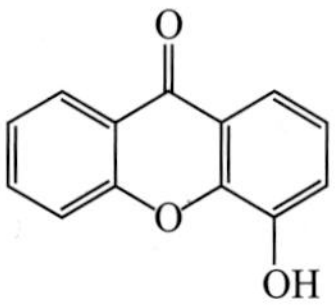
euranthone		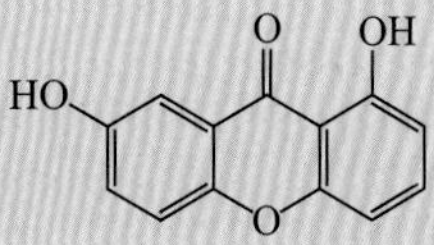
f-16	1,3,5,6-tetrahydroxyxanthone；1,3,5,6-四羟基山酮	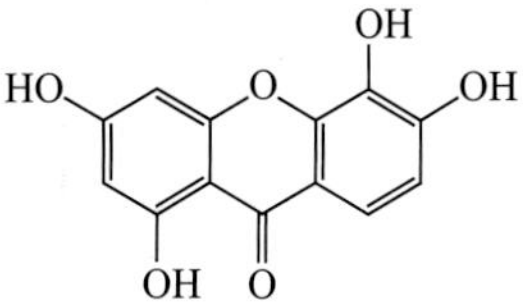
Ca9	1,6-dihydroxy-5-methoxyxanthone	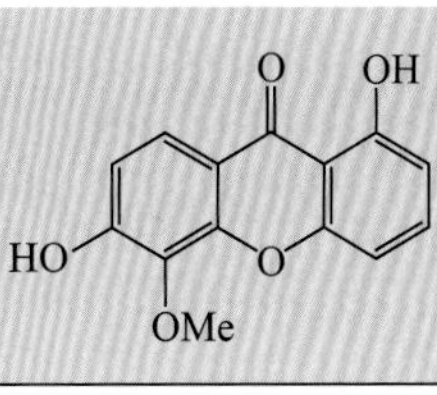

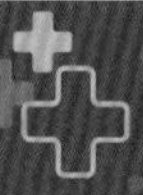

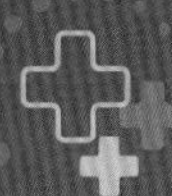

续表

代号	名称	化学结构
Ca14	brasilixanthone B	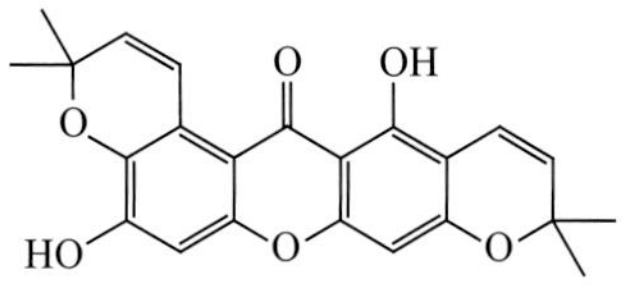
Ca13	1-hydroxy-3,7-dimethoxyxanthone	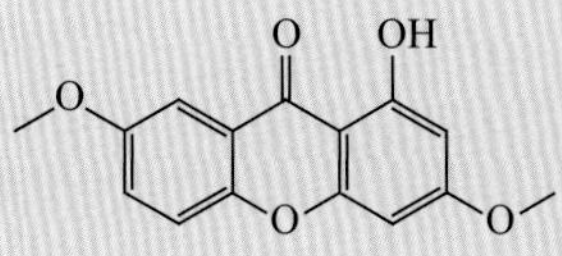
CM4	guanandin	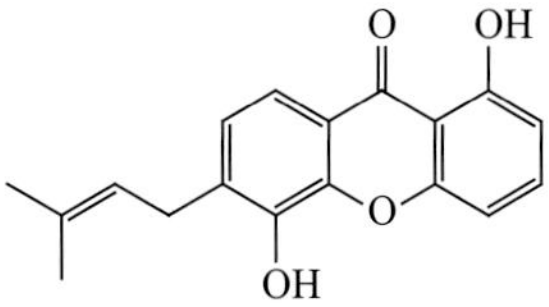
CaE5	caloxanthone M	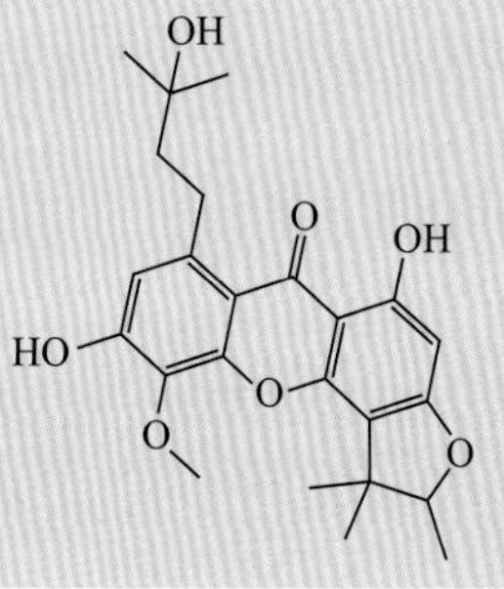
11	mangiferin	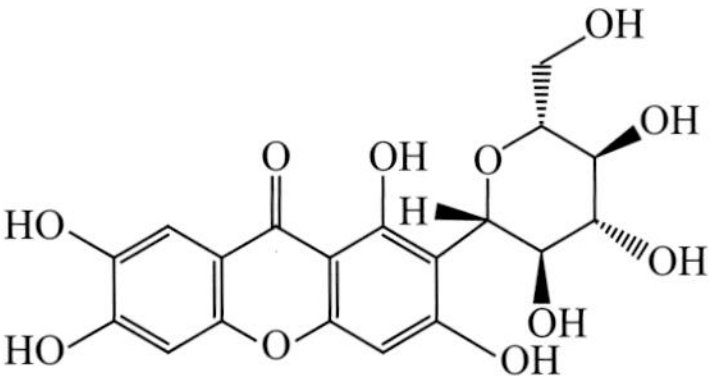
YZC210	*2*-hydroxy-1,7-dimethoxylxanthone; 2-羟基1,7-二甲氧基山酮	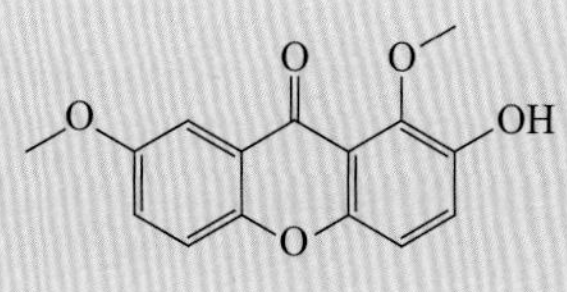
YZC211	1,7-dihydroxyxanthone; 1,7-二羟基山酮	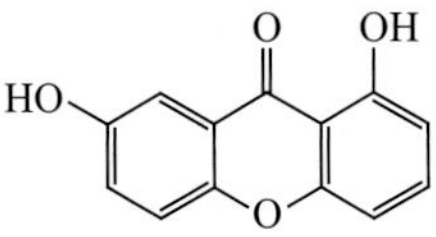
YZC212	1,3,7-trihydroxy-2-methoxyxanthone; 1,3,7-三羟基-2-甲氧基山酮	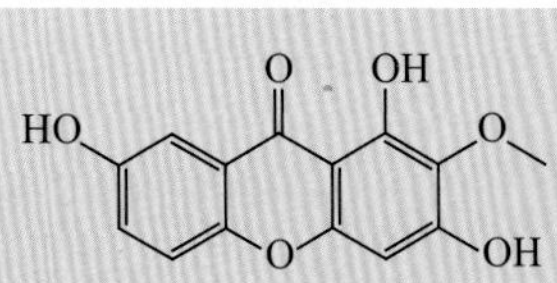

代号	名称	化学结构
YZC213	3,8-dihydroxy-1,4-dimethoxyxanthone； 3,8-二羟基-1,4-二甲氧基山酮	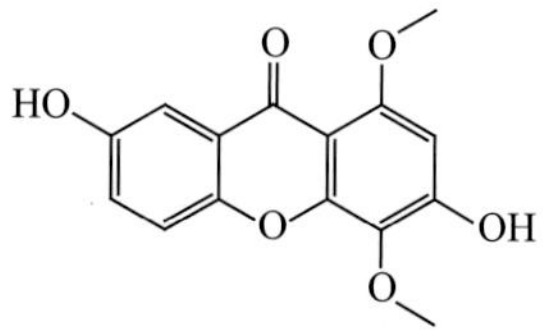
YZC214	1,3,7-trihydroxy-2-methoxy-3-*O*-β-D-glycoside xanthone； 1,3,7-三羟基-2-甲氧基-3-*O*-β-D-葡萄糖山酮苷	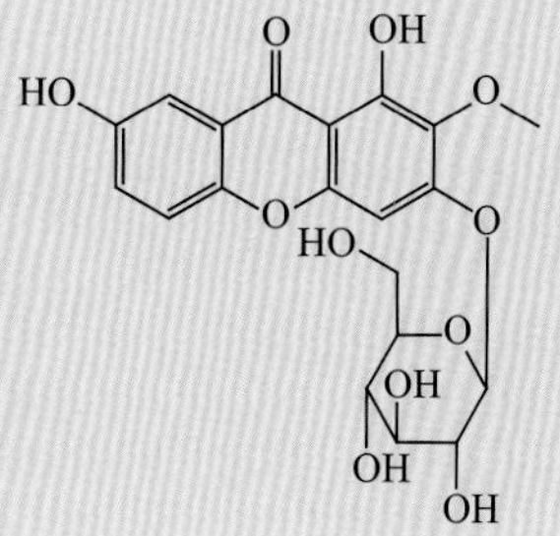
YZ05-032		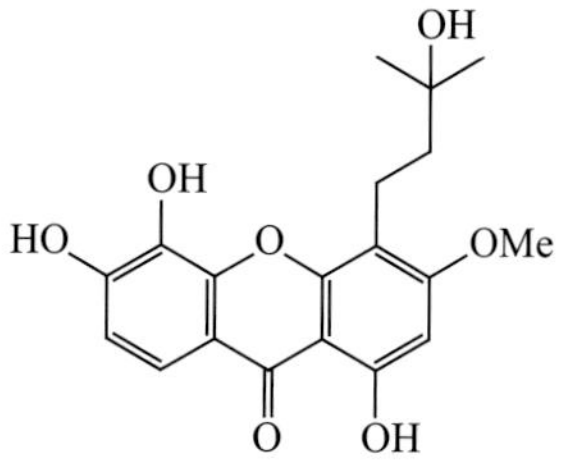
YZ05-033		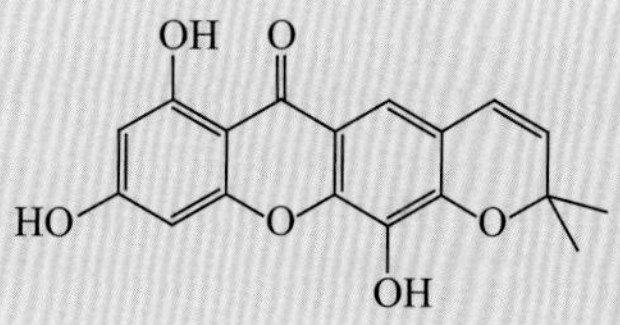
YZ05-037		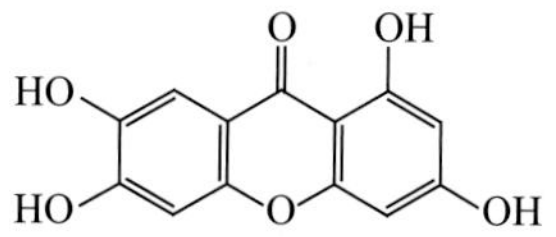
15		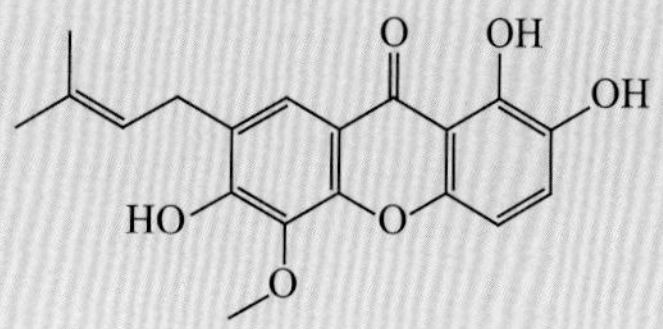
WS1002001		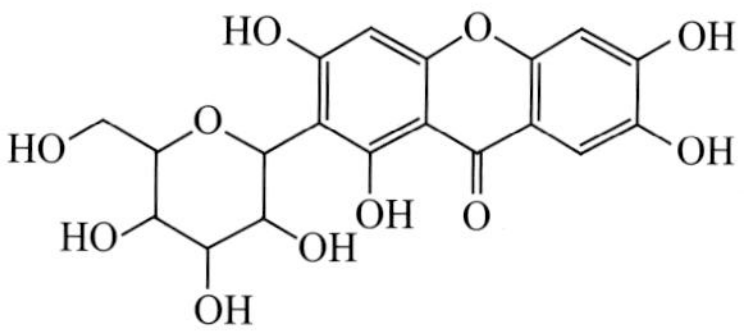

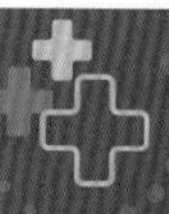

续表

代号	名称	化学结构
WS1002002		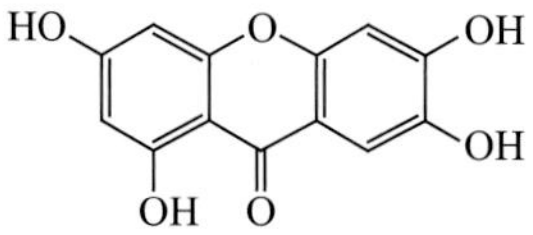
WS1002003		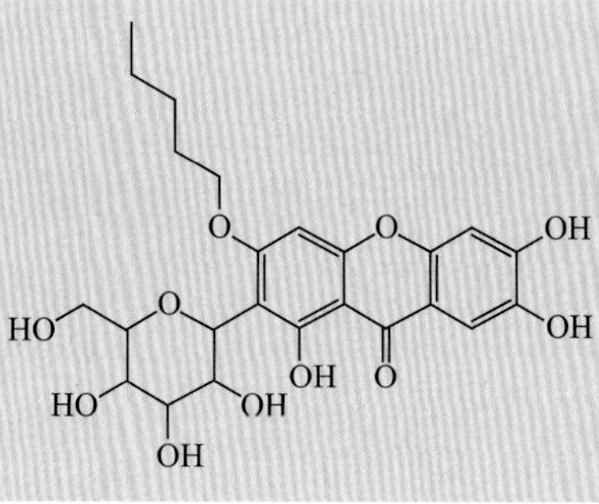
WS1002004		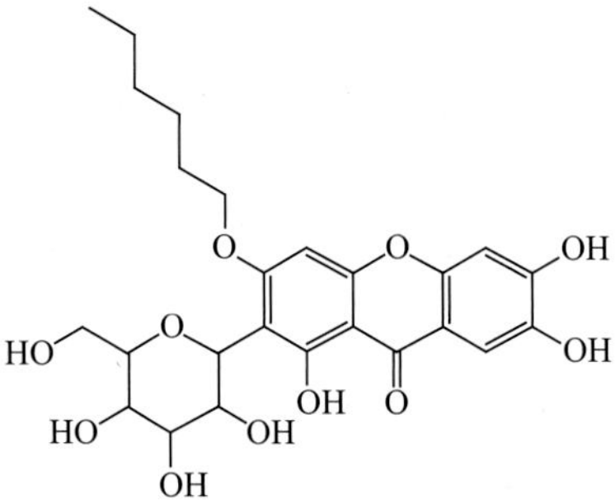
WS1002018		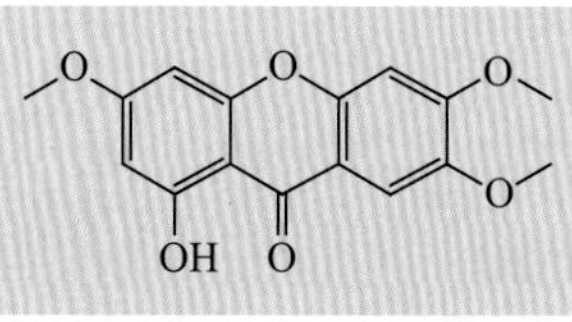
WS1002020		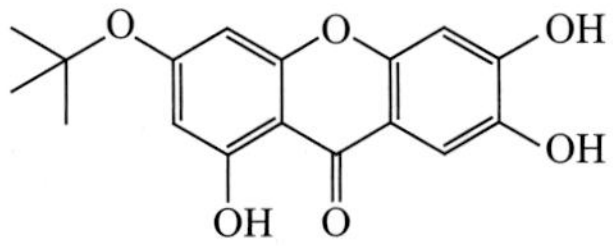
WS1002024		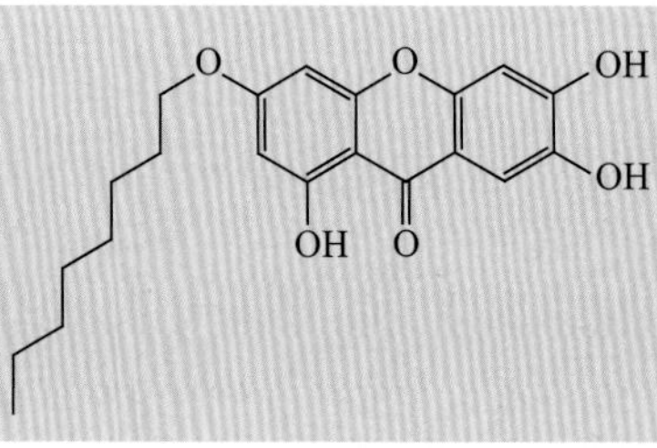
S201675	Mangiferin	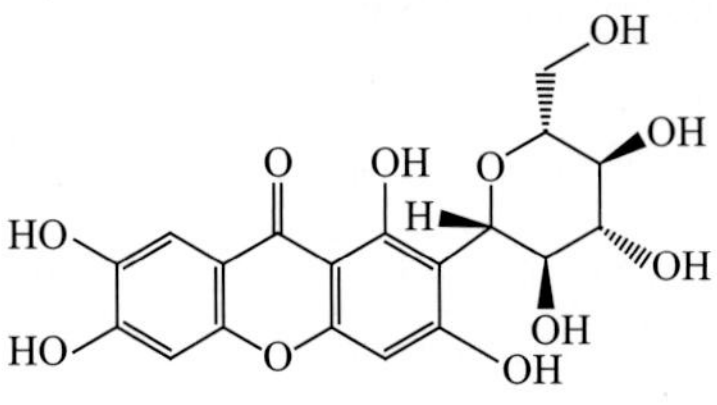

附表 2　流感病毒相关宿主靶标及 PubMed 文献编号

Gene ID	NCBI Gene ID	PMID	Gene ID	NCBI Gene ID	PMID
ADAT1	23536	23853584	FPR2	2358	28928730
AIMP2	7965	25320310	GBF1	8729	25464832
Akt1	207	31280524	GBP1	2633	23405236
ANGPTL4	51129	25660016	GBP3	2635	22106366
ANP32A	8125	31608791	GBP5	115362	28376501
SLC25A6	293	16201016	GRK2	156	30206219
ANP32B	10541	26512887	GZMK	3003	22139131
B4GALNT2	124872	28813663	HAX1	10456	23055567
Btk	695	29516781	RTRAF	51637	21900157
CACNA1C	775	29779930	HDAC1	3065	22046129
ABL1	25	25052580	HDAC6	10013	27783058
CDK9	1025	20943989	HDAC8	55869	22046129
CH25H	9023	23273844	HMGB1	3146	22696656
CHD3	1107	25213355	HSPA8	3312	17022977
CLK1	1195	20081832	Hsp90AA1	3320	30541828
CNOT4	4850	28536288	Stau1	6780	20504931
CPSF4	10898	25301780	IFIT1	3434	21642987
XPO1	7514	15331747	IFITM1	8519	20064371
Cul3	8452	22219362	IFITM2	10581	20064371
PPIA	5478	21192783	IFITM3	10410	28510725
PPIE	10450	21887220	IFNA16	3449	31826721
DDX21	9188	24721576	IFNA4	3441	31826721
DDX3X	1654	31057547	IFNA5	3442	31826721
Dlg1	1739	21849460	IFNB1	3456	16627618
DnaJA1	3301	25253355	IFNL1	282618	19155475
DNAJB1	3337	26750153	IFNL2	282616	20969894
DNM1	1759	10648179	IFNL3	282617	20969894
HNRNPUL1	11100	17267598	IKBKG	8517	22054014
eIF2 α	83939	25010204	IKBKE	9641	28600291
eIF4GI	1981	10938102	KPNA2	3838	22275867
EPN1	29924	18689690	KPNA7	402569	22275867
MAPK3	5595	16608850	IRAK3	11213	20042589
MAPK1	5594	16608850	IRF3	3661	24278020
PTK2	5747	27743963	IRF7	3665	24278020
FMR1	2332	24514761	IRF9	10379	29556226
FDPS	2224	18005724	ISG15	9636	17227866

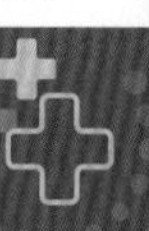

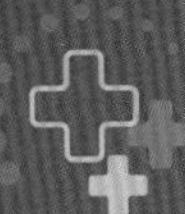

续表

Gene ID	NCBI Gene ID	PMID	Gene ID	NCBI Gene ID	PMID
ISG20	3669	27342813	DDX39B	7919	21507964
JAK1	3716	31830579	IPO5	3843	17005651
MAPK8	5599	30619194	LSM14A	26065	22973032
KIF13A	63971	29061883	DHX9	1660	22171255
CD207	50489	26468543	DDX58	23586	17942531
MAVS	57506	24278020	RNF43	54894	25996295
MCM2	4171	17932485	RPS6KA3	6197	19129453
MOV10	4343	26842467	SFPQ	6421	22114566
Mx1	4599	3000619	SMU1	55234	24945353
NLRP3	114548	19362020	SphK1	8877	24137500
NUP62	23636	23816991	SphK2	56848	24137500
NUP98	4928	20554795	STAT1	6772	29556226
NXF1	10482	18615016	STAT2	6773	29556226
NXT1	29107	27483302	HTATSF1	27336	17991777
OAS3	4940	26858407	BST2	684	24380762
OTUB1	55611	32023470	TLR3	7098	23151015
MAPK14	1432	24189062	TLR7	51284	15034168
TP53	7157	20361939	TLR8	51311	18544685
DNAJC3	5611	19461876	TMPRSS2	7113	25904605
RELA	5970	18701591	TNPO1	3842	30692667
PRKRA	8575	29513570	TRIM22	10346	23408607
SERPINE1	5054	25679759	TRIM25	7706	20407122
PARP1	142	31915279	TRIM32	22954	26057645
PIK3CG	5294	29867955	TRIM56	81844	26889027
PRKCB	5579	12477851	NGFR	4804	21209112
PRKCD	5580	28758638	TUFM	7284	28611246
PRKCZ	5590	26594212	TYK2	7297	31830579
PKP2	5318	28169297	UBR4	23352	26651948
EIF2AK2	5610	10846107	YBX1	4904	22855482
PLK1	5347	28819179	ZC3HAV1	56829	26504237
PLK3	1263	28819179	ZMPSTE24	10269	28246125
PLK4	10733	28819179	NFKB1	4790	18701591
POLR2A	5430	15827195	PTPA	5524	23549267
PPP6C	5537	25187537	STAT3	6774	27988795
Rab11A	8766	21525351	IL1	111343	29247988
RACK1	10399	10799781	IL1B	3553	27714503
Rae1	8480	17267598	IL6	3569	28262742

续表

Gene ID	NCBI Gene ID	PMID	Gene ID	NCBI Gene ID	PMID
CXCL8	3576	24507715	CXCL10	3627	28302021
IL-18	3606	29247988	ICAM1	3383	26499045
IL-33	90865	21623379	TBK1	29110	30290124
TNF	7124	30930244	PPARG	5468	31584978
CCL2	6347	28302021	NFE2L2	4780	21549835
CCL4	6351	28302021	PTGS2	5743	16272346
CCL5	6352	31995405	TRAF6	7189	28380049
CXCL9	4283	28302021			

（刘艾林）

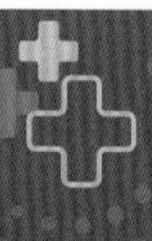

致　　谢

书中所涉及的实践案例均为编者团队在长期从事抗病毒药物研究过程中取得的代表性成果。在抗病毒药物研究过程中曾得到国内多家生物安全实验室的大力支持与帮助。谨借此机会，特别感谢中国疾病预防控制中心病毒病预防控制所郑丽舒教授和谭文杰教授，感谢中国医学科学院药物研究院蒋建东院士团队，感谢广州医科大学广州呼吸健康研究院杨子峰团队。在甲型H1N1流感和新冠疫情流行之时，在抗病毒药物研究最需要帮助的时候，有幸总能从他们之中找到援助之手，以解我燃眉之急。至今每每回想起来，都让我温暖于心，感恩于怀。“疫情无情，人间有爱”，正是对他们仁爱之心的最好诠释。感谢他们在我的人生道路上给予的厚爱、支持与帮助。

更要感谢的是中国医学科学院药物研究所杜冠华教授。由于工作需要，我很荣幸于1998年年底从药物所的计算机辅助药物设计室调到新药筛选实验室（筹建时的名称，后改名为国家药物筛选中心），在刚刚回国不久的杜教授的领导之下，开始了国家药物筛选中心的筹建工作，主要负责样品库及信息库的建设，与同事勠力同心，团结协作两年之后新药筛选实验室的筹建项目（1035工程项目）顺利通过验收，本人在其中一直工作至今。时光荏苒，岁月如梭，不知不觉中已走过二十六个春秋岁月。何其有幸见证了药物筛选中心从筹建到壮大的发展历程，中心的人员队伍从筹建时的三五人，到如今的二十几名职工，再加上五十余名研究生，可谓人才济济；实验室场地从筹建时的100多平方米，发展到现在的近2000平方米，翻了很多倍。如今的药物筛选中心真可谓桃李芬芳，硕果累累。我在其中浓厚的学术氛围之中，也得以不断成长。特别是从2004年至2014年的党支部书记工作，使得我在主持支部组织生活、服务他人、兼顾科研与教学，同时协助杜教授工作的过程中得到快速成长。在我攻读博士期间，有幸得到杜教授的指导与帮助，为我后续工作的顺利开展打下了扎实的基础。回顾过往的美好，感恩之情，铭记于心，在此表示衷心感谢。同时感谢杜教授欣然为本书作序。

感谢中国医学科学院药物研究所陈若芸教授和秦海林教授。陈教授为天然药物化学专家，她不仅成果卓著，出类拔萃，还平易近人，支持年轻人的发展，是我辈学习的榜样。在国家自然基金项目和抗病毒新药研究过程中，陈教授负责书中提到的围涎素的提取分离工作，为围涎素体内抗流感病毒药效与机制研究的顺利开展做了大量基础性工作，在此表示衷心感谢。秦教授也是天然药物化学专家，他不仅求真务实，开拓创新，有深厚的学术造诣，还以诚待人，为人谦和，是我辈学习的楷模。在我攻读博士期间，秦教授在天然药化方面给予了无私的支持与帮助。书中有关细皱香薷和苏木中有效成分的分离提取与结构鉴定，均是在秦教授实验室完成的，在此表示最诚挚的谢意。

最应感谢的还有我的博士生导师李铭源教授。李教授给人的印象是思维活跃，学识渊博，爱岗敬业，创新奉献，关注前沿领域，重视国际合作，注重成果转化。我很幸运成为李教授在澳门大学中华医药研究院的开门弟子，在李教授的悉心指导和培养之下，得以顺利毕业。更幸运的是，在我毕业之后，仍能得到李教授的关心与支持。在本书编写过程中，也得到李教授的支持与帮助，在此一并表示衷心感谢。

感谢我在美国普渡大学药学院做访问学者时的导师李彤雷（Tonglei Li）教授。他对本书初稿的评价是“I went through the file and felt the book was well-edited. I support the publication”。感谢李教授的支持与鼓励。

还要感谢一直关心我们成长的学长及前辈们，同时感谢长期以来为国家药物筛选中心提供样品的老师和朋友们，感谢你们为药物筛选中心样品库的建设做出的贡献。

感谢亲爱的同事、朋友和家人们，感谢你们一直以来的辛勤付出和默默陪伴，有你们在身边，我们才能一路走来，迎接每一个挑战，感谢你们的付出和努力。

感谢亲爱的弟子们，按照时间先后，分别是王海娣，杨帆，祖勉，周丹，高丽，冯章英，周伟玲，李超，杨然耀，方坚松，连雯雯，庞晓丛，周围，康德，许律捷，贾皓，张宝月，赵君，郭鹏飞，王超，白祎名，颜彩琴和陈毅恒。

正是因为你们的孜孜以求，勤奋好学和不懈努力，才取得了一个个创新性研究成果。感谢你们在抗病毒药物研究、神经退行性疾病药物研究和计算机辅助药物发现中所做出的贡献。此外，王喆老师作为课题组的工作人员也做了大量的科研辅助工作，在此一并表示感谢。

感谢所有编委的辛勤付出与无私奉献，感谢清华大学出版社特别是肖军主任给予我的支持、鼓励与帮助。感谢所有关心、支持与帮助我们工作的同仁、学者和朋友们。同时，感恩你的阅读与关注。

感谢科技部国家重大专项、国家自然基金、北京市自然基金以及中国医学科学院协和创新工程等项目经费的资助。

最后，致敬为科学献身的动物们。

刘艾林　于北京

2024年10月